David Hoffmann

Das Ganzheitliche Kräuterheilbuch

aus Findhorn

SPHINX VERLAG BASEL

Aus dem Englischen
von Petra Stein

CIP-Kurztitelaufnahme der Deutschen Bibliothek
Hoffmann, David:
Das Ganzheitliche Kräuterheilbuch aus Findhorn/
David Hoffmann. [Aus dem Englischen von Petra Stein]. –
Basel: Sphinx-Verlag, 1985.
Einheitssacht.: The Holistic Herbal ‹dt.›
ISBN 3-85914-616-5

1985
© 1985 Sphinx Verlag Basel
Alle deutschen Rechte vorbehalten
Originaltitel: The Holostic Herbal
© 1983 David Hoffmann
Zeichnungen: Ronald Morton und John Button
Photos: Alexander Caminada
Erschienen bei: Findhorn Press, Scottland
Umschlag: Thomas Bertschi, unter Verwendung einer
Zeichnung von R. Morton und J. Button
Gestaltung: Stefan Sessler
Herstellung: Rombach Druckhaus KG, Freiburg i. Br.
Printed in Germany
ISBN 3-85914-616-5

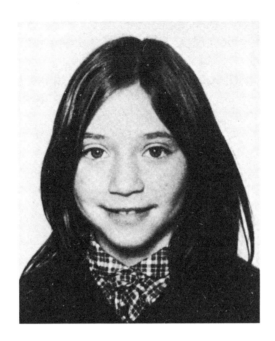

Für Jess und die Kinder dieser Welt, damit ihre Welt heiler werden möge.

Ich möchte meiner Familie in Findhorn für all ihre Hilfe und ihre Unterstützung danken, besonders Peter Königs, Robyn Gaston und John Button. Ebenso Kathy Thermod, Jane Crosen, Taras und Moia, Sabrina Dearborn, Doc. Monocle, Erica Cook, Michael und Linda Gardiner, Joy Drake, Kathy Tyler, Angé Stephens, Phoebe Reeves, der Spiele-Deva, Michael Lindfield, Binka Popov und dem Engel von Findhorn.

Danke Amanda, ohne dich wäre das Buch niemals fertig geworden!

Inhalt

Über den Gebrauch dieses Buches 9
Die Heilpflanzen-Hausapotheke 11

Erster Teil

Der ganzheitliche Ansatz **13**
Gaia – lebendige Erde 15
Heilpflanzen und Ökologie 19
Ökosysteme und die Biosphäre 20
Pflanzen in der Heilkunde 21
Homöostase 22
Selbstheilung 23

Zweiter Teil: Heilpflanzen und Körpersysteme

Das Kreislaufsystem **31**

Vorbeugung gegen Kreislauf-
  erkrankungen 32
Heilpflanzen für das Kreislauf-
  system 33
Krankheitsbilder 36
Das Lymphsystem 41

Das Atmungssystem **45**
Vorbeugung gegen Krankheiten der
  Atmungsorgane 46
Heilpflanzen für das Atmungs-
  system 47
Krankheitsbilder 49

Hals, Nase, Ohren und Augen **55**
Heilpflanzen für Hals, Nase, Ohren
  und Augen 56
Die Ohren 56
Die Nase 58
Der Hals 61
Die Augen 62

Das Verdauungssystem	**65**
Krankheitsvorbeugung	67
Heilpflanzen für das Verdauungs- system	67
Krankheitsbilder des Verdauungs- systems	69
Der Mund	71
Der Magen	73
Der Dünndarm	75
Der Dickdarm	77
Leber und Gallenblase	80
Das Nervensystem	**85**
Heilpflanzen für das Nervensystem	87
Krankheitsbilder des Nerven- systems	88
Die Haut	**97**
Heilpflanzen für die Haut	98
Krankheitsbilder der Haut	99
Innere Ursachen	99
Innere Reaktionen auf äussere Ursachen	101
Äussere Ursachen	104
Das Muskel- und Knochensystem	**107**
Heilpflanzen für das Muskel- und Knochensystem	108
Krankheitsbilder von Muskeln und Knochen	110
Das Drüsensystem	**117**
Gesundheit und die Drüsen	119
Heilpflanzen für die Drüsen	119
Krankheitsbilder der Drüsen:	
Die Bauchspeicheldrüse	119
Zuckerkrankheit	120
Die Schilddrüse	121
Die Nebennieren	122
Das Sexualsystem	**125**
Heilpflanzen für das weibliche Sexualsystem	126
Krankheiten des weiblichen Sexualsystems	128
Der Menstruationszyklus	128
Schwangerschaft und Geburt	130
Die Wechseljahre	132
Infektionen	133
Heilpflanzen und Sexualität	133

Das Harnsystem	**137**
Heilpflanzen für das Harnsystem	138
Krankheitsbilder des Harnsystems	139
Infektionen und Parasitenbefall	**145**
Antibiotika	146
Heilpflanzen bei Infektionen und Parasitenbefall	147
Die Behandlung von Infektionen	148
Die Behandlung von Parasiten	149
Krebs	**153**
Heilpflanzen und Krebs	154
Ernährung und Krebs	155
Psychologische Faktoren und Krebs	157

Dritter Teil:
Die Heilpflanzen

Die Chemie der Heilpflanzen	**159**
Die Heilwirkungen der Pflanzen	**167**
Das Sammeln von Heilpflanzen	**175**
Kalender	178
Die Zubereitung von Heilpflanzen	**185**
Innerlich anzuwendende Heilmittel	186
Äusserlich anzuwendende Heil- mittel	195
Die Heilpflanzen	**203**

Vierter Teil

Krankheiten-Register	**295**
Sachverzeichnis	**303**

Über den Gebrauch
dieses Buches

Das *Ganzheitliche Kräuterheilbuch* besteht aus vier Teilen. Der erste Teil *Der ganzheitliche Ansatz* bringt die Heilpflanzenkunde in einen Sinnzusammenhang, in dem die Pflanzen und ihre Beziehungen zur Heilkunde und zur Menschheit aufgezeigt werden. Der zweite Teil untersucht Heilpflanzen und ihre Anwendung bei der Behandlung der Körpersysteme. Der dritte Teil entspricht einem herkömmlichen Heilpflanzenbuch, das die einzelnen Pflanzen genau beschreibt und sowohl über deren chemische Zusammensetzungen und Wirkungen als auch über das Sammeln und die Zubereitung informiert. Der vierte Teil enthält Literaturangaben, ein Krankheiten-Register und ein Sachverzeichnis.

Es gibt verschiedene Möglichkeiten, dieses Buch zu benutzen. Als Einführung in die Heilpflanzenkunde kann es Seite für Seite gelesen werden; es kann als Lehrbuch benutzt werden; es kann uns als Informationsquelle dienen, um mehr über die ganzheitliche Behandlung spezifischer Krankheitsbilder und Beschwerden zu erfahren; wir können es aber auch als herkömmliches Heilpflanzenbuch gebrauchen, um mehr über ein bestimmtes Heilkraut herauszufinden.

Der in diesem Buch vertretene Ansatz zur Heilpflanzenkunde verwendet Pflanzen entsprechend ihren Heilwirkungen, die dem Körper in einer synergistischen Art und Weise und auf dem jeweils am besten geeigneten Weg bei Krankheiten helfen. In diesem Buch wird die synergistische (zusammenwirkende) Anwendung von Heilpflanzen empfohlen. Eine Kombination der Wirkstoffe einzelner oder verschiedener Heilpflanzen muss sehr sorgfältig durchdacht werden, um im Krankheitsfall die angemessenste Hilfe leisten zu können. Es ist notwendig, die Beschwerden einheitlich anzugehen. Der Leser muss entscheiden, welche Heilwirkungen verlangt werden, um entweder das Kapitel *Die Heilpflanzen* – es gibt eine allgemeine Beschreibung jeder Heilpflanze und ihrer Wirkungen – oder das Kapitel *Die Heilwirkungen der Pflanzen* zu konsultieren.

Um Informationen über bestimmte Krankheiten zu sammeln, sollte man im *Inhaltsverzeichnis* das Kapitel nachschlagen, in dem das Problem behandelt wird, oder im *Sachverzeichnis* nach Verweisen suchen.

Das Kapitel *Die Heilpflanzen* ist alphabetisch geordnet. Um eine bestimmte Pflanze aufzufinden, kann das *Sachverzeichnis* benutzt werden.

Um herauszufinden, welche Heilpflanzen bei einer bestimmten Krankheit hilfreich sein könnten, sollte zuerst im *Krankheiten-Register* und dann im *Heilpflanzenbuch*-Abschnitt nachgesehen werden, um detaillierte Angaben zu finden.

Verwendung von Heilpflanzen

Heilpflanzen können als Teil der persönlichen Lebensweise ohne Einschränkung und bedenkenlos angewendet werden, ohne sie dabei als «Arzneien» zu betrachten. Die wirkungsvollste Anwendung bei spezifischen Gesundheitsproblemen wäre eine vorbeugende – um das Auftreten von Beschwerden zu verhindern. Es gibt spezifische Heilpflanzen, die einzelne Organe kräftigen und tonisieren. Diese können wir anwenden, wenn eine Tendenz zu einer bestimmten Krankheit erkannt wurde, die aber nicht ausgebrochen ist. Auch ist es durchaus möglich, Schwächezustände durch den Gebrauch von Heilpflanzen zu überwinden.

Jeder Mensch sollte einen eigenen Pflanzen-«Verbündeten» finden; die nachfolgenden Heilpflanzen können in jedem Fall bedenkenlos über längere Zeiträume hinweg angewendet werden:

Kreislaufsystem	*Weissdornbeeren*
Atmungssystem	*Königskerze*
Verdauungssystem	*Mädesüss*
Nervensystem	*Helmkraut*
Haut	*Brennessel*
Muskel- und Knochensystem	*Sellerie*
Sexualsystem	*Himbeerblätter*
Harnsystem	*Bucco*

Heilpflanzen werden – ausser zur Vorbeugung und zum Würzen von Speisen – bei spezifischen Krankheitsbildern eingesetzt. Für derartige Fälle werden in allen Abschnitten dieses Buches Anregungen gegeben, doch ist von einer Eigendiagnose abzuraten. Wenn möglich, sollte ein heilpflanzenkundiger Heilpraktiker oder ein Arzt aufgesucht werden, um das Problem zu diagnostizieren.

Dauer der Behandlung

Die Dauer einer angemessenen Behandlung spezieller Leiden wird von Fall zu Fall variieren. Die Wirkung bei Verstopfung sollte rasch einsetzen, wohingegen eine Gelenkentzündung meistens längere Zeit in Anspruch nimmt. Im allgemeinen aber sollten wir uns zwei bis drei Wochen gedulden, bis erste Heilerfolge erwartet werden können. Im Zweifelsfalle sollte ein Heilpflanzenkundler hinzugezogen werden.

Dosierung

Im Kapitel *Die Heilpflanzen* wird für jedes Heilkraut die durchschnittliche Dosierung für Erwachsene angegeben, das gleiche gilt für Mischungen, die im Text angegeben werden. Für Kinder unter zwölf Jahren sollten diese Angaben um ein Viertel, für Kinder unter sieben Jahren um die Hälfte verringert werden. Ebenso sind die Dosierungen für über Fünfundsechzigjährige um ein Viertel und für Menschen über siebzig um die Hälfte zu reduzieren. Diese Angaben sind sehr weit gefasst und werden für einen hochgewachsenen und rüstigen fünfundsiebzigjährigen Menschen weniger zutreffen als für eine kleine, gebrechliche fündundsechzigjährige Person.

Chemische Arzneimittel (Drogen)

Normalerweise ist die gleichzeitige Anwendung von Heilpflanzen und chemischen Arzneimitteln gefahrlos, es gibt jedoch eine

Reihe wichtiger Ausnahmen. In solchen Fällen sollte man einen Arzt *und* einen Heilpflanzenkundigen konsultieren. Bedauerlicherweise wird der Arzt in der Regel kaum etwas über Heilpflanzen wissen!

Zubereitung und Dosierung von Heilteemischungen

In vorliegendem Buch werden Heilpflanzenmischungen vorgeschlagen, die den Körper bei der Selbstheilung unterstützen. Diese Mischungen können dem speziellen Fall angepasst werden. Mit jeder Mischung werden Empfehlungen zur Zubereitungsart gegeben. Die jeweiligen Mittel werden in *Teilen* angegeben, womit Gewichtsanteile der getrockneten Kräuter gemeint sind. Für die Teezubereitung gilt Entsprechendes. (Getrocknete Heilkräuter können durch andere Formen ersetzt werden, z. B. durch Tinkturen; hierbei gilt das gleiche Mischungsverhältnis. Detaillierte Dosierungsangaben für Tinkturen sind im Heilpflanzen-Abschnitt zu finden.)

Die Mischungsmenge pro Tasse Wasser wird mit Symbolen angegeben, bei Teelöffeln . Wird die Mischung als Aufguss zubereitet, finden wir eine Tasse ; ein Topf weist auf eine Abkochung hin. Genaue Informationen über die Zubereitung eines Aufgusses oder einer Abkochung gibt der Abschnitt *Zubereitung der Heilpflanzen*. Wie lange die Mischung ziehen oder leicht kochen muss, wird in Minuten angegeben .

So bedeutet , dass pro Tasse Wasser 1–2 Teelöffel der Mischung 10–15 Minuten ziehen sollten, um einen Aufguss zu bereiten.

bedeutet, dass pro Tasse Wasser 1 Teelöffel der Mischung 10 Minuten auf kleiner Flamme kochen sollte, um eine Abkochung herzustellen.

Die Heilpflanzen-Hausapotheke

Es gibt weit über zweitausend Pflanzen, die in der Heilpflanzenkunde der westlichen Welt verwendet werden. Über die ganze Erde verteilt ist das Angebot wesentlich grösser. Mit welchen Pflanzen lässt sich nun eine Hausapotheke ausstatten? Die Aussichten für den noch unerfahrenen Kräutersammler sind zunächst einmal entmutigend. Dennoch ist es möglich, eine kleine Heilpflanzen-Hausapotheke für den täglichen Bedarf zusammenzustellen, hat man sich erst einmal eingehender mit diesem Buch beschäftigt. Die nachfolgende Heilpflanzenliste gibt eine Übersicht aller Hauptwirkungen wie auch Angaben zu Mitteln mit spezieller Wirkung. Diese 25 Pflanzen sollten wir eingehend kennenlernen, wenn wir uns eine Hausapotheke einrichten und die Kräuter nach eigener Einschätzung verwenden. Sie können als getrocknete Heilpflanzen oder in Form von Tinkturen aufbewahrt werden.

Anis	*Löwenzahn*
Baldrian	*Mädesüss*
Beinwell	*Paprika*
Brennessel	*Pfefferminze*
Eibisch	*Schafgarbe*
Grosse Klettenwurzel	*Schwarzweide*
Helmkraut	*Sellerie*
Heloniaswurzel	*Senna*
Holunder	*Sonnenhutwurzel*
Huflattich	*Thymian*
Kamille	*Wasserhanf*
Kletten-Labkraut	*Nordamerikani-*
Krauser Ampfer	*scher Wermut*

Zusätzlich zu diesen speziellen Heilpflanzen sollten folgende in Form von Salbe griffbereit sein:

Arnika, Beinwell, Ringelblume, Vogelmiere.

*Hamamelis*wasser (aus der Apotheke) sollte ebenfalls vorhanden sein.

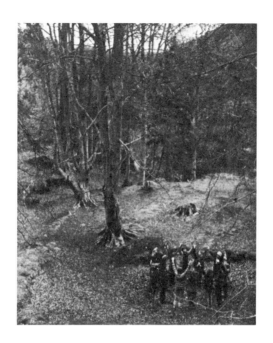

Wir sind auf der Suche, jeder für sich und alle gemeinsam, um Ganzheit in uns und in unserem Leben zu schaffen, sie in uns zu entdecken und freizusetzen – ein Prozess der Gemeinschaft und Erziehung. Was geschaffen wird, werden nicht Trennung, Streit und Ungleichheit zwischen den Völkern sein, sondern Ganzheit, Einheit, Friede; eine neue Erde für die Menschheit, welche die Einheit und Ganzheit der Erde widerspiegelt, wie sie seit Anbeginn besteht.
David Spangler

Der
ganzheitliche Ansatz

In den Händen eines Therapeuten, der ganzheitlich mit der Lebenskraft und dem integrierten Ganzen, das den Körper ausmacht, arbeitet, werden Heilpflanzen zu einem äussert wichtigen Instrument. Mit diesem Buch möchte ich einen Ansatz vorstellen, der das ganzheitliche Arbeiten mit Heilpflanzen aufzeigt. Was wir heute brauchen, sind neue Kräuterbücher, die über den üblichen medizinischen Ansatz hinausgehen, der Heilpflanzen nur alphabetisch auflistet, Vorkenntnisse voraussetzt oder Symptome und die entsprechenden Heilmittel aufführt. Mit Heilpflanzen lassen sich Symptome sehr wirkungsvoll behandeln, aber ein solcher Ansatz stellt lediglich eine organische Medikamentenbehandlung dar, wenn nicht gleichzeitig der ganze Mensch betrachtet wird. Ich schreibe

dieses Buch für alle, die Heilpflanzen benutzen, mit Heilkunde arbeiten, und für alle, die sich mehr und mehr der ökologischen Zusammenhänge bewusst werden.

Bei der ganzheitlichen Auffassung von Heilkunde erkennen wir, dass «jede Krankheit das Ergebnis gehemmten Seelenlebens ist – das gilt für alle Erscheinungsformen in allen Bereichen des Lebens. Die Kunst des Heilers besteht darin, die Seele freizusetzen, damit ihr Leben durch die ... Erscheinungsform fliessen kann.»[1] Jede Krankheit ist Ausdruck des Leidens im gesamten Wesen. Um wirklich zu heilen, müssen wir das Verbundensein und das dynamische Spiel aller Teile in ihrer Gesamtheit betrachten – den physischen, emotionalen

[1] Alice Bailey, *Esoterisches Heilen*, Genf 1973

13

und mentalen Körper sowie die belebende Gegenwart der Seele. Schliesslich müssen wir unseren Blickwinkel noch erweitern und diese Ganzheit als Teil eines grösseren Ganzen sehen: das soziale Umfeld der Person, die Menschheit, den gesamten Planeten; alle diese Teile wirken in einem dynamischen, integrierten System zusammen.

Dieses Idealbild mag zuerst erschrecken, aber es bietet die Gelegenheit – und kann damit zum Geschenk werden –, diese Vision zu erforschen und in die Wirklichkeit umzusetzen. Die vielen neuen Therapieansätze mit ihren unterschiedlichen Einstellungen und Ausdruckweisen tragen zu einer weltweiten Veränderung bei. Wie der Tibeter in Alice Baileys mystischen Schriften sagt: «Es gibt heute keine Schule, die man beibehalten sollte. Alle Schulen verkörpern irgendeine nützliche Wahrheit, ein Prinzip oder eine Idee. Ich möchte darauf hinweisen, dass selbst eine synthetische Gruppe immer noch eine abgesonderte und sich absondernde Einheit wäre, und keine solche Gruppe ist unser Ziel. Wünschenswert ist die Synthese des Lebens und des Wissens. Wir wollen hoffen, dass es schliesslich einmal Hunderte und Tausende von Gruppen in der ganzen Welt geben wird, die diese neue Einstellung dem Heilen gegenüber zum Ausdruck bringen; die durch ihr gemeinsames Wissen und ihre Ziele miteinander verbunden sind; die jedoch all dies nach bestem Können auf ihrem eigenen, speziellen Gebiet, in der ihnen eigenen Weise und mit ihren eigenen Begriffen zum Ausdruck bringen.»[1]

Heilpflanzen sind ein Teil unserer Ökologie, und sie bieten sich uns an, damit wir unseren physischen Körper vervollkommnen und heilen können. Wenn wir den grösseren Zusammenhang des gesamten Wesens betrachten, können wir erkennen, wie dieser innere Wandel zur Ganzheitlichkeit einen weltweiten Wandel, ein tiefgreifendes Zusammenkommen widerspiegelt. Auf unserem Weg in das neue Zeitalter wird das Bewusstsein mehr und mehr erforscht; eine Forschungsreise, an der wir alle beteiligt sind. Der Gebrauch von Heilpflanzen kann dazu beitragen, Ganzheitlichkeit zu erkennen und unser Bewusstsein zu erweitern. Bei der Behandlung müssen wir das gesamte Wesen der Patienten mit unserem Bewusstsein erfassen, einschliesslich ihrer Lebensumstände. Wir fordern die Patienten auf, darüber nachzudenken, wie sie ihre Umwelt, ihre Gewohnheiten und ihr Handeln lebensbejahend gestalten können und tragen damit zu einer Veränderung des Bewusstseins bei. Darüber hinaus erkennen wir in zunehmendem Masse, dass wir die Fähigkeit besitzen, unsere Realität und unsere Beziehungen bewusst zu gestalten. Mit wachsender Bewusstheit tragen wir zu unserer Erleuchtung und zur Erleuchtung unserer Welt bei. Unsere planetarischen Begleiter, die Pflanzen, stellen sich in den Dienst der Menschheit. Vielleicht wird die Menschheit, indem sie dieses Geschenk erkennt, endlich anfangen, unserem Planeten wirklich zu dienen und Heilung und Erneuerung zu ermöglichen. Mit dieser Vision, diesem Ideal, schreibe ich *Das Ganzheitliche Kräuterheilbuch*.

---

[1] Alice Bailey, a. a. O.

Gaia –
lebendige Erde

Die grosse Aufgabe der heutigen Zeit besteht darin, unsere Ganzheit zu erkennen, als Einzelperson, als Gruppe und als planetarisches Ganzes. Das vielleicht eindrucksvollste Symbol für die Geburt dieser Vision der Ganzheit im Herzen und Geist der Menschheit war das erste Foto unserer Erde, das die Apollo-Astronauten vom Weltraum aus machten. Dieses Bild hat uns seit über einem Jahrzehnt begleitet und hat während dieser Zeit als eine Art «Treibmittel» für das anwachsende Bewusstsein der Menschheit gewirkt.

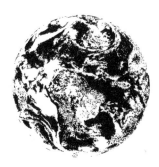

Unsere Welt als ein Ganzes zu sehen, hilft uns zu erkennen, dass wir uns an einem Wendepunkt des «Tastens der Menschheit nach dem Licht» befinden, wie Teilhard de Chardin es beschrieben hat. Es wird immer offenkundiger, dass unsere Welt nicht nur ein passives geophysikalisches Objekt ist, auf dem alles wahllos und zufällig geschieht. Der Planet Erde kann vielmehr als aktiver Teilnehmer bei der Erschaffung seiner eigenen Geschichte angesehen werden, als ein lebendiges Wesen, das nach der Erdgöttin der griechischen Mythologie *Gaia* genannt wurde. Gaia wird beschrieben als «komplexes Wesen, das die Biosphäre, die Meere und den Erdboden einbezieht; wobei die Gesamtheit ein Rückkoppelungs- oder kybernetisches System darstellt, das optimale chemische und physikalische Umweltbedingungen für das Leben auf diesem Planeten sucht. Die Aufrechterhaltung relativ konstanter Bedingungen durch *aktive Kontrolle* lässt sich mit dem Begriff ‹Homöostase› zutreffend beschreiben.»[1]

Diese Beschreibung geht davon aus, dass unsere Welt als Einheit handelt, um die besten Voraussetzungen zu schaffen, unter denen alles Leben gedeihen und sich entwickeln kann. Ein wesentlicher Teil dieser Entwicklung ist die Evolution des Bewusstseins in seinen vielen Formen. Damit bietet sich jetzt die Möglichkeit, unsere Rolle im umfassenden Wesen Gaias bewusst zu erkennen und anzunehmen. Diese Erkenntnis ist nicht neu; sie wurde von Mystikern aller Religionen verinnerlicht, seitdem die Menschheit nach mystischer Wahrheit sucht. Wir haben jetzt jedoch einen Punkt in der Entwicklung der menschlichen Kultur erreicht, an dem diese Einsichten auch zu wissenschaftlichen Themen werden, an dem die «Spiritualisierung des Irdischen» wirklich stattfindet.

Die Offenbarung unserer Einheit mit Gaia bietet uns einen neuen Erkenntniszusammenhang, in dem wir unsere Welt und die menschlichen Handlungsweisen betrachten können. Die einzelnen Aspekte unserer Wirklichkeit als solche ändern sich nicht, indem wir uns aber über die Wechselbeziehung zwischen einzelnen Teilen innerhalb eines Ganzen bewusst werden, rückt diese Sichtweite die Dinge in ein anderes Licht. Als die Relativitätstheorie aufgestellt wurde, gab es in der Physik ähnliche Entwicklungen; sie änderte nichts an den Grundsätzen der Thermodynamik oder an der Physik Newtons, doch wurden diese Gesetze in eine wesentlich weitere und umfassendere Weltsicht integriert, deren Auswirkungen bis auf den heutigen Tag nicht vollständig verinnerlicht worden sind.

Gerade diese Fähigkeit, die Erde als Gaia, als lebendig zu begreifen, zeigt die

---

[1] J. E. Lovelock, *Unsere Erde wird überleben: Gaia – eine optimistische Ökologie,* München/Zürich 1982

15

Erweiterung des Bewusstseins an, wie sie die gesamte Menschheit gerade erfährt. Bis vor kurzem bildeten Mystizismus und Spiritualität die einzigen Bereiche menschlicher Bestrebungen, die umfassend und ganzheitlich genug waren, Einsichten zu begreifen, die auf unsere Einheit hindeuteten. Einige dieser Ideen sind in die Lehren spirituell erleuchteter Menschen, in die Werke von Dichtern, Künstlern und Musikern eingeflossen. Inzwischen wird deutlich, dass sogar in der materialistischsten aller Wissenschaften, nämlich der Physik, die Grenzen der Reduktionstheorie erreicht worden sind. Um das Wesen der Welt noch weiter zu erforschen, müssen die Parameter in einem Masse erweitert werden, dass die Gesamtheit des jeweiligen Systems erfasst wird. Das Ganze ist immer mehr als die Summe seiner Teile. Etwas lediglich auf seine Bestandteile hin zu analysieren und zu reduzieren, kann uns nur begrenzte Erkenntnisse vermitteln. Um mehr darüber zu erfahren, müssen die einzelnen Teile in einem erweiterten Zusammenhang gesehen werden, der sowohl ihre Funktion als auch ihre Beziehungen einschliesst. Egal, ob es sich dabei um ein Atom, ein Gänseblümchen oder einen Arbeiter in einer Fabrik handelt, sie alle können nur in Beziehung zu einem grösseren Ganzen gesehen und verstanden werden. Dies bildet den Ausgangspunkt der ganzheitlichen Sehweise.

Die Arbeit des theoretischen Physikers David Bohm liefert ein gutes Beispiel dafür, wie die Wissenschaft allmählich beginnt, die Wirklichkeit als ein dynamisches Netzwerk von Beziehungen anzusehen, das nicht verstanden werden kann, wenn nicht das Bewusstsein als wesentlicher Bestandteil des Universums vorausgesetzt wird.[1] Bohms Theorie erforscht die Ordnung, von der er annimmt, dass sie auf einer «nichtmanifestierten» Ebene des kosmischen Netzwerks der Beziehungen besteht, welches die «ungebrochene Einheit» aus-

macht. Diese Ordnung nannte er «implizit» oder «eingefaltet», im Gegensatz zu «expliziten» oder «entfalteten» Strukturen des Universums. Eine nützliche Analogie bildet das Hologramm, eine speziell hergestellte transparente Scheibe, die ein dreidimensionales Bild produziert, wenn sie von einem Laserstrahl beleuchtet wird. Das Aussergewöhnliche daran ist, dass jeder Teil der Scheibe die Information für das gesamte Bild enthält. Auch wenn nur ein Teil der holographischen Scheibe von einem Laserstrahl beleuchtet wird, erscheint das Gesamtbild (obwohl weniger detailliert). Die Information des Ganzen ist in allen seinen Teilen enthalten (oder eingefaltet).

Dies ist die wahre Natur unserer Welt, unseres Universums; innerliche Einheit und Ganzheit als Grundlage und Wesen der Schöpfung. Diese Anschauung erkennt auch die dynamische Natur des Universums mit dem Konzept der «Holo-Bewegung» an, in dem die dynamischen Erscheinungen betrachtet werden, aus denen alle Erscheinungsformen des materiellen Universums entstehen. Das Hauptinteresse der Forschung hat sich von der Untersuchung der Struktur von Objekten zur Erforschung der Struktur von Bewegung verschoben, welche die in der Holo-Bewegung beschriebene Ordnung verdeutlicht. In dieser Betrachtung unserer Realität spielt das Bewusstsein eine zentrale Rolle. Geist und Materie stehen nicht in einer ursächlichen Beziehung zueinander, obwohl zwischen ihnen Wechselbeziehungen und gegenseitige Abhängigkeiten bestehen. Geist und Materie sind voneinander abhängige Projektionen einer höheren Realität, die selbst weder Materie noch Bewusstsein ist.

Durch diese Entwicklungen in der Physik und durch die Anerkennung von Gaia in den Sozialwissenschaften wird deutlich, dass sich die Weltanschauung, auf der die Wissenschaft aufbaut, drastisch verändert. Diese Weltanschauung nähert sich den Erkenntnissen von Mystikern und östlichen spirituellen Lehrern an.[2] Mit dem Wort «ganzheitlich» werden integrierte Gesamtheiten beschrieben, deren Eigenschaften

---

[1] David Bohm, *Wholeness and the Implicate Order*, London 1980

sich nicht auf die Eigenschaften kleinerer Einheiten reduzieren lassen. Ganzheitliche Vorstellungen treten in allen Lebensbereichen hervor, von der Landwirtschaft und der Medizin bis hin zur Politik. Das Wort hat seinen Ursprung im griechischen holos («ganz») und wurde von Arthur Koestler verwendet, um den Begriff «Holon» zu prägen, mit dem er zu verdeutlichen suchte, wie Systeme als Gesamtheiten wirken können, während sie gleichzeitig Teile noch grösserer Gesamtheiten sind. Von daher finden wir in jedem Holon zwei gegenläufige Strömungen; eine integrierende Strömung, um als Teil eines grösseren Ganzen zu wirken, und eine selbstbestimmende Strömung, um die eigene Unabhängigkeit zu erhalten. Bei diesen Untersystemen, die als Holons bezeichnet werden, kann es sich um Individuen, um Ökosysteme oder um einzelne Zellen handeln. Wichtig ist, dass zur Erhaltung der Gesundheit auf jeder Organisationsebene die gegensätzlichen und sich doch ergänzenden Strömungen in einem dynamischen Gleichgewicht stehen müssen. Zwischen Integration und Selbstbestimmung muss ein harmonisches Verhältnis bestehen, wodurch das ganze System flexibel wird und Veränderungen gegenüber offenbleibt.

Damit wird deutlich, dass bei der Betrachtung von Heilung – ob auf medizinischer oder sozialer Ebene – die Bedürfnisse des einzelnen oder eines Körperorgans im größeren Zusammenhang gesehen werden müssen, in dem sie existieren. Es ist deshalb wesentlich, sich auf die Beziehungen zwischen dem einzelnen und der Gesellschaft, zwischen Organ und Organismus zu konzentrieren. Es lässt sich aufzeigen, dass diese dynamische Beziehung zwischen Teil und Gesamtheit das zentrale Moment in jedem Problembereich ist. Die entsprechenden Zusammenhänge, die sich hieraus für die Heilung ergeben, werden in vorliegen-

dem Buch untersucht. Es lassen sich aber noch umfassendere und tiefergehende Schlussfolgerungen ziehen.

Langsam wird deutlich, dass sich sowohl Blickwinkel als auch Betrachtungszusammenhänge in einem grundlegenden Wandel befinden. Der Übergang zu einer ganzheitlichen Weltanschauung ist lediglich der Ausdruck einer grundlegenden Neuorientierung im menschlichen Bewusstsein, vielleicht als Reaktion auf eine innere Veränderung im Gefüge der Menschheit. Wenn wir Evolution als die sich entfaltende Geschichte des Bewusstseins in unserer Welt interpretieren, dann hat die Menschheit jetzt einen Punkt erreicht, der eine Schwelle auf dem Wege zu tiefgreifender und gründlicher Erweiterung von Bewusstseinsinhalten und Bewusstseinszusammenhängen bildet. Das riesige Aufgebot von Krisensituationen, denen wir heute gegenüberstehen, kann als das Ergebnis menschlicher Begrenzungen angesehen werden. Diese Krisen können nur durch eine Öffnung und Entwicklung in tiefere, breitere und umfassendere Bedeutungshorizonte gelöst werden. Die Erkenntnis von Gaia und von der Einheit der Welt ist Teil des Übergangs zu einem planetarischen Bewusstsein, in dessen Rahmen unsere Probleme angegangen werden können. Ob wir sie dann lösen, ist eine andere Frage.

In der heutigen, von Krisen und Veränderungen bestimmten Zeit gibt es keine bequemen Ratschläge; es gibt keine Reiseführer, nur gelegentliche Strassenschilder, die eine Richtung andeuten. Die engen Muster, in denen sich Gedanken und Erkenntnisse bewegten und für lange Zeit bewährten, sind heute lediglich Ursache von Schmerz und Krise. Aber Krise bedeutet auch Gelegenheit; durch den Druck und die Unannehmlichkeiten unseres individuellen und sozialen Lebens treten die ersten Risse im Gehäuse des menschlichen Daseins auf. Wir befinden uns mitten in einem Quantensprung des Bewusstseins und der Chancen. Dazu Marilyn Ferguson: «Unsere Vergangenheit ist kein Bild unserer Möglichkeiten.»[3]

---

[2] Diese Parallelen untersucht Fritjof Capra in seinem ausgezeichneten Buch *Der Kosmische Reigen*, München 1977

17

Die Wiederentdeckung der spirituellen Wurzeln der Menschheit regt zu Veränderungen an, treibt uns weiter, weckt uns auf. Was diese Veränderung bedeutet, ist schwer zu sagen, obwohl gewisse Umrisse erkennbar sind. Während die Probleme die gleichen bleiben, wird die Qualität, mit der wir sie angehen, dadurch verbessert, dass wir sie als Gesamtheiten in grösseren Gesamtheiten ansehen. Der Schlüssel liegt vielleicht darin, Probleme umfassend und vorurteilsfrei anzugehen und zu überlegen, welche Beziehungen zwischen den jeweiligen Elementen der Gesamtheit angebracht sind, anstatt sich kritisch und aburteilend auf deren Unterschiede zu konzentrieren. Seit Jahrtausenden wird der Menschheit vermittelt, dass Liebe der eigentliche Schlüssel ist; wir alle spielen eine Rolle in der Erforschung des Neuen, bei der Aufdeckung unserer neuen Rahmenbedingungen, im Tasten nach dem Licht.

Diese grundlegende spirituelle Veränderung drückt sich unter anderem im Bereich kultureller Werte und Einstellungen aus und führt zu einer «Verschiebung des Paradigmas», einer Verschiebung in den Mustern der Gedanken, Erkenntnisse und Wertvorstellungen, die unsere jeweilige Vorstellung von der Wirklichkeit prägen. Das bezieht sich auch auf alle Vorstellungen darüber, was eine Gesellschaft für ihre Realität hält. Wie die Wissenschaft durch diesen Wandel verändert wird, haben wir bereits kurz angesprochen. Darüber hinaus sind aber die kulturellen Veränderungen oft tiefgreifend und schmerzvoll. Unsere ganze Welt – ob die des einzelnen, die von Zivilisationen oder die der Biosphäre – durchläuft die Krise von Geburt und Veränderung. Den Schmerzen dieses Wachstums sollte nicht ausgewichen werden; die kulturelle Transformation lässt sich nicht verhindern. Es scheint, als müssen wir durch das Trauma des Geburtsvorgangs hindurch, um einen Ausweg aus Krise und drohendem Zusammenbruch zu finden.

³ Marilyn Ferguson, *Die Sanfte Verschwörung*, Basel 1982

Auf das Chaos, das diese Übergangszeit zu kennzeichnen scheint, können wir vollkommen frei und offen reagieren. In vielen Bereichen lässt sich eine deutliche Entwicklung hin zu dieser neuen Vision feststellen; das zeigt sich besonders in verschiedenen Bereichen von Wissenschaft und Kunst, in der Entwicklung von Kollektiven und Kommunen, und der zunehmenden Verbreitung von Ideen und Prinzipien der humanistischen Psychologie und der Spiritualität. In anderen Bereichen wird jedoch an der alten Vision und dem alten Paradigma verbissen festgehalten. Da die alten Muster nutzlos geworden sind und keine Orientierungshilfe mehr bieten, wird Schmerz und Leid verursacht. Das Gedankengut von Politik und Wirtschaftstheorie steckt noch immer in den alten fragmentarischen Vorstellungen und versucht sich standhaft gegen den Ansturm der neuen Ideen zur Wehr zu setzen. Erst wenn sich eine Bewegung hin zu umfassenderen Grundsätzen und Haltungen entwickelt und wir die Einheit unserer Welt erkennen, besteht noch Hoffnung, unsere Mega-Krise zu überwinden. Aus dem Blickwinkel des neuen Paradigmas betrachtet, stellen sich die Verhältnisse jedoch ganz anders dar. Obwohl die Lage nicht einfach ist, kann sich unsere Kultur doch in viele Richtungen bewegen. Der Geist von Ganzheitlichkeit, den die Idee des Holismus der Menschheit bietet, kann uns wie ein Leuchtfeuer den Weg erhellen, auf dem wir nach Hause stolpern.

Die Vision von Gaia bietet dem Bewusstsein der Menschheit einen Weg, um mit der Gesamtheit des Planeten zu harmonisieren. Umschlossen von dem Wesen, das unser Planet, das Gaia ist, können Vision und Bestimmung der spirituellen Antriebskräfte der Menschheit durch bewusste Prozesse wissenschaftliche Bemühungen bestimmen und eine dynamische Beziehung zwischen der Menschheit und anderen Bereichen der Natur fördern.

Durch den freien Energiefluss innerhalb eines Systems – eines Körpers, eines Ökosystems – entsteht ökologische Harmonie, entsteht Heilung. Mit vorliegendem Buch möchte ich ein Konzept der Pflanzenheilkunde als Ausdruck des Wirkens von Gaia übermitteln, die uns gibt, was wir brauchen, um Gesundheit und Lebenskraft unseres physischen Körpers zu erhalten – wodurch sich für uns wiederum die Möglichkeit ergibt, verstärkt an der Gesamtheit mitzuwirken.

Ganzheitliche Heilkunde bietet eine Vielfalt wichtiger und wertvoller Methoden und spiegelt damit die Vielseitigkeit des menschlichen Bewusstseins wider. Es ist nicht nötig, die Heilpflanzenkunde von anderen ganzheitlichen Methoden oder gar der allopathischen Medizin zu isolieren; sie alle nehmen eine wichtige Stellung in der Heilkunst ein. In diesem Buch liegt der Schwerpunkt auf Heilpflanzen und ihrer Rolle in der Heilung, auf ihrem Wirken als Heiler, die ein Geschenk Gaias an die Menschheit sind.

Heilpflanzen und Ökologie

«Du lässest Gras wachsen für das Vieh und Saat zu Nutz der Menschen» *Psalm 104:14*

Heilpflanzen bilden einen grossen Teil der Pflanzenwelt und sind ein Bindeglied im Körper Gaias. Sie sind ein Bindeglied zwischen zwei Naturreichen. Wo Menschen und Pflanzen aufeinandertreffen, kann synergistische Energie erzeugt und ausgetauscht werden. Dabei können innere und äussere Ökologie in Einklang kommen und sich aufeinander einstimmen. Hierbei wird durch eine harmonisierte Aussenwelt (Natur) ein ökologisch integrierter Prozess angeregt, der die Innenwelt (den menschlichen Körper) heilt und harmonisiert.

Blütenpflanzen tauchten in der Erdgeschichte erstmalig vor ungefähr 135 Millionen Jahren in der Kreidezeit auf. In erstaunlich kurzer Zeit entwickelten sie sich zu den wichtigsten Blütenpflanzenfamilien, die wir heute kennen. Dies verwunderte die Botaniker lange Zeit, bis sie erkannten, dass sich die Pflanzen im Umfeld einer ökologischen Einheit und nicht als isolierte Individuen entwickelten. Sie entwickelten sich in dem Ökosystem, in dem sie lebten. Diese sehr schnelle Differenzierung wurde durch die Interaktion zwischen Pflanzen und Insekten hervorgerufen; die Zusammenarbeit zwischen Pflanzen- und Tierreich erzeugte den evolutionären Antrieb.

Wenn wir an das Konzept von Gaia denken, erkennen wir, dass die Evolution sowohl von Zusammenarbeit als auch von Konkurrenz bestimmt wird, wobei beide Aspekte in einem Gewebe gegenseitiger Beeinflussung zusammenspielen und das komplexe Muster der heutigen Ökologie, ein verwobenes dynamisches System ergeben. Das Ökosystem kann nur als Ganzes verstanden werden – als eine integrierte und selbsterhaltende Einheit. Alles, was für die Erhaltung der Teile des Ganzen nötig ist, wird von ihr zur Verfügung gestellt; muss sogar vom System zur Verfügung gestellt werden, da ausserhalb des Systems nichts existiert. Könnte das System nicht für sich selbst sorgen, wäre es nicht überlebensfähig.

Ein spezifisches Beispiel ist das Phänomen der sekundären Pflanzenprodukte. Einige Pflanzen erzeugen eine Reihe komplexer chemischer Substanzen, deren Rolle im pflanzlichen Stoffwechsel nicht klar zu identifizieren ist; sie werden sekundäre Pflanzenprodukte genannt. Ihre Funktionen in der jeweiligen Pflanze lassen sich wissenschaftlich nur durch die Annahme erklären, dass hier auf komplizierte Weise Stoffwechselprodukte der Pflanze isoliert werden. Dagegen spricht aber, dass die Pflanzenwelt in bezug auf Arbeitsweise und Struktur geniale Lösungen entwickelt hat.

Sekundäre Pflanzenprodukte, wie die Alkaloide, die Glykoside und andere Gruppierungen üben eine starke und deutliche Wirkung auf die Physiologie von Mensch und Tier aus. Wie Pharmazeuten inzwischen herausgefunden haben, unterscheiden sich die Heilkräuter von anderen Pflanzen durch eben diese Stoffe. Das ist nicht nur ein glücklicher Zufall. Es ist vielmehr das Kennzeichen Gaias. Indem wir Pflanzen essen, stehen wir in Verbindung mit einem Kreislaufsystem in der Biosphäre und mit der Energiequelle, der Sonne, denn die Pflanzen stellen ihre Nährstoffe mit Hilfe des Sonnenlichts her. Die sekundären Pflanzenprodukte nehmen an diesem Kreislauf teil, um uns zu erreichen und das homöostatische Gleichgewicht zu fördern. Auf diese umfassende und geniale Weise kann unsere Nahrung unsere Heilung sein.

Das Pflanzenreich stellt uns alles zur Verfügung, was unser Körper für ein ausgeglichenes und integriertes Leben braucht. Aber wir sind mehr als nur ein Körper: Wir haben auch ein Bewusstsein, wodurch andere Faktoren ins Spiel gebracht werden. Wir müssen nicht nur unseren Körper, sondern auch unsere Emotionen, unseren Geist und unser spirituelles Wesen berücksichtigen. Und so wird Harmonie nicht nur zu einer Frage richtiger Ernährung oder gar der richtigen Heilpflanzen, sondern auch zur Frage richtiger Gefühle, richtiger Gedanken, Lebensweisen, Einstellungen, Handlungen – Harmonie durch die richtige Beziehung zur Welt und zu uns selbst. Wenn uns einmal klar wird, mit welchem Bereich wir arbeiten müssen, ergibt sich eine Auswahl verschiedener Möglichkeiten.

Es ist unmöglich, allgemein gültige Aussagen über den relativen Wert der Methoden zu machen, die mit dem Körper, mit den Emotionen oder der spirituellen Energie arbeiten. Alle spielen eine Rolle und arbeiten zusammen, um eine Heilung herbeizuführen. Wir können sagen, dass Gesundheit auf richtiger Ernährung oder der richtigen Anwendung allopathischer Medikamente oder dem freien Energiefluss der Seele beruht. Alle diese Aussagen sind gleichzeitig richtig und relativ.

Wie passt die Heilpflanzenmedizin in dieses Bild? Durch das Wesen der Pflanzenstruktur wirken die Heilkräuter auf den physischen Körper ein. Sie wirken integrierend und ausgleichend auf seine physiologischen Funktionen und verstärken seine angeborene Vitalität. Wenn der Körper ausgeglichen ist, wird der Integrationsprozess anderer Aspekte unseres Wesens unterstützt und gefördert. Wenn Heilpflanzen auch wichtige Techniken, wie Gesprächstherapie oder Meditation, nicht ersetzen können, so helfen sie doch dem Körper, stark und aufnahmefähig zu sein und die feineren Aspekte des menschlichen Lebens zu unterstützen.

Ökosysteme und die Biosphäre

Jede Kultur kannte eine eigene Heilflora, aus der die einzelnen Heilmittel ausgewählt wurden. Diese Pflanzenarten unterschieden sich je nach Gebiet, abhängig vom jeweiligen Ökosystem. Es ist aber bemerkenswert, dass wir in Wales, Südamerika, den nordamerikanischen Ebenen oder anderen Gegenden Heilpflanzen finden, deren Wirkungsweisen sich entsprechen. Die Pflanzenfamilien, sogar die botanischen Gruppierungen, können vollkommen unterschiedlich sein, doch der Bereich menschlicher Probleme, die botanisch behandelt werden können, ist der gleiche. Während dies die Vorstellung unterstützt, dass Gaia mit Hilfe von Heilkräutern Möglichkeiten zur Heilung anbietet, stellt sich die Frage, ob wir uns heute auf die Flora beschränken sollten, die uns von dem örtlichen Ökosystem, in dem wir leben, geboten wird.

Nicht nur das örtliche Ökosystem steht uns zur Verfügung, wie auch unsere menschliche Kultur und unser Bewusstsein nicht länger örtlich begrenzt sind. Wir sind zu planetarischen Wesen geworden, wenn auch noch nicht unbedingt aus eigenem Entschluss. Unsere Nahrung wird aus allen Teilen der Welt zusammengetragen, und die moderne Informationstechnologie bringt die Welt zu uns nach Hause und setzt unsere Gedanken und unser Gefühlsleben einem weiteren Spektrum von Einflüssen aus. In vielen Bereichen sind wir bereits Weltbürger. Als planetarischen Weltbürgern in Gaias Körper steht uns mit Recht die Flora der ganzen Welt zur Verfügung.

Ausserdem müssen wir den Einfluss der Menschen auf die örtlichen Ökosysteme berücksichtigen. In Wales war es zum Beispiel möglich, sehr viele Pflanzen in ihrer natürlichen Umgebung zu finden. Heutzutage gibt es – aufgrund der intensiven Landwirtschaft, der Abholzung und der Wiederaufforstung mit fremden Nadelhölzern und der Ausdehnung und der Industrialisierung der Städte – nur noch wenige natürliche und ursprüngliche Lebensräume; in unserer jeweiligen Umgebung stehen uns daher längst nicht mehr so viele Pflanzen zur Verfügung. Dies ist der Teil der ökologischen Auswirkungen der Menschheit, die sich ganzer Systeme und der Wichtigkeit ihrer Beziehungen nicht bewusst ist.

Pflanzen in der Heilkunde

Zu allen Zeiten haben sich verschiedene therapeutische Schulen die Heilwirkungen der Kräuter zunutze gemacht. Innerhalb des indischen ayurvedischen Systems wurden Pflanzen eingesetzt, und die chinesische Medizin verwendete sie neben der Akupunktur und anderen Techniken. Pflanzen spielten eine äusserst wichtige Rolle in der spirituellen Heilökologie der nordamerikanischen Indianer. In der hochwissenschaftlichen und technisierten Pharmazie und in der allopathischen Medizin dienen sie als Quelle für Arzneimittel.

Es verhält sich aber so, dass die allopathische Medizin – die heute vielfach als Schulmedizin bezeichnet wird – ihre Wurzeln in der Heilpflanzenkunde hat. Bis vor ungefähr fünfzig Jahren basierten in den Arzneimittelbüchern fast alle Eintragungen über die Zubereitung von Arzneimitteln auf Heilpflanzen. Erst seit der Weiterentwicklung chemischer Verfahren ist die Verwendung von Heilpflanzen offensichtlich immer mehr zurückgegangen. Trotz dieser Entwicklungen sind die Ausgangssubstanzen vieler Arzneimittel noch immer pflanzlichen Ursprungs. Einige einfache Beispiele werden dies erläutern.

Die Amphetamine basieren auf dem Alkaloid Ephedrin und spielen als anregende und antiasthmatische Arzneimittel eine wichtige Rolle in der Medizin. Ihre Nutzung basiert auf der Entdeckung des aktiven Wirkstoffs Ephedrin in dem chinesischen Heilkraut Ma Huang, *Ephedra sinica*. Die Steroide, die Wunderdrogen der 60er Jahre, bei denen inzwischen unerwünschte Nebenwirkungen festgestellt wurden, werden noch immer aus einer chemischen Substanz synthetisiert, die aus der westafrikanischen Yamswurzel, *Dioscorea sp.*, gewonnen wird. Auch das Aspirin wurde im vergangenen Jahrhundert in mehreren Pflanzen entdeckt, zum Beispiel in Mädesüss und der Schwarzweide. Sogar sein Name leitet sich von dem alten botanischen Namen für Mädesüss, Spirea, ab.

Damit wird deutlich, dass auch die allopathische Medizin sich weiterhin der Heilpflanzen bedient, wenn auch in eingeschränkter Art und Weise. Pflanzen werden als Quelle aktiver Bestandteile und spezifischer biologisch wirksamer Chemikalien angesehen, die analysiert, synthetisiert und in Form stark wirksamer Arzneimittel verwendet werden können. Der Körper wird dabei als hauptsächlich biochemischer Natur begriffen, d. h., Störungen im Körpersystem werden einzig als Problem auf der Ebene von chemischen Prozessen und Molekülen angesehen. Um den Körper wieder richtig in Gang zu bringen, müssen wir also folgerichtig chemische Stoffe verwenden. Wenn dem so ist, warum sollten dann Pflanzenbestandteile nicht auch isoliert verwendet werden. Immerhin liefert uns die Natur stark wirksame Mittel, wie z. B. Morphium, das noch immer eines der besten Schmerzmittel ist. Von der wissenschaftlichen Betrachtungsweise ausgehend scheint es gerechtfertigt und begründet, den menschlichen Körper als biochemisches Labor zu betrachten, in dem spezifische Chemikalien wiederum spezifische Auswirkungen haben.

Aber können wir einen Menschen wirklich auf die Ebene von Molekülen reduzieren? Der Mensch übersteigt mit seiner Schönheit und mit der dynamischen Komplexität von Form und Funktion, mit seinen Ausdrucksmöglichkeiten und mit seiner Kreativität jegliche Beschreibung. Natürlich ist unser Körper auf physischer Ebene *auch* biochemischer Natur, doch seine Organisation geht weit über die Bereiche biochemischer Lehrbücher hinaus. Selbst wenn wir die komplexen molekularen Zusammenhänge begreifen würden, würden wir dabei nicht herausfinden, was einen Menschen eigentlich ausmacht. In uns wirkt eine starke synergistische Kraft – ob wir sie Leben, Lebensenergie, Vitalkraft oder anders benennen –, die uns ausmacht und die mit unserer Ganzheit auf allen Ebenen zusammenspielt, nicht nur auf der biochemischen. Im Tod sind dieselben chemischen Stoffe vorhanden, die erwähnte Lebensenergie und deren Verbindungen aber sind nicht mehr präsent. Es ist unmöglich, diese Kraft zu definieren, aber der ganzheitliche Ansatz basiert auf und arbeitet mit der Vorstellung von einer Menschheit, die von ihr belebt ist.

Pflanzenheilkunde im ganzheitlichen Sinne begreift die Menschheit als Ausdruck des Lebens, als durch Lebenskraft belebt, wobei die Heilpflanzen mit diesem gesamten Wesen arbeiten und nicht nur spezifische Symptome angehen. Sie wirken zwar durch chemische Prozesse und spezifische Anwendungsarten, doch in einer Art und Weise, die die lebenswichtigen Vorgänge im Körper unterstützt. Auf der biochemischen Ebene arbeiten die zahlreichen Substanzen einer Heilpflanze auf synergi-stische Weise zusammen, wobei Elemente beteiligt sind, die die Chemie nicht einmal für wirksam halten würde. In den nachfolgenden Kapiteln wird dies eingehender untersucht werden, im Kapitel über den Kreislauf zum Beispiel, beim Vergleich zwischen *Fingerhut* und *Maiglöckchen*.

Wenn wir Heilpflanzen nur als Quelle wertvoller Chemikalien betrachten, schränken wir damit ihre Heilkräfte ein, denn sie arbeiten über den physischen Bereich hinaus auch auf der Ebene der Lebenskräfte. Da sie unsere Körper heilen, können sie auch unsere Herzen und unseren Geist heilen, denn sie öffnen den Körper für den reinen Fluss integrierender und synergistischer Vitalenergien.

Homöostase

Der Körper sorgt für gleichmässige innere Bedingungen, bei denen die Temperatur, der Blutzuckerspiegel und andere veränderliche Grössen in engen Grenzen gehalten werden. Dieser Prozess ist als Homöostase bekannt. Diese Fähigkeit ist eine Voraussetzung für das Leben, Ausdruck einer inneren Kraft, die Harmonie und Integration anstrebt. Könnte der Körper dieses homöostatische Gleichgewicht nicht aufrechterhalten, würden wir nicht lange überleben.

Dieses homöostatische Prinzip gilt auch für unsere Umwelt. Unsere Umwelt passt sich Veränderungen an, doch kann sie das nur, wie wir auch, in sehr engen Grenzen. Werden diese Grenzen überschritten, stirbt auch die Umwelt.

Als Menschen leben wir im Kontakt mit zwei «Umwelten» – der äusseren ökologischen und der inneren physiologischen. Wir können die Heilpflanzen dabei als Brücke zwischen der Aussen- und der Innenwelt begreifen, die unsere Gesundheit stärken, indem sie Harmonie und Resonanz zwischen diesen beiden Welten fördern. Sind wir dann wieder im Gleichgewicht, können wir unsere bessere Gesundheit auf das Ökosystem, aus dem die Pflanzen stammen, zurückstrahlen lassen.

Verändern wir unsere Betrachtungsweise nur ein wenig, so erkennen wir, dass wir tatsächlich ein Teil der gesamten Ökologie und nicht getrennt von ihr sind. Wenn wir mit Hilfe der Pflanzen geheilt werden, wird ein Teil der Ökologie geheilt. Durch die Heilung von Körper und Geist werden wir als ganze, vollständige Wesen sehr viel gegenwärtiger sein. Und es besteht die Hoffnung, dass unsere Gesundheit das Wachstum eines neuen Bewusstseins ermöglicht, damit wir mit der Natur zusammen bewusst zu Mitschöpfern werden und nicht länger unsere Welt schädigen und vergewaltigen, wie wir es die letzten Jahre und Jahrzehnte immer wieder getan haben. Einheit und Gesundheit können sich auf die gesamte Umwelt auswirken. Sie wirken sich auf unsere Beziehungen aus, die wiederum auf die Gesellschaft einwirken und so möglicherweise die Heilung der Menschheit bewirken.

Wenn wir an die Theorie von Gaia denken und uns daran erinnern, dass die Erde ständig darauf hinarbeitet, in einem homöostatischen Gleichgewicht zu bleiben, wird uns die Rolle der Heilpflanzen als homöostatische Vermittler klar. Ihre Aufgabe besteht darin, ein Element der Ökologie – die Menschheit – integriert und in Harmonie mit der gesamten Ökologie zu bewahren. Wir können diese Aufgabe mit der von Hormonen vergleichen. Die Hormone werden in einem Bereich des Körpers ausgeschüttet und führen zu einer bestimmten Wirkung in einem anderen Teil des Körpers. Dabei integrieren und harmonisieren sie unsere Innenwelt.

Diese Wirkungsweise der Heilpflanzen kann nicht durch eine Behandlung mit chemischen Mitteln ersetzt werden. Chemische Stoffe arbeiten nicht auf die Integration eines Systems hin; sie können bestenfalls bestimmte Elemente neu aufeinander abstimmen. Wir können Gesundheit genau wie jedes andere ökologische System betrachten, das nach Homöostase strebt. Es ist immer in Bewegung, wobei die unterschiedlichsten Elemente das System von aussen beeinflussen, während es sich bemüht, im Gleichgewicht zu bleiben und zu überleben. Gesundheit lässt sich als Zustand definieren, in dem das persönliche Ökosystem, die Innenwelt, im Gleichgewicht ist mit der Aussenwelt und beide eine Einheit bilden.

Selbstheilung

Das Wort heilen wurzelt im griechischen «holos» und ist auch der Ursprung der englische Wörter «whole» (das gesamte betreffend, intakt, vollständig) und «holistic» (ganzheitlich). Heilen ist ein Ausdruck von Vollständigkeit (wholeness). Gesundheit *ist* Vollständigkeit. Die Erfahrung und der Ausdruck dieser Qualität können nur aus dem einzelnen Menschen heraus entstehen und nicht von aussen, zum Beispiel von einem Lehrer oder von einem Therapeuten an uns herangetragen werden. So wie alle Wege spiritueller Entwicklung dahin führen, dass wir in uns hineinschauen sollen, so müssen wir auch nach innen blicken, um Heilung zu erlangen.

Gesundheit ist auch Ausdruck eines integrierten Wesens, das durch die Person konkrete Form erhält. Die Emotionen, die Gedankenwelt und das spirituelle Fliessen sind für die Gesundheit genauso wichtig wie der Zustand von Organen und Körpergewebe. Ob wir uns nun um unsere Gesundheit sorgen, wieder gesund werden oder vollkommenere Gesundheit erlangen möchten, unser gesamtes Wesen ist an diesem Prozess beteiligt.

Der «kranke» Mensch ist der eigentlich Heilende. Wir können Hilfe bei den «Experten» suchen, bei Allopathen oder Heilpraktikern, Psychotherapeuten oder Wunderheilern, aber die eigentliche Verantwortlichkeit für die Heilung kann keiner anderen Person übertragen werden als dem erkrankten Menschen selbst. Heilung entsteht im Inneren, indem wir die in uns fliessende Lebenskraft akzeptieren. Heilpflanzen unterstützen diesen Prozess, aber Heilung an sich ist untrennbar mit dem Leben verbunden. Sie ist unser Geschenk und sie ist unsere Verantwortung. Das mag überraschend klingen, wo wir es doch gewohnt sind, eigene Fähigkeiten an Experten zu delegieren, seien es Ärzte oder Politiker. Wir sind frei für den Heilungsprozess, wie auch für alle anderen Bereiche des Lebens, und wir sind die göttlich befugte Autorität, die über die Entfaltung unseres eigenen Lebens entscheidet.

Heilen ist selten ein bewusstes Nutzbarmachen innerer Energie und inneren Lichts, sie stellt aber immer eine Freisetzung und einen Ausdruck dieser innerlichen Kraft dar. Der Heilungsprozess ist einzigartig, doch dieser wunderbare Vorgang des Lebensausdrucks eines Menschen kann durch verschiedene Hilfsmittel und Techniken unterstützt werden. In der Entwicklungsgeschichte der menschlichen Kultur wurden zahlreiche Therapieformen entwickelt, die uns hilfreich zur Seite stehen können. Indes, Techniken allein heilen nicht. Sie können nicht heilen, sie können den Körper in seinen ihm innewohnenden eigenen Heilkräften nur unterstützen.

Die augenscheinliche Vielfältigkeit der Heilmethoden, die sich häufig sogar widersprechen, kann als wechselseitig wirkende Ökologie verschiedener Ansätze gesehen werden. Ich nenne dies therapeutische Ökologie. Durch die Verbindungen zwischen den verschiedenen Heilmethoden wird deutlich, dass eine bestimmte Kombination von Therapieformen für den einen Menschen geeignet und für den anderen ungeeignet ist. Die Entscheidung über die jeweils beste Art der Selbstheilung bleibt uns überlassen.

Das Diagramm auf der Seite 27 stellt das Individuum – Herz und Zentrum der Selbstheilung – in den Mittelpunkt verschiedener Therapieformen. Gaia, unser geliebter Planet, bildet das Fundament, sie erhält uns und sorgt für uns. Die über allem waltende Gegenwart ist die Gnade, die uns mit dem Wunder Gottes liebender Gegenwart umschliesst und erleuchtet.

Ich schlage eine Unterteilung der verschiedenen Heiltechniken in folgende vier Gruppen vor: Medizin, Körperarbeit, Psychotherapien und Methoden spiritueller Integration. Jede dieser Gruppen ist wiederum unterteilt und weist einzelne Therapieformen auf, die stellvertretend für viele andere sind. Dieses Diagramm ist insofern eine beschränkte Betrachtungsweise, als es nur zweidimensional ist und voraussetzt, dass die Wechselbeziehungen zwischen den einzelnen Methoden für die Selbstheilung linear sind. Nichts könnte der Wahrheit weniger entsprechen, denn die wirklichen Wechselbeziehungen sind komplex und zahlreich und schaffen eine bunte Vielfalt. Dieses Diagramm sollte als Teil eines dreidimensionalen Netzes betrachtet werden, das ein geodätisches Muster der verschiedensten Heilmethoden bildet. Ein Beispiel dafür wäre ein Behandlungsansatz, der auf Heilpflanzen, Massage, Psychosynthese und Meditation beruht. Eine solche Kombination könnte dem Menschen genau das geben, was für den Selbstheilungsprozess förderlich ist. Vielleicht wäre aber auch eine nur homöopathische Behandlung die richtige. Durch verschiedene Kombinationsmöglichkeiten lässt sich die Behandlung sehr feinfühlig an die jeweiligen Erfordernisse anpassen.

Medizin

Der Begriff «Medizin» wird hier verwendet, um all das zu beschreiben, das wir einnehmen können – all das, was die Erde uns schenkt. Es kommt uns auf den ersten Blick vielleicht etwas seltsam vor, dass chemische Arzneimittel zusammen mit Heilpflanzen und homöopathischen Mitteln in einer Gruppe zu finden sind. Sie sind aber alle *Dinge* und als solche Teil der Reichhaltigkeit und der Fülle unseres Planeten. Ob es sich dabei um Hydrocortison, die Heloniaswurzel oder ein Bach-Blüten-Mit-

24

tel handelt, sie alle gehen aus dem Körper der Erde hervor. Es wäre falsch, das eine gegen das andere Mittel aufzuwägen. Sie alle erfüllen eine Aufgabe. Es ist allerdings wichtig, die jeweils angemessene Behandlung für den jeweils einzigartigen Menschen sorgfältig und bewusst auszuwählen.

Körperarbeit

Der physische Körper besitzt eine tiefe Weisheit, die weit über die Fähigkeit des Intellekts hinausgeht, den Körper zu begreifen. Um diese Weisheit und die Selbstheilungskräfte des Körpers freizusetzen, wurden eine ganze Reihe von Methoden entwickelt. Die wohl am stärksten begrenzte und primitivste Methode ist die Chirurgie. Es gibt aber Situationen, in denen die einzige Möglichkeit zu helfen darin besteht, erkranktes Gewebe zu entfernen. Das ist sehr viel seltener notwendig, als unsere Chirurgen annehmen, doch es stellt noch immer eine wichtige und gelegentlich angebrachte Form von Körpertherapie dar. Eine sehr gute Methode, mit dem Körper zu arbeiten, ist die Akupunktur, die alte chinesische Heilkunst, um Energien ins Gleichgewicht zu bringen. Ausser diesen beiden – sehr unterschiedlichen – Körpertherapien gibt es die manipulativen Techniken der Physiotherapie, Osteopathie, Chiropraktik, Massage und Rolfing. Zu diesen Methoden, die *mit* uns arbeiten, kommen solche, die wir selbst anwenden können. Dazu gehören Yoga, Jogging, Tanz und alle Körperübungen und körperlichen Ausdrucksformen.

Psychotherapien

Viele Schmerzen und traumatische Erfahrungen in unserem Leben sind das Ergebnis emotionaler und geistiger Probleme. Es gibt eine Reihe von Therapieformen, die dazu beitragen können, uns auf ein inneres Wissen und eine integrierende Neuausrichtung unseres psychologischen Selbst hinzu-

bewegen. Nicht nur Menschen, die in ihren Emotionen verletzt oder geistig verwirrt sind, profitieren von einer Erforschung und Heilung der Tiefen unserer emotionalen und geistigen Strukturen. Jeder einzelne Mensch kann noch vieles lernen, um Vollkommenheit zu entwickeln. Die Potentiale eines Menschen freizusetzen, kann ihn ganzheitlich verändern und sich auf seine Welt auswirken. Die eigenen Ansichten, das Bild, das wir von uns selbst haben, die Verhaltensmuster und die tiefsitzenden Motivationen in einem klaren Sinnzusammenhang zu überprüfen, kann grosse Reserven heilender Energie freisetzen und das Leben und den Lebenssinn des einzelnen bestärken.

Innerhalb der verschiedenen Therapieansätze kann es unterschiedliche Betrachtungsweisen darüber geben, wie die menschliche Psyche aufgebaut ist, da sie sich jeweils auf unterschiedliche Teile unserer «inneren Geographie» konzentrieren. Doch können alle dazu beitragen, geistige und emotionale Blockaden aufzulösen. Solche Behandlungsansätze reichen von der herkömmlichen Psychoanalyse bis hin zu humanistischer und den als transpersonal bezeichneten Therapien, bei denen die spirituellen Dimensionen genau wie andere Aspekte unseres Daseins beachtet und einbezogen werden.

Spirituelle Integration

Zu der ganzheitlichen Betrachtungsweise der Menschheit gehört die Erkenntnis eines integrierenden Zentrums, eines spirituellen Kerns, einer Quelle des Lebens und der Liebe. Heilung kann erreicht werden, indem die Erfahrungen des täglichen Lebens mit dem inneren Kern unseres Lebens in Einklang gebracht werden. Es gibt sehr viele spirituelle Wege, die Wege zu Gott sind so zahlreich wie die Menschen, die sich auf ihnen bewegen. Wenn wir menschliche Spiritualität unter dem Gesichtspunkt der Heilkunde angehen, gibt es Wege, mittels derer wir uns unserem höheren Selbst öffnen können und Wege, mittels derer andere auf unsere «spirituellen Körper» einwirken können. Gebet oder Meditation stellen eine Vorgehensweise dar, eine andere wäre spirituelles Heilen oder die Methoden, die mit dem sogenannten «subtilen Körper» arbeiten. Ein weiterer Faktor, der nicht übersehen werden sollte, ist die Möglichkeit der Wunder; sie ist eine Art des Heilens, vielleicht die einzige, bei der die Heilung *für* einen Menschen vollzogen wird, und dies geschieht immer nur auf seelisch-geistiger Ebene.

Diese Aufzählung gibt uns zu erkennen, wie der innere Heilungsprozess durch eine Vielfalt von Behandlungsformen unterstützt werden kann. Es gibt so viele Möglichkeiten, die angeborenen Fähigkeiten des Körpers zu Vollständigkeit und Erneuerung freizusetzen. Indes, ganz gleich, wie aufrichtig unsere Heilungsversuche sein mögen: wenn wir nicht auch unsere Lebensweise überprüfen, um allfällige Veränderungen vorzunehmen, kann wirkliche Heilung nicht stattfinden.

Ein wichtiger Schritt im Heilungsprozess ist das Zurücklassen, das Ablegen von Werturteilen. Kranksein ist nicht «schlecht» und Gesundsein nicht «gut». Das soll nicht bedeuten, dass das eine nicht vorzuziehen wäre, doch der Druck, den jede Beurteilung von gut und schlecht ausübt, wird seinerseits zur Krankheit beitragen. Kranksein bedeutet oft eine Chance für Veränderungen und Transformation im Leben; und von dieser Einstellung aus betrachtet, könnte sie mit viel weniger Widerstand und Missbilligung angegangen werden. Es gibt Zeiten, in denen ein Problem die Gelegenheit bietet, starken Willen aufzubringen und die Krankheit zu besiegen, und es gibt Zeiten, in denen man ruhig und gelassen abwarten sollte. Es lassen sich unmöglich allgemeine Aussagen darüber machen, wie die gebotenen Lernmöglichkeiten angegangen werden sollen.

Erinnern wir uns, dass wir das sind, was wir essen, aber wir sind auch das, was wir atmen, was wir denken, was wir sagen, was wir sehen. Während alles eben Erwähnte

unser inneres Leben betrifft, sollten wir bedenken, dass die Interaktion mit der von uns gewählten Umwelt ebenso wichtig ist. *Auswählen* ist hierbei das entscheidende Wort. Wir können uns für eine Veränderung entscheiden, wir können sie wählen. Wir sind frei und stark in unserem Leben. Wenn wir die Umwelt nicht verändern können, dann können wir unsere Einstellung dazu verändern.

Die Lebensphilosophie, mit der wir die Welt interpretieren, färbt unsere Erfahrungen mit der Welt wie auch mit uns selbst. Vorgefasste Meinungen können unseren Ausdruck und den ungehinderten Energie- und Bewusstseinsfluss einschränken. Es lohnt sich, die eigenen Einstellungen zu erforschen und herauszufinden, ob sie für unser Leben und unsere Lebensaufgabe förderlich sind. Dies gilt auch für das Bild, das wir von uns selbst haben. Die Art, in der wir uns, unsere Fähigkeiten und Grenzen, unsere Bedürfnisse und Stärken, unsere physische Erscheinung und unsere Gesundheit betrachten, formt uns zu einem wesentlichen Teil. Das Selbstbild kann tiefgehende Auswirkungen auf die Gesundheit haben, wie Haut- und Gewichtsprobleme aufzeigen, obwohl bei diesen Störungen durchaus auch andere Faktoren beteiligt sein können.

Wenn unsere Beziehungen nicht gesund sind, werden wir es auch nicht sein. Wir können Beziehungen schaffen, die uns stärken, die unsere Bewegung hin zu Gesundheit und Vollständigkeit unterstützen. Wir sollten uns die Menschen, mit denen wir leben und arbeiten, bewusst aussuchen. Spiegeln dein Zuhause, dein Arbeitsplatz, deine Freizeit dir Freude und Positives wider? Wenn nicht, dann solltest du jene Gegebenheiten oder dich selbst verändern. Unter Umständen ist das schwierig, doch gerade darum geht es ja beim Heilen, es geht um unsere eigene Transformation und um die Transformation unserer Welt.

Die wichtigste aller Beziehungen ist möglicherweise die, die wir zur Natur und zum Planeten Erde haben. Wohlergehen ist von unserer Interaktion mit Gaia abhängig,

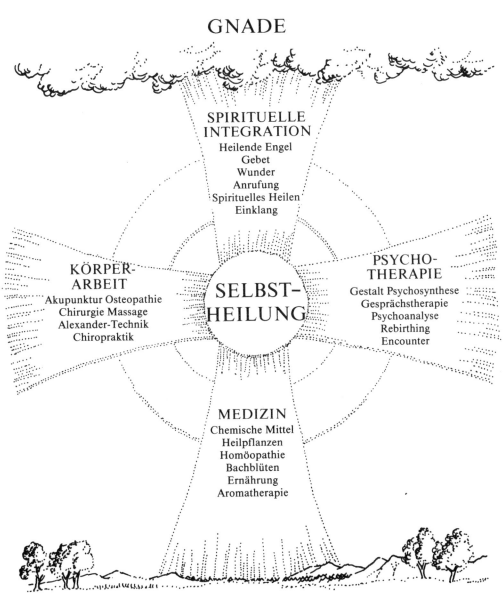

GNADE

SPIRITUELLE
INTEGRATION
Heilende Engel
Gebet
Wunder
Anrufung
Spirituelles Heilen
Einklang

KÖRPER-
ARBEIT
Akupunktur Osteopathie
Chirurgie Massage
Alexander-Technik
Chiropraktik

SELBST-
HEILUNG

PSYCHO-
THERAPIE
Gestalt Psychosynthese
Gesprächstherapie
Psychoanalyse
Rebirthing
Encounter

MEDIZIN
Chemische Mittel
Heilpflanzen
Homöopathie
Bachblüten
Ernährung
Aromatherapie

GAIA

und Ganzheit kann durch eine bewusste Interaktion mit dem grösseren Ganzen, von dem die Menschheit ein Teil ist, ausgedrückt werden. Der Lebensgeist kann ungehindert von der Natur zur Menschheit fliessen, wenn er Gelegenheit dazu bekommt. Dadurch wird eine Gegenseitigkeit des Lebens geschaffen, ein Einklang, in dem alle gesunden Beziehungen aufgebaut werden. Die Natur erfahren kann heissen, dass wir Berge ersteigen oder unter einem Baum sitzen. Die Form ist unwichtig, es zählt allein die Bereitschaft zum Austausch mit der Natur.

Wie steht es denn mit den Büchern, die wir lesen, mit Filmen und Fernsehbeiträgen, die wir sehen, mit der von uns vertretenen Politik? Ist die Musik, die wir hören, gut für unsere Gesundheit? Sind unsere Freunde gut für uns? Das alles sind Fragen, auf die es keine vorgefertigten Antworten gibt. Gesunde Musik ist die Musik, die dazu beiträgt, Ganzheit zu erfahren. Für manche Menschen geschieht dies mit Bach, andere verlangt es nach The Grateful Dead. Die wirkliche Aufgabe besteht darin, Verantwortlichkeit für das eigene Leben zu übernehmen. Wir können auswählen, wer wir sein möchten, und uns entsprechend selbst erschaffen!

Mitgefühl ist ein Schlüssel zu allen Selbstheilungsprozessen. Für sich selbst Mitgefühl zu empfinden, schafft eine innere Ruhe und eine klare Perspektive, von der aus vieles verändert werden kann. Mitgefühl wächst durch Offenheit des eigenen Lebens für den Geist. Die Form ist nicht wichtig. Das Unbeschreibliche muß Teil unseres Lebens sein; Bedeutung und tieferer Sinn, ganz gleich, wie undefinierbar oder subtil, müssen in unserer Erfahrung und in unserem Ausdruck gegenwärtig sein, vermittelt durch Meditation, Gebet oder was immer uns am besten entspricht. Die Form ist irrelevant, Inhalt und Einstellung sind wichtig. Offenheit für die Erfahrung von Seele und Geist wirkt heilend und bildet das Fundament eines vollkommenen Daseins.

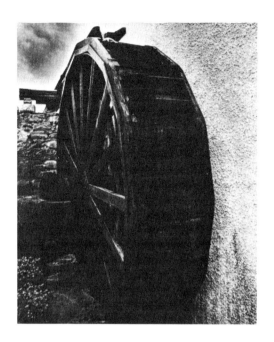

*Das Blut ist Leben; und der freie Austausch,
freies Teilen, freies Kreisen all dessen, was
für die rechte menschliche Lebensweise nötig
ist, wird die kommende Welt auszeichnen.
Heute sind diese Bedingungen noch nicht
vorhanden; der Menschheitskörper ist erkrankt und sein Innenleben gestört. Statt
freiem Fluss zwischen allen Teilen, die das
Leben ausmachen, kam es zu Absonderung,
blockierten Kanälen, Stauung und Stillstand. Die schreckliche Gegenwartskrise war
nötig, um dem Bewusstsein der Menschheit
diese krankhafte Situation klarzumachen.*
    Alice Bailey

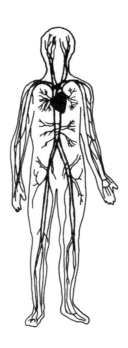

Das
Kreislaufsystem

Wir beginnen unsere Reise durch die Körpersysteme mit einem Blick auf das Kreislaufsystem, denn es verbindet und beeinflusst alle anderen Systeme.

Betrachten wir das Kreislaufsystem, dürfen wir nicht vergessen, dass wir es hier mit einem *Transportsystem* zu tun haben. In diesem Abschnitt werden wir uns noch nicht mit der Substanz befassen, die transportiert wird – nämlich dem Blut, das ein Gemisch unterschiedlichster Bestandteile ist, die in verschiedenen Teilen des Körpers entstehen. Wir wollen über die Gesundheit und die richtige Funktion des *Herzens* und der *Blutgefässe* sprechen.

Das Zusammenwirken aller Körperteile in vollkommener Einheit – unserem Leben – hängt grundlegend von der Vitalität und dem harmonischen Funktionieren des gesamten Kreislaufsystems ab. Ist der Kreislauf schwach oder gestört, wird sich dies auf andere Gewebe und Organe auswirken. Wenn das Blut gesund ist, die Versorgung der Organe mit diesem Blut aber nicht angemessen ist, werden Probleme auftreten. Auch wenn die Abfallstoffe, die durch den Stoffwechsel im Gewebe gebildet werden, nicht gründlich beseitigt werden, kommt es sehr schnell zu Schädigungen des Gewebes.

Daraus können wir schliessen, dass jede Krankheit mit Schwerpunkt in einem beliebigen Organ ihre Ursache in einer Schwäche des Kreislaufsystems haben kann – entweder da das Organ nicht ausreichend mit Blut versorgt wurde oder weil die von ihm produzierten Abfallstoffe nicht völlig abtransportiert wurden.

Wenn wir den Körper ganzheitlich betrachten und jede Krankheit holistisch behandeln, erkennen wir, dass alle Organe und Körpersysteme miteinander verbunden sind und sich gegenseitig beeinflussen. Wir müssen betrachten, was jedes Organ, jedes Körperteil zum Gesamtbild beiträgt. Die Herzgefässe können bei jeder Krankheit eine Rolle spielen und müssen im Heilungsprozess entsprechend berücksichtigt werden.

In unserer Gesellschaft ist das Kreislaufsystem besonders anfällig für – oft lebensgefährliche – Erkrankungen; bedingt durch unsere Lebensweise und unsere Lebenseinstellung nehmen wir keine Rücksicht auf Herz und Blutgefässe. Die Vorsorge gegen Kreislaufprobleme ist einfach; nachfolgend sind einige Anleitungen zu finden.

Vorsicht ist aber geboten, wenn das Herz bereits offensichtlich gefährdet ist. Zwar bietet die Heilpflanzenkunde viele Möglichkeiten, die Heilung von Herzversagen und anderen Herzproblemen zu unterstützen, doch sollte jede Behandlung nur unter qualifizierter Aufsicht stattfinden.

Vorbeugung gegen Kreislauferkrankungen

Vorbeugen ist besser als heilen. Vorbeugen bedeutet, Wohlbefinden (englisch: *ease*) für Körper, Geist und Seele zu erlangen. Krankheit (englisch: *dis-ease*) nennen wir einen Zustand, in dem der Körper so erschöpft ist, dass er beginnt, Symptome zu entwickeln. Meist dauert es einige Jahre, um in eine solche Verfassung zu geraten, denn normalerweise ist der Körper in der Lage, vieles zu verkraften, ohne sofort zu versagen. Oft ist es ein langsamer und stetiger Verschlechterungsprozess; wir fühlen uns nicht so kräftig und energiegeladen wie im Jahr zuvor, unser Gesundheitszustand ist nicht so gut, wie er sein könnte. Er verschlechtert sich auf einen Krankheitszustand hin, doch wir bemerken es erst, wenn sich Symptome zeigen und wir erkrankt sind.

Wir sollten spezielle, das Herz- und Gefäss-System betreffende Einzelheiten beachten. Sie gelten nicht nur für alle, die bereits Probleme mit diesem System haben oder die durch ihre Lebensumstände zur Gruppe der besonders Kreislaufgefährdeten gehören. Sie gelten auch für alle, die in diesem Bereich keine Probleme entstehen lassen wollen.

Vier Faktoren sind zu beachten:

Bewegung: Es ist lebensnotwendig für das ganze System, dass es benutzt und wenigstens hin und wieder stark beansprucht wird. Der einzige Weg, sicherzustellen, dass Herz und Blutgefässe wirklich beansprucht werden, ist der, dass wir uns genug bewegen, damit der Herzschlag beschleunigt wird und wir ausser Atem geraten. Das heisst nicht, dass man jeden Tag bis zur völligen Erschöpfung joggen sollte! Am besten sind regelmässige Übungen, die angenehm sind und Spass machen. Wichtig ist das richtige Mass – und zwar auf allen Ebenen, Körperübungen eingeschlossen.

Ernährung: Mehr als von jedem anderen Ernährungsfaktor hängt die Gesundheit des Kreislaufssystems davon ab, wieviel Fett wir zu uns nehmen – die meisten von uns essen viel zuviel davon. Während der letzten Jahre haben wir vieles über die Wechselwirkung zwischen dem Verzehr gesättigter Fette und dem Blutcholesterinspiegel erfahren, der verschiedene kardiovaskuläre Erkrankungen verursacht. Es wurde empfohlen, ungesättigte Fette anstelle der gefährlichen gesättigten zu verzehren, hauptsächlich durch einen Wechsel von tierischen zu pflanzlichen Fetten. Nach neueren Untersuchungen ist das jedoch nicht ganz so einfach. Vieles deutet darauf hin, dass auch bei der Aufnahme von ungesättigten Fetten Gefahren bestehen. Der einzig sichere Ausweg ist die Einschränkung der gesamten Fettaufnahme, das heisst, ganz auf Fett zu verzichten. Dies bedeutet zum einen, weniger von den sichtbaren Fetten zu uns zu nehmen (in Fleisch, Butter, Ölen), und ebenso, die unsichtbaren Fette zu meiden (in Kuchen, Gebäck, Sossen, Mayonnaise, Milch, Käse und anderen Milchprodukten), die meist den Hauptanteil unserer Fettaufnahme ausmachen. Statt dessen sollte unsere Nahrung vor allem aus reichlich frischem Gemüse und Obst, Vollgetreide, Bohnen und Erbsen bestehen, wobei letzteren die Fähigkeit zugesprochen wird, den Blutcholeristerinspiegel herabzusetzen.

Tabak und Alkohol: Es ist unbedingt notwendig, dass jeder, der auf seine Gesundheit Wert legt und sich besonders um Herz- und Blutgefässe kümmert, mit dem Rauchen aufhört und den Alkoholkonsum auf ein vernünftiges Mass herabsetzt.

Stress: Das Ausmass an Stress in unserem Leben und das Auftreten von Gesundheitsproblemen – insbesondere von Herz- und Kreislauferkrankungen – stehen in einem engen Zusammenhang. «Stress» ist ein relativer Begriff. Anstatt Stressfaktoren an sich zu betrachten, sollte die Fähigkeit des einzelnen untersucht werden, mit Stress im täglichen Leben umzugehen. In der heutigen Zeit stehen uns eine ganze Reihe von Möglichkeiten zur Verfügung, die uns helfen können, Selbstverantwortung für unser Leben zu übernehmen und mit Stress und emotionalen Belastungen umzugehen. Es ist möglich, Belastungen und Spannungen mit Heilpflanzen zu mildern, aber es ist weitaus besser und realistischer, die zugrundeliegenden Ursachen in uns zu erkennen und zu verändern. Dazu sind Bewusstheit und manchmal auch Mut nötig. Entspannungstechniken und Methoden aus der humanistischen und transpersonalen Psychotherapie können uns dabei helfen. Krankheiten (dis-ease) können verhindert werden, wenn wir Wohlbefinden (ease) in unser Leben bringen. Psychologische und spirituelle Harmonie schaffen die inneren Bedingungen für körperliche Harmonie.

Heilpflanzen für das Kreislaufsystem

Wie bei allen anderen Körpersystemen bildet die Aufzählung von Heilpflanzen auch für dieses System eine notwendige Vereinfachung. Der menschliche Körper ist ein integriertes Ganzes, und die Heilpflanzenkunde begreift ihn als solches. Jegliches Problem, das in einem bestimmten System auftaucht, kann vom schlechten Gesundheitszustand und mangelnder Vitalität in irgendeinem anderen Teil des Körpers verursacht worden sein – so könnte jede Heilpflanze eine Rolle bei der Behandlung eines jeden Systems spielen. Um jedoch unserem begrenzten menschlichen Fassungsvermögen zu ermöglichen, die Grundlagen der Heilpflanzenkunde zu begreifen, ist es angebracht, einzelne Heilpflanzen herauszustellen, die in diesem System eine Rolle spielen.

Der Klarheit halber und um komplexe Gruppierungen zu vermeiden, werden wir die Heilpflanzen danach einteilen, ob sie direkt auf das Herz oder auf die peripheren Gefässe einwirken.

Herz-Stärkungsmittel

Zu den wichtigsten Heilpflanzenmitteln für das Herz zählen *Besenginster, Braunwurz, Herzgespann, Königin der Nacht, Maiglöckchen, Weissdorn* und *Wolfstrapp*.

Bestimmte Heilpflanzen, wie z. B. *Fingerhut* (Digitalis) und *Meerzwiebel*, fehlen auf dieser Liste, obwohl die konventionelle Medizin gerade diese Heilpflanzenmittel zur wirksamen Behandlung von Herzversagen verwendet. Da der Gebrauch von *Fingerhut* ausgesprochen gefährlich ist, wurde diese giftige Pflanze hier ausgelassen. Das bedeutet nicht, dass uns keine wirksamen Herzmittel zur Verfügung stehen. *Maiglöckchen* ist das bei weitem wichtigste auf unserer Liste. Wir werden an dieser Stelle etwas abschweifen, um die Heilwirkung dieser Pflanze zu besprechen und sie mit *Fingerhut* zu vergleichen, um Wissenswertes zu erfahren.

Wie bereits im Kapitel über die Pflanzenbestandteile erwähnt, sind die meisten Herzmittel reich an Herzglykosiden, einer bestimmten chemischen Gruppe. Diese komplexen Wirkstoffe besitzen die erstaunliche Fähigkeit, die Herzmuskeln so anzuregen, dass deren Kontraktion verstärkt wird und somit mehr Blut durch den Körper gepumpt werden kann. Die Leistungsfähigkeit des Herzens wird hierdurch gesteigert, aber mit Hilfe dieser chemischen Wirkstoffe wird der Sauerstoffbedarf des Herzens für diese Arbeit nicht gesteigert – wir müssen daher keinen Sauerstoffmangel befürchten.

Bei der Verabreichung von *Fingerhut* besteht aber die Gefahr, dass sich einige seiner Bestandteile im Körper ansammeln und zu einer Vergiftung führen, was bei *Maiglöckchen* nicht vorkommt. Wie die pharmakologische Analyse zeigt, enthält *Maiglöckchen* eine Anzahl von verschiedenen Herzglykosiden wie Convallatoxin, Convallatoxol, Convallamarin, Convallasid und Convallatoxolosid. (Die Wurzel all dieser Fremdwörter ist der lateinische Name der Pflanze, *Convallaria majalis*.) Obwohl so viele biochemische Wirkstoffe enthalten sind, wirken nur zwei von ihnen direkt auf das Herz ein – das wichtigste hierbei ist das Convallatoxin.

Für einen Pharmazeuten würde das bedeuten, dass die anderen Wirkstoffe nutzlos sind. Nichts könnte der Wahrheit weniger entsprechen, denn es wurde festgestellt, dass die anderen Glykoside die Löslichkeit der aktiven bis um das 500fache verstärken. Dadurch, und dies ist offensichtlich von Vorteil, wird nur eine geringe Menge benötigt, denn ein Anstieg der Löslichkeit erhöht auch die «biologische Verfügbarkeit». Ausserdem hat sich herausgestellt, dass die gesamte Pflanze länger wirksam ist, als das vom schnell wirksamen Convallatoxin zu erwarten wäre, das rasch oxydiert und ausgeschieden wird. Andere scheinbar inaktive Glykoside werden vom Körper bei Bedarf in die direkt aktiv wirkenden umgewandelt. Bei *Maiglöckchen* besteht keine Vergiftungsgefahr, denn die einzigartige chemische Struktur seiner Glykoside stellt sicher, dass sie leicht ausgeschieden werden können und sich nicht im Körper ansammeln.

Maiglöckchen ist ein gutes Beispiel für die synergistische Art, in der Heilpflanzen wirken können. Durch all diese analytischen und biochemischen Untersuchungen können wir erkennen, dass das Ganze wirklich mehr ist als die Summe seiner Teile. Da die Funktion der Wirkstoffe von Heilpflanzen von komplexen Wechselwirkungen hervorgerufen werden, können wir die Heilwirkung der gesamten Pflanze nicht allein durch die Kenntnis der einzelnen chemischen Bestandteile bestimmen. Hier sehen wir deutlich, wie uralte Weisheit, die von Generation zu Generation weitergegeben wurde, von der modernen Wissenschaft bestätigt werden kann, wenn nur ihr Blick dafür offen ist.

Wenden wir uns nun den bereits erwähnten speziellen Herz-Stärkungsmitteln zu. Sie alle wirken spannkrafterhöhend und kräftigend auf das Herz. Nachfolgend werden einige kurze Hinweise über ihre Verwendung für das Kreislaufsystem gegeben. Bitte im dritten Teil im Kapitel *Die*

Heilpflanzen nach detaillierten Angaben schauen.

Maiglöckchen: Kann bei unzureichender Kraft des Herzens angewendet werden, z. B. bei Angina pectoris, bei der Behandlung des alternden Herzens, besonders bei Ablagerungen in den Blutgefässen.

Königin der Nacht: Kann ähnlich wie *Maiglöckchen* angewendet werden, besonders hilfreich ist die Pflanze bei Herzrhythmusstörungen.

Weissdornbeeren: Die *Weissdornbeere* ist eines der wertvollsten Heilmittel für das Herz- und Gefäss-System. Sie kräftigt die Kontraktionsfähigkeit des Herzmuskels, während sie gleichzeitig die Herzkranzgefässe erweitert. Sie kann bei den meisten Kreislaufbeschwerden angewendet werden, denn sie wirkt amphoterisch (d. h., sie entspannt oder stimuliert das Herz je nach Bedarf) und normalisiert die Herzfunktion.

Herzgespann: Diese Pflanze ist ein entspannendes Nervenstärkungs- (Nerventonikum) und wertvolles menstruationsförderndes Mittel (Emmenagogum). Ihr Wert für das Kreislaufsystem lässt sich auch am lateinischen Namen *Leonurus cardiaca* erkennen.

Herzgespann kräftigt und normalisiert die Herzfunktion in hohem Masse.

Besenginster: Diese Pflanze kann als das beste Diuretikum (wassertreibendes Mittel) für das Herz betrachtet werden. Während *Besenginster* den Herzschlag kräftigt und normalisiert, befreit es den Körper von jeglicher Wasseransammlung, die ihre Ursache in einem zu schwachen Herzen hat. Dennoch ist Vorsicht geboten, denn *Besenginster* kann den Blutdruck erhöhen.

Braunwurz: Auch diese Pflanze stärkt die Kontraktionen des Herzens, obwohl sie in erster Linie als Mittel bei Hautproblemen bekannt ist.

Wolfstrapp: Während diese Pflanze den Herzschlag stärkt, vermindert sie gleichzeitig die Zahl der Schläge. Ausserdem ist sie ein wertvolles Entspannungsmittel (Relaxans).

Heilpflanzen für den Kreislauf

Ähnlich wie bei den Heilpflanzen für das Herz gibt es eine ganze Reihe von Heilmitteln, um die Gefässe des Kreislaufsystems zu kräftigen und zu heilen. Wir beschränken uns hier jedoch auf die spezifischen Beispiele.

Zu den wichtigsten Heilpflanzenmitteln für den Kreislauf gehören *Besenginster, Buchweizen, Ingwer, Lindenblüten, Löwenzahn, Mistel, Paprika, Rosskastanie, Schafgarbe* und *Weissdorn.*

Wir sehen, dass einige dieser Pflanzen auch Herz-Stärkungsmittel sind, andere sind schweisstreibend (diaphoretisch) und stimulieren die periphere Durchblutung *(Ingwer, Paprika),* wiederum andere wirken harntreibend, diuretisch *(Schafgarbe).* Dies hängt wieder damit zusammen, dass der Körper zwar Beschwerden in einem begrenzten Bereich aufweist, diese aber von einer ganzen Reihe von Ursachen und Faktoren im Gesamtzusammenhang des Körpers verursacht werden können.

Harntreibende Mittel (Diuretika)

Bei Kreislaufproblemen ist es oft unumgänglich, dem Körper zu helfen, Wasseransammlungen aus dem System auszuscheiden. Ist das Herz schwach und nicht ausreichend in der Lage, das Blut durch die Nieren zu leiten, oder wenn die Blutgefässe (speziell im Venensystem der Beine) schwach sind, kann es zu Wasseransammlungen kommen. In solchen Fällen können Diuretika wie *Besenginster, Löwenzahn, Maiglöckchen* und *Schafgarbe* sehr wirkungsvoll sein. Das vielleicht wichtigste Diuretikum bei Kreislaufproblemen ist *Löwenzahn.* Wird ein anderes Mittel benutzt, die Kraft des Herzens zu stärken, so besteht die Gefahr, Kaliummangel herbeizuführen und somit das Herzproblem noch zu verschlimmern. Deshalb verschreibt die konventionelle Medizin zu einem Diuretikum zusätzlich Kalium. Da *Löwenzahn* jedoch bereits viel Kalium enthält, kommt es bei seiner Anwendung als Diuretikum zu einer Kaliumzunahme, was seine Bedeutung für solche Probleme deutlich macht.

Die herz-aktiven Heilpflanzen *Besenginster* und *Maiglöckchen* gehören ebenfalls zu dieser Gruppe; *Besenginster* ist ein wirksames Diuretikum, *Maiglöckchen* wirkt ebenfalls diuretisch, wenn die Ursache der Beschwerden beim Herzen liegt.

Nervenstärkende Mittel (Nerventonika)

Angst und Stress können zum Auftreten von kardio-vaskulären Problemen führen, und es ist oft unmöglich, die genaue Ursache festzustellen. Jedes Einzelproblem ist das Ergebnis des Zusammenspiels von Lebensweise, innerer Realität und körperlichen Tendenzen. Bei allen kardio-vaskulären Beschwerden sollte die Anwendung von entspannenden Nerventonika in Erwägung gezogen werden, denn Angst und Stress sind in vielen Fällen beteiligt. Manchmal werden sie sogar von diesen Beschwerden verursacht.

Die wirksamsten Nerventonika sind *Baldrian, Helmkraut, Herzgespann, Hopfen, Küchenschelle, Lindenblüten* und *Melisse*. Um die für den Einzelfall geeigneten Pflanzen zu bestimmen, sollten die zugeordneten Heilwirkungen im Heilpflanzen-Abschnitt des Buches berücksichtigt werden.

Krankheitsbilder

Die bewusste und ganzheitliche Anwendung der Heilpflanzenkunde bietet uns viele Möglichkeiten, Kreislaufprobleme anzugehen. Es muss hier jedoch nochmals betont werden, dass schwerwiegende Erkrankungen des Herzens nur unter qualifizierter Aufsicht behandelt werden sollten.

Während wir im folgenden die Krankheitsmuster und speziellen Krankheitsbilder eingehend betrachten, müssen wir be-

rücksichtigen, dass jeder Mensch einzigartig ist. Menschen sind keine Lehrbücher!

Herzschwäche

Die konventionelle Medizin unterteilt Herzprobleme in viele verschiedene Gruppen, aber das ist beim Gebrauch von Heilpflanzen meist nicht notwendig, denn wir beschäftigen uns hier mit solchen, die übergreifend kräftigend wirken. Es muss nochmals betont werden, dass chronische Herzprobleme nur von dafür Ausgebildeten behandelt werden dürfen.

Um das Herz zu kräftigen, sollte folgende Mischung über einen längeren Zeitraum eingenommen werden:

Weissdornbeeren	2 Teile	
Herzgespann	2 Teile	
Maiglöckchen	1 Teil	*

Dreimal täglich eine Tasse. Gleichzeitig ist auf eine ausreichende Versorgung mit Kalium zu achten, z. B. durch den Verzehr von Weintrauben oder Tomaten. Kommt es zu Wasseransammlungen, sollte der Mischung 1 Teil *Löwenzahn* beigefügt werden. Treten Verspannung oder Angstzustände auf, wird die Mischung erweitert:

Melisse	1 Teil	
Lindenblüten	1 Teil	

Diese Mischung sollte ebenfalls dreimal täglich getrunken werden; eine Steigerung der Menge ist unbedenklich. Falls sich dies als nicht stark genug erweist, können statt dessen *Helmkraut* und *Baldrian* genommen werden (siehe Beschreibung im Kapitel über das Nervensystem).

Herzklopfen

Herzrasen kann unabhängig von jeglicher organischen Krankheit des Herzens auftre-

* Symbolerklärung siehe Seite 11

ten und durch eine ganze Anzahl von Faktoren hervorgerufen werden – vom Einsetzen der Wechseljahre oder von Allergien bis hin zu Angst und sexueller Erregung.

Natürlich sollte man etwas gegen die spezifischen Ursachen unternehmen, soweit dies angemessen ist; darüber hinaus gibt es aber einige sehr wirksame Heilmittel, die einen unregelmässigen und schnellen Herzschlag beruhigen, ohne dabei das Herz in schädlicher Weise zu beeinflussen. Neben den allgemein normalisierenden Herzkräutern sind *Baldrian, Herzgespann, Besenginster, Passionsblume* und *Wolfstrapp* am wirksamsten.

Weit verbreitet ist die Pulsbeschleunigung durch Stress und Angstzustände, die nervöse Tachykardie. Folgendes ergibt eine ausgezeichnete Grundmischung für dieses Problem:

Herzgespann	2 Teile
Mistel	1 Teil
Baldrian	1 Teil

Dieser Tee sollte dreimal täglich (bei Bedarf häufiger) getrunken werden. Falls Anzeichen für zu hohen Blutdruck oder von Herzproblemen vorliegen, sollten der Mischung *Weissdornbeeren* zugefügt werden.

Angina pectoris

Zu diesem äusserst schmerzhaften und beunruhigenden Zustand kommt es, wenn die Blutversorgung des Herzens selbst unzureichend ist und so ein Mangel an verwendbarem Sauerstoff im Zellgewebe des Herzens entsteht – oft verursacht durch physische Anstrengung oder emotionalen Stress. Dieses Problem kann erfolgreich behandelt und beseitigt werden, wenn sich die Behandlung über einen ausreichend langen Zeitraum erstreckt. Ziel der Therapie ist es, mehr sauerstoffreiches Blut über die Herzkranzgefässe zum Herzen zu bringen. Dazu ist zweierlei nötig. Anfangs können die Gefässe erweitert werden, damit mehr Blut durch sie fliessen kann, doch

muss eine langfristige Behandlung bewirken, dass jegliche vorhandene Blockierung beseitigt wird. *Weissdorn* kann beides bewirken, vorausgesetzt, die Beeren werden regelmässig und über einen längeren Zeitraum angewendet.

Eine Beimischung von *Lindenblüten* führt zu ausgezeichneten Ergebnissen, denn sie besitzen die einzigartige Fähigkeit, die Gefässe von jeglicher Cholesterin-Ablagerung zu reinigen und sie gegen weitere Ablagerungen dieser Substanz zu schützen. Eine Grundmischung:

Weissdornbeeren	3 Teile
Herzgespann	2 Teile
Lindenblüten	2 Teile
Maiglöckchen	1 Teil

Dieser Tee sollte dreimal täglich über einen längeren Zeitraum getrunken werden; die Schmerzen eines Anfalls werden durch ihn nicht sofort beseitigt.

Falls der Blutdruck zu hoch ist, sollte der Mischung *Mistel* beigefügt werden.

Angina pectoris muss unter Beachtung des gesamten Gesundheitszustandes behandelt werden; der individuelle Mensch muss als ungeteiltes Wesen behandelt und jegliches andere Problem ebenso in Betracht gezogen werden. Der Zustand des Nervensystems sollte untersucht und auf geeignete Weise behandelt werden. Ausserdem kann sich der Zustand des Verdauungssystems sehr stark auswirken. Da eine chronische Verstopfung das Herz unnötig belastet, muss sie vorrangig behandelt werden.

Die Hinweise zu Beginn des Kapitels betreffs möglicher Vorbeugemassnahmen sollten berücksichtigt werden; besonders die Beschränkungen in der Ernährung und das Erkennen von Stress sind lebenswichtig. Die körperliche Belastung sollte mässig und leicht sein, bis der Krankheitszustand unter Kontrolle ist, sonst besteht trotz Heilpflanzenbehandlung die Gefahr eines Anfalls.

Hoher Blutdruck

Hoher Blutdruck (Hypertonie) ist ein in unserer Gesellschaft weit verbreitetes Problem. Er kann von einer ganzen Reihe physischer Faktoren verursacht werden, die entsprechend behandelt werden müssen. Er kann aber auch ohne erkennbaren Grund auftreten. Wir werden uns hier mit der sogenannten «essentiellen Hypertonie» befassen. Lässt sich auch bei dieser weitverbreiteten Form zu hohen Blutdrucks kein spezifischer Grund finden, so lassen sich doch einige Faktoren aufzeigen, die dazu beitragen. Oft besteht eine genetische Veranlagung (Disposition), mit der uns die Eltern beschenkt haben. Diese Tendenz muss sich allerdings nicht unbedingt körperlich durchsetzen, wenn Vorsorgemassnahmen getroffen werden.

Bei dieser Krankheit spielen Stress und Angst eine grosse Rolle. Emotionale Probleme, Arbeitsdruck und der allgemeine Zustand der Welt (besonders der Zustand der Welt!) können zu einer Gemütslage führen, die sich im Körper als Spannung, Starrheit und Verkrampfung ausdrückt und zu einer Anspannung des ganzen Wesens führt, was wiederum den Blutdruck erhöht. Die Gemütslage wird direkt von den Nerven übertragen und führt zu einer Verengung der peripheren Blutgefässe und beeinflusst den Herzschlag. Entspannungstherapie und körperbezogene Therapieformen, wie z. B. Massage, sind in solchen Fällen sehr hilfreich, denn sie lockern den Körper.

Die Ernährung kann ebenfalls auf zwei Arten eine Rolle spielen. Wenn die Nahrung zu reich an Fetten und Kohlenhydraten ist, besteht die hohe Wahrscheinlichkeit, dass überschüssiges Fett in den Blutgefässen abgelagert wird. Dieses Atherom (Fettablagerung) erhöht direkt den Blutdruck. Hoher Blutdruck kann auch durch eine Allergie gegen bestimmte Nahrungsmittel hervorgerufen werden. Während die Allergie häufig leicht erkennbar ist, treten die Zusammenhänge in vielen Fällen nicht klar in Erscheinung und sind nur schwer nachzuweisen. Leichte und versteckte Allergien zeigen sich oft in einer Erhöhung des Blutdrucks. Ein weitverbreiteter Auslöser ist eine Allergie gegenüber allen Milchprodukten. Sie lässt sich relativ leicht feststellen, indem wir alle Milchprodukte für eine oder zwei Wochen vermeiden, auftretende Veränderungen beobachten, anschliessend diese Produkte erneut verzehren und während dieser Zeit den Blutdruck und die eigenen Wahrnehmungen registrieren und vergleichen.

Die Höhe des Blutdrucks wird im Körper von einem komplexen Mechanismus aufrecht erhalten. Wir können uns diesen komplexen Vorgang mit Grundprinzipien aus der Hydraulik verdeutlichen: Steigt die Flüssigkeitsmenge im System an, wird sich der Druck erhöhen. Verringert sich das Volumen des Systems, oder verstärkt sich der Pumpdruck, erhöht sich der Druck ebenfalls. Diese physikalischen Vorgänge geben uns einen Einblick in die Ansatzweise der Heilpflanzenkunde.

Eine ganze Anzahl von Heilpflanzen erweitert die peripheren Blutgefässe und erhöht damit das Gesamtvolumen des Systems. In ähnlicher Weise regen andere die Nieren an, mehr Wasser auszuscheiden, und reduzieren somit die Flüssigkeitsmenge im System. Wiederum andere normalisieren die Aktivität des Herzens und mindern den Druck, mit dem das Blut durch die Gefässe gepumpt wird. Die wichtigsten Heilmittel sind *Buchweizen, Knoblauch, Lindenblüten, Mistel, Schafgarbe, Schneeball* und *Weissdornbeeren*.

Wie in allen Fällen variiert auch hier die Behandlung je nach den individuellen Erfordernissen. Als Grundmischung ist folgendes sehr wirksam:

Weissdornbeeren	2 Teile	
Lindenblüten	2 Teile	
Schafgarbe	2 Teile	
Mistel	1 Teil	

Dieser Tee sollte dreimal täglich getrunken werden. Zusätzlich dazu sollte *Knoblauch* gegessen werden, vorzugsweise roh. Ist der

Körper sehr angespannt, sollte der Mischung 1 Teil *Schneeball* zugegeben werden; bei Angstzuständen und Stress *Helmkraut* und *Baldrian*. Begleiten Kopfschmerzen den hohen Blutdruck, wird die Mischung um *Betonienkraut* erweitert. Vorsicht: *Besenginster* darf bei erhöhtem Blutdruck nicht als harntreibendes Mittel eingesetzt werden!

Durch Anwendung dieser Mischung über einen längeren Zeitraum hinweg wird sich der Blutdruck normalisieren. Diese Heilteemischung ist ungefährlich und senkt den Blutdruck nicht auf künstliche Art und Weise. Keine dieser Heilpflanzen ist in der Lage, das zu bewirken, sie wirken normalisierend und senken den Blutdruck in angemessener Weise.

Niedriger Blutdruck

Wenn der Blutdruck unter den normalen Wert sinkt, kann dies ebenso problematisch wie erhöhter Druck sein. Abgesehen von direkten organischen Ursachen besteht oft ein Zusammenhang mit Erschöpfungs- und Schwächezuständen.

Die Heilpflanzenkunde verbindet in solchen Fällen die Behandlung der physischen und nervlichen Erschöpfung mit Mitteln, die den Kreislauf stärken und den Blutdruck normalisieren. Je nach Ursache können verschiedenste Heilpflanzen angezeigt sein. Spielen Stress und nervöse Erschöpfung eine Rolle, sollten Nervenstärkungsmittel (nervine Tonika) angewendet werden, vor allem *Hafer, Kolanuss* oder *Helmkraut,* je nach individuellem Bedarf. Bittermittel wie *Enzian* und *Wermut* sollten in Erwägung gezogen werden, um den Verdauungsprozess zu aktivieren. Eine Grundmischung:

Besenginster	1 Teil
Weissdornbeeren	1 Teil
Kolanuss	1 Teil

Dieser Tee kann dreimal täglich getrunken werden. Bei Anzeichen von allgemeinen Schwächezuständen ist die regelmässige Einnahme von *Ginseng* sehr zu empfehlen.

Arterienverkalkung (Arteriosklerose)

Arteriosklerose ist gekennzeichnet durch die Verdickung und Verhärtung der Arterienwände. Im frühen Stadium wird dieser Vorgang durch eine allmähliche Kalkablagerung verursacht, die den Blutfluss zu den Körperzellen behindert. In späteren Stadien können sich Cholesterin und Fett an den Wänden ablagern, was zu einer beschleunigten Degeneration der Gefässe führt und tiefgreifende Beschwerden verursacht. Diese Atherom genannten Fettablagerungen können sich in der Aorta, in den Arterien des Herzens und des Gehirns entwickeln. Arteriosklerose ist eine der häufigsten Todesursachen in der westlichen Welt.

Arteriosklerose ist die direkte Folge eines unangemessenen Lebensstils. Wenn wir unsere Lebensweise den Notwendigkeiten entsprechend ändern, können wir viel zur Heilung unseres Körpers beitragen. Ernährung, Stress und der Mangel an Bewegung sind ebenso beteiligt wie der Konsum von Tabak und Alkohol. Ein Grossteil der Behandlungsvorschläge von Arteriosklerose kann dem Abschnitt «Vorbeugung gegen Herz- und Kreislaufprobleme» entnommen werden.

Ausserdem helfen bei diesem Krankheitsbild eine ganze Reihe von Heilpflanzen, vor allem *Lindenblüten,* die eine spezifische, gegen Atherom gerichtete Heilwirkung besitzen. Bei langfristiger Anwendung schützen sie vor der Ablagerung von Cholesterin und unterstützen den Körper beim Abbau bereits bestehender Ablagerungen. Ein ähnlicher Effekt lässt sich mit der langfristigen Anwendung von *Knoblauch* erzielen.

Zu den speziellen Heilpflanzen für diese Krankheit gehören *Knoblauch, Lindenblüten, Mistel, Schafgarbe* und *Weissdornbeeren*. Diese Heilpflanzen sind auch sehr wirksam bei erhöhtem Blutdruck, der in vielen Fällen die Arteriosklerose begleitet.

Von daher kann die gleiche Heilteemischung angewendet werden wie sie für zu hohen Blutdruck empfohlen wurde, nur sollte der Anteil an *Lindenblüten* auf drei Teile erhöht werden.

Thrombose und Venenentzündung

Bei Atheromen besteht die zusätzliche Gefahr, dass ein Teil der Ablagerungen oder sonstige Blutgerinnsel in den Blutstrom gelangen. Beides kann die Blockierung eines Blutgefässes verursachen, was zu einem Sauerstoffmangel in dem Bereich führt, der jenseits der Blockierung liegt. Die Gefährlichkeit von Thrombose hängt davon ab, wo die Blockierung im Körper auftritt. Sie kann ungefährlich sein, kann aber auch oft zum Tod führen. Um sicherzugehen, dass sich keine weitere Brutstätte für die Entstehung von Blutgerinnseln entwickeln kann, muss die Thrombose unbedingt behandelt werden. Die Anweisungen betreffs Arteriosklerose sollten befolgt werden, ansonsten sollte die Behandlung auf Heilpflanzen basieren, die eine gesunde Kreislauffunktion gewährleisten.

Das Auftreten eines Gerinnsels in den Venen der Beine nennen wir Venenentzündung. Bei lokalen Entzündungen und Schmerzen sind Lotionen, Kompressen oder Umschläge am wirksamsten. Für die äusserliche Behandlung eignen sich *Arnika, Beinwell, Ringelblume* und *Weissdornbeeren*.

Krampfadern

Mangel an Bewegung, Fettleibigkeit, Schwangerschaft und anderes, das die Blutzirkulation in den Beinen negativ beeinträchtigt, wie z. B. das Sitzen mit gekreuzten Beinen, kann zur Entwicklung von Krampfadern beitragen. Krampfadern sind Venen, die vergrössert, verzerrt und geschwollen sind. Sie können überall im Körper auftreten, finden sich aber meist in den Beinen, denn das Herz ist nicht stark genug, um das venöse Blut aus dem unteren Teil des Körpers ohne die pumpende Unterstützung der Beinmuskeln zurückzuführen. Die Muskeln wirken aber nur dann fördernd, wenn sie auch benutzt und beansprucht werden. Angemessene Übungen sind notwendig. Um der Schwerkraft entgegenzuwirken, sollten die Füsse bei längerem Sitzen hochgelegt werden.

Die Heilpflanzenkunde bietet ausreichende Möglichkeiten, um diese Krankheit zu heilen, doch sollte die Heilwirkung der Pflanzen durch Körperübungen unterstützt werden. Die Ernährung sollte reich an Obst und frischem Gemüse sein. Verstopfung muss vermieden werden. Der Ernährung sollten Vitamine des B-Komplexes und die Vitamine C und E beigegeben werden. Die verwendeten Heilpflanzen sollten die periphere Durchblutung anregen und auf diese Weise den Blutstrom in den Beinen unterstützen. Geeignete Heilpflanzen sind *Gelbholzrinde* oder *-beeren, Ingwer* und *Paprika*. Dazu kommen Heilpflanzen, die die Blutgefässe stärken, z. B. *Buchweizen, Rosskastanie* oder *Weissdornbeeren*. Wenn Wasseransammlungen zum Anschwellen der Knöchel oder der Beine führen, sollten zusätzlich Diuretika wie *Löwenzahn* oder *Schafgarbe* angewendet werden. Die folgende Mischung geht das Problem von allen Seiten an:

Rosskastanie	3 Teile
Weissdornbeeren	3 Teile
Gelbholzrinde (oder *Beeren*)	2 Teile
Schafgarbe	2 Teile
Ingwer	1 Teil

Dieser Tee sollte dreimal täglich getrunken werden.

Krampfadergeschwür (Unterschenkelgeschwür)

Zwischen dem Auftreten von Krampfadergeschwüren und dem Allgemeinzustand der Venen, ihrer Leistungsfähigkeit und

Spannkraft, besteht ein enger Zusammenhang, der sich auch bei Krampfadern widerspiegelt. Wenn Blut und Gewebsflüssigkeit nur unzureichend aus den Beinen abgeleitet werden – aufgrund der Faktoren, die auch für Krampfadern gelten – führt die Übersättigung mit Wasser zu einer Zerstörung `des Gewebes und damit zur Entwicklung von Geschwüren. Diese Geschwüre sind erfahrungsgemäss sehr schwer zu heilen. In derartigen Fällen ist es noch wichtiger, für angemessene Körperbewegung zu sorgen und die Füsse hochzulagern, um der Schwerkraftwirkung auf die Beine entgegenzuwirken.

Die hier angezeigten Heilpflanzen sind dieselben wie gegen Krampfadern, doch muss der Anteil an Diuretika (harntreibende Mittel) und Blutreinigungsmitteln erhöht werden. Eine äusserliche Behandlung ist in diesem Fall unbedingt erforderlich. Durch die Geschwüre hervorgerufene Infektionen können mit *Eibisch-, Ringelblumen-* oder *Sonnenhutwurzel*-Kompressen behandelt werden, die oft gewechselt werden müssen. Hat die Infektion nachgelassen, kann die Kompresse durch einen Umschlag aus *Beinwell, Eibisch* und *Ringelblume* ersetzt werden. Die drei Mittel werden pulverisiert und zu einer dicken Paste verarbeitet, auf das entzündete Gewebe aufgetragen und mit einer elastischen Binde befestigt.

Schlechte Durchblutung und Frostbeulen

Reicht die Durchblutung der Extremitäten nicht aus und führt zu kalten Händen und Füssen, kann folgende Mischung helfen:

Gelbholzrinde (oder *Beeren)*	3 Teile
Weissdornbeeren	3 Teile
Ingwer	1 Teil

Dieser Tee sollte dreimal täglich getrunken werden. Sind die Frostbeulen noch geschlossen, hilft das dünne Auftragen einer Salbe aus *Paprika.*

Das Lymphsystem

Das Lymphsystem besteht aus Gefässen, deren Aufgabe es ist, Flüssigkeiten aus Gewebe und Gewebszwischenräumen in den Blutkreislauf zurückzubefördern. Dieser Vorgang ist lebenswichtig, wenn es auch auf den ersten Blick so aussieht, als handele es sich hierbei nur um einen passiven Transport. Unser Körper wird vor allem dadurch gereinigt, dass die Zellen, das Gewebe und die Organe mit Hilfe des Lymphsystems durchspült und gereinigt werden. Von daher hängen alle Körperfunktionen vom freien Fluss der Lymphflüssigkeit ab, und das Lymphsystem muss bei einer ganzheitlichen Behandlung entsprechend aufmerksam betrachtet werden. Eine zweite wichtige Funktion dieses Systems fällt den Lymphdrüsen zu, nämlich die Abwehr fremder Mikroorganismen. Auf diese Funktion wird in verschiedenen Teilen des Buches eingegangen, insbesondere im Kapitel über Hals, Nase, Ohren und Augen. Drüsenschwellungen können überall auftreten, wo sich Lymphdrüsen befinden, z. B. am Hals, unter den Armen, an den Brüsten und in der Leistengegend. Heilpflanzen wie *Kanadische Gelbwurzel, Kermesbeere, Klettenlabkraut, Ringelblume* und *Sonnenhutwurzel* wirken reinigend auf das Lymphsystem und können je nach Bedarf angewendet werden.

Eine reinigende Diät ist selbst bei einem Verdacht auf lymphatische Beschwerden notwendig. Das beste Mittel ist frisches Obst. Folgende Nahrungsmittel sollten vermieden oder auf ein Minimum beschränkt werden, um dem Lymphsystem eine Ruhepause von belastenden Stoffen zu gewähren:
- Rotes Fleisch
- Fette und gebratene Speisen
- Käse, Butter, Sahne, Milch
- Essig und sauer Eingemachtes
- Alkohol
- Zucker und zuckerhaltige Süssigkeiten
- Künstliche Zusätze, Konservierungsstoffe, Farb- und Aromastoffe

Wenn wir diese Nahrungsmittel vermeiden, helfen wir dem Körper bereits, doch darüber hinaus können wir ihn aktiv reinigen, indem wir uns richtig ernähren. Frisches Obst und Gemüse sollten die Grundlage unserer Ernährung bilden, wobei eine reine Früchte-Diät für eine gründliche Reinigung am geeignetsten ist und anfänglich für einige Zeit eingehalten werden sollte. Nach einer Weile können andere Nahrungsmittel wieder hinzukommen. Die nachfolgende Liste gibt die besten Nahrungsmittel an:
- Frisches Obst, insbesondere Orangen, Trauben und Äpfel
- Frisches grünes Gemüse

- Weisses Fleisch und weisser Fisch, falls danach Verlangen besteht

Folgende Heilpflanzenmischung ist dem Lymphsystem in jedem Fall zuträglich:

Sonnenhutwurzel	2 Teile
Kanadische Gelbwurzel	1 Teil
Klettenlabkraut	1 Teil
Kermesbeere	1 Teil

Dreimal täglich eine Tasse.

Diese Mischung kann bei allen anderen Krankheiten angewendet werden, wenn eine Unterstützung der lymphatischen Drainage angebracht scheint.

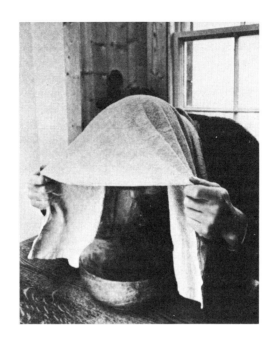

*Der Lebensatem wird für jeden zur Todesur-
sache, der in einem geschlossenen Gehäuse
lebt.*
  Alice Bailey

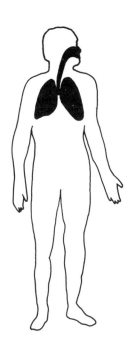

Das
Atmungssystem

Durch die Luft, die wir atmen, stehen wir in direkter spiritueller und ökologischer Verbindung mit unserer Umwelt. Wenn wir den Atem des Lebens einatmen, teilen wir diese Luft mit allen anderen Menschen, mit allem Leben auf unserem Planeten. Durch das Atmen wird unser Eins-Sein mit den Bäumen zur Tatsache, unsere Verbindung mit den Meeren wirkt sich unmittelbar aus. Durch den Austausch der Gase und der Energie der Atmosphäre zeigt sich die Realität der planetarischen Einheit, mit all ihren Auswirkungen auf das menschliche Leben. Diese Vorstellung liegt der ganzheitlichen Heilkunde ebenso zugrunde wie der Ökologie – der Wissenschaft des Ganzen, der Einheit.

In jeder Minute atmen wir – meist unbewusst – zwischen zehn- und fünfzehn-mal ein und aus. Wir bewegen jeden Tag eine ausreichend grosse Luftmenge, um mehrere tausend Luftballons damit zu füllen. Auf diese Weise kann der Körper der Luft den benötigten Sauerstoff entnehmen und überflüssiges Kohlendioxyd aus dem Blut ausscheiden.

Nur ein Fünftel der Luft ist Sauerstoff. Und genau dieses Element braucht unser Körper um zu überleben, denn jede Körperzelle benötigt Sauerstoff, um die in den Nahrungsreserven eingeschlossene Energie freizusetzen. Viele Zellen können für einige Zeit ohne Sauerstoff auskommen, andere müssen ständig versorgt werden. Hirnzellen sterben nach nur wenigen Minuten ohne Sauerstoff ab und können nicht mehr ersetzt werden.

Atmungs- und Kreislaufsystem sind für die Versorgung der Körperzellen mit

Sauerstoff verantwortlich. Dieser Prozess wird vom Gehirn durch die *Medulla oblongata* im Gehirnstamm kontrolliert, in dem die Informationen über die Blutzusammensetzung mit anderen Informationen integriert werden und so den richtigen Atemrhythmus steuern.

Durch das Auf und Ab des Atems nehmen wir Lebensenergie auf. Von daher können Atmungsstörungen, die den Gasaustausch hemmen, zu einer Verringerung der körperlichen Vitalität, zu einer Zunahme von Stoffwechselstörungen und zu einer Degeneration des Gewebes führen.

Die Funktion und der Aufbau des Atmungssystems stellen eine komplexe und gleichzeitig schöne Verkörperung von Integration und Ganzheit dar.

Vorbeugung gegen Atmungserkrankungen

Wir sind nicht nur das, was wir essen, sondern auch, was wir atmen. Jede Atmungsstörung beeinflusst nicht nur andere Organe und Systeme, sondern kann sogar Krankheiten verursachen. Da der Körper eine Ganzheit darstellt, trifft natürlich auch das Gegenteil zu. Werden die Lungen behandelt, müssen wir auch den Kreislauf beachten; vieles von dem, was wir über Herz und Kreislauf erfahren haben, ist auch für die Lungen wichtig. Ebenso sollten wir den Zustand des Verdauungssystems und besonders der Ausscheidungsorgane beachten, denn die Lungen teilen die Rolle von Darm, Nieren und Haut, nämlich die der Ausscheidung von Abfallprodukten. Tauchen Probleme in irgendeinem dieser Systeme auf, kompensiert das der Körper, indem er die anderen Systeme mehr belastet. Der Fähigkeit der Lungen, Abfallprodukte auszuscheiden, sind Grenzen gesetzt, wenn beispielsweise die Därme verstopft sind.

Die meisten krankhaften Gewebeveränderungen können verhindert werden, wenn das Zellmilieu ständig sauerstoffreich ist. Wieviel Sauerstoff durch den Kreislauf zum Gewebe transportiert wird, hängt hauptsächlich von der Atmung ab.

Aus all dem lässt sich schliessen, dass regelmässige Körperübungen und richtiges Atmen die besten Vorbeugemassnahmen für dieses System sind. Wir nehmen das Atmen als selbstverständlich hin, doch selbst die konventionelle Medizin weiss um den unschätzbaren Wert des bewussten und richtigen Atmens. Auch die Schlüsselrolle des Atems bei vielen spirituellen Richtungen kann uns hier einen Anhaltspunkt geben.

Wie bei allen Krankheiten gilt auch hier die Devise: Die beste Prophylaxe ist die richtige Lebensweise. Ernährung, Bewegung und Lebensqualität beeinflussen in hohem Mass die Gesundheit der Lungen.

Um die Lungen gesund zu erhalten, müssen sich Innenwelt und Aussenwelt in harmonischem Fluss befinden. Ist die Luft, die wir atmen, verschmutzt, wird die Ökologie der Lungen ebenso zerstört wie die der Wälder. Durch Chemikalien und Schwebeteilchen, Gase und Rauch verunreinigte Luft sollte gemieden werden. Womit wir beim Thema Tabak angelangt sind. Das Rauchen baut eine Mauer aus Teer und Asche zwischen dem Einzelmenschen und der übrigen Welt auf und verhindert so den freien ökologischen Austausch in den Lungen. Dies kann zu einer Vielzahl gravierender Probleme von Bronchitis bis Krebs führen – ohne hier auf die Auswirkungen einer verminderten Sauerstoffversorgung auf den restlichen Körper einzugehen. Wenn wir uns und unsere Welt heilen wollen, bietet sich hier eine gute Möglichkeit, damit anzufangen. Biologische Kost und Leben auf dem Lande verblassen etwas neben zwanzig oder mehr Zigaretten am Tag!

Doch bestehen noch andere spezifische Gefahren, die erkannt und vermieden werden können. Die einfachste Möglichkeit, eine Infektion zu verhindern, wäre, den Kontakt mit ihr zu meiden. Da uns dies aber oft unmöglich ist, müssen wir unsere Abwehrmechanismen in Höchstform halten. An dieser Stelle einige Worte zur fragwürdigen Praktik der Impfungen. Geben wir dem Körper eine Chance, ist er zu wahren Meisterleistungen in der Selbstverteidigung fähig – solange wir ihn mit einer ausgewogenen vitaminreichen Ernährung unterstützen und mit einer Lebensweise, bei der Gedanken, Gefühle und Handlungen ausgewogen und gesundheitsfördernd sind. In diesem Zusammenhang ist es notwendig, den Missbrauch von Antibiotoka einzudämmen. Diese Drogen können – zur rechten Zeit und in richtiger Weise angewendet – Leben retten, sind aber auch in der Lage, die angeborenen Abwehrsysteme des Körpers auf absolute Impotenz zu reduzieren. Ausserdem können sie auf lange Sicht höchst resistente Bakterien heranzüchten (in evolutionärem Sinne), und dadurch wird es immer problematischer, die bestehenden Krankheiten zu behandeln. Während der letzten dreissig Jahre mussten

Ärzte alarmierende Entwicklungen in dieser Hinsicht beobachten. Antibiotika können oft durch eine richtige Lebensweise und durch Anwendung von Heilpflanzenmitteln vermieden werden.

Heilpflanzen für das Atmungssystem

Alle Bereiche des Atmungssystems können vom Gebrauch angemessener Heilpflanzen profitieren. Diese können die Aktivität der Schleimhäute unterstützen und sicherstellen, dass der Gasaustausch durch diese Membrane erfolgen kann; sie vermögen die Ausscheidungen des Lungengewebes zu aktivieren, so dass die Luft ausreichend befeuchtet wird und die Membranen geschützt sind; sie können die neurologischen Reaktionen, die den Atem steuern, stärken; sie können den Kreislauf unterstützen und gewährleisten, dass das Gewebe ausreichend durchblutet wird, und sie helfen durch Anregung der gesamten Drüsen- und Ausscheidungsprozesse, reine und harmonische innere Lebensbedingungen zu gewährleisten.

Sehen wir das Atmungssystem im Gesamtzusammenhang, so wird deutlich, dass wir den ganzen Körper betrachten und eventuell behandeln müssen, um jegliche in diesem Bereich auftretende Krankheit wirklich zu heilen. Da uns die Natur ausreichend mit Heilpflanzen bedacht hat, die neben ihrer «pektoralen» Wirkung auch noch auf anderen Gebieten wirksam sind, ist es uns möglich, in einem umfassenden Zusammenhang zu arbeiten.

Obwohl es hier unangebracht ist, die Heilpflanzen streng nach ihrer Wirkungsweise einzuordnen, sollten wir doch einige grobe Richtlinien angeben. Im folgenden betrachten wir atmungsstimulierende, atmungsentspannende, amphotere und schleimhautschützende Mittel (Demulcentia).

Atmungsstimulierende Mittel

Heilpflanzen dieser Kategorie regen die Nerven und Muskeln des Atmungssystems an, indem sie einen neurologischen Reflex über die Nervenenden im Verdauungssystem auslösen. Dies verursacht dann einen «Auswurf». Expectorantia (schleimlösende Mittel) unterstützen die Loslösung von Schleim und den Auswurf aus dem Atmungssystem. Zu diesen Heilpflanzen zählen: *Bittersüss-Stengel*, *Gänseblümchen*, *Lebensbaum*, *Meerzwiebel*, *Schlüsselblume*, *Rote Seifenwurzel* und *Senega*.

Atmungsentspannende Mittel

Diese Pflanzen entspannen in erster Linie das Lungengewebe und sind daher bei allen durch Anspannung und Überaktivität hervorgerufenen Problemen angezeigt. In anscheinend paradoxer Weise fördert die Lösung der Anspannung den Schleimfluss und ermöglicht so den Schleimauswurf. Dieser Kategorie können viele Pflanzen zugerechnet werden, folgende sind jedoch gute Beispiele: *Alant*, *Anis*, *Breitwegerich*, *Engelwurz*, *Giftlattich*, *Grindeliakraut*, *Leinsamen*, *Meerträubchen*, *Pillenwolfsmilch*, *Sonnentau*, *Thymian* und *Wildkirschenrinde*.

Amphotere Mittel

Das Modell amphoterer Wirkungsweise kann helfen, wenn wir es mit den offensichtlich widersprüchlichen Wirkungen vieler Pflanzen zu tun haben. Der Begriff ist der Chemie entliehen und beschreibt Substanzen, die sowohl als Säure wie als Base reagieren. Amphotere Mittel sind regulierende, normalisierende Mittel, sie verändern ihre Heilwirkung je nach Krankheitsbild und passen diese Wirkungen dem jeweiligen Problem an. Vielleicht erscheint es auf den ersten Blick etwas merkwürdig, dass ein solches Konzept in der Heilpflanzenkunde zur Anwendung kommt. Die konventionelle Medizin verlangt von jedem Heilmittel eine klar definierte Wirkung, die von der Dosierung abhängig und leicht zu kontrollieren sein sollte. Das ist so lange sinnvoll, wie wir den Körper im wesentlichen als Maschine sehen. Für eine ganzheitliche Betrachtungsweise sollten wir uns jedoch vor Augen halten, dass der Körper als integriertes, synergistisches Ganzes gesehen wird und die Aufgabe des Heilenden darin besteht, die natürlichen vitalisierenden Genesungsprozesse zu unterstützen und zu steigern. Und so stellen wir fest, dass die amphoteren Mittel jeweils in der Art wirken, die dem betreffenden System in dem Moment zuträglich ist, wobei sie sich der Weisheit des Körpers bedienen, um zu bewirken, was gerade angebracht ist. Die besten amphoteren Mittel für das Atmungssystem sind *Weisser Andorn*, *Kanadische Blutwurzel*, *Kleine Königskerze* und *Knollige Schwalbenwurzel*.

Demulcentia
(Schleimhautschützende Mittel)

Diese Mittel lindern, entlasten und erweichen gereizte oder entzündete Schleimhäute. Ihre schleimigen, glitschigen Eigenschaften schützen Häute und die Oberflächen anderer Gewebe und machen sie gleitfähig. Mit ihrer Hilfe kann die Heilung erfolgen.

Viele der bereits erwähnten Heilpflanzen sind gleichzeitig auch Demulcentia; die wertvollsten für die Lungen sind: *Beinwell*, *Eibischblätter*, *Huflattich*, *Kleine Königskerze*, *Leinsamen*, *Lungenflechte* und *Süssholz*.

Krankheitsbilder des Atmungssystems

In der Praxis können die verschiedenen Atmungserkrankungen und Syndrome, die namentlich bestimmt worden sind, als Ausdruck zweier Formen von Atmungsstörungen betrachtet werden: als Stauungs- oder als Krampfzustand. Stauungszustände entstehen durch Überbelastung der Lungen mit Schleim, entweder durch Überproduktion oder durch mangelhafte Ausscheidung des Schleims. Mit der Zeit wirkt dieser Zustand degenerativ. Krämpfe der Bronchialmuskeln bilden eine andere Gruppe der Atmungserkrankungen, die von vielen verschiedenen Faktoren hervorgerufen werden können.

Während einige Krankheitsbilder weder in die eine noch in die andere Kategorie passen (z. B. Lungenkrebs), geben sie einen brauchbaren Rahmen für eine ganzheitliche Behandlung ab.

Stauungszustand (Kongestion)

Die konventionelle Medizin betrachtet oft Bakterien- oder Virusinfektionen als Ursache für Stauungszustände von Lunge, Nase oder Hals. Es scheint jedoch zutreffender, die Infektion als *Ergebnis* eines Staus im Lungengewebe zu betrachten. Erreger können im Körper nur gedeihen, wenn sie den richtigen Nährboden finden. In den Lungen liefert ein Stauungszustand den geeigneten Boden für eine Infektion, aber das ist nicht der Normalzustand. Wenn nur die Infektion beseitigt wird, ändert sich nichts an der eigentlichen Krankheitsursache. Der Stauungszustand muss ebenfalls behandelt werden, damit ein Wiederauftreten der Symptome verhindert wird.

Häufig spielt der Schleimgehalt der Ernährung bei diesem Stau in der Lunge eine Rolle. Wenn wir mehr schleimbildende Nahrungsmittel aufnehmen als der Körper benötigt, wird verstärkt Schleim ausgeschieden, z. B. in den Lungen. Wird dieser natürliche Reinigungsprozess unterdrückt, z. B. durch Antibiotika, ebnen wir den Weg für chronische oder eventuell degenerative Erkrankungen als Folge einer Kongestion.

Deshalb sollte man sich bei jeder Erkrankung des Atmungssystems, die mit grossen Schleimmengen verbunden ist, auf eine Ernährung einstellen, die gering an schleimbildenden Nahrungsmitteln ist. Wenn es bereits zu einer Schleimansammlung gekommen ist, wie z. B. bei einer Nebenhöhlenentzündung, kann eine entsprechende Ernährung helfen, die wenig Bestandteile enthält, die die Entwicklung von Katarrhen (Schleimhautentzündung) begünstigen. Man sagt, dass selbst im normalen Zustand vermehrter Katarrh, oder Schleim, Abfallprodukte des Stoffwechsels und andere giftige Stoffe in sich birgt, die den Körper auf lange Sicht überlasten und zu degenerativen Erkrankungen führen können. Schleim ist an sich nichts Schlechtes, er besteht aus natürlichen körpereigenen Kohlenhydraten und dient als Gleitmittel und zur Beseitigung von Abfallstoffen. Wir sollten nur darauf achten, dass die Schleimproduktion nicht überhandnimmt, und dazu müssen wir auch die Quellen dieser Substanz in der Nahrung kennen. Sie sind:
- Milchprodukte, einschliesslich Ziegenmilch und Joghurt
- Eier
- Getreide, insbesondere glutenreiche Arten wie Weizen, Hafer, Roggen und Gerste
- Zucker
- Kartoffeln und andere stärkereiche Wurzelgemüse wie Steckrüben und weisse Rüben

Um eine schleimfreie Diät einzuhalten, sollten diese Nahrungsmittel durch frisches Obst und Säfte ersetzt werden.

Husten

Husten kann mit vielerlei Heilpflanzen behandelt werden, jeder Kräuterkundige gebraucht wohl eine bevorzugte Pflanze oder eine eigene Kräutermischung. *Huflattich* ist bei weitem das beste Standardmittel. In vielen Fällen ist aber eine Kombination weitaus effektiver. Eine wohlschmeckende Grundmischung besteht zu gleichen Teilen aus:

Huflattich
Königskerze
Süssholz

Potters *New Cyclopedia* gibt eine nur aus Blüten bestehende Heilteemischung an, die nicht nur sehr wirksam ist, sondern auch ausgezeichnet schmeckt.
Potters Hustentee Nr. 1:

Eibischblüten
Malvenblüten
Huflattichblüten
Veilchenblüten
Königskerzenblüten
Mohnblüten

werden zu gleichen Teilen gemischt und aufgegossen.

Beide Mischungen sollte man dreimal täglich zu sich nehmen, sie können jedoch auch öfter, aber höchstens alle drei Stunden genommen werden.

Weisser Andorn ist ein anderes äusserst wirksames Heilmittel, dessen unangenehmer Geschmack aber durch Mischen mit *Süssholz* oder *Anis* überdeckt werden muss. Ursprünglich war *Weisser Andorn* (unter Zugabe von reichlich Zucker) Hauptbestandteil von Hustenbonbons.

Wirkt der Husten belastend auf ein schwaches Herz, ist ein Zusatz von *Herzgespann* zu empfehlen. Es fördert die Herztätigkeit, ohne das Herz zu überlasten.

Trockenen Reizhusten lindern atmungsentspannende und schleimhautschützende Mittel wie *Huflattich* und *Giftlattich*. Diese Art Husten ist oft nervösen Ursprungs, in solchen Fällen ist es ratsam, nervenentspannende Mittel zu nehmen.

Bronchitis

Bronchitis nennen wir eine Infektion der Bronchien, dem gegabelten Teil der Luftröhre. Unter Bronchitis versteht man alle leichten Infektionen der Lunge, wenn wir uns aber der Heilpflanzenkunde bedienen, sind die begrifflichen Feinheiten nicht so ausschlaggebend. Die besten Heilpflanzen sind in diesem Fall Hustenmittel, die eine auswurffördernde Wirkung mit einer schleimhautschützenden Eigenschaft verbinden, um das entzündete Gewebe zu beruhigen. Zu diesen gehören *Alantwurzel, Weisser Andorn, Anis, Beinwellwurzel, Engelwurz, Huflattich, Kanadische Blutwurzel, Kleines Habichtskraut, Kleine Königskerze, Leinsamen, Lobelie, Lungenkraut, Senega, Thymian* und *Ysop*.

Um eine Infektion zu bekämpfen, sind auch antibakterielle Heilpflanzen angezeigt. Die vielleicht wichtigste ist der *Knoblauch,* der in jeder Form genommen werden kann, sei es roh, als Öl oder in Kapselform. Andere, bei Bronchitis sehr wirksame antibakterielle Heilpflanzen sind *Eukalyptus, Sonnenhutwurzel* und *Thymian*. Die in *Eukalyptus* und *Thymian* enthaltenen leicht flüchtigen Öle können auch in Bädern oder für Inhalationen äusserst wirksam angewendet werden. Für ein Heilbad bei Bronchitis und anderen Infektionen der Atemwege werden *Eukalyptus-* und *Thymianblätter* zu gleichen Teilen verwendet. Mit einem Liter kochendem Wasser übergiessen und dreissig Minuten ziehen lassen, bevor der Sud abgegossen und dem Badewasser zugegeben wird. Bei 38° C etwa fünfzehn Minuten lang baden.

Unter Umständen ist es angebracht, zusätzlich das Lymphsystem zu unterstützen, insbesondere, wenn die Drüsen geschwollen sind. Es ist ebenfalls von Vorteil, die Ausscheidungen anzuregen, hierfür sind *Klettenlabkraut* und *Kermesbeere* empfehlenswert.

Rippenfellentzündung

Hat sich eine Infektion zu einer Rippenfell- oder Lungenentzündung entwickelt, muss der Patient in erster Linie auf Fieber hin behandelt werden, um den Körper, besonders die Brust zu entlasten. Hierbei sind schweisstreibende Mittel (Diaphoretika) von grossem Wert, die meist zusammen mit Atmungs-Demulcentia verwendet werden. *Amerikanischer Wasserhanf, Paprika, Beinwellwurzel, Ysop, Knoblauch, Alant* und *Kleine Königskerze* sind sehr wirksam. Dem Zustand des ganzen Körpers entsprechend ausgewählt, bereitet man sie als Aufguss zu. Zusätzlich zur innerlichen Anwendung sind bei Rippenfellentzündungen Packungen und Umschläge unumgänglich. Eine *Leinsamen*-Packung ist bei Brustbeschwerden eine ausgezeichnete Hilfe: Eine Handvoll *Leinsamen* wird so lange in kochendem Wasser gerührt, bis das ganze die Konsistenz einer dicken Paste erreicht hat. Diese Paste wird zentimeterdick auf ein Leinentuch aufgetragen, wobei Klumpen vermieden und die Tuchränder freigelassen werden sollen. Die Packung so heiss wie möglich auflegen (die ganze Brust sollte bedeckt sein) und zwei Stunden einwirken lassen. Einige Stunden später oder am nächsten Tag wiederholen. Nach Entfernen der Packung die betroffenen Körperstellen mit warmem Wasser abwaschen und trocknen. Um die Wirksamkeit zu erhöhen, sollte man *Senfmehl* über die Packung streuen. Bei kleinen Kindern oder Personen mit empfindlicher Haut sollte *Senfmehl* jedoch nie angewendet werden. Alternativ kann ein feuchter Umschlag aus einem *Paprika*-Aufguss verwendet werden.

Keuchhusten

Da diese Krankheit zu starken Komplikationen und konstitutionellen Schwächen im späteren Leben führen kann, sollte sie gründlich behandelt werden. *Sonnentau* (Dunkelfärbung des Urins möglich) und *Kleines Habichtskraut* sind spezifische Heilpflanzenmittel und sollten wie folgt gemischt werden:

Kleines Habichtskraut	2 Teile
Weisser Andorn	1 Teil
Huflattich	1 Teil
Sonnentau	1 Teil
Thymian	1 Teil

Dreimal täglich zu trinken. Die Mischung kann mit *Anis* oder *Süssholz* geschmacklich verbessert werden. Sind die Hustenanfälle von Erbrechen begleitet, sollte der Tee unmittelbar nach einem Anfall verabreicht werden. Eine *Leinsamen*-Packung kann ebenfalls gut helfen.

Die Heilpflanzentherapie kann bei der Behandlung von ernsthafteren und chronischen Atmungserkrankungen – wie Lungenerweiterung (Euphyrem) oder Bronchienerweiterung (Bronchietasie) – eine grosse Rolle spielen. Auswurffördernde Mittel – wie *Alant* oder *Beinwellwurzel* – sollten besonders in Betracht gezogen werden. Die für Asthma empfohlenen Heilpflanzen helfen, die Spannkraft des Gewebes wiederzuerlangen. In erster Linie sollten jedoch Atemübungen gemacht werden.

Krämpfe (Spasmen)

Eine andere wichtige Art von Atmungserkrankungen wird durch Krämpfe in den Bronchien charakterisiert. Asthma ist die wohl bekannteste Krankheit dieser Gruppe. Die Krämpfe sind nicht die Ursache dieses Problems, sie sind immer das Ergebnis komplexer Körpervorgänge – die Spitze des Eisbergs. Von daher muss jede Behandlung den gesamten Gesundheitszustand berücksichtigen.

Asthma

Asthma kann aus einer Verbindung verschiedener Ursachen entstehen. Oft besteht eine allergische Komponente, die asthmatische Anfälle auslöst. In manchen Fällen ist die Ursache rein genetischer Natur, in anderen eine erworbene Reaktion auf Reizstoffe. Auch der Zustand der Spannkraft kann zu Bronchialkrämpfen führen. Bei anfälligen Menschen können Anspannung, Ängste, Hyperaktivität und Erschöpfung so viel Stress verursachen, dass ein Asthma-Anfall ausgelöst wird. Ebenso können Krämpfe oder Atmungsschwierigkeiten daher stammen, dass die Stelle, an der der Brustnerv aus der Wirbelsäule tritt, deformiert oder überbelastet ist.

Normalerweise ist der Körper in der Lage, eine Vielzahl von Einflüssen auszugleichen – doch unsere Lebensweise und Ernährung, unsere Stellung im und Einstellung zum Leben tragen alle zur Entstehung des jeweiligen Körperzustands bei und müssen bei einer Behandlung mit berücksichtigt werden.

Asthma spricht auf eine Heilpflanzenbehandlung gut an, doch ist es unmöglich, ein Rezept anzugeben, das in allen Fällen hilft – denn die Heilmittel müssen entsprechend aller beteiligten Faktoren ausgewählt werden. Zu den Heilpflanzen, die krampflösend wirken und die Atmung erleichtern, gehören *Grindeliakraut, Lobelie, Kleines Habichtskraut, Pillenwolfsmilch, Sonnentau* und *Wildkirsche.*

Bei übermässiger Speichelbildung können schleimlösende Mittel wie *Anis, Kanadische Blutwurzel, Beinwellwurzel, Huflattich, Senega* und *Süssholz* hilfreich sein.

Die chinesische Heilpflanze *Meerträubchen* (Ephedra sinica, in Deutschland nur auf Rezept erhältlich) ist bei allergischen Reaktionen angezeigt.

Herzgespann ist durch seine sanft stärkende Wirkungsweise von unschätzbarem Wert, wenn die Anfälle das Herz belasten.

Bei zu hohem Blutdruck sind *Lindenblüten* und *Weissdorn* wertvolle Hilfen. Angst- und Anspannungszustände werden am besten mit *Baldrian, Helmkraut* und *Hopfen* behandelt.

Hin und wieder kommt es vor, dass Asthma auf die alleinige Behandlung mit nervenstärkenden Mitteln anspricht, denn Angst ist einer der wesentlichsten Auslöser eines Asthma-Anfalls. Es kann sogar die Angst vor dem Anfall selbst sein, die ihn auslöst. In solchem Fall ist alles zu empfehlen, was die innere Kraft und das Selbstbewusstsein eines Menschen stärkt. Nervine (nervenstärkende Mittel) unterstützen diesen Prozess, doch sollte er auf psychotherapeutischem Weg gefördert werden.

Noch etwas zum Thema Milchprodukte. In vielen Fällen von Kindheitsasthma und Ekzemen wurde Milch als der Auslöser allergischer Reaktionen nachgewiesen, die vielleicht auch viele Erkrankungen Erwachsener bedingt. Es ist unumgänglich, dass unsere Kinder so lange wie möglich gestillt werden. Nach dem Entwöhnen sollten sie nicht mit Kuhmilch, die eine Reihe schädlicher Zusätze enthält, ernährt werden. Im Gegenteil, Milchprodukte sollten ebenso wie raffinierte Nahrungsmittel – besonders Zucker – in der Diät fehlen. Auch rotes Fleisch ist nicht zu empfehlen. Hingegen verursachen Ziegenmilch und Ziegenkäse nicht jene Probleme, die die Kuhmilch mit sich bringt, und können hier als Ersatz dienen.

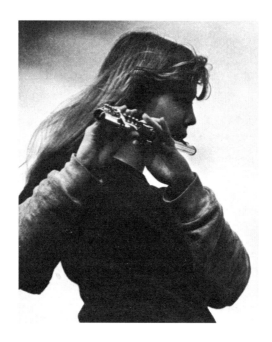

Den Sinnen ist von vielen Lernenden auf ih-
rem Pfad misstraut worden; es ist die Welt
der Sinne, die transzendiert werden muss.
Und in unseren modernen Städten werden
diese kostbaren Fähigkeiten täglich mit grel-
len Eindrücken, schlechter Luft und miss-
tönenden Geräuschen bestürmt. Doch wenn
wir die Sinne vorsichtig einsetzen, können
wir Freude und Schönheit auf dieser Erde
erfahren, Feingefühl und Unterscheidungs-
fähigkeit entwickeln. Durch den richtigen
Gebrauch der Sinne wissen wir um die Im-
manenz des Geistes in der Materie.
   Heinrich S. Ripszam

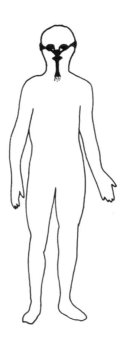

Hals, Nase,
Ohren und Augen

Alle Organe, die in diesem Kapitel besprochen werden, haben etwas Wesentliches gemeinsam: Sie liegen anatomisch nahe beieinander, üben verwandte Funktionen aus und spielen wichtige Vermittlerrollen zwischen Innen- und Aussenwelt. Diese Vermittlerrolle zeigt sich auf körperlicher Ebene zum Beispiel beim Gasaustausch während des Atmungsprozesses und in der Nahrungsaufnahme beim Essen, aber auch in Bereichen wie Kommunikation und Bewusstsein. Mit unseren Ohren vernehmen wir den Klang unserer Welt; dieser Sinn widerspiegelt die spirituelle Qualität des Verstehens. Mit unserer Nase riechen wir; dies ist der äussere Ausdruck von spiritueller Erkenntnis und Idealismus. Durch den Mund eröffnet sich uns die Welt des Geschmackssinns,

der wiederum ein Tor zur Unterscheidungsfähigkeit ist. Die Stimme, die in der Kehle gebildet wird, ermöglicht Kommunikation. Durch die Augen wird uns Licht offenbart, und damit das Tor zur Göttlichkeit.

Der Austausch mit der Aussenwelt und die enge Verbindung dieser Organe durch eine zusammenhängende gemeinsame Schleimhautschicht erklären viele der möglichen Krankheitsbilder in diesem Bereich. Natürlich kann man einfach von einer bakteriellen Infektion reden, oder annehmen, dass eine allergische Reaktion von den Pollen einer bestimmten Gras-Sorte hervorgerufen wurde – doch das ist eine sehr kurzsichtige Einschätzung von Symptomen. Man muss sowohl die Wurzeln einer angeborenen Abwehrschwäche in entsprechenden Körpersystemen suchen als auch nach den Ursachen einer immunologischen Überempfindlichkeit forschen.

Zwischen Atmungssystem und Hals, Nase und Ohren besteht eine enge Verbindung. Die Art und Weise, in der von den Schleimhäuten Schleim produziert wird, ist ein gutes Beispiel für das synergistische Funktionieren und die Selbstheilungskräfte des Körpers. Eine Aufgabe des Schleims ist das Einschliessen von Fremdkörpern und der Schutz von Schleimhäuten gegen das Eindringen von Mikroorganismen. Der Schleim wird durch den sogenannten «Schleim-Fahrstuhl» weggeschafft. Auf den Zellen, die Hals und Nase auskleiden, sitzen kleine Flimmerhaare. Diese schlagen mit wellenartigen Bewegungen in eine Richtung und fördern den Schleim abwärts in Richtung Speiseröhre und in den sterilisierenden Magen. Auf den Zellen, die die Bronchien auskleiden, sitzen Flimmerhärchen, die den Schleim nach oben bewegen und somit dem gleichen Schicksal aussetzen. In gesundem Zustand funktioniert das vollkommen. Verändert sich jedoch die Konsistenz des Schleims, kann dieser Mechanismus nicht mehr wirkungsvoll arbeiten. Die Heilpflanzenbehandlung von Erkrankungen, die von Verschleimungen begleitet werden, beruhen hauptsächlich auf einer Veränderung der Schleimkonsistenz – die Flimmerhaare besorgen dann den Rest.

Heilpflanzen für Hals, Nase, Ohren und Augen

Da die meisten Erkrankungen, die in diesem System auftreten, von Schleimhautproblemen herrühren, haben wir es normalerweise mit Katarrhen und Infektionen zu tun. Spezielle Heilmittel sind hierfür angezeigt – doch dürfen wir dabei nicht vergessen, das diese Krankheiten nur im Zusammenhang mit dem gesamten Körper behandelt werden können. Bei Katarrhen (Schleimhautentzündungen mit reichlichen Absonderungen) sollten zusammenziehende Mittel und gegen Katarrh wirksame Mittel angewendet werden, ausserdem können Heilpflanzen mit hohem Gehalt leicht flüchtiger Öle sehr wirksam sein. Ebenfalls sollten keimhemmende Heilpflanzen in Erwägung gezogen werden, denn meist sind bei solchen Krankheitszuständen Bakterien beteiligt. Blutreinigungsmittel unterstützen das lymphatische System in seiner Abwehr- und Reinigungsfunktion.

Besonders für diese Systeme geeignete Heilpflanzen sind *Augentrost, Eibischblätter, Eukalyptus, Gänsefingerkraut, Goldrute, Graupappel, Holunderblüten, Kanadische Gelbwurzel, Kermesbeere, Pfefferminze, Salbei, Sonnenhutwurzel, Amerikanischer Wasserhanf, Wilder Indigo* und *Ysop.*

Die Ohren

Wir wissen, dass die Ohren für das Hören zuständig sind, doch über dieses Wahrnehmen von Schallwellen hinaus senden sie Informationen über das Gleichgewicht und die räumliche Bewegung an das Gehirn. Um all diese Funktionen zu erfüllen, hat der Körper architektonisch schöne Formen entwickelt, die diese komplexen Vorgänge in einer erstaunlich wirksamen Art ermöglichen. Die Probleme des Innenohres zu besprechen, ginge über den Rahmen dieses

Buches hinaus. Wir werden uns mit Krankheitsbildern befassen, die mit Infektionen und Katarrhen zusammenhängen und zu Hause behandelt werden können.

Infektionen

Infektionen des Mittelohres haben oft ihren Ursprung im Hals und breiten sich dann über die Eustachische Röhre aus. Die wichtigsten Heilpflanzen sind keimhemmende wie *Buntfarbige Schwertlilie, Sonnenhutwurzel, Knoblauch* und *Wilder Indigo,* die gleichzeitig auch gegen Katarrhe wirksam und blutreinigend sind. Das wirksamste Heilmittel bei allen Infektionen von Hals, Nase und Ohren ist die *Sonnenhutwurzel.* Heilpflanzen, die reich an antiseptischen Ölen sind, sind ebenfalls hilfreich, allerdings geeigneter bei Hals- oder Nasenbeschwerden. Weiterhin kommen lymphatische Stärkungsmittel in Betracht, zum Beispiel *Klettenlabkraut* und *Kermesbeere* oder gegen Katarrhe wirksame und schleimhautstärkende Mittel wie *Goldrute, Kanadische Gelbwurzel* und *Holunderblüten.*

Die jeweils geeigneten Heilpflanzen werden als Teemischung zusammengestellt, *Kanadische Gelbwurzel* vielleicht ausgenommen, es schmeckt sehr bitter und wird besonders bei Kindern besser als Pulver oder in Kapselform verabreicht. Diese innerliche Behandlung ist sehr wirksam; bei Ohrenschmerzen wird jedoch auch eine äusserliche Behandlung notwendig sein. Ohrenbeschwerden können besonders bei Kindern sehr schmerzvoll sein und grosse Qualen verursachen, doch gibt es eine Reihe von Möglichkeiten, diese Schmerzen zu lindern.

Ohrenschmerzen

Die schnellste Methode, um Ohrenschmerzen abzuhelfen, ist die Anwendung von *Nabelkraut*-Saft. Dazu sammelt man einige der runden Blätter dieser Pflanze, die häufig an Mauern und Felsen wächst und leicht zu finden ist. (Um Verwechslungen zu vermeiden: Bei dieser Pflanze sitzt der Blattstiel in der Mitte der runden Blätter.) Mehrere Blätter in einem Sieb zerdrücken und den austretenden Saft auffangen. Ein paar Tropfen dieses grünen Saftes (der Körpertemperatur haben sollte) in das schmerzende Ohr träufeln und mit Watte verschliessen. Auf die gleiche Art können *Königskerzen*-Öl und *Lobelien*-Tinktur angewendet werden. Falls keines dieser Mittel zur Verfügung steht, können auch wenige Tropfen starken Kamillentees verwendet werden.

Jedes dieser Mittel lindert zwar die Ohrenschmerzen, doch dürfen wir nicht vergessen, die Infektion zu behandeln, die diese Beschwerden verursacht.

Entzündung des Warzenfortsatzes (Mastoiditis)

Manchmal kommt es zu einer Infektion des Warzenfortsatzes hinter dem Ohr, die zu einem Abszess oder Furunkel führen kann, der das äussere oder das Mittelohr befällt. Die Erkrankung sollte wie Furunkel behandelt werden. (Siehe Kapitel über die Haut.)

Schwerhörigkeit und Hörprobleme

Schwerhörigkeit kann aus neurologischen Ursachen oder aus einer katarrhalischen Blockierung des Mittelohrs resultieren. Eine solche Blockierung kann mit der gleichen Methode, die bei Schnupfen empfohlen wurde, erfolgreich behandelt werden. Auch ein Wachspfropfen im äusseren Ohrkanal kann zu Schwerhörigkeit beitragen und sollte von einem Arzt entfernt werden.

Ohrenklingen (Tinnitus)

Bei dieser Erkrankung ist ein Geräusch innerhalb des Ohres zu hören. Dies kann durch eine katarrhalische Stauung ausgelöst werden. Unabhängig von der Ursache ist eine Behandlung mit *Kanadischer Gelbwurzel* oder *Schwarzer Schlangenwurzel* als Tee oder in Kapseln über längere Zeit sehr wirkungsvoll.

Die Nase

Die Nasengänge sind mit Schleimhäuten ausgekleidet. Sie produzieren ständig geringe Schleimmengen, um die darunter liegenden Hautschichten vor dem Austrocknen zu schützen und alle Reizsubstanzen, die durch das Atmen in die Nase gelangen, zu beseitigen und zu sterilisieren. Diese natürliche Schleimproduktion kann durch die unterschiedlichsten Faktoren stimuliert werden und zu Erkrankungen und Überproduktion an Schleim führen – etwa zu Katarrhen und Erkältungen. Äusserliche Reizsubstanzen wie Tabak- oder Alkoholdämpfe, Staubteilchen oder Bakterien können die Ursache sein, aber meist liegt es an innerlichen Problemen, an Anhäufungen von Giftstoffen im Körper, insbesondere aufgrund unangemessener Ernährung. (Siehe den Abschnitt über schleimfreie Ernährung im Kapitel über das Atmungssystem.) Ist dies der Fall, nutzt der Körper den Schleim der oberen Atemwege, um Abfallstoffe zu beseitigen. Der erste Schritt bei der Behandlung solcher Erkrankungen sollte die eingehende Überlegung hinsichtlich der Ernährung sein. Bei allen nachfolgenden Vorschlägen für eine Heilpflanzenbehandlung wird davon ausgegangen, dass die Ernährung nur wenig schleimbildende Nahrungsmittel enthält.

Schnupfen

Schnupfen kann, wie bereits erwähnt, aus systembedingten Faktoren resultieren, er kann aber auch mit Infektionen und Allergien zusammenhängen. Um dieses manchmal hartnäckige Problem erfolgreich zu behandeln, werden Heilpflanzen verwendet, die auf die Nasenschleimhäute einwirken. Zusätzlich müssen wir den Körper als grösseres Ganzes behandeln. Linderung gewähren *Augentrost, Goldrute* und *Holunderblüten,* da sie gegen Katarrhe und adstringierend wirken. *Goldrute* ist normalerweise am wirkungsvollsten. *Kanadische Gelbwurzel* ist ein anderes spezifisches Heilmittel bei Schnupfen, doch sollte es massvoll verwendet werden, da es die Schleimhäute austrocknen kann. Oft ist ein Katarrh von einer Infektion begleitet, deshalb sollten keimhemmende Mittel wie *Sonnenhutwurzel, Knoblauch* (am besten roh oder als Öl in Kapseln) oder *Wilder Indigo* angewandt werden.

Da das Lymphsystem ebenfalls belastet wird, sollte *Kermesbeere* hinzugefügt werden; diese Pflanze ist gegen Katarrhe wirksam und gleichzeitig ein gutes Stärkungsmittel für das lymphatische System.

Über die Anwendung der erwähnten Heilpflanzen als Teemischung hinaus können wir auch eine ausgezeichnete Salbe aus antiseptischen, leichtflüchtigen Ölen herstellen, um der Verstopfung der Nase abzuhelfen. Sie kann in sehr geringen Mengen an den Nasenlöchern aufgetragen werden, um inhaliert zu werden, oder man kann über Nacht die Brust einreiben, so dass die Dämpfe eingeatmet werden. Man nehme:

Pfefferminzöl	15 ml
Eukalyptusöl	15 ml
Kiefernöl	15 ml
Vaseline	500 g

Die Vaseline wird verflüssigt, ohne sie zu überhitzen. Anschliessend die Öle hinzugeben und umrühren. Diese Mischung in kleine Behälter füllen und verschliessen, wenn die Salbe auf Zimmertemperatur abgekühlt ist.

Leicht flüchtige Öle können auch mit Wasserdampf inhaliert werden. Hierbei können etwas der oben beschriebenen Salbe oder Heilpflanzen wie *Eukalyptus, Kiefernnadeln* oder auch *Kamille* verwendet werden. Für eine Dampfinhalation mit *Eukalyptus* drei Teelöffel Blätter in eine Schüssel geben und zwei Liter kochendes Wasser darübergiessen. Den Kopf über die Schüssel halten und mit einem Handtuch bedecken, um die Dämpfe gut nutzen zu können. Ungefähr zehn Minuten durch die Nase inhalieren. Nicht gleich nach draussen gehen, denn die Schleimhäute werden eine Weile empfindlich sein. Diesen Vorgang zwei- oder dreimal täglich wiederholen.

Erkältungen

Eine Erkältung wird meist als lästig empfunden und sollte möglichst rasch beseitigt werden. Ein typisches Beispiel dafür, wie wir «Krankheiten» begreifen: Wir betrachten sie eher als etwas, das bekämpft werden muss, und nicht als Hinweis dafür, dass im Körper etwas aus dem Gleichgewicht geraten ist. Diesen Hinweis sollten wir ernst nehmen und versuchen, den Weg zurück zu innerer Harmonie zu finden. Wir «holen» uns eine Erkältung gerade dann, wenn die Wachstumsbedingungen für einen Virus im Körper ideal sind. Ist unsere Innenwelt intakt und harmonisch, werden wir Erkältungen widerstehen, ob wir mit Viren bombardiert werden oder nicht.

Sich mit den Ursachen der Schleimbildung auseinanderzusetzen, ist der erste Schritt bei der Behandlung einer Erkältung. In den meisten Fällen bedeutet das, alle schleimbildenden Nahrungsmittel aus dem Ernährungsplan zu streichen. «Holt» man sich regelmässig jeden Winter eine Erkältung, so ist eine schleimfreie Diät generell angebracht.

Die Behandlung mit Heilpflanzen bildet den nächsten Schritt. Die allgemein gegen Schnupfen beschriebenen Kräuter können in diesem Fall sehr heilsam sein, doch existieren auch viele spezifische Erkältungsmittel. Jede Gegend hat ihre eigenen spezifischen Mittel, wirksam sind sie alle. Mein Lieblingsmittel ist eine Mischung aus gleichen Teilen *Holunderblüten, Pfefferminze*

und *Schafgarbe*. Dieser Tee verbindet die gegen Katarrhe wirksamen und schleimhautstärkenden Qualitäten der *Holunderblüten* mit der anregenden und stauungslösenden Wirkung der *Pfefferminze* sowie den schweiss- und harntreibenden Eigenschaften der *Schafgarbe*. Diesen Tee mindestens dreimal täglich so heiss wie möglich trinken. Wird die Erkältung von Fieber begleitet, sollte ein weiteres schweisstreibendes Mittel wie *Amerikanischer Wasserhanf* hinzugefügt werden.

Ausser schleimfreier Diät und Heilpflanzen ist Vitamin C angebracht. Sein Wert für die Behandlung und langfristiges Vorbeugen gegen Erkältungen kann nicht genug betont werden. Die genaue Dosierung von Vitamin C ist ein strittiger Punkt. Ich empfehle bei den ersten Anzeichen einer Erkältung, und bis ein paar Tage nach Abklingen der Symptome, die Einnahme von 2 g Vitamin C (über den ganzen Tag verteilt) und dann eine geringere Dosierung von 500 Milligramm täglich. Ideal ist der Genuss von *Hagebutten* oder *Acerolabeeren,* denn beide sind reich an Bestandteilen, die für die Absorption von Vitamin C notwendig sind.

Grippe

Eine Heilpflanze, die in keinem Haus fehlen sollte, ist der *Amerikanische Wasserhanf*. Er lindert Schmerzen und Unwohlsein. Die folgende Mischung ist angebracht:

Am. Wasserhanf	2 Teile	
Holunderblüten	1 Teil	
Pfefferminze	1 Teil	☕🕐

Alle zwei Stunden eine Tasse so heiss wie möglich trinken. Schmeckt dieser Tee zu bitter – besonders für Kinder –, kann er mit *Süssholz* gesüsst werden.

Helmkraut lindert Depressionen, die eine Grippe manchmal begleiten oder ihr folgen. Wurden Antibiotika verabreicht, empfiehlt sich die nachfolgende Einnahme von Vitamin C und Joghurt. Vitamin C lindert die Belastungen, die von Antibiotika und Fieber im Körper verursacht wurden. Joghurt ist wichtig, um die durch Antibiotika angegriffene Darmbakterienkultur zu regenerieren. Durch den Verzehr nicht pasteurisierten Joghurts begünstigen wir neues Wachstum der Darmflora.

Nebenhöhlenentzündung

Eine Infektion der Nebenhöhlen führt häufig zu einer chronischen Erkrankung und kann sich in manchen Fällen zu einem hartnäckigen und dauerhaften Zustand entwickeln. Folgende Mischung ist für eine kurzzeitige Behandlung angezeigt:

Eibischblätter	1 Teil
Goldrute	1 Teil
Kanadische Gelbwurzel	1 Teil
Sonnenhutwurzel	1 Teil

Alle zwei Stunden eine Tasse.

Diese Mischung verbindet die Eigenschaften der keimhemmenden *Sonnenhutwurzel,* der gegen Katarrh wirksamen *Kanadischen Gelbwurzel* und der schleimhautschützenden *Eibischblätter.* Darüber hinaus sind die bei Katarrh empfohlene Salbe und ein Dampfbad äusserst wirksam.

Als Langzeitbehandlung muss – besonders bei hartnäckigen Fällen – die Ernährung unter die Lupe genommen werden: vor allem hinsichtlich schleimbildender Nahrungsmittel, da Nebenhöhlenentzündungen vom Zustand der Schleimhäute abhängen. Der Ernährung sollte Vitamin C und Knoblauch zugesetzt werden; der Knoblauch roh oder als Öl in Kapselform.

Heuschnupfen

Heuschnupfen und andere allergische Schnupfenarten werden durch eine immunologische Reaktion auf äussere, Allergien auslösende Substanzen verursacht. Warum der Körper auf solch extrem sensible Art

und Weise reagiert, bleibt offen. Ist eine Allergie der auslösenden Substanz zuzuschreiben oder inneren Vorgängen? Ich vermute, dass es ein ganzes Spektrum von Ursachen gibt, angefangen bei anlagebedingter Neigung, bis hin zu unangemessener Lebensweise. Ist die Lebensweise angemessen, die Innenwelt harmonisch, kommt eine anlagebedingte Schwäche vielleicht gar nicht erst zum Tragen.

Folgende Mischung kann die Symptome des Heuschnupfens wirksam behandeln und lindern:

Holunderblüten	2 Teile
Augentrost	1 Teil
Kanadische Gelbwurzel	1 Teil
Meerträubchen	1 Teil

Zwei- bis dreimal täglich eine Tasse.

Mit der Behandlung sollte man mindestens einen Monat vor dem Beginn der jeweils persönlich wiederkehrenden Heuschnupfen-Saison beginnen, um der Erkrankung vorzubeugen, da es eine gewisse Zeit dauert, bis die antiallergischen Substanzen wirksam werden. Eine an schleimbildenden Substanzen geringe Ernährung (siehe Abschnitt über Stauungszustände im Atmungssystem) kann hier ebenso von Vorteil sein wie die Einnahme von Vitamin C und *Knoblauch.*

Polypen

Nasenpolypen können ein immer wieder auftretendes Problem sein und müssen im Zusammenhang mit dem gesamten Körperzustand untersucht und behandelt werden. Die beste lokale Behandlung erfolgt mit einem Schnupfenmittel, das zu gleichen Teilen aus *Kanadischer Blutwurzel* und einem adstringierenden Mittel, wie z. B. *Rhatanhiar,* besteht, beides zu feinem Pulver gerieben. Dieses Mittel über einen längeren Zeitraum zweimal täglich anwenden. Zusätzlich können die Polypen zweimal täglich mit flüssigem *Lebensbaum*-Extrakt eingestrichen werden.

Nasenbluten

Nasenbluten ist immer Ausdruck dafür, dass irgend etwas im Körper nicht in Ordnung ist. Es deutet vielleicht auf ein eher geringfügiges Problem, kann aber auch auf eine ernsthafte Erkrankung, wie etwa zu hohen Blutdruck, hinweisen. Kommt es zu fortgesetztem Nasenbluten, sollte ärztlicher Rat eingeholt werden. Das Symptom selbst kann leicht mit einem adstringierenden Mittel gestillt werden. Eine einfache und bequeme Methode ist die Anwendung von *Hamamelis:* etwas Watte in destilliertes *Hamamelis*wasser tauchen und als kleinen Propfen in das betreffende Nasenloch stecken.

Hauterkrankungen

Verschiedene Hauterkrankungen können die Nase befallen, wie z. B. Eiterflechte, Herpes und Ekzeme. Sie werden im Kapitel über die Haut besprochen.

Der Hals

Der Hals kann von Erkrankungen befallen werden, die ihren Ursprung in verschiedenen Körperbereichen haben: unter anderem in den Lungen, der Nase, den Nebenhöhlen, im Magen und im Mund. Sie können sich als Mandel-, Rachen- oder Kehlkopfentzündung äussern, doch müssen diese Erkrankungen immer in grösserem Zusammenhang gesehen werden. Ein gutes Beispiel für diesen erweiterten Blickwinkel ist der ganzheitliche Ansatz bei der Behandlung von Mandelentzündungen.

Mandelentzündung (Tonsillitis)

Das Drüsengewebe, das wir Mandeln nennen, ist eine Art lymphatisches Gewebe und hat ebenso wie andere Lymphdrüsen die Aufgaben, den Körper vor Infektionen zu schützen. Eine Entzündung der Mandeln zeigt, dass die Drüsen diese Aufgabe erfüllen. Eine angemessene Behandlung unterstützt den Körper mit Heilpflanzen und hilft den Drüsen bei ihrer Arbeit. Ausser in wirklich gut begründeten Fällen sollten die Mandeln nicht entfernt werden (wie es allzu häufig geschieht).

Für diesen Zweck sind keimhemmende Mittel wie *Sonnenhutwurzel, Myrrhe* oder *Salbei,* zusammen mit lymphreinigenden Mitteln wie *Klettenlabkraut, Kermesbeere, Ringelblume* oder *Kanadische Gelbwurzel* angezeigt. Auch adstringierende und schleimhautschützende Mittel können angewendet werden. Eine gute Mischung für die innerliche Anwendung besteht aus:

Sonnenhutwurzel	2 Teile	
Kermesbeere	2 Teile	
Salbei	2 Teile	
Graupappel	1 Teil	

Alle zwei Stunden eine Tasse, die mit *Süssholz* gesüsst werden kann.

Zum Gurgeln können auch *Kanadische Gelbwurzel* oder *Salbei* benutzt werden, wobei man das Gurgelwasser auch direkt auf die Mandeln sprühen kann (mit Hilfe einer kleinen Sprühflasche, wie sie in Apotheken und Drogerien erhältlich ist).

Kehlkopfentzündung (Laryngitis)

Die bei Mandelentzündung empfohlenen Mittel sind auch bei Kehlkopfentzündungen wirksam. *Salbei-* und *auch Wiesensalbei* – ist äusserst wertvoll für Mundspülungen und Gurgelwasser. Zwei Esslöffel *Salbei* in einen halben Liter kaltes Wasser geben und zum Kochen bringen. Zugedeckt weitere zehn Minuten ziehen lassen. Bei Bedarf erwärmen und häufig gurgeln.

Geschwollene Drüsen

Diese, auch Lymphknotenentzündung genannte Krankheit wird im Kapitel über den Kreislauf unter «Lymphsystem» behandelt.

Die Augen

Die Behandlung der Augen geht weit über den Rahmen dieses Buches hinaus. Jedoch können Erkrankungen, die die Augenlider und die Tränendrüsen betreffen, mit Heilpflanzen behandelt werden.

Die wohl geeignetste Heilpflanze für die Augenbehandlung ist *Augentrost*. Sie kann bei allen Augenerkrankungen sowohl innerlich als auch äusserlich angewendet werden – auch in Verbindung mit anderen Kräutern –; sie hilft dem Augapfel und dem umliegenden Gewebe. Alle Augenerkrankungen, wie z. B. Entzündungen der Lider oder andere Infektionen wie Bindehautentzündungen, werden am besten innerlich und äusserlich zugleich behandelt.

Heilpflanzen für die innere Anwendung sollten auf den ganzen Körper keimhemmend, entgiftend und stärkend wirken, um es dem Körper zu ermöglichen, die Infektion selbst «abzuschütteln». Ein gutes Beispiel einer solchen Mischung besteht zu gleichen Teilen aus:

Augentrost
Buntfarbige Schwertlilie
Kermesbeere
Klettenlabkraut
Sonnenhutwurzel

Dreimal täglich eine Tasse.

Mit *Augentrost* können zur äusserlichen Anwendung Augenbäder oder Kompressen zubereitet werden. Dazu gebe man einen Esslöffel der getrockneten Pflanze in einen halben Liter Wasser, lasse es zehn Minuten kochen und abkühlen. Als Augenbad benutzen oder für eine Kompresse auf Watte, Gaze oder Baumwollstoff geben und leicht erwärmt etwa 15 Minuten auf die Augen legen; mehrmals täglich wiederholen. *Kanadische Gelbwurzel* oder *Ringelblume* können auf ähnliche Art und Weise verwendet werden.

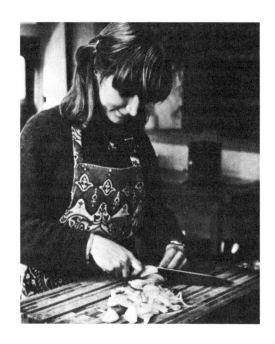

Durch das Verstehen der richtigen Methoden von Aufnahme und Ausscheidung wird man lernen, die Krankheiten zu heilen, die mit Körpergewebe, Magen und Eingeweiden sowie mit männlichen und weiblichen Zeugungsorganen zusammenhängen.
    Alice Bailey

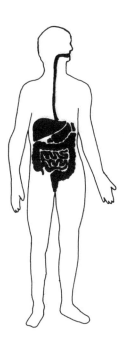

Das
Verdauungssystem

Das Verdauungssystem beginnt beim Mund und endet mit dem Mastdarm – mehr als zehn Meter weiter! Man hat es als Röhre beschrieben, als eine Art Fabrik, in der die Nahrung chemisch aufbereitet und für die Weiterverwendung im Körper vorbereitet wird. Diese Beschreibung zeigt uns, wie beschränkt das Körperbewusstsein in der heutigen Zeit oft ist. Das Verdauungssystem ist vielmehr eines der wichtigsten Bindeglieder zwischen unserer Innen- und der Aussenwelt, mit einer Oberfläche, die Hunderte Male grösser ist als die unserer Haut. Im Verdauungssystem laufen Vorgänge von solcher Komplexität ab, dass sie noch immer weit über unser Verständnis hinausgehen. So entspricht z. B. die Anzahl der im Verdauungssystem lebenden Zellen der Gesamtzahl der Körperzellen,

aber wie diese Mischung von Mikroben im einzelnen unser Wohlergehen beeinflusst und wie unser Gesundheitszustand auf sie einwirkt, ist weitgehend unerforscht.

Das Verdauungssystem ist reich an Nerven, es ist mit einem ganzen Netzwerk integrierter Kontrollfunktionen ausgestattet, das mit einem stattlichen Aufgebot an Hormonen zusammenwirkt – ein Gehirn des Unterleibs sozusagen. Diese Intelligenz auf Darmebene kann das Verdauungssystem normalerweise in angemessener Weise kontrollieren. Der Grad an Interaktion und Synergie zwischen den verschiedenen Teilen des Verdauungstrakts ist äusserst verblüffend, und je weiter Physiologen in diesem Bereich forschen, um so mehr wird dabei entdeckt.

Da wir das sind, was wir essen, hängen unsere Gesundheit und unsere Vitalität in hohem Masse davon ab, mit welcher Sorgfalt unser Verdauungssystem die Bausteine für den physischen Körper bereitstellt. Es geht nicht nur darum, was wir zu uns nehmen, sondern vor allem auch darum, dass etwas richtig verarbeitet wird, damit es vom Körper aufgenommen und weiterverwendet werden kann – denn in Wirklichkeit sind wir das, was wir aufnehmen.

Ist die Verdauungsfunktion beeinträchtigt, dann wird – egal, was wir zu uns nehmen – die Nahrung nicht ausreichend verwertet, und es kommt zu Mangelzuständen. Der Fehler kann entweder in der Zusammensetzung oder Menge der Verdauungssäfte liegen oder an einer Fehlfunktion der Darmwände, die bewirkt, dass nicht ausreichend Nahrung durch die Darmwand aufgenommen werden kann. Jedes dieser Probleme kann Anlass zu einer ganzen Reihe von Krankheiten geben. Diese Darlegungen beziehen sich ausdrücklich auf funktionale Probleme, bei denen das System nicht so gut arbeitet, wie es könnte. Sie beziehen sich nicht auf organische Krankheitzustände, die durch Verletzungen oder Anomalitäten der beteiligten Organ- oder Gewebestruktur verursacht werden.

Die Wirkungsweise der verdauungsfördernden Bitterkräuter liefert uns ein äusserst gutes Beispiel für die komplexe Arbeitsweise des Verdauungsprozesses. Im Scherz wird immer wieder gesagt, dass eine Medizin um so wirksamer sei, je bitterer sie schmeckt. Bei den Bitterstoffen ist das wirklich der Fall! Man hat herausgefunden, dass der bittere Geschmack auf der Zunge über Reflexkreise im Gehirn die Absonderungen und die Aktivität der Speiseröhre ebenso anregt wie die Ausscheidungen des Magens, des Zwölffingerdarms, der Gallenblase und die Insulinproduktion der Bauchspeicheldrüse. Und all das rührt von einem scheusslichen Geschmack im Mund her!

Eine ebenso wichtige Funktion des Verdauungssystems – neben der des Aufnehmens – ist die der Ausscheidung. Nicht alles, was wir essen, wird auch aufgenommen, bestimmte Stoffe sind unverdaulich und müssen ausgeschieden werden. Der Körper produziert zusätzlich eine Menge Stoffwechsel-Abfallprodukte, die er teilweise über das Verdauungssystem ausscheiden muss. Der Zustand des Darms und des Darminhalts beeinflusst den übrigen Körper in grundlegender Weise. Viele Naturheilkundige widmen dem Darm verständlicherweise grosse Aufmerksamkeit, ausserdem ist die Beschaffenheit unserer Nahrung von grösster Wichtigkeit.

Neben den physiologischen Einflüssen, die auf Funktion und Gesundheit des Verdauungssystems einwirken, besteht ein ständiges Wechselspiel zwischen der Gemütslage und der Verdauung. Emotionen beeinflussen sowohl die Funktion als auch die Struktur von Magen- und Darmgewebe tiefgreifend. Auf Wut, Angst, Furcht und alle Formen von Stress und Kummer gibt es eine unmittelbare Reaktion. Diese psychologischen Einflüsse müssen erkannt und richtig eingeschätzt werden, um Verdauungsstörungen in ganzheitlicher Art und Weise angehen zu können.

Krankheitsvorbeugung

Die meisten Verdauungsprobleme wären durch Änderungen der Lebensweise und der Gewohnheiten leicht zu vermeiden. Um Erkrankungen vorzubeugen, müssen wir unsere Haltung gegenüber Alkohol, Tabak, Stress und Ernährung überprüfen.

Ohne Zweifel reizt hoher Alkoholkonsum die Darmwände und stellt eine besondere Bedrohung für die Leber dar. Im Idealfall sollte Alkohol auf ein Minimum reduziert werden. Der Genuss von Tabak bietet ein ähnliches Problem. Es wurde nachgewiesen, dass Nikotin den Heilungsprozess von Magengeschwüren verlangsamt und die Bildung von Zwölffingerdarmgeschwüren anregen kann. Inhalierter Teer wirkt als Reizgift. Nicht rauchen!

Stress und Angst sind wichtige Faktoren, die zu Krankheiten beitragen und den Heilungsprozess erschweren. Über das autonome Nervensystem wirken diese Faktoren besonders stark auf das Verdauungssystem ein. Angst- und Stresszustände sollten aktiv vermindert werden. Schaffen wir Frieden und Ruhe in uns selbst. Stress ist nicht notwendig. Wechsle den Arbeitsplatz – lebe in Frieden!

Die Nahrung sollte so abwechslungsreich, natürlich und reich an Ballaststoffen wie nur möglich sein. Wir sollten Obst, Gemüse und Vollgetreide den Stärken, dem Zucker und dem schädlichen weissen Mehl vorziehen. Künstliche chemische Zusätze sollten gemieden werden. Die speziellen Einzelheiten einer guten Ernährung müssen nach individuellen Bedürfnissen und eigener Weltanschauung bestimmt werden.

Heilpflanzen für das Verdauungssystem

Für die Behandlung von Verdauungsstörungen existieren sehr viele Pflanzen-Heilmittel. Das ist nicht verwunderlich, wenn wir Heilpflanzen als Nahrung, als Gemüse betrachten. Meist werden die Heilpflanzen durch den Mund und somit vom Verdauungssystem aufgenommen, wodurch ihre Heilkräfte sofort wirksam werden.

Um nicht eine endlos lange Liste aufzustellen, werden die wichtigsten verdauungsfördernden Heilpflanzen an dieser Stelle entsprechend ihren Heilwirkungen besprochen. Eine vollständige Liste der Heilpflanzen ist im Kapitel über die Heilwirkungen zu finden.

Die Heilwirkungen können grob in zwei Gruppen eingeteilt werden: in solche, die verschiedene Bereiche des Körpersystems anregen, um die Aktivität zu erhöhen oder zu verbessern – die verdauungsanregenden Mittel –, und in solche, die das Gewebe entspannen oder jegliche Überaktivität innerhalb des Systems herabsetzen – die verdauungsentspannenden Mittel.

Anregungsmittel (Stimulantia)

Bittermittel Die Bittermittel besitzen eine grosse Bandbreite verschiedener Eigenschaften und chemischer Bestandteile, doch eines ist ihnen allen gemeinsam, nämlich der äusserst bittere Geschmack. Diese Eigenschaft regt den Appetit an und fördert in komplexer Art und Weise die Verdauung. Wie bereits erwähnt, läuft dieser Vorgang ausschliesslich über die Geschmacksnerven und einen Reflex im Gehirn ab. Werden diese Heilpflanzen in Kapseln eingenommen und können nicht geschmeckt werden, kommen ihre verdauungswirksamen Eigenschaften nicht zur Entfaltung. Die wertvollsten der zahlreichen Bittermittel sind *Andorn, Berberitze, Enzianwurzel, Kanadische Gelbwurzel, Tausendgüldenkraut* und *Wermut*.

Natürlich sind andere Heilwirkungen eingeschlossen, so kann *Andorn* z. B. bei bronchitischen Erkrankungen mit schwachem Appetit und träger Verdauung als verdauungsförderndes Heilmittel eingesetzt werden, wenn die Lunge geschwächt ist.

Speicheltreibende Mittel (Sialagoga)
Die grosse Bedeutung des Speichels für den Verdauungsprozess kann nicht genug betont werden. Die Verdauung beginnt mit dem Mund und löst einen Prozess aus, der sich im Darm fortsetzt. Speichel spaltet grosse Kohlenhydrate in kleinere auf, die dann in anderen Teilen des Verdauungssystems weiterverarbeitet werden können. Wird die Nahrung nicht ausreichend gekaut und mit Speichel vermischt, ist der gesamte Verdauungsvorgang davon betroffen. Neben den Bittermitteln, die den Speichelfluss anregen, sind *Ingwer, Paprika,* (türkische) *Rhabarberwurzel* und *Süssholz* weitere speicheltreibende Mittel.

Lebermittel (Hepatika)
Als Lebermittel gelten Heilpflanzen, die die ausscheidenden Funktionen der Leber stärken, tonisieren und anregen. Dadurch wird der Gallenfluss erhöht. Heilmittel, die ausserdem die Absonderung der Gallenflüssigkeit in den Zwölffingerdarm fördern, werden Gallenmittel (Cholagoga) genannt. Bei der Behandlung des gesamten Körpers ist es äusserst ratsam, die Leberfunktionen zu unterstützen, denn dieses äusserst wichtige Organ ist eng mit allen Körperfunktionen verknüpft und an der Gesundheit aller Gewebe beteiligt. An Verdauungsproblemen ist die Leber über die Gallenflüssigkeit beteiligt. Wie die Bedeutsamkeit der Leber bereits ahnen lässt, gibt es zahlreiche leberstärkende Heilpflanzenmittel. Die wichtigsten sind *Krauser Ampfer, Berberitze, Boldo, Virginischer Ehrenpreis, Eisenkraut, Kanadische Gelbwurzel, Löwenzahn, Pfaffenhütchen, Kahles Schildblumenkraut, Schneeflockenbaum, Buntfarbige Schwertlilie* und *Yamswurzel.*

Abführmittel (Laxativa)
Viele Heilpflanzen fördern die Entleerung des Darms, das Spektrum reicht von milden bis zu starken und drastischen Mitteln. Starke Abführmittel sollten nur in extremen Fällen und unter qualifizierter Anleitung genommen werden. Die besten Abführmittel sind solche, die die natürliche Sekretion der Verdauungssäfte, etwa der Gallenflüssigkeit, stimulieren und so die Entleerung fördern. Dies sind unter anderem: *Krauser Ampfer, Berberitze, Löwenzahn, Pfaffenhütchen, Kahles Schildblumenkraut* und *Süssholz.*

Echte Rhabarberwurzel ist ein kräftiges Abführmittel, das in kleinen Dosen gleichzeitig schwach adstringierend wirkt. Andere wertvolle Mittel sind *Aloe, Amerikanischer Faulbaum, Kreuzdorn* und *Senna.* Diese stärkeren Abführmittel wirken hauptsächlich dadurch, dass sie durch chemische oder neurologische Stimulierung die auskleidenden Zellschichten der Därme reizen und so zur aktiven Austreibung des Darminhalts führen.

Brechreizfördernde Mittel (Emetika)
Es gibt Situationen, in denen es unabdingbar ist, den Magen zu leeren, z. B. bei Vergiftungen, bei denen Erbrechen oft das beste Mittel ist. Viele Pflanzen können diesen Reflex verursachen, entweder, indem sie auf die kontrollierenden Nerven wirken oder die Magenwände reizen. *Brechwurzel, Lobelie, Melisse* und *Senega* sind gute Vertreter dieser Art.

Wurmmittel (Anthelmintika)
Diese anregenden Heilpflanzen wirken nicht direkt auf das Verdauungssystem selbst ein, sondern eher auf eventuelle parasitäre Würmer. Weitere Information dazu ist im Kapitel über Infektionen und parasitären Befall zu finden.

Entspannungsmittel (Relaxantia)

Nach den Anregungsmitteln wollen wir eine Gruppe von Wirkungsweisen betrachten, die das Gewebe des Verdauungssystems entspannen oder die Überaktivität auf eine normale Stufe reduzieren.

Schleimhautschützende Mittel (Demulcentia) Schleimhautschützende Heilpflanzen wirken schützend und lindernd auf gereizte oder entzündete Darmwände des Verdauungstrakts. Von den zahlreichen Demulcentia, die in verschiedenen Bereichen des Körpers wirken, sind *Beinwellwurzel, Eibischwurzel, Hafer, Hopfen, Isländisches Moos, Quittensamen* und *Amerikanische Ulme* im Verdauungssystem am wirksamsten.

Blähungstreibende Mittel (Karminativa) Viele der aromatischen Heilpflanzen enthalten leicht flüchtige Öle, die auf das Verdauungssystem wirken, indem sie die Magenmuskeln entspannen, die Darmtätigkeit erhöhen und die Blähungsneigung herabsetzen. Auf diese Weise unterstützen sie die Bewegung der Substanzen durch das Verdauungssystem und lindern die Blähungen. Von den zahlreichen Karminativa sind *Anis, Engelwurz, Fenchel, Ingwer, Kalmus, Kamille, Kardamom, Koriander, Kümmel, Paprika, Pfefferminze* und *Thymian* die besten.

Zusammenziehende Mittel (Adstringentia) Die Wirkung der Adstringentia beruht hauptsächlich auf ihrer Fähigkeit, die Zellwände zusammenzuziehen und auf diese Weise das Gewebe zu verdichten, zu festigen und alle nicht erwünschten Absonderungen zum Stillstand zu bringen. Von den zahlreichen Adstringentia, die uns das Pflanzenreich zur Verfügung stellt, eignen sich *Berberitze, Blutwurz, Brennessel, Eichenrinde, Mädesüss, Odermennig* und *Scharbockskraut* am besten für das Verdauungssystem.

Krampflösende Mittel (Antispasmodika) Antispasmodika sind Heilmittel, die jegliche nervliche Anspannung, die Verdauungskrämpfe oder -koliken verursacht, auf rasche Weise lösen. Die Anspannung, die

aus unserer heutigen Lebensweise resultiert, kann viele Verdauungserkrankungen verursachen. In solchen Fällen wird die Verwendung entspannender und nervenstärkender Mittel oder krampflösender Heilkräuter für die Muskeln notwendig. Die besten Mittel bei Verdauungsproblemen sind *Baldrian, Helmkraut, Hopfen, Kamille, Küchenschelle, Lobelie* und *Mistel*.

Keimhemmende Mittel (Bakteriostatika) Infektionen können die Ursache von Verdauungsstörungen sein, die auch dann auftreten können, wenn das Verdauungssystem durch eine Krankheit geschwächt wurde. In beiden Fällen ist die Anwendung keimhemmender Mittel zu empfehlen. Viele der bereits erwähnten Heilpflanzen sind solche Mittel, z. B. *Küchenschelle, Thymian* und *Wermut,* die wirksamsten sind aber *Myrrhe* und *Sonnenhutwurzel.*

Krankheitsbilder des Verdauungssystems

In diesem Abschnitt werden wir das Verdauungssystem vom Mund bis zum Mastdarm besprechen, wobei wir häufige Krankheiten und deren ganzheitliche Behandlung betrachten wollen. Zuerst sollten wir eine Reihe von Symptomen genauer untersuchen, die mit vielen Krankheiten einhergehen, welche das gesamte Körpersystem angreifen, gleichzeitig aber eine besondere Beziehung zum Verdauungssystem haben. Verstopfung, Durchfall, Erbrechen, Schmerzen und Appetitmangel sind solche Symptome.

Verstopfung

Entgegen der allgemein üblichen Ansicht ist Verstopfung keine Krankheit, sondern Symptom eines tieferliegenden Problems. Sie könnte auch durch unangemessene Ernährung, eine Leberstörung oder durch eine physische Blockierung im System verursacht werden. Auf jeden Fall muss die Ursache herausgefunden und behandelt werden, denn die Langzeitbehandlung einer chronischen Verstopfung mit Abführmitteln kann möglicherweise zu anderen Symptomen wie Kopfschmerzen, Koliken oder sogar Gelbsucht führen. Zu Verstopfung brauchte es gar nicht erst kommen, wenn dem Körper eine ausgewogene und an Ballaststoffen reiche Ernährung zugeführt würde.

Bei chronischer Verstopfung müssen die Darmmuskeln wieder trainiert werden, um den Darminhalt zu bewegen. Die Bewegung der Darmwände ist ein Beispiel höchst integrierter und komplexer Muskelkontrolle, die dazu dient, den Inhalt zur richtigen Zeit und mit der richtigen Kraft vorwärtszudrücken. Diese natürliche peristaltische Bewegung kann durch den langen Gebrauch von Abführmitteln blockiert werden. Mit zwei Massnahmen können die Därme wieder trainiert werden: durch eine geeignete Ernährung und durch die Anwendung entsprechender Heilpflanzen, z. B. durch *Amerikanischen Faulbaum*.

Ein weiterer und nicht zu unterschätzender Faktor ist die geistige Einstellung und die Gemütslage der an Verstopfung leidenden Person. Wer angespannt ist, an allem und jedem festhält, nicht entspannen und loslassen kann, dessen Einstellung der Welt gegenüber mehr die des Nehmenden, als des Gebenden ist, wird häufig an Verstopfung leiden. In solchen Fällen können Entspannungsübungen oder Meditation die besten Abführmittel sein.

Wenn die Verstopfung durch eine Krankheit verursacht wird, sollte dieses Symptom gleichzeitig mit der Krankheit behandelt werden, damit der Körper Teile des aufgestauten Darminhalts nicht ein zweites Mal aufnimmt.

Echter Rhabarber hat von den abführenden Heilpflanzen vielleicht den grössten Anwendungsbereich – ein Paradebeispiel für eine normalisierende Heilpflanze. Während er in hoher Dosierung ein drastisches Abführmittel ist, wirkt er in kleiner Dosis stärkend und adstringierend auf die Darmwände, ist appetitanregend und kann jeglicher Gasentwicklung entgegenwirken.

Jede abführende Heilpflanze wirkt für sich allein, doch verbindet die folgende Mischung mehrere wertvolle Heilwirkungen. *Berberitze* unterstützt Leber und Galle, *Boldo* regt den Verdauungsprozess an, *Amerikanischer Faulbaum* wirkt auf die Darmbewegung, *Süssholz* schwächt vor allem den bitteren Geschmack einiger Pflanzen, *Echter Rhabarber* ist in geringer Dosierung ebenfalls dazuzurechnen; schliesslich schützt *Ingwer* vor Koliken:

Berberitze	2 Teile
Boldo	2 Teile
Amerikanischer Faulbaum	1 Teil
Echter Rhabarber	1 Teil
Ingwer	1 Teil
Süssholz	1 Teil

Eine Tasse jeweils vorm Zubettgehen. Statt *Boldo* kann *Löwenzahn* genommen werden, *Fenchel* anstelle von *Ingwer,* wobei jeweils die gleiche Menge verwendet wird.

Durchfall (Diarrhöe)

Durchfall, der nicht länger als ein oder zwei Tage dauert, ist ein häufiges Symptom, das von einer akuten Infektion oder Entzündung der Darmwand oder psychischem Stress verursacht werden kann, z. B. durch Aufregung oder eine anstrengende Reise. Meist setzt Durchfall dann ein, wenn der Körper Verdauungsgifte aus dem System ausscheiden muss, und sollte in diesem Fall nicht unterdrückt werden. Es kann jedoch sinnvoll sein, diesen Prozess zu kontrollieren und den Körper mit Heilpflanzen zu unterstützen, welche die Innenschicht der Darmwand stärken und leicht adstringierend wirken. *Mädesüss* ist das bei weitem beste Verdauungsadstringens und kann ohne Bedenken bei jeder Art Durchfall angewendet werden. Eine gute Mischung gegen Durchfall bei Kindern ist ein Tee aus gleichen Teilen *Frauenmantel* und *Mädesüss;* er kann mit Honig gesüsst und sollte häufig getrunken werden. Für akute Fälle bei Erwachsenen ist folgende Teemischung (zu gleichen Teilen) sehr zu empfehlen:

Blutwurz
Eichenrinde
Mädesüss
Wachsmyrte

Diesen Tee stündlich trinken, bis die Symptome abklingen, danach vor jeder Mahlzeit, bis die Verdauung sich normalisiert.

Schmerzen

Schmerzen im Verdauungssystem zeigen die Art der bestehenden Erkrankung an. Jeder extreme, stechende Schmerz im Bauch und im Unterleib macht eine sofortige medizinische Kontrolle notwendig. Weniger starke Schmerzen sind oft Begleitsymptome von Verdauungsstörungen. Kolik- oder zwickende Schmerzen entstehen durch intensive Muskelkrämpfe im Darm. Sie deuten normalerweise darauf hin, dass der Darm versucht, einen Stau zu beseitigen, der durch Blähungen oder Kot entstanden ist, sie können aber auch auf nervlich bedingten Muskelkrämpfen beruhen. Blähungskoliken werden durch blähungstreibende Heilpflanzen gelindert, aber die Ursache sollte stets mitbehandelt werden, um die Schmerzen zu beseitigen. Gute krampflösende Mittel sind in diesem Fall *Baldrian, Ingwer, Kümmel* und *Yamswurzel.*

Appetitlosigkeit (Anorexie)

Der Appetit kann wichtige Informationen über den Gesundheitszustand des Verdauungssystems liefern. Bei Magenproblemen wird der Appetit häufig nachlassen. Dadurch hat der Magen die Möglichkeit, sich zu erholen, da er weniger Nahrung zu verarbeiten hat. Ähnliches kann bei Leber-

problemen auftreten, wenn die Leber überlastet ist. Kommt es während der Rekonvaleszenzzeit, etwa nach einer Grippe, zu Appetitmangel, sollten verdauungsanregende Mittel wie *Enzian* oder *Baldrian* eingenommen werden.

Nervöse Appetitlosigkeit (Magersucht)

Bei der nervösen Anorexie – heutzutage als Magersucht bekannt – besteht praktisch eine Aversion gegen das Essen und oft sogar die Unfähigkeit, überhaupt etwas zu sich zu nehmen. Dies führt zu drastischem Gewichtsverlust. Magersucht hat psychische Ursachen und sollte deshalb psychotherapeutisch behandelt werden. Mit verdauungsfördernden und nervenstärkenden Heilpflanzen kann dieser Prozess unterstützt werden, z. B. mit einem Tee aus gleichen Teilen:

Condurango
Enzian
Helmkraut
Kamille,

den man dreimal täglich trinken sollte.

Der Mund

Da der Mund den Anfang des Verdauungssystems bildet, wirkt sich sein Gesundheitszustand auf das ganze System aus. Eine chronische Zahnerkrankung, die gründliches Kauen erschwert, oder eine Infektion, wie zum Beispiel ein Abszess, beeinträchtigen und vergiften das nachfolgende System. Wird nicht genügend Speichel produziert oder ist seine Zusammensetzung unzulänglich, wird der Verdauungsprozess verlangsamt. Auf Mundhygiene sollte deshalb grössten Wert gelegt werden.

71

Die Zähne

Zahnerkrankungen müssen von einem Zahnarzt behandelt werden, doch können Heilpflanzen dem Zahnverfall vorbeugen.

Lange bevor Zahnbürsten aus Borsten oder Kunststoff entwickelt wurden, benutzte man Wurzeln, wie zum Beispiel *Alfalfa, Eibisch, Rettich* oder *Süssholz* zum Zähneputzen. *Süssholzwurzel* lässt sich zum Zweck der Zahnpflege besonders einfach zubereiten, indem man an einem Ende die Rinde abschält und die Wurzelfasern – beispielsweise durch Draufbeissen – lokkert.

Komplizierter ist die Zubereitung von *Eibischwurzel:* Man wähle 10–15 Zentimeter lange, gerade Stücke, schäle und koche sie unter Zugabe von *Zimtstangen* und *Nelken,* bis sie zart sind. Sodann tränke man sie einen Tag lang in Branntwein und trockne sie. Vor Gebrauch ein Ende kurz in heisses Wasser tauchen. Zahnpasta ist nicht nötig, denn alle notwendigen Stoffe sind in der Wurzel enthalten, die zudem noch angenehm schmeckt.

Mittlerweile gibt es viele Zahnpasten auf Kräutergrundlage; am besten sind solche, die keimhemmende Heilpflanzen wie *Myrrhe* und *Sonnenhutwurzel* enthalten.

Als erste Hilfe bei Zahnschmerzen empfiehlt es sich, *Gewürznelken* zu kauen; sie sind reich an schmerzlinderndem Öl, an Eugenol. Oder es kann etwas Baumwolle in *Nelkenöl* getaucht und neben den schmerzenden Zahn gestopft werden. Auch *Pfefferminzöl* wirkt schmerzlindernd, ist aber nicht so wirkungsvoll wie die anderen Mittel.

Zahnfleischentzündung (Gingivitis)

Gingivitis ist eine häufige Infektion des äusseren Zahnfleischgewebes, die durch mangelnde Mundhygiene und unangemessene Ernährung hervorgerufen wird. Insbesondere Zucker und raffinierte und chemisch behandelte Nahrungsmittel sollten gemieden werden. Zur Behandlung eignen

sich besonders Tinkturen keimhemmender Heilpflanzen wie z. B. *Sonnenhutwurzel, Eukalyptus* und *Myrrhe*. Bei einer leichteren Infektion sollte das Zahnfleisch täglich mit *Myrrhetinktur* gespült werden. Wird ein stärkeres Mittel benötigt, sollte man eine Mischung aus gleichen Teilen *Myrrhe-* und *Sonnenhutwurzel*-Tinktur benutzen. Das schmeckt zwar nicht angenehm, ist aber äusserst wirkungsvoll. Darüber hinaus sollte man das Zahnfleisch vor dem Zubettgehen mit *Eukalyptus*-Öl massieren und den Mund morgens mit destilliertem *Hamameliswasser* spülen.

Zahnfleischvereiterung

Diese chronische degenerative Erkrankung des Zahnfleisches muss durch Behandlung des gesamten Systems mit blutreinigenden Mitteln, die ebenso keimhemmende und lymphreinigende Eigenschaften besitzen, angegangen werden. Um das Zahnfleisch selbst zu behandeln, ist die unter Zahnfleischentzündung beschriebene Methode zu empfehlen; zusätzlich sollte Vitamin C in hoher Dosierung eingenommen werden. Äusserst wichtig ist die Anwendung folgender Teemischung:

Sonnenhutwurzel	2 Teile
Buntfarbige Schwertlilie	1 Teil
Kermesbeere	1 Teil
Klettenlabkraut	1 Teil

Diesen Tee einige Wochen lang dreimal täglich trinken, bis die Erkrankung abgeklungen ist.

Abszess

Dieser äusserst schmerzhaften Erkrankung kann am besten durch Anwendung der unter Zahnfleischvereiterung beschriebenen Teemischung abgeholfen werden. Ausserdem schützt diese Behandlung das ganze System vor einer möglichen Ausbreitung der Infektion, da ein Abszess auf eine Abwehrschwäche des Körpers hindeutet. Jede Behandlung, die den Körper zur Absorbierung des Abzesses anregt, sollte vermieden werden.

Mundgeschwüre

Mundgeschwüre sind meist Anzeichen für eine allgemein schlechte Verfassung und werden am erfolgreichsten behandelt, indem der allgemeine Gesundheitszustand gefördert wird. Häufig treten sie nach Behandlungen mit Antibiotika oder in der Rekonvaleszenz einer Grippe auf. In beiden Fällen war der Körper einer aussergewöhnlichen physischen Belastung ausgesetzt, die eine allgemeine Schwäche zur Folge hatte. Dies wiederum wirkt sich vor allem auf das ökologische Klima des Mundes aus und tritt als Geschwür in Erscheinung. Starke psychische Belastungen können ebenfalls die Ursachen sein. Die Behandlung zielt auf eine Stärkung des Allgemeinzustandes ab – ganz gleich, ob die Ursache jetzt physischer oder psychischer Natur ist. *Salbei* ist ein einfaches und wirksames Mittel zur Behandlung des Geschwürs (als Mundspülung am besten aus einem Aufguss frischer Blätter). Die frischen Blätter können auch gekaut werden. Eine Mundspülung aus *Myrrhe*-Tinktur und Wasser zu gleichen Teilen ist ebenfalls sehr wirksam.

Was auch immer die Ursache sein mag, sollten Vitamine des B-Komplexes und Vitamin C eingenommen werden, um der mit dieser Erkrankung einhergehenden nervlichen Belastung zu begegnen.

Der Magen

Der Magen ist das Organ, welches am meisten herhalten muss, wenn wir beim Essen und Trinken masslos sind. Zuviel Alkohol, zu viele chemisch behandelte Nahrungsmittel, zu viele Zigaretten, zu viele Aspirintabletten, all das belastet den Magen.

Die Hauptaufgabe des Magens besteht darin, die Nahrung für die weitere Bearbeitung im Dünndarm vorzubereiten, was durch Vermischung der Nahrung mit Salzsäure und hochwirksamen Enzymen geschieht.

Bevor wir uns dem Magen zuwenden, wollen wir die Speiseröhre eingehender untersuchen. Ein Brennen in der Speiseröhre oder saures Aufstossen resultieren aus Magenproblemen. Diese Symptome können mit schleimhautschützenden Mitteln behandelt werden, doch sollte der Zustand des Magens ebenfalls untersucht werden. Schluckbeschwerden sollten von kompetenter Seite untersucht werden. Oft entstehen sie durch nervliche Anspannung und Angstzustände und können durch Nervenmittel wie *Hopfen, Baldrian* oder *Giftlattich* gelindert werden.

Verdauungsstörungen (Indigestion)

Alle als «Verdauungsstörungen» bezeichneten Symptome resultieren aus Funktionsstörungen des Magens, die durch unangemessene Essgewohnheiten verursacht werden. Verdauungsstörungen (oder Dyspepsie) werden häufig von Schmerzen, Blähungen, Sodbrennen und anderen Symptomen begleitet. Die Ursachen dieser Symptome können in vier Gruppen eingeteilt werden:

Unregelmässiges Essen. Die Körperfunktionen werden durch Rhythmen bestimmt; der Magen – beziehungsweise das ganze Verdauungssystem – bildet da keine Ausnahme. Durch unregelmässiges Essen werden diese Rhythmen aus dem Takt gebracht, und Funktionsstörungen sind die Folge. Beispielsweise neigen Schichtarbeiter zu solchen Störungen.

Übermässiges und zu schnelles Essen. Gelangt zuviel Nahrung in den Magen – auf einmal oder über den Tag verteilt –, so wird er überlastet und arbeitet weniger effektiv. Überbelastung verursacht Magenprobleme, die auf das ganze System einwirken. Fettleibigkeit ist das häufigste Ergebnis. Auch wenn die Nahrung zu schnell gegessen und nicht gut genug gekaut wird, entstehen Probleme: Die Nahrung wird nicht vollständig verdaut und passiert das System möglicherweise in unverdautem Zustand.

Falsche Ernährung. Viele Menschen sind gegen bestimmte Nahrungsmittel allergisch, auch wenn die auftretenden Symptome nicht eindeutig sein müssen. Jedes Nahrungsmittel, das Probleme verursacht, sollte gänzlich gemieden werden. Ein typisches Beispiel sind Nahrungsmittel, die Gluten enthalten, wie z. B. Weizenbrot. Kuhmilch ist ein anderes häufiges Allergen.

Nervenanspannung. Stress und Angst wirken sich unmittelbar auf den Magen und das gesamte Verdauungssystem aus.

Verdauungsstörungen können behandelt werden, indem wir alle diese Faktoren berücksichtigen und unsere Ernährung und unsere Lebensweise entsprechend verändern. Es gibt viele Heilpflanzen, die den Heilungsprozess beschleunigen; sie werden je nach Ursache der Störungen ausgewählt. *Mädesüss* ist das wichtigste Heilmittel, das den Magen beruhigt und jegliche Übersäuerung reduziert.

Schleimhautschützende Mittel sind ebenfalls sehr wirkungsvoll. *Irisches Moos,* aber auch alle anderen verdauungsfördernden Demulcentia sind sehr zu empfehlen.

Bei träger Verdauung helfen Bittermittel wie *Enzian, Kanadische Gelbwurzel* und *Wermut.*

Bei Blähungen sollten blähungstreibende Mittel eingesetzt werden. Am besten für den Magen geeignet sind *Anis, Fenchel, Kardamom, Melisse* und *Pfefferminze.*

Bei nervöser Anspannung sind Nervenberuhigungsmittel angezeigt, besonders jene mit blähungstreibender Wirkung wie *Baldrian, Hopfen, Kamille, Lavendel* und *Rosmarin.*

Magenschleimhautentzündung (Gastritis)

Wandelt sich eine funktionale Störung des Magens, wie Verdauungsstörungen, in eine strukturelle Erkrankung, so tritt als erstes eine Entzündung der auskleidenden Magenschleimhaut auf. Diese Entzündung kann kurze Zeit dauern und durch eine Infektion oder eine Reaktion auf Nahrungsmittel hervorgerufen werden, oder sie kann mehr chronischer Natur sein. Länger andauernde Entzündungen können folgende Ursachen haben: falsche Ernährung, Alkohol, Zigaretten und Stress. Meistens sind mehrere Faktoren beteiligt. Die Gastritisbehandlung basiert auf einer speziellen Diät und der Anwendung von Heilpflanzen.

Was die Diät betrifft, so sollten als erstes die Reizstoffe gemieden werden, die Entzündungen verursachen oder verschlimmern. Beteiligt sein können Temperatur, chemische oder mechanische Reizstoffe:
– Sehr heisse Speisen und Getränke verschlimmern die Entzündung und sollten gemieden werden. Zu kalte Speisen und Getränke haben einen ähnlichen Effekt.
– Chemische Reizstoffe haben unmittelbare Auswirkungen. Allgemein übliche Nahrungsmittel, die Essig (verdünnte Essigsäure) enthalten, sollten gemieden werden. Dies gilt auch für sauer Eingelegtes und für jede Form von Alkohol, der sich ebenfalls auf die Magenschleimhaut auswirkt. Auch Tabak verschlimmert diese Krankheit, denn ein grosser Teil des Teers gelangt in den Magen. Unangenehme Auswirkungen haben auch stark gewürzte Speisen, Currygerichte, schwere und fettige Gerichte.
– Auch mechanische Reizstoffe verursachen Beschwerden. Bei einer akuten Entzündung sollte die Diät arm an Faserstoffen sein, die wie Sandpapier auf einer Wunde wirken! Eine milde Diät ist erforderlich – kein Schrotbrot, keine Nüsse oder Tomaten. Sobald eine Besserung eintritt, sollten jedoch wieder Ballaststoffe verzehrt werden, da sie wichtiger Bestandteil einer gesunden Ernährung sind.

Folgende Teemischung beruhigt und heilt die Magenschleimhaut nachhaltig:

Beinwellwurzel	2 Teile
Eibischwurzel	2 Teile
Mädesüss	2 Teile
Kanadische Gelbwurzel	1 Teil

Diesen Tee nach jeder Mahlzeit trinken, bis die Erkrankung abgeklungen ist. Falls starke Blähungen die Entzündung begleiten, wird der Mischung 1 Teil *Kalmus* hinzugefügt. In gleicher Weise kann *Baldrian* als passendes nervenstärkendes Mittel beigegeben werden, wenn Stressfaktoren an der Erkrankung beteiligt sind.

Magengeschwür

Dauert die Schädigung des Magens zu lange an – unter Umständen unbemerkt –, kommt es unausweichlich zu einer Zersetzung der Magenauskleidung. Die Magenschleimhaut wird nicht länger mit den schlechten Bedingungen fertig, Säure und Enzyme greifen die Magenwände an und fordern ihren Tribut. Ein Magengeschwür ist die Folge.

Eine Heilpflanzenbehandlung dieser Geschwüre ist unkompliziert und wirkt scheinbar schnell. Jedoch sollte die Linderung der Symptome nicht mit der Heilung des zugrundeliegenden Problems verwechselt werden. Heilpflanzen lindern die Symptome und leiten den Heilungsprozess ein, doch eine vollständige Heilung braucht ihre Zeit und findet nur statt, wenn wir unsere Lebensumstände genau betrachten. Entsteht ein Magen- oder Zwölffingerdarmgeschwür, will uns der Körper mitteilen, dass unsere gesamte Lebensweise unangemessen ist. Vielleicht ist es nur die Ernährung, es können aber auch Arbeitsbedingungen, unsere Beziehungen oder sogar die Verteidigungspolitik unseres Landes sein!

Heilpflanzen können das Magengeschwür heilen, doch es kann sich sehr schnell wieder bilden, wenn wir die Lektionen, die uns angeboten werden, nicht beherzigen.

Die Behandlung beruht auf einer sorgsamen Diät und der Anwendung von Heilpflanzen. Ein guter Kräutertee besteht zu gleichen Teilen aus

Beinwellwurzel
Eibischwurzel
Mädesüss
Kanadische Gelbwurzel

Beinwell und *Eibisch* sind wegen ihrer schleimhautschützenden Wirkung besonders zu empfehlen und haben einen heilenden Effekt auf die Schleimhäute. *Mädesüss* lässt den Mageninhalt zur Ruhe kommen und verringert eine Übersäuerung. *Kanadische Gelbwurzel* heilt die Schleimhäute und stärkt das Gewebe, wobei sie gleichzeitig allgemein stärkend auf den Körper wirkt. Treten Magenblutungen auf, kann der Teemischung *Gefleckter Storchschnabel* beigegeben werden. Sind Stressfaktoren beteiligt, sollte *Baldrian* oder auch *Hopfen* in Betracht gezogen werden.

Bei akuten Beschwerden sollte die Nahrung besonders faserarm sein. Um den Magen zusätzlich zu entlasten, sollte sie auch wenig Eiweiss enthalten. Lassen die Symptome nach, können der Nahrung Faserstoffe und verschiedene Eiweissprodukte allmählich wieder zugesetzt werden. Es ist äusserst wichtig, Tabak und Alkohol zu meiden. Erzeugt der Tabakentzug allerdings nervöse Spannungen, so kann die Lage nur verschlechtert werden. Ist das der Fall, dann sollte sobald wie möglich mit dem Rauchen aufgehört werden.

Der Dünndarm

Im extrem langen Dünndarm findet die Aufnahme der meisten Nährstoffe statt. Alle Dünndarmprobleme wirken sich deshalb auf die Nährstoffversorgung aus und verursachen offenkundige Mangelerscheinungen. Stress wirkt sich auf diesen Körperteil in besonderem Masse aus, was sich vor allem bei Zwölffingerdarmgeschwüren zeigt.

Der Dünndarm ist der längste Abschnitt des Verdauungssystems (insgesamt mehr als sechs Meter); man unterscheidet drei Abschnitte: Zwölffingerdarm (Duodenum), Leerdarm (Jejunum) und Krummdarm (Ileum).

Zwölffingerdarmgeschwüre

Der Zwölffingerdarm, das erste Stück des Dünndarms, beginnt am Pförtner (Pylorus), einer Art Ventil am Ende des Magens. Diese Klappe kontrolliert das Entleeren von Teilen des Mageninhalts in den Zwölffingerdarm. Wenn sie nicht richtig funktioniert, gelangt zuviel Magensäure in den Zwölffingerdarm und verursacht Störungen. Sickert zuviel der hochgradig säurehaltigen Magensäfte in den alkalischen Zwölffingerdarm, entzünden sich die Darmwände und entwickeln schliesslich Geschwüre. Eine Reihe von Faktoren kann dieses Durchsickern verursachen; die bei weitem häufigsten Faktoren sind Stress und Anspannung, da sie die Funktion der Klappe beeinträchtigen. Betrachten wir das von Konkurrenzkämpfen bestimmte, problemgeladene Umfeld, in dem die meisten Menschen leben, so ist es verwunderlich, dass nur relativ wenige Personen an Zwölffingerdarmgeschwüren erkranken.

Der Heilungsweg eines Zwölffingerdarmgeschwürs ist ein dreifacher: Heilpflanzenbehandlung, Veränderungen in der Ernährung und eine eingehende Beschäftigung mit den Ursachen; was in den meisten Fällen heisst, sich mit den Faktoren auseinanderzusetzen, die Stress und Spannungszustände verursachen. Die Heilpflanzenbehandlung basiert auf verschiedenen Wirkungsweisen. Um Reizungen des Geschwürs und des umgebenden Gewebes zu lindern, sind schleimhautschützende Mittel notwendig. Sind diese Mittel gleichzeitig wundheilend und beschleunigen den Heilungsprozess, so ist dies um so besser. *Eibisch-* und *Beinwellwurzel* besitzen diese Eigenschaften. Die spezifisch schleimhautheilenden Eigenschaften der *Kanadischen*

Gelbwurzel unterstützen die Heilung der Zellen, die den Darm auskleiden. Ein geeignetes adstringierendes Mittel wie *Gefleckter Storchschnabel* oder *Blutwurz* stärkt das Gewebe. Zwölffingerdarmgeschwüre sind oft von einem allgemeinen Schwächezustand und verminderter Vitalität begleitet, da Giftstoffe des Geschwürs in Blut- und Lymphbahnen gelangen können. Aus diesem Grund sollten blutreinigende und lymphstärkende Mittel, wie z. B. *Sonnenhutwurzel,* verwendet werden. Eine gute Grundmischung besteht aus

Beinwellwurzel	2 Teile
Eibischwurzel	2 Teile
Blutwurz	1 Teil
Kanadische Gelbwurzel	1 Teil
Sonnenhutwurzel	1 Teil

Dreimal täglich vor den Mahlzeiten. Bei einer Fastenkur zu den sonst üblichen Essenszeiten trinken.

Die Ernährung sollte faser- und eiweissarm sein, solange die Symptome andauern. Anschliessend sollte man Schritt für Schritt zu einer Vollkost zurückkehren. Auf dem Höhepunkt der Erkrankung ist *Amerikanische Ulme* ein ausgezeichnet beruhigendes Nahrungsmittel. Als dicker Brei zubereitet ist sie nahrhaft und wirkt schleimhautschützend auf das vom Geschwür betroffene Gewebe.

Nervenentspannende Mittel sind als Kurzzeitbehandlung bei Stress und Spannungszuständen angezeigt. Sobald der Körper ein Geschwür entwickelt, wird er uns ein Zeichen geben, das wir unbedingt beachten sollten. Bei kritischer Selbstbetrachtung werden wir feststellen, ob wir ein erfülltes und sinnvolles Leben führen. Eine ganze Reihe von Techniken steht zu unserer Verfügung, um anstehende Probleme zu lösen und unser Leben sinnvoller zu gestalten; sie reichen von einfachen Entspannungstechniken bis hin zu Psychotherapie.

Die Heilpflanzen *Baldrian* und *Helmkraut* ergeben (zu gleichen Teilen) eine gute nervenentspannende Teemischung, um Spannungszustände abzubauen. *Kamille,*

Lavendel, Lindenblüten und *Melisse* sind andere, wenn auch nicht ganz so stark entspannende Mittel, die ebenfalls als Tee zubereitet getrunken werden.

Darmkatarrh (Enteritis)

Enteritis bezeichnet eine Entzündung des Dünndarms, die entweder in einem Abschnitt des Dünndarms oder sogar auf seiner gesamten Länge auftritt. Unabhängig davon, ob es sich hier je nach Abschnitt um eine Zwölffingerdarmentzündung (Duodenitis), Leerdarmentzündung (Jejuvinitis) oder Dünndarmentzündung (Ileitis) handelt, genügt meistens die gleiche Behandlung wie bei Zwölffingerdarmgeschwüren. Wird der Teemischung *Yamswurzel* hinzugesetzt, werden Entzündung und Schmerzen wirksamer gelindert.

Absorptionsprobleme (schlechte, mangelhafte Aufnahme)

Die verminderte Fähigkeit des Dünndarms, alle oder einzelne Nährstoffe (wie z. B. Mineralien) aufzunehmen, ist eine weitverbreitete – wenn auch selten erkannte – Erkrankung. Dies kann zu Symptomen von Mangelernährung führen, zu offenkundigem Vitamin- und Mineralmangel, zu Blutarmut und Gewichtsverlust, zu Unterleibsschmerzen oder zu schwer definierbarem und schlechtem Gesundheitszustand.

Meist wird die Absorptionshemmung von einer allergischen Reaktion gegen bestimmte Nahrungsmittel verursacht, die zu Störungen der Darmwandzellen führt. Die Allergie kann extrem und leicht erkennbar sein, wie z. B. bei Baucherkrankungen, die von einer starken Glutenallergie herrühren, oder sie verläuft ohne erkennbare Symptome. Doch bei leisestem Verdacht auf Absorptionshemmung ist es stets angebracht, mögliche Allergiestoffe von der Ernährungsliste zu streichen. Eine vollständige Liste möglicher Allergiestoffe müsste alle Nahrungsmittel aufführen, da jedes einzelne Allergien auslösen kann. Es hat sich aber gezeigt, dass die meisten Allergien von vier Nahrungsmittelgruppen verursacht werden. Produkte, die Gluten enthalten, sollten gemieden werden. Das sind in erster Linie alle Weizenprodukte. Milch und Milchprodukte wie Käse und Butter sind ebenso häufig Ursachen für allergische Reaktionen. Zucker und zuckerreiche Produkte sollten ebenso wie Eier in Betracht gezogen werden. Diese Nahrungsmittel einige Wochen lang meiden, um herauszufinden, ob sich etwas ändert. Wenn dies der Fall ist, sollte das Nahrungsmittel, das die Allergie veruracht, von der Ernährung ausgeschlossen werden. Auf jeden Fall lohnt es sich, eine Weile zu experimentieren, um die Ursachen herauszufinden.

Heilpflanzenmittel können dazu beitragen, die Darmwandzellen zu beruhigen, zu heilen und zu erneuern. Schleimhautschützende Mittel wie *Beinwellwurzel, Eibischwurzel* und *Amerikanische Ulme* lindern die Schleimhautreizungen. Entzündungshemmende Pflanzen wie *Yamswurzel* und *Mädesüss* sind ebenso angezeigt wie adstringierende Mittel, z. B. *Mädesüss, Odermennig* und *Wachsmyrte*. Von unschätzbarem Wert sind blähungstreibende Mittel wie *Hopfen, Kamille* und *Kardamom,* wobei die beiden ersten gleichzeitig nervenentspannend wirken. In jedem Fall sollte man sich vor Infektionen schützen, wozu *Sonnenhutwurzel* ein gutes Mittel ist.

Der Dickdarm

Die Hauptfunktion des Dickdarms (Colon) ist die Wasser- und Mineralstoffaufnahme. Nährstoffe werden nicht oder nur in geringem Masse aufgenommen, da das bereits im Dünndarm stattgefunden hat.

Blinddarmentzündung (Appendicitis)

Eine Blinddarmentzündung tritt entweder in einem akuten, schweren Anfall oder in mehr chronischer Form auf. Ein plötzlicher Durchbruch der Krankheit muss unbedingt medizinisch behandelt werden, da er sich zu einer Bauchfellentzündung (Peritonitis) entwickeln kann, bei der es zu einem lebensgefährlichen Durchbruch des Blinddarms kommt.

Die Symptome einer chronischen Entzündung können sich in immer wiederkehrenden Bauchschmerzen unten rechts äussern, die von erhöhter Temperatur, Übelkeit und manchmal von Erbrechen begleitet werden. Dies kann mit folgender Teemischung behandelt werden:

Sonnenhutwurzel	2 Teile
Yamswurzel	2 Teile
Kamille	1 Teil
Odermennig	1 Teil

Über längere Zeit dreimal täglich trinken. Der Zustand sollte sich dabei nach und nach bessern. Diese Teemischung kann zwar auch die Symptome einer akuten Blinddarmentzündung lindern, ein plötzlicher Anfall erfordert jedoch eine sofortige ärztliche Betreuung. Obwohl die Erkrankung oft von Verstopfung begleitet wird, sollten keine Abführmittel genommen werden, da sie den Zustand verschlechtern können.

Dickdarmentzündung (Kolitis)

Kolitis ist die häufigste Erkrankung dieses Verdauungsorgans. Intensität und Symptome hängen vom Grad der Entzündung ab. Sie zeigt sich durch ständigen Wechsel von Durchfall und Verstopfung, durch eine allgemeine Verringerung der Vitalität und oftmals durch Depressionen – obwohl die Symptome von Person zu Person variieren können. Diese besonders schmerzhafte Erkrankung lässt sich meist sehr wirksam mit Heilpflanzen und einer angemessenen Diät behandeln. Eine wirksame Mischung besteht aus:

Yamswurzel	3 Teile
Wachsmyrte	2 Teile
Beinwellwurzel	1 Teil
Eibischwurzel	1 Teil
Kanadische Gelbwurzel	1 Teil
Odermennig	1 Teil

Dreimal täglich trinken. Diese Teemischung lindert und heilt die Dickdarmzellwände mit schleimhautschützenden Mitteln *(Beinwell, Eibisch)*, adstringierenden Mitteln *(Wachsmyrte, Beinwell, Odermennig)* und einer entzündungshemmenden Heilpflanze *(Yamswurzel)*. Andere Adstringentia wie *Eichenrinde, Gefleckter Storchschnabel, Hirtentäschel* und *Immergrün* können ebenfalls verwendet werden. Je nach Art der Erkrankung empfiehlt es sich, blutreinigende und keimhemmende Mittel wie *Sonnenhutwurzel* und *Knoblauch* hinzuzufügen.

Sind Stress und Angstzustände an der Erkrankung beteiligt, sollten nervenentspannende Mittel wie *Baldrian, Helmkraut* oder *Lindenblüten* beigemischt werden. Die Ernährung sollte vor allem Stoffe ausschliessen, die die Darmwände reizen, sei es durch physische Reizung, durch Temperatur, aufgrund einer chemischen Wirkung oder weil eine Allergie hervorgerufen werden kann.

Physische Reizungen können dadurch verhindert werden, dass alle Produkte, die Faserstoffe enthalten, gemieden werden. Kleie, Vollkornmehl, rohes Gemüse, Obstschalen, Obst mit kleinen Samen (wie Himbeeren), Nüsse und gekochtes faserreiches Gemüse (wie Kohlarten) sollten gemieden werden; ebenfalls heisse oder kalte Speisen und Getränke (heisser Kaffee, Speiseeis, Bier), die Temperatur der Nahrung sollte gemässigt sein.

Auch chemische Reizstoffe wie Alkohol, Essig und Essigprodukte (wie sauer Eingemachtes), pikante Gewürze, scharfer Käse und gebratene Gerichte sollten vermieden werden.

Kuhmilchprodukte sind die Hauptverursacher allergischer Reaktionen im Dickdarm; Kaffee und Schweinefleischprodukte sollten ebenfalls vermieden werden.

Ersatzweise können Ziegen- oder Sojamilch verwendet werden. Andere zulässige Nahrungsmittel sind Eier, zarte und leichtverdauliche Fleischarten, Fisch, Leber, Geflügel, mildgewürzte Suppen, leicht gekochtes Gemüse und Obst (Bananen und Avocados können roh gegessen werden), ungebleichte Weissmehlprodukte, feine Getreidesorten und ein Brei aus *Amerikanischer Ulme* (siehe unter Zwölffingerdarmgeschwür), die zudem heilend wirkt.

Kleinere Mahlzeiten über den Tag verteilt sind besser als grosse Portionen dreimal täglich. Diese Diät sollte befolgt werden, solange die akute Entzündung andauert. Sobald die Symptome abklingen, sollten ballaststoffreiche Produkte nach und nach wieder hinzukommen. Die chemischen Reizstoffe und die Produkte, die eine Allergie hervorrufen, sollten auf Dauer vermieden werden.

Divertikelentzündung (Divertikulitis)

Aufgrund der weitverbreiteten unnatürlichen und ungesunden Ernährungsweise so vieler Menschen in der «zivilisierten» Welt von heute sind die Darmwände besonders krankheitsanfällig. Diese Schwäche kann zu taschenartigen Ausbuchtungen in der Darmwand führen, zu sogenannten Divertikeln. Es bilden sich teilweise kleine und wenige Divertikel, manchmal aber auch viele, und häufig entwickeln sie sich zu ausgesprochen grossen Taschen. Oft verursachen diese Divertikel wenig oder keine offenkundigen Beschwerden, doch können sie auch Entzündungsherde sein und Abfallstoffe ansammeln. Ist es einmal zu einer Entzündung gekommen, können ballaststoffreiche oder unverdauliche Substanzen (z. B. Tomatenschalen) starke Schmerzen und Unwohlsein verursachen.

Divertikelentzündung kann mit einer Kombination von Heilpflanzenanwendungen und diätetischen Massnahmen behandelt werden. Eine wirksame Grundmischung bereitet man aus folgenden Heilpflanzen:

Yamswurzel	3 Teile
Kamille	2 Teile
Eibisch	1 Teil
Kalmus	1 Teil

Dreimal täglich eine Tasse. Wird die Divertikelentzündung von Blähungen begleitet, so fügt man der Teemischung mehr blähungstreibende Mittel wie *Ingwer* und *Colombowurzel* hinzu, bei Verstopfung *Rhabarberwurzel* und *Senna*. Die diätetischen Massnahmen erscheinen paradox: Obwohl die Erkrankung durch ballaststoffarme Ernährung verursacht wird, müssen gerade die Ballaststoffe bei einer akuten Entzündung vermieden werden, da sie den Zustand verschlechtern würden. Stattdessen sollte die Diät leicht, faserstoffarm und reich an schleimhautschützenden Produkten sein, z. B. reich an *Amerikanischer Ulme*. Erst wenn die Entzündung unter Kontrolle ist, sollten nach und nach Vollkornprodukte und Rohkost gegessen werden. Eine natürliche und gesunde Ernährung ist der beste Weg, eine Divertikelentzündung auf lange Sicht unter Kontrolle zu halten.

Hämorrhoiden

Hämorrhoiden sind eine unangenehme Erkrankung des Mastdarms (Rectum) und des Afters. Sie können innerlich und äusserlich auftreten. In den meisten Fällen sprechen sie sehr gut auf die innere und äussere Behandlung mit Heilpflanzen an. Es ist allerdings unerlässlich, die Ursachen dieser Erkrankung herauszufinden und vorrangig zu behandeln. Geschieht das nicht, werden die Hämorrhoiden immer wieder auftreten. Die häufigste Ursache ist eine chronische Verstopfung. Deren Behandlung wurde bereits besprochen. Eine andere, ebenfalls häufige Ursache ist ein Leberstau (Überbelastung).

Die nachfolgend beschriebene Heilpflanzenbehandlung hilft in den hartnäckigsten Fällen. Die wichtigsten Kräuter sind adstringierende Mittel, besonders solche, die gleichzeitig die betroffenen Gefässe stärken. *Scharbockskraut* ist die bevorzugte Heilpflanze. Zusätzlich können *Blutwurz, Hamamelis* und *Immergrün* verwendet werden, falls ein einfacher Aufguss mit *Scharbockskraut* nicht hilft. Ruft dieser Tee Verstopfung hervor, oder verstärkt er sie, kann *Echter Rhabarber* beigegeben werden.

Aus *Scharbockskraut* kann auch eine sehr lindernd wirkende Salbe bereitet werden, die nach jedem Stuhlgang aufgetragen wird.

Leber und Gallenblase

Die Leber ist das grösste Organ im menschlichen Körper und ist direkt und indirekt an allen physiologischen Prozessen beteiligt. Sie spielt eine bedeutende Rolle innerhalb des Verdauungsprozesses, zum Beispiel ermöglicht sie die Abgabe von Gallenflüssigkeit in den Zwölffingerdarm. Wir wollen uns hier nicht näher mit den Vorgängen in diesem aussergewöhnlichen Organ befassen, doch erscheint es sinnvoll, kurz auf ihre wichtigsten Aufgaben einzugehen, um aufzuzeigen, wie lebenswichtig die gesunde Leber für den Körper ist. Die Leber ist am *Kohlehydrat*stoffwechsel beteiligt und ist das wichtigste Organ zur Aufrechterhaltung des Blutzuckerspiegels. Die Leber ist am *Eiweiss*stoffwechsel beteiligt, vor allem finden hier die Aufspaltung der Aminosäuren und die Synthese der Blutplasmaproteine, wie z. B. Globulin, und der Gerinnungsfaktoren statt. Die Leber ist am *Fett*stoffwechsel beteiligt, z. B. mit der Synthese von Cholesterin und der nachfolgenden Aufspaltung in die Gallensalze. Die Leber ist am *Vitamin*stoffwechsel beteiligt und dient diesen als Speicher. Für die Aufnahme der fettlöslichen Vitamine wird Gallenflüssigkeit benötigt, die Vitamine A, D, K, und B_{12} werden in der Leber gespeichert, ausserdem werden viele Vitamine in der Leber umgesetzt. Die Leber baut *Hormone* wie Östrogene, Kortikosteroide und andere Steroide ab. Die Leber spielt bei der Entgiftung von *Drogen* eine wichtige Rolle und schützt unsere innere Ökologie vor Schäden durch Drogen, Umweltgifte, künstliche Nahrungsmittelzusätze und andere potentiell giftige Substanzen. Vor allem dadurch wird die Leber ständig belastet. Die Leber produziert die für die Verdauung notwendige *Gallenflüssigkeit* und gibt sie an die Gallenblase ab.

Diese wenigen Beispiele zeigen, dass die Leber eine wichtige Rolle bei der Erhaltung eines gesunden Blutbildes, bei der richtigen Funktion des endokrinen Drüsensystems, beim Verdauungsprozess und bei der allgemeinen Stoffwechselfunktion spielt. Da die Leber mit vielen anderen Vorgängen im Körper verbunden ist, wird sich jede Fehlfunktion und jede Erkrankung auf die Leber und ihre Aufgaben auswirken. Umgekehrt kann sich jede Fehlfunktion der Leber als Symptom an irgendeiner anderen Stelle im Körper zeigen, z. B. bei Hautproblemen.

Die Leber kann mit leberstärkenden Mitteln unterstützt werden, die wichtigsten sind *Krauser Ampfer, Berberitze, Boldo, Virginischer Ehrenpreis, Eisenkraut, Kanadische Gelbwurzel, Löwenzahn, Pfaffenhütchen, Kahles Schildblumenkraut, Schneeflockenbaum* und *Yamswurzel*.

Auch wenn keine spezifische Erkrankung besteht, ist es oft notwendig, die Leber zu unterstützen. Das Spektrum funktionaler Störungen, die als «leberbedingt» beschrieben werden können, ist breit gefächert. Volkstümliche, zur Frühjahrskur gebräuchliche Heilmittel basieren oft auf leberanregenden Mitteln, um die Leber nach beispielsweise vitaminarmer Nahrung im Winter zu kräftigen und bei der Reinigung und Stärkung des ganzen Körpers zu unterstützen. In den zivilisierten Ländern kann die Ernährung das ganze Jahr über gut ausgewogen und nahrhaft sein, doch ist sie häufig mit chemischen Substanzen vergiftet, und der Körper hat grosse Probleme, damit fertigzuwerden. Deshalb können wir zu jeder Jahreszeit eine «Frühjahrskur» einschieben.

Am besten kann man die Leber und den gesamten Verdauungsprozess durch Bittermittel wie *Enzian, Kanadische Gelbwurzel* und *Wermut* unterstützen. Gezielter wird die Leber durch alle oben aufgeführten leberstärkenden Mittel gereinigt. Von diesen ist *Löwenzahn* die unkomplizierteste Pflanze mit dem grossen Anwendungsbereich. *Löwenzahn*wurzeln oder -blätter sind ausgezeichnete leberstärkende Mittel, die gleichzeitig die Nieren anregen und so eine Reinigung des Körpers durch dieses Organ fördern. Bei einer solchen Behandlung der Leber ist es gleichzeitig angebracht, den Magen mit *Mädesüss* zu unterstützen. Entsprechend sollte jeder andere Bereich des gesamten Systems, der einer Unterstützung bedarf, berücksichtigt werden. Eine wirksame leberstärkende Teemischung besteht aus:

Löwenzahn	2 Teile
Mädesüss	2 Teile
Kanadische Gelbwurzel	1 Teil
Schneeflockenbaum	1 Teil

Diesen Tee sollte man nach jeder Mahlzeit trinken.

Leber- und Gallenblasendiät

Bei jedem Problem, das mit der Leber- und Gallenblasenfunktion zu tun hat, ist es unerlässlich, eine strenge Diät zu befolgen. Allein dadurch wird gewährleistet, dass die Belastung der Leber durch die Verdauung gemindert wird und keine unnötigen Schmerzen verursacht werden. Die Richtlinien für eine solche Diät sind einfach: alle gebratenen und gerösteten Speisen vermeiden, so wenig Fett und fettreiche Nahrungsmittel wie möglich sowie eingeschränkter Alkoholgenuss.

Gelbsucht (Ikterus)

Gelbsucht ist keine Krankheit, sondern ein Symptom. Sie zeigt einen Stauungszustand der Leber an, der zu einer Ansammlung von Gallenflüssigkeit im Blut führt. Um eine wirkliche Heilung zu gewährleisten, muss die Ursache für den Stauungszustand gefunden werden. Es kann sich dabei um eine Überbelastung durch chemische Stoffe, um eine Infektion oder um einen organischen Schaden handeln und muss der Ursache entsprechend behandelt werden. Die Behandlung kann, unabhängig von der Art der Ursache, von einer Teemischung unterstützt werden, die die Genesung der meisten Gelbsuchtarten fördert:

Virginischer Ehrenpreis	1 Teil
Kanadische Gelbwurzel	1 Teil
Löwenzahn	1 Teil
Kahles Schildblumenkraut	1 Teil
Schneeflockenbaum	1 Teil

Solange die Symptome andauern, alle zwei Stunden eine halbe Tasse.

Gallenblasenentzündung

Diese äusserst schmerzhafte Erkrankung spricht im allgemeinen sehr gut auf eine Heilpflanzenbehandlung an. Die Ernährung sollte genauestens überprüft und die oben angegebenen Empfehlungen streng eingehalten werden. Eine Teemischung, die schmerz- und entzündungslindernd wirkt, wird aus folgenden Heilpflanzen zusammengestellt:

Eibischwurzel	2 Teile
Löwenzahn	1 Teil
Mahonienrinde	1 Teil
Pfaffenhütchen	1 Teil
Schneeflockenbaum	1 Teil

Dreimal täglich eine Tasse. Nervenberuhigende Mittel, wie *Baldrian,* können bei den starken Schmerzen helfen, die diese Krankheit oft begleiten.

Zusätzlich ist es notwendig, den allgemeinen Gesundheitszustand zu berücksichtigen und die oben angegebenen Vorschläge in diesem Zusammenhang anzuwenden.

Gallensteine

Die Hintergründe für die Entwicklung von Gallensteinen sind noch nicht ausreichend geklärt. Heilpflanzen können in manchen Fällen dem Körper helfen, die Steine nahezu schmerzlos auszustossen. Die folgende Mischung kann sich dabei als hilfreich erweisen:

Eibischwurzel	2 Teile
Boldo	1 Teil
Kanadische Gelbwurzel	1 Teil
Kahles Schildblumenkraut	1 Teil
Schneeflockenbaum	1 Teil

Dreimal täglich eine Tasse. Bei dieser Mischung kann die *Kanadische Gelbwurzel* durch *Berberitze* oder *Mahonienrinde* ersetzt werden, da sie ähnliche, auf die Gallensteine einwirkende Alkaloide enthalten. Wurden Gallensteine festgestellt, so muss das gesamte Verdauungssystem mit angemessenen verdauungsfördernden Heilpflanzen unterstützt werden. Steht das Nervensystem unter Stress, so muss es ebenfalls angemessen behandelt werden.

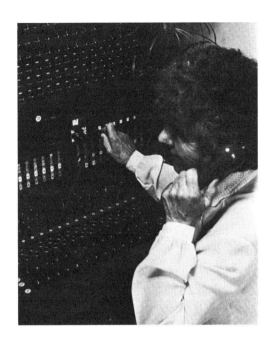

Der richtige Umgang mit einer Krankheit ist ein wichtiges Moment, um Vereinzelung und ein Gefühl von Alleinsein und Isolierung zu durchbrechen; eben deshalb führen die Auswirkungen schlechter Gesundheit, wenn sie richtig gehandhabt werden, zu einer Linderung der Krankheitsneigung und einer Erweiterung der Anteilnahme. Teilhabenlassen und ein Gefühl des allgemeinen Beteiligtseins müssen meist mühsam erlernt werden.
    Alice Bailey

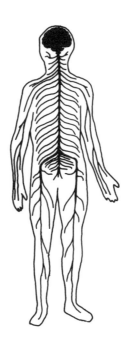

Das Nervensystem

Bei keinem anderen System ist die Verbindung zwischen den physischen und den psychischen Aspekten unseres Daseins so deutlich wie beim Nervensystem. Das Nervensystem ist offensichtlich ein Teil des physischen Körpers und ebenso offensichtlich laufen alle psychischen Prozesse im Nervensystem ab. Deshalb werden sich Unwohlsein und Krankheit auf psychischer Ebene auf physischer Ebene widerspiegeln; umgekehrt spiegelt sich physisches Un-Wohlsein auf psychischer Ebene wider. Man fragt sich, weshalb die physische Seite unseres Daseins jemals als getrennt von der psychischen gesehen wurde.

Diese Wechselbeziehung wird von einer ganzheitlichen Heilpflanzenkunde anerkannt; sie sieht das Nervengewebe und seine Funktionen als ein wesentliches Element bei der Behandlung des ganzen Menschen an.

Die traditionelle allopathische Medizin neigt dazu, psychische Probleme auf eine rein biochemische Ebene herunterzuspielen, und geht davon aus, dass «angemessene» Medikamente das Problem bereinigen können oder es zumindest ausreichend überdecken, damit weiterhin ein «normales» Leben geführt werden kann.

Interessanterweise gehen viele Methoden alternativer Medizin vom extremen Gegenteil aus oder setzen es zumindest stillschweigend voraus, nämlich dass psychische Faktoren die alleinige Ursache jeglicher Erkrankung sind, dass die Behandlung der Psyche der einzige Weg zur Heilung ist und damit jedes körperliche Problem gelöst werden kann.

Wenn wir diese beiden beschränkten Ansätze verbinden, kommen wir einer ganzheitlichen Betrachtungsweise wesentlich näher; mit Heilpflanzen können wir das Nervensystem als Teil des ganzen Körpers behandeln, es nähren und stärken und der Psyche helfen. Um ganz gesund zu sein, müssen wir uns um unser körperliches Wohlbefinden kümmern, indem wir uns richtig ernähren und für eine angemessene Lebensweise sorgen. Wir sind aber ebenso für ein gesundes emotionales, mentales und spirituelles Leben verantwortlich. Die emotionale Atmosphäre, in der wir leben, sollte befriedigend und förderlich sein und zu gefühlsmässiger Stabilität beitragen. Unsere Gedanken sollten schöpferisch und lebensbejahend sein, offen für den ungehinderten Fluss von Intuition und Vorstellungskraft und nicht in Leitsätzen erstarren. Wir müssen offen sein für das freie Fliessen der höheren Energien unserer Seele, denn ohne diese Energien ist Gesundheit nicht möglich.

Aus diesem Grund betrachten wir jede Krankheit, die im Körper auftritt, in ihrem emotionalen, geistigen und spirituellen, ebenso in einem physischen Zusammenhang. Auch dürfen wir nicht vergessen, daß wir Teil eines grösseren Ganzen, Teil der Menschheit sind. So stehen wir auch mit den Krankheiten der Menschheit an sich in Verbindung und schwimmen in einem wahren Meer von Einflüssen und Faktoren, die wir nicht direkt kontrollieren können. Viele Neurosen, denen wir heute in der westlichen Welt begegnen, sind die normale Reaktion auf eine abnorme Umwelt, sind die gesunde Reaktion der Psyche auf den Irrsinn einer kranken Gesellschaft.

So gesehen gibt es Grenzen für die Heilung des Einzelnen, wenn die Erkrankung in Wirklichkeit ein Abbild der Krankheit der Gesellschaft ist. Im ausgehenden zwanzigsten Jahrhundert ein Heiler zu sein, heisst auch, ein Bewusstsein für das Ganze und einen gewissen politischen Einblick zu haben, möglicherweise sogar politisch aktiv zu werden.

Damit wir gesund sein können, muss unsere Gesellschaft gesund sein. Damit unsere Gesellschaft gesund sein kann, müssen wir gesund sein. Damit unsere Gesellschaft unsere höchsten Bestrebungen wahrhaftig widerspiegeln kann, müssen wir diese Bestrebungen leben, verkörpern und widerspiegeln.

Die Heilpflanzenkunde kann ein ökologisches und spirituell integriertes Werkzeug zur Unterstützung des Nervensystems der Menschheit sein, damit sich die Menschheit selbst helfen kann. Sie ist daher auf körperlicher Ebene das ideale Gegenstück zu therapeutischen Methoden auf der psychologischen Ebene und zielt darauf hin, Menschen zu helfen, ihre Ganzheit zu erfassen.

Heilpflanzen für das Nervensystem

Ausser den bloss anregenden und entspannenden Heilwirkungen, gibt es eine ganze Reihe anderer Möglichkeiten, wie Heilpflanzen dem Nervensystem nützlich sein können.

Nervenstärkende Mittel (Nervine)

Der vielleicht wichtigste Beitrag, den die Heilpflanzenkunde in diesem Bereich liefern kann, ist die Stärkung und Versorgung des Nervensystems. Bei Schockzuständen, Stress oder Nervenschwäche stärken und versorgen die nervenstärkenden Mittel das Gewebe auf direktem Wege; es ist nicht notwendig, zu Beruhigungsmitteln oder anderen Medikamenten zu greifen, um Angstzustände oder Depressionen zu lindern. Die nervenstärkenden Mittel sind bei vielen Nervenproblemen von unschätzbarem Wert.

So erstaunlich es auch klingen mag: eines der besten Mittel und sicherlich das mit dem grössten Anwendungsbereich, um das Nervengewebe zu versorgen, ist *Hafer*. Er kann als Tinktur eingenommen, falls erforderlich mit entspannenden oder anregenden Mitteln oder mit jedem anderen angezeigten Heilmittel gemischt, oder ganz einfach gegessen werden.

Zu anderen nervenstärkenden Mitteln, die zusätzlich entspannend wirken, gehören *Betonienkraut, Damiana, Eisenkraut* und *Helmkraut*. Von diesen Pflanzen ist *Helmkraut* wohl am wirksamsten, besonders bei Problemen, die mit Stress verbunden sind.

Nervenentspannende Mittel

Bei Stress und Spannungszuständen können die nervenentspannenden Mittel sehr gut helfen, um solche Zustände zu lindern.

Zu den charakteristischen nervenentspannenden Mitteln gehören *Baldrian, Frauenschuh, Helmkraut, Herzgespann, Hopfen, Johanniskraut, Kamille, Küchenschelle, Lavendel, Lindenblüten, Mistel, Kalifornischer Mohn, Passionsblume, Piscidiarinde, Rosmarin, Schwarze Schlangenwurzel, Amerikanischer Schneeballbaum, Schneeball* und *Ysop*. Wie aus der Liste ersichtlich wird, gibt es auch einige nervenentspannende Mittel mit anderen Eigenschaften, die man je nach Beschwerden hinzuziehen kann.

Zusätzlich zu den direkt auf das Nervensystem einwirkenden Kräutern können die krampflösenden Heilpflanzen – die auf die peripheren Nerven und das Muskelgewebe einwirken – eine indirekt entspannende Wirkung auf das ganze System ausüben. Wenn der Körper entspannt ist, wird auch die Entspannung der Psyche gefördert.

In Verbindung mit Nervenmitteln können auch schleimhautschützende Mittel nützlich sein, denn sie lindern Reizungen des Gewebes und fördern die Heilung.

Nervenanregende Mittel

Eine direkte Anregung des Nervengewebes ist selten angezeigt. Meist ist es besser, die körpereigene Vitalität mit nervenstärkenden oder sogar verdauungsfördernden Mitteln anzuregen. Diese Mittel steigern die körperliche Harmonie und haben somit eine grössere Wirkung, die länger anhält als die von nervenanregenden Mitteln.

Ist jedoch eine direkte Anregung der Nerven angezeigt, so ist die beste Heilpflanze hierfür die *Kolanuss*, obwohl hier auch *Kaffee, Matetee* und *schwarzer Tee* in Frage kommen. Ein Problem dieser häufig gebrauchten Anregungsmittel ist die Tatsache, dass sie Nebenwirkungen aufweisen und am Auftreten von psychologischen Beschwerden wie z. B. Angst- und Spannungszuständen beteiligt sein können.

Einige Heilpflanzen, die leichtflüchtige Öle enthalten, sind gleichfalls wertvolle anregende Mittel, wobei die *Pfefferminze* von allen das beste ist.

Krankheitsbilder des Nervensystems

Mit dem Konzept der psychosomatischen und somatopsychischen Erkrankungen erkennt die konventionelle Medizin die Verbindung zwischen physischen und psychologischen Faktoren bei der Entstehung von Krankheiten an. Psychologische Faktoren können für physische Beschwerden anfällig machen oder diese verschlimmern (psychosomatisches Konzept) oder umgekehrt können physische Faktoren auf den psychischen Zustand einwirken (somatopsychisches Konzept). Es ist jedoch angemessener, jede Erkrankung als Teil einer tiefen Beziehung zwischen Körper, Geist und Seele zu verstehen. Wenn eine Behandlung mit Nervenmitteln angebracht ist, um die Heilung eines Krankheitszustandes zu unterstützen, wird dies jeweils gesondert erwähnt.

Eine Reihe von Erkrankungen stehen besonders eng in Zusammenhang mit dem Nervensystem, obwohl sie keine neurologischen Symptome hervorrufen. Diesen Erkrankungen kann häufig durch eine Stärkung der Nerven und des gesamten Systems begegnet werden. Zu einer repräsentativen Auflistung gehören:

- Kreislaufsystem: Hoher Blutdruck und Kranzgefässerkrankungen
- Atmungssystem: Asthma, Heuschnupfen und Reizhusten
- Verdauungssystem: Magen- und Darmgeschwüre, Darmstörungen, Blähungen und Verdauungsstörungen
- Haut: Hautprobleme
- Drüsensystem: Schilddrüsenbeschwerden und andere Störungen endokriner Drüsen
- Sexualsystem: Eine Reihe von Beschwerden, die mit der Menstruation zusammenhängen.

Bei den oben angeführten Krankheitszuständen können Nervenmittel oft angebracht sein, was aber nicht bedeutet, dass sie alle nervlich bedingt wären. Es geht vielmehr darum, dass das Nervensystem in diesen Fällen oft mehr Unterstützung als sonst bedarf, um die Heilung des gesamten Menschen zu fördern.

Bei der Besprechung des Nervensystems wird vielleicht am deutlichsten, warum wir uns besser mit Un-Wohlsein als mit Krankheit auseinandersetzen. Das hört sich vielleicht nach Haarspalterei an, aber dieser Sprachgebrauch zeigt den ganzheitlichen Blickwinkel auf, der das reibungslose Funktionieren des gesamten Körpers als Ausdruck von Harmonie und Energiefluss begreift. Un-Wohlsein und Krankheit unter diesem Aspekt zu betrachten, ermöglicht es uns, zwischen psychologischen und neurologischen Problemen zu unterscheiden, ohne auf eine dualistische Trennung von Geist und Körper zurückgreifen zu müssen.

Psychisches Unwohlsein

Unsere Gesellschaft wird von Selbst-Zweifeln, Angst und Entfremdung, von Entmenschlichung und Gewalt geplagt. Diese Tatsache macht es vielleicht verständlich, dass eine wahre Flut von stressbedingten Krankheitsbildern die Akten der meisten Ärzte füllt.

Stress Jeder Reiz und jede Veränderung unserer Innenwelt oder unserer Umgebung kann als «Stress» bezeichnet werden, wenn er die innere Harmonie oder das psychologische Gleichgewicht (Homöostase) stört. Dies kann durch mancherlei hervorgerufen werden – Arbeitsbedingungen, Beziehungs- und gesundheitliche Probleme, bis hin zum Wetter. Der Körper reagiert auf jeden Stress in ähnlicher Weise, nämlich mit hormonellen und Verhaltensreaktionen.

Ein gewisses Mass an Stress ist notwendig, um in den heutigen Grossstädten zu überleben: Probleme entstehen dann, wenn die jeweilige Stressreaktion über ein gesundes, das heisst nützliches Mass hinausgeht und in einen belastenden Zustand ausartet.

Dieser Definition gemäss kann Stress an sich nicht behandelt werden, denn er ist die natürliche Reaktion auf gegebene Verhältnisse. Dem Körper kann allerdings bei seinen Reaktionen geholfen werden. Dies kann mit Heilpflanzen und Vitaminen geschehen, wichtiger aber sind Entspannungsübungen, um dem Körper eine Möglichkeit zur Erholung zu geben. Zusätzlich sollte die Situation, die den Stress verursacht, neu überdacht werden. Bevor die Reaktion auf eine Situation verändert wird, sollte womöglich die Situation selbst verändert werden.

Führt Stress zu dauernden Beschwerden, so sollte die Behandlung von verschiedenen Ansätzen her angegangen werden. Eine angemessene Ernährung ist unbedingt erforderlich. Oft ist es angebracht, den Körper zusätzlich mit Vitamin C und Vitaminen des B-Komplexes zu versorgen, denn unter Stress wird von beidem mehr benötigt. Die Nervenmittel nähren und stärken das Nervensystem. Die wirksamsten sind *Hafer* und *Helmkraut; Ginseng* ist eine andere ausgezeichnete Heilpflanze, die unsere Fähigkeit, mit Stress fertigzuwerden, erweitert. Sie muss allerdings über einen längeren Zeitraum eingesetzt werden.

Angstzustände Wir alle haben irgendwann im Leben das Gefühl der Angst kennengelernt. Meist dauert das Gefühl nur kurze Zeit an; ausgelöst wird es von einem bedrohlichen Problem in unserer Umgebung. Manchmal kann es sich aber auch zu einem Gewohnheitsmuster entwickeln, das unsere Gedanken und unser Verhalten bestimmt. Dann nehmen wir die Welt als etwas Beängstigendes wahr und handeln dementsprechend. Wir geraten in einen Teufelskreis, in dem Angst vorherrscht und stets mehr Angst erzeugt. Durch den Einfluss der Selbsterfahrungs- und Therapiebewegung ist es heute fast zur selbstverständlichen Erkenntnis geworden, dass «wir unsere eigene Wirklichkeit schaffen» und auch für das verantwortlich sind, was wir erschaffen. Um diese Erkenntnis ge-

bührend anzuerkennen und sie in unserem Leben zu verwirklichen, brauchen wir oft Unterstützung. Gesprächstherapien und Pflanzenheilkunde können diese Prozesse erleichtern. Alle nervenentspannenden Mittel lindern Angst- und Spannungszustände, wobei die Wirkung der jeweiligen Heilpflanzen von Mensch zu Mensch verschieden ist. Die wichtigsten sind *Baldrian, Frauenschuh, Helmkraut, Lindenblüten* und *Mistel.*

Zusätzlich zu nervenentspannenden können krampflösende Heilpflanzen hilfreich sein, denn bei Angstzuständen sind meistens die Muskeln angespannt. Die Lösung dieser Muskelverspannungen ermöglicht dem gesamten Menschen, sich zu entspannen und wohl zu fühlen. In einem solchen Zustand innerer Harmonie wird eine Heilung erfolgen.

Eine Mischung aus *Baldrian* und *Helmkraut* ist am erfolgversprechendsten; der einzige Nachteil ist der unangenehme Geschmack.

| *Baldrian* | 1 Teil | |
| *Helmkraut* | 1 Teil | ☕🕐 |

Dreimal täglich oder bei Bedarf zu trinken.

Prämenstruelle Spannungen Diese unangenehmen, mit dem Menstruationszyklus verbundenen Beschwerden können emotionale und psychische Störungen verursachen. *Baldrian* und *Helmkraut* können diese Beschwerden kurzfristig sehr wirkungsvoll lindern. Um dieses Problem aber wirklich zu lösen, muss der gesamte Hormonhaushalt untersucht und behandelt werden. Dies wird im Kapitel über die Sexualorgane ausführlich besprochen.

Hyperaktivität Überaktivität oder Bewegungsdrang ist, besonders bei Kindern, eine zunehmende Erscheinung. Dieser Zustand ist nicht einfach zu definieren oder diagnostizieren. Bei vielen Kindern wurde Hyperaktivität diagnostiziert, nur weil sie etwas lebhafter als ihre Altersgenossen waren. Wobei dies möglicherweise allein auf eine mangelhafte, zuckerreiche Ernährung zurückzuführen ist. Zucker wirkt wie ein Beruhigungsmittel und hat darüber hinaus andere schädliche Nebenwirkungen.

Wird bei einem Kind Hyperaktivität festgestellt, sollten bestimmte Schritte unternommen werden. Einer der Hauptfaktoren, die zu Hyperaktivität führen, ist die Ansammlung von Schwermetallen im Körper. Aufgrund der fortschreitenden Industrialisierung werden die Atmosphäre und unsere Ernährung übermässig belastet. Der erste Schritt bei der Bekämpfung von Hyperaktivität besteht darin, unsere Ernährung so abzustimmen, dass möglichst wenige künstliche Zusätze enthalten sind. Vielleicht sollten wir uns ausserdem überlegen, einer Umweltschutzgruppe beizutreten, die sich für eine Verringerung der Umweltvergiftung einsetzt. Das wachsende Problem der Hyperaktivität ist in unserem Mikrokosmos ein Spiegelbild der Zustände, die wir in der ganzen Welt schaffen.

Um den Körper von bereits angesammelten chemischen Stoffen zu befreien, sollten über einen längeren Zeitraum hinweg blutreinigende Mittel verwendet werden. *Rotklee* ist hier am ehesten zu empfehlen, da diese Pflanze gleichzeitig nervenentspannend wirkt. Zur kurzfristigen Linderung sollten andere stark wirksame Entspannungsmittel hinzugefügt werden. Ausserdem sollte mit Hilfe von *Hafer,* Vitamin C und den Vitaminen des B-Komplexes eine Behandlung gegen Stress durchgeführt werden.

Depression Depressionen können eine Reaktion auf äussere Umstände sein oder dem eigenen Denken entspringen; meist handelt es sich um eine Kombination beider Ursachen. Heilpflanzen können in beiden Fällen dazu beitragen, Depressionen zu lindern, doch sollten gleichzeitig die Ursachen behandelt werden.

Es ist unumgänglich, die Hintergründe der Depressionen sich selbst gegenüber ehrlich zu betrachten und das eigene Leben mutig neu zu bewerten, denn die Heilpflanzen allein können das zugrundeliegende

Problem nicht lösen. Sie können jedoch den nötigen Raum schaffen und das Gemüt beruhigen, um diesen Vorgang zu unterstützen. Zu den besten antidepressiven Heilpflanzen gehören *Baldrian, Damiana, Eisenkraut, Frauenschuh, Gingseng, Hafer, Helmkraut, Kolanuss, Lavendel, Lindenblüten* und *Rosmarin.*

Ist die Depression mit einem allgemeinen Schwächezustand des gesamten Körpers verbunden, der sich auf das Nervensystem auswirkt, ist die nachfolgende Mischung angezeigt:

Kolanuss	2 Teile
Damiana	1 Teil
Hafer	1 Teil
Lavendel	1 Teil
Rosmarin	1 Teil

Dreimal täglich eine Tasse.

Ist ein Schwächezustand kein wichtiger Faktor, sollte folgende Mischung verwendet werden:

Kolanuss	1 Teil
Helmkraut	1 Teil
Lindenblüten	1 Teil

Auch diesen Tee dreimal täglich trinken. Wird ein stärkeres Mittel benötigt, kann *Baldrian* beigegeben werden.

Wir sollten uns an dieser Stelle in Erinnerung rufen, dass alle in diesem Buch empfohlenen Heilteemischungen nicht automatisch für jeden Menschen gelten. Alle Heilpflanzen sind (in normaler Dosierung) ungefährlich, von daher können bedenkenlos eigene Mischungen ausprobiert werden. Bitte im Abschnitt über die Heilpflanzen nachlesen, welche Pflanzen in Frage kommen. Jeder Tee sollte mindestens über zwei oder drei Tage genossen werden, um eine mögliche Wirkung festzustellen. Im Zweifelsfalle einen heilpflanzenkundigen Arzt bzw. Heilpraktiker aufsuchen.

Schlaflosigkeit Eine schlaflose Nacht hat jeder einmal; der Stress des Tages oder die Angst vor dem nächsten Tag können uns die ganze Nacht wach und ruhelos halten oder tiefen, erholsamen Schlaf verhindern. Wenn das hin und wieder mal vorkommt, besteht kein Grund zur Beunruhigung. Wenn es aber zu oft vorkommt, kann der ganze Körper Schaden nehmen, denn die grösste Heilung und Erholung finden wir im Schlaf. Es gibt viele gute und äusserst wirksame schlaffördernde Heilpflanzenmittel, die einen erholsamen Nachtschlaf begünstigen, aber oft reicht schon ein mildes, nervenentspannendes Mittel aus, um einen natürlichen Schlaf zu gewährleisten.

Die wirksamsten schlaffördernden Mittel sind *Baldrian, Hopfen, Kalifornischer Mohn, Passionsblume* und *Piscidiarinde,* wobei letztere gut wirkt, wenn Schlafstörungen durch Schmerzen verursacht werden.

Eine gute Mischung besteht aus:

| *Baldrian* | 1 Teil | |
| *Passionsblume* | 1 Teil | 🥣🕐 |

Diesen Tee kurz vor dem Schlafengehen trinken. Die Dosierung variiert von Mensch zu Mensch und muss ausprobiert werden. Eine Überdosierung ist bei diesen Mitteln ausgeschlossen.

Die meisten nervenentspannenden Mittel fördern einen erholsamen und natürlichen Schlaf. *Kamille, Lindenblüten* und *Rotklee* wirken und schmecken besonders gut. Sie sollten kurz vor dem Schlafengehen getrunken werden, um allen Anspannungen des Tages entgegenzuwirken und das Einschlafen zu erleichtern.

Diese Pflanzen können als Badezusatz auch durch die Haut aufgenommen werden. Auf diese Art und Weise lassen sich besonders bei Kindern Schlafstörungen beheben. Ein *Lindenblüten*-Bad vor dem Schlafengehen fördert den Schlaf, ein *Kamille*-Bad hilft ausserdem beim Zahnen.

Das folgende Rezept für ein *Baldrian*-Bad ist gleichzeitig ein Grundrezept für alle bereits erwähnten Heilpflanzen: Mit einem Liter kochendem Wasser ein oder zwei Handvoll getrocknete *Baldrian*wurzeln übergiessen, eine halbe Stunde ziehen lassen, absieben, dem heissen Badewasser beigeben und direkt vor dem Schlafengehen darin baden. Damit können Voll-, Fuss- oder Handbäder gemacht werden.

Neurologische Erkrankungen

Bisher haben wir hauptsächlich Probleme besprochen, die durch psychische Ursachen entstehen. Wir werden uns nun mit der Heilpflanzenbehandlung von Beschwerden befassen, die im Nervengewebe selbst auftreten. Dabei kann es sich um organische Probleme, wie z. B. multiple Sklerose oder um kleinere funktionale Probleme, wie z. B. Kopfschmerzen, handeln.

Kopfschmerzen Kopfschmerzen können von vielen verschiedenen psychischen und physischen Fehlfunktionen verursacht werden, von Stress und Anspannung bis zu Verdauungsstörungen und Haltungsfehlern. Die Liste der bei Kopfschmerzen wirksamen Heilpflanzen ist deshalb besonders ausgedehnt und umfasst *Baldrian, Betonienkraut, Frauenschuh, Gundelrebe, Helmkraut, Holunderblüten, Kamille, Lavendel, Echter Dost, Melisse, Paprika, Pfefferminze, Piscidiarinde, Rainfarn, Raute, Rosmarin, Thymian* und *Wermut.* Aus dieser Liste wird ersichtlich, dass auch andere Heilwirkungen (als die der Schmerzbetäubung) Kopfschmerzen lindern helfen. Darin spiegelt sich natürlich die ganze Bandbreite möglicher Ursachen wider, die von Umweltverschmutzung, schlechter Beleuchtung bis hin zu verspanntem Nacken, überanstrengten Augen, Haltungsschäden, schlechter Ernährung, Allergien oder anderen Faktoren reichen.

Zunächst ein paar allgemeine Ratschläge. Wohltuend ist in jedem Fall ein entspannendes Bad unter Verwendung einer der obengenannten Heilpflanzen; Lavendel sollte möglichst darunter sein. Es kann auch eine an ätherischen Ölen reichhaltige Heilpflanze (als Öl oder als starker Aufguss) verwendet werden – bei Kopfschmerzen sind *Lavendel, Echter Dost, Pfefferminze* oder *Rosmarin* am wirksamsten. Man kann Stirn und Schläfen einreiben oder inhalieren. Bei beiden Methoden werden Schmerzen oft überrraschend schnell gelindert. Ausser Heilpflanzen können Entspannungsübungen helfen: ein Waldspaziergang, eine Meditation, was auch immer das eigene Wohlbefinden steigert.

Die häufigsten psychischen Ursachen für Kopfschmerzen sind Verdauungsstörungen (wie z. B. Verdauungsschwäche und Verstopfung), Muskel- und Nervenanspannungen und menstruelle Probleme.

Bei Kopfschmerzen, die mit dem Magen zusammenhängen, sind blähungstreibende und Bittermittel angezeigt. Die folgende Mischung ist besonders zu empfehlen:

Lavendel	1 Teil
Mädesüss	1 Teil
Melisse	1 Teil

Diesen Tee nach Bedarf trinken.

Liegt als Ursache eine chronische Verstopfung vor, sollten die Anweisungen im Kapitel über das Verdauungssystem befolgt werden.

Durch psychischen Stress oder Haltungsprobleme, die Verspannungen im Nacken und in den Schultern verursachen, entstehen oft Kopfschmerzen. Nervenentspannende Mittel lindern diese Art Kopfschmerzen, wobei *Baldrian* meist das wirksamste Mittel ist.

Menstruationsprobleme können ebenfalls Kopfschmerzen auslösen und werden am besten durch Normalisieren des Hormonspiegels behandelt, wie im Kapitel über das Sexualsystem beschrieben. Für eine kurzfristige Behandlung hat sich folgender Tee als wirkungsvoll erwiesen:

Baldrian	1 Teil
Helmkraut	1 Teil

Eine Tasse dieses Tees bei Bedarf trinken.

Migräne Dieser äusserst unangenehme und intensive Kopfschmerz wird oft von Verdauungsstörungen wie Übelkeit und Erbrechen und von Sehstörungen und Lichtempfindlichkeit begleitet. Er kann Stunden oder auch Tage andauern.

Ähnlich den Kopfschmerzen kann Migräne von einer ganzen Reihe von Faktoren ausgelöst werden. Deshalb muss eine Behandlung sowohl durch Langzeittherapie die Ursachen angehen, als auch spezielle Heilmittel für jeden einzelnen Migräneanfall beinhalten. Oft ist es notwendig, sich an einen Experten zu wenden, will man die zugrundeliegenden Ursachen erfahren, denn gerade bei diesen Beschwerden ist die Eigendiagnose recht schwierig.

Viele Heilpflanzen lindern die Schmerzen eines Anfalls, wenn sie bei den ersten Anzeichen angewendet werden. Zu diesen gehören *Baldrian, Betonienkraut, Passionsblume, Piscidiarinde* und *Schwarzweide.*

Bestehen ausserdem Verdauungsstörungen, wie zum Beispiel Übelkeit, Erbrechen oder Sodbrennen, sind Heilpflanzen wie *Kanadische Gelbwurzel, Mädesüss, Kamille* oder *Schwarznessel* zu empfehlen.

Die eigentliche Ursache einer Migräne mag von einem einzelnen Faktor abhängen, häufig spielen jedoch verschiedene Faktoren zusammen; dazu ein paar Beispiele.

Ernährung: Die häufigste Ursache für das Entstehen von Migräne ist die allergische Reaktion auf bestimmte Nahrungsmittel. Eine vollständige Liste allergieerzeugender Stoffe würde alle Nahrungsmittel umfassen. Die häufigsten Auslöser sind jedoch rotes Fleisch (insbesondere Schweinefleisch), Schokolade, Milchprodukte, Kaffee, starker Tee, weisser Zucker, Hefeprodukte, Vitamin-B-Zusätze, sauer Eingemachtes, tierische Fette, Alkohol (insbesondere Rotwein, Sherry, Portwein, etc.). Oft basiert die Reaktion nicht auf einem einzelnen allergieauslösenden Nahrungsmittel, sondern setzt sich aus Reaktionen auf viele verschiedene Produkte zusammen, die sich ansammeln und ein «kritisches Mass» erreichen. Besteht der Verdacht, dass eine Allergie oder eine solche Ansammlung als Ursachen in Frage kommen, sollte zwei Tage gefastet werden, bis man wieder einzelne Produkte zu sich nimmt. Wird die Migräne durch einen einzelnen Stoff hervorgerufen, so wird man auf diese Weise den Auslöser identifizieren und kann ihn in Zukunft vermeiden. Zur Unterstützung des Verdauungssystems ist eine regelmässige Anwendung von *Kanadischer Gelbwurzel, Mädesüss, Kahlem Schildblumenkraut* oder *Wermut* über mehrere Monate verteilt angebracht. Nach einer Weile sollte erneut zwei Tage gefastet und verschiedene Nahrungsmittel stufenweise wieder hinzugenommen werden, um festzustellen, ob die Reaktion darauf noch immer die gleiche ist.

Stress: Stress, der zu nervlicher Anspannung führt, ist ein weitverbreiteter Auslöser von Migräne. Dies wird am besten mit einer Entspannungstherapie behandelt, oft bedarf er auch einer Form von Psychotherapie, wie z. B. Gestalttherapie, Psychosynthese oder andere, der Situation angemessene Methoden. Menschen, denen die täglichen Aufgaben über den Kopf wachsen und die ständigen Frustrationen ausgesetzt sind – aber auch äusserst gewissenhafte Perfektionisten –, bilden den Personenkreis, der für eine stressbedingte Migräne empfänglich ist. In beiden Fällen führt die neurotische Anspannung zu Migräne. In solchen Fällen sind nervenentspannende und -stärkende Mittel wie z. B. *Eisenkraut, Hafer, Helmkraut, Hopfen* oder *Mistel* anzuwenden.

Ist die Migräne jedoch mit Erschöpfungs- und Schwächezuständen verbunden, sind nervenanregende Mittel, wie z. B. *Damiana* oder *Kolanuss,* zu empfehlen.

Ginseng ist die Heilpflanze, die bei allen stressbedingten Migräneformen hilft. *Ginseng* muss jedoch mehrere Wochen lang eingenommen werden, bis eine spürbare Wirkung einsetzen kann.

Hormonelle Probleme: Hormonelle Beschwerden, die mit dem Beginn der Menstruation oder den Wechseljahren zusammenhängen, sind bei Frauen die häufigste Ursache für eine Migräne. Eine Langzeitbehandlung, die darauf abzielt, das hormonelle System mittels Heilpflanzen, wie z. B.

Goldkreuzkraut, Heloniaswurzel, Schwarze Schlangenwurzel, Mönchspfeffer oder *Yamswurzel* ins Gleichgewicht zu bringen, kann dem Abhilfe schaffen. Für detaillierte Angaben bitte im Abschnitt über das Sexualsystem nachschlagen.

Strukturelle Probleme: Migräne kann auch durch strukturelle Störungen im Nacken oder in der Wirbelsäule, die zu Muskeloder Nervenbeschwerden führen, hervorgerufen werden. Falls solche Beschwerden vermutet werden, sollte ein kompetenter Osteopath oder Chiropraktiker aufgesucht werden.

Nervenschmerzen (Neuralgien) Neuralgien reichen von quälenden Schmerzen, die auf der ganzen Länge der Nervenbahn spürbar sind, bis zu örtlichen Schmerzen an den Hautstellen, an denen die Nervenbahnen enden. Der Schmerz kann durch eine Infektion oder durch ein osteopathisches Problem verursacht werden, doch meist bildet ein allgemeiner, durch falsche Ernährung, Stress oder einen Mangel an Ruhe hervorgerufener Schwächezustand die Schmerzursache.

Um Neuralgien zu heilen, muss die zugrundeliegende Ursache behandelt werden. Ist ein Schwächezustand der Grund, muss die Ernährung verbessert werden. Sie sollte reichlich frisches Obst und für einige Zeit zusätzliche Vitamine des B-Komplexes beinhalten. Auch ist auf ausreichende Ruhe- und Entspannungsphasen zu achten.

Baldrian, Ginseng, Hopfen, Johanniskraut, Küchenschelle, Passionsblume und *Piscidiarinde* sind besonders zu empfehlen. Zusätzlich zu diesen Heilpflanzentees können Zubereitungsformen, wie z. B. Einreibemittel, aus *Rosmarin, Lavendel* und *Johanniskrautöl,* mit denen die betroffenen Stellen eingerieben werden, die Schmerzen lindern.

Bei jeder Nervenerkrankung ist die grosszügige Anwendung von *Hafer* sehr zu empfehlen – in Form von Haferflocken oder als Badezusatz.

Multiple Sklerose Multiple Sklerose ist eine chronische degenerative Erkrankung der Nervenleitungen. Die Schulmedizin hat die genauen Ursachen bisher nicht eindeutig identifiziert; man nimmt an, dass Viren oder immunologische Vorgänge dabei eine Rolle spielen. Ganzheitlich betrachtet entsteht eine solche Krankheit dann, wenn die innere Harmonie aus dem Gleichgewicht geraten ist und degenerative Veränderungen stattfinden können. Der ganzheitliche Heilungsweg versucht daher, auf dieser Ebene das Gleichgewicht wieder herzustellen. Es ist durchaus möglich, multiple Sklerose mit Hilfe angemessener Heilpflanzen und sorgsamer Kontrolle der Ernährung und der Verdauung wesentlich einzudämmen.

Genauere Ernährungsanleitungen sind in jedem guten ganzheitlichen Kochbuch zu finden; wichtig sind der völlige Verzicht auf Milchprodukte und, möglicherweise, der Verzicht auf Nahrungsmittel, die Gluten enthalten. Ausserdem sollten gesättigte Fettsäuren auf ein Minimum herabgesetzt und durch mehrfach ungesättigte ersetzt werden.

Bei einer Krankheit wie multiple Sklerose wird besonders deutlich, dass die Symptome erst nach einem längeren Degenerationsprozess entstehen und dass eine ganzheitliche Heilpflanzenbehandlung darauf abzielen muss, das bestreffende System zu stärken und zu erneuern. Daher wird die Behandlung individuell variieren und sollte auf nervenstärkenden und -anregenden sowie verdauungsstärkenden Mitteln basieren. Das einzige für jeden Fall zu empfehlende Heilpflanzenmittel ist das Öl der *Gewöhnlichen Nachtkerze (Oenothera bien-*

nies). Es ist reich an mehrfach ungesättigten Fettsäuren und sollte über längere Zeit in Kapselform eingenommen werden, um die Wiederherstellung der Nervenscheiden zu ermöglichen.

Da multiple Sklerose eine sehr komplizierte Erkrankung ist, ist ärztlicher Rat unumgänglich.

Gürtelrose Die Gürtelrose entsteht durch eine Virusinfektion der Nervenknoten; sie kann äusserst schmerzhaft und langwierig sein, wenn sie nicht richtig behandelt wird. Die Infektion ist normalerweise von Hautbläschen begleitet.

Bei Gürtelrose müssen die Nervenzellen mit nervenstärkenden Mitteln unterstützt werden. Keimhemmende Mittel helfen dem Körper, die Infektion zu überwinden. Zusätzlich sollten schmerzstillende Mittel in Form von nervenentspannenden Heilpflanzen genommen werden. Eine wirksame Teemischung besteht aus:

Sonnenhutwurzel	2 Teile
Baldrian	1 Teil
Hafer	1 Teil
Johanniskraut	1 Teil
Passionsblume	1 Teil
Piscidiarinde	1 Teil

Dreimal täglich eine Tasse.

Für eine örtliche Behandlung der Symptome sind Kräuterbäder mit den zuvor erwähnten Heilpflanzen sehr zu empfehlen. Die Behandlung sollte eine Weile andauern, und gleichzeitig sollte Wert auf gute Ernährung gelegt werden, die besonders reich an Vitaminen des B-Komplexes sein sollte.

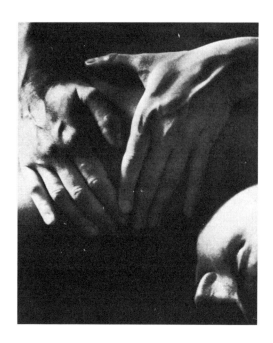

Die Haut ist weit mehr als nur die äussere Schutzhülle unseres Körpers; sie stellt unsere Verbindung zur physischen Welt her. Durch sie berühren wir und werden berührt, sie ist unsere Projektion in die Welt der Erscheinungen, das Bild, das wir von uns geben.
David Hoffmann

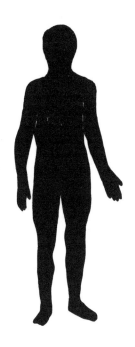

Die Haut

Unsere Haut hat zahlreiche Aufgaben. Sie ist das wichtigste Schutzorgan unseres Körpers; ohne eine vollständige und zusammenhängende Hautschicht würden wir bald an einer starken Infektion oder einem allergischen Schock sterben, denn die Haut ist es, die unseren Körper vor Verletzungen, Licht, chemischen Substanzen, extremen Temperaturen und dem Eindringen von Mikroorganismen schützt. Einige dieser Aufgaben, wie etwa der Infektionsschutz, werden durch komplexe ökologische Vorgänge aufrechterhalten. Die Haut scheidet nicht nur selbst keimhemmende Substanzen aus, sondern beherbergt auch eine uns freundliche, natürliche Bakteriengemeinschaft. Diese auf der Haut ansässigen Bakterien schützen sie vor dem Eindringen feindlicher Mi-

kroorganismen, indem sie Umweltbedingungen schaffen, die für diese ungünstig sind. Eine der möglichen Gefahren einer Therapie mit Antibiotika ist die Zerstörung dieser wohlwollenden Gemeinschaft, wodurch einer Infektion durch die Haut der Weg geebnet wird. Ein ähnliches Problem besteht bei der Verwendung chemischer Deodorants, deren Wirkung teilweise darauf beruht, dass sie die natürlichen Hautbakterien vernichten und das äusserst empfindliche Gleichgewicht zerstören.

Die Haut ist auch in vieler Hinsicht verantwortlich für die Aufrechterhaltung einer stabilen und harmonischen Innenwelt. Einerseits schützt die Haut vor dem Verlust von Wasser, Salzen und organischen Substanzen aus dem Körperinneren, andererseits ist sie eines der vier wichtigsten Organe, die für die Ausscheidung von Abfallstoffen und Wasser verantwortlich sind.

Da die Haut für die Ausscheidung von nahezu einem Viertel der Abfallprodukte des Körpers verantwortlich ist, wird jede Fehlfunktion die anderen Ausscheidungsorgane – Nieren, Lungen, Därme – stärker belasten. So kann eine Störung der Ausscheidungskapazität der Haut zu sekundären Problemen in anderen Organen führen, andererseits können Schwierigkeiten in diesen Organen umgekehrt zu Hautbeschwerden führen. Durch die Regulierung des Wasserhaushalts mittels Schweissdrüsen spielt die Haut ausserdem eine Rolle bei der Einhaltung der richtigen Körpertemperatur.

Mit der Haut haben wir physischen Kontakt mit unserer Umwelt, da im ganzen Hautbereich zahlreiche Sinnesnerven liegen. Erwähnenswert ist hier die Tatsache, dass sich beim Embryo die Haut und das Nervengewebe aus dem gleichen Ursprung entwickeln. Dieser gemeinsame Ursprung weist auf die enge Verbindung zwischen Haut und Nervensystem hin. Diese Beziehung kann als physischer Ausdruck der engen Verbindung unserer Innenwelt und ihrer Widerspiegelung in der Aussenwelt gesehen werden. Häufig sind deshalb Hauterkrankungen ein äusserlicher Ausdruck innerlicher Probleme und sollten auch als solche behandelt werden. Die Haut kann nur in seltenen Fällen ohne Einbeziehung des restlichen Körpers behandelt werden, zum Beispiel bei Quetschungen und offenen Wunden.

Heilpflanzen für die Haut

Obwohl Hautprobleme eine Vielfalt innerer Krankheitszustände widerspiegeln und von daher alle möglichen Heilpflanzen eine Rolle bei der Behandlung spielen können, sind einige besonders hervorzuheben. An dieser Stelle sollen hauptsächlich wundheilende, blutreinigende, schweisstreibende, keimhemmende und nervenstärkende Mittel besprochen werden.

Wundheilende Mittel

Die Natur ist reich an Pflanzen, die die Heilung frischer Schnittverletzungen und offener Wunden begünstigen. Da Körperverletzungen wohl am häufigsten auftreten, wachsen in jedem natürlichen Lebensraum viele wundheilende Pflanzen. Das überlieferte Wissen um die Wirkung dieser Pflanzen spiegelt sich in ihren gebräuchlichen Namen wider, wie z. B. *Beinwell* und *Ampfergrindwurzel*. Manche dieser Heilpflanzen wirken adstringierend, stillen Blutungen und verdichten das Gewebe. Die gebräuchlichsten Wundmittel sind *Akkerschachtelhalm, Aloe, Beinwell, Kleine Braunelle, Eibischwurzel, Kanadische Gelbwurzel, Hamamelis, Holunder, Isländisch Moos, Ringelblume, Gefleckter Storchschnabel, Sumpf-Ziest, Amerikanische Ulme* und *Vogelmiere*.

Blutreinigungsmittel

Blutreinigungsmittel verändern und verbessern «verschmutztes» Blut und stellen eine gesunde Funktionsweise wieder her. Die Art und Weise, in der sie im einzelnen wirken, ist bisher ungeklärt. Aber sie wirken auf jeden Fall und gehören zu den vielleicht gebräuchlichsten Heilpflanzen bei Hauterkrankungen, deren Ursachen in den Stoffwechselprozessen zu suchen sind. Sie reinigen den gesamten Körper, konzentrieren sich jedoch auf bestimmte Bereiche.

Manche wirken auf die Nieren, andere auf die Leber, etc., deshalb sollten sie je nach Heilanzeige ausgewählt werden.

Zu den Blutreinigungsmitteln gehören *Krauser Ampfer, Braunwurz, Brennessel, Erdrauchkraut, Kanadische Gelbwurzel, Grosse Klette, Klettenlabkraut, Lebensbaum, Mahonienrinde, Rotklee, Sarsaparilla, Sassafras* und *Buntfarbige Schwertlilie.*

Keimhemmende Mittel

Bei gewissen Hauterkrankungen sind keimhemmende Mittel zu empfehlen, um den Körper von schädlichen Mikroorganismen zu befreien. Zu den wichtigsten Mitteln gehören *Eukalyptus, Wilder Indigo, Knoblauch, Lebensbaum, Myrrhe, Küchenschelle, Ringelblume, Sonnenhutwurzel, Thymian* und *Vogelmiere.*

Krankheitsbilder der Haut

Die konventionelle Medizin teilt die verschiedenen Hautkrankheiten nach histologischen, das heisst nach Veränderungen im Hautgewebe ein. Dieser Ansatz ignoriert vielfach, dass Hauterkrankungen Anzeichen innerlicher Probleme sind und auch als solche, und nicht als örtliche Phänomene behandelt werden sollten. Wir können – ohne den ganzheitlichen Ansatz einzuschränken – die Ursachen, die zu Hautproblemen führen, in Kategorien zusammenfassen, die nach Ursachengruppen aufgestellt werden. Drei Bereiche lassen sich bestimmen, wobei es natürlich Überschneidungen gibt. Es gibt innere Ursachen, bei denen die Hauterkrankung nur aus innerlichen Unstimmigkeiten resultiert, wie etwa bei Schuppenflechte oder gewissen Ekzemen; bei äusseren Ursachen ist die Hauterkrankung das Ergebnis äusserlicher Einflüsse – offene Wunden, Prellungen oder Sonnenbrand; bei inneren Reaktionen auf äussere Faktoren resultiert das Hautproblem aus der mangelnden Fähigkeit des Körpers, mit äusseren Faktoren fertigzuwerden, wie bei allergischem Hautausschlag, bei Bakterien- oder Pilzinfektionen.

Je nach Art der Ursache gibt es verschiedene Heilansätze. Bei inneren Ursachen muss die Behandlung auf innere Prozesse abzielen, denn eine äusserliche Anwendung, wie eine Salbe, würde in diesem Fall das zugrundeliegende Problem nicht berühren; bei äusserlichen Ursachen kann eine Salbe jedoch ausreichen.

Innere Ursachen

Hartnäckige und chronische Hauterkrankungen, an denen viele Menschen leiden, sind meist Ergebnisse innerer Prozesse. Unsere Haut bildet das Bindeglied zwischen uns und der Welt, deshalb zeigen sich auch Disharmonien unseres Lebens oft an der Haut. Diese Disharmonie kann in physischen und genetischen Ursachen wurzeln, sie kann sich auf die Leber, die Nieren, den Kreislauf oder andere Körpersysteme konzentrieren. Sind die Ursachen auch noch so vielfältig, die Auswirkungen können dieselben sein. Um solche – durch innere Prozesse verursachte – Erkrankungen wirkungsvoll zu behandeln, müssen im betreffenden Individuum die speziell in ihm wirkenden Faktoren gefunden werden.

Schuppenflechte (Psoriasis)

Dies ist die häufigste Hauterkrankung, die meist die weisse Rasse befällt, obwohl sie auch bei anderen Rassen auftritt. In der westlichen Welt leiden bis zu zwei Prozent der Bevölkerung an Schuppenflechte. Sie kann durch vielerlei Faktoren hervorgerufen werden, die meist gemeinsam wirken. Deshalb sollte eine Behandlung den individuellen Bedürfnissen angepasst werden. Die Wurzel des Problems, ob physisch, psychisch oder spirituell, muss gefunden werden, wobei wir nicht vergessen dürfen, dass unser gesellschaftliches Leben auch auf unser inneres Gleichgewicht einwirkt. Bei Erkrankungen wie der Schuppenflechte sollten Faktoren wie unser Arbeits- und unser gesellschaftliches Leben neu überdacht werden.

Obwohl bestimmte Heilpflanzen bei der Schuppenflechte traditionsgemäss angezeigt sind, ist die genaue Diagnose und das bewusste Erkennen individueller Gegebenheiten äusserst wichtig. Die meisten dieser Heilpflanzen sind blutreinigende Mittel und können in Kombination mit anderen Heilkräutern wirkungsvoll angewendet werden, wenn wir nicht vergessen, auch unsere Lebensweise angemessen zu verändern. Zu diesen Pflanzen gehören *Krauser Ampfer, Braunwurz, Klettenlabkraut, Grosse Klettenwurzel, Lebensbaum, Löwenzahn, Mahonienrinde, Rotklee* und *Sarsaparilla.*

Einige dieser Pflanzen sind auch Lebermittel, so z. B. *Löwenzahn* und *Krauser Ampfer,* andere sind harntreibende Mittel, etwa *Klettenlabkraut* oder *Braunwurz.* Oft ist die Anwendung nervenstärkender Mittel angebracht, um die Reaktion der Nerven auf Stress und die Anforderungen des täglichen Lebens zu stärken, was besonders gilt, wenn hoher Blutdruck und Herzklopfen beteiligt sind. *Herzgespann* und *Lindenblüten* kommen hierfür in Frage, aber auch *Helmkraut, Mistel* oder *Baldrian.*

Wenn wir oben Erwähntes in Betracht ziehen, können wir eine Grundmischung zusammenstellen, die in sich abgewandelt und ergänzt werden kann. Sie besteht zu gleichen Teilen aus:

Grosse Klette
Klettenlabkraut
Krauser Ampfer
Sarsaparilla

Dreimal täglich eine Tasse. Die Behandlung sollte eine Weile andauern und mit guter Ernährung und ausreichend Körperbewegung kombiniert werden.

Oft heilen Sonnenschein und Meerwasser die Schuppenflechte, allerdings selten auf Dauer. Ähnlich helfen äusserlich angewandte Heilmittel, die Reizungen lindern oder die Schuppen beseitigen; doch verschaffen sie keine dauerhafte Heilung. Eine Salbe aus *Beinwell, Eibisch* oder *Vogelmiere* kann äusserst wirksam sein.

Hautausschlag (Ekzem)

Der Ausdruck «Ekzem» trifft auf eine ganze Reihe von Hauterkrankungen zu. Unterscheidungen sind für eine ganzheitliche Betrachungsweise allerdings nicht wichtig.

Wie bei der Schuppenflechte, ist es auch bei dieser Erkrankung notwendig, die innerlichen Ursachen herauszufinden. Ist eine allergische Reaktion beteiligt, so muss die Substanz, die die Allergie auslöst, bestimmt und vermieden werden, da der Körper sich sonst nicht selbst heilen kann und auf die Heilpflanzenbehandlung nicht ansprechen wird. Ein Ausschlag an den Händen, im Gesicht oder an den Genitalien kann durch eine Allergie hervorgerufen werden; häufig wird ein Ekzem durch eine allergische Reaktion gegen Kuhmilch hervorgerufen, zum Beispiel bei Säuglingen. Jeder, der an Ekzemen leidet, sollte Milch und Milchprodukte meiden, die durch Ziegen- oder Sojamilch ersetzt werden können.

Heilpflanzenmittel sollten nach den individuellen Bedürfnissen ausgewählt werden, doch muss der Verdauungsprozess untersucht und die Anwendung von Bittermitteln, blähungstreibenden oder Abführmitteln in Betracht gezogen werden. Besteht der Verdacht auf eine Fehlfunktion der Leber, können Gallen- oder Lebermittel helfen. Falls die Nieren ihre zentrale Funktion nicht erfüllen, sind harntreibende Mittel angezeigt. Auch können nervenstärkende Mittel hinzugezogen werden.

Heilpflanzen wie *Ackerstiefmütterchen, Braunwurz, Brennessel, Erdrauchkraut, Grosse Klettenwurzel, Mahonienrinde* und *Rotklee* haben einen guten Ruf bei der innerlichen Behandlung von Hautausschlag.

Eine gute Grundmischung besteht zu gleichen Teilen aus:

Braunwurz
Brennessel
Rotklee

Dreimal täglich eine Tasse. Dieser Tee ist besonders bei Ausschlag bei Kleinkindern wirksam.

Anfangs können sich die Symptome anscheinend verschlechtern, doch ist dies kein Grund zur Beunruhigung, da diese Phase schon bald von einer deutlichen Verbesserung abgelöst wird. Äusserliche Heilmittel können angewendet werden, um Reizungen und körperliches Unbehagen zu mildern, doch sie werden erst dann heilend wirken, wenn sie zusammen mit einer inneren Behandlung verwendet werden. Für Kompressen und Salben kommen folgende Heilpflanzen in Frage: *Ackerstiefmütterchen, Beinwell, Kanadische Gelbwurzel, Hamamelis, Grosse Klette, Ringelblume* und *Vogelmiere*. Für eine *Ringelblumen*-Kompresse übergiessen wir zwei Esslöffel getrocknete Blüten (oder drei Esslöffel frische Blüten) mit einem halben Liter kochendem Wasser, lassen es ziehen, bis es abgekühlt ist. Eine Kompresse mit diesem Auszug tränken und auf die betroffenen Stellen legen. Die Kompresse ständig befeuchten und eine Stunde einwirken lassen. Mindestens zweimal täglich anwenden.

Aus der *Grossen Klette* lässt sich eine einfache und sehr gute Salbe herstellen. Eine frische Wurzel auspressen und den Saft mit Vaseline mischen. Die Salbe mehrmals am Tag auf die betroffenen Stellen auftragen.

Akne

Diesem weitverbreiteten Pubertätsproblem liegen vor allem zwei Ursachen zugrunde, nämlich hormonelle und ernährungsbedingte Faktoren. Die hormonelle Ursache hängt mit dem männlichen Hormonspiegel zusammen und tritt gerade in der Pubertät sehr deutlich hervor, da in diesem Lebensabschnitt starke Körperveränderungen durch verschiedene hormonelle Auslöser angeregt werden. Die bei jungen Männern und Frauen (vor der Menstruation) auftretende Akne macht den Zusammenhang deutlich. Die nahrungsbedingten Faktoren hängen mit der Fähigkeit des Körpers zusammen, Fette und Kohlehydrate umzuwandeln. Wenn Stoffwechselstörungen vorliegen oder wenn die Nahrung überwiegend aus diesen Substanzen besteht, kann sich Akne entwickeln. Die Heilpflanzenkunde zielt darauf ab, die Verarbeitung dieser Nahrungsmittel durch den Körper zu unterstützen und die lymphatische Ableitung und Körperausscheidungen zu fördern. Der Verzehr von Fetten, Süssigkeiten und Kohlenhydraten sollte stark eingeschränkt werden, statt dessen sollten mehr Obst und Gemüse verzehrt werden. Besonders zu empfehlen sind die blutreinigenden Mittel *Krauser Ampfer, Braunwurz, Klettenlabkraut, Mahonienrinde* und *Rotklee*, aber auch Lymphmittel wie *Kermesbeere* und *Sonnenhutwurzel* sowie die Lebermittel *Löwenzahn* und *Buntfarbige Schwertlilie*.

Die folgende Mischung kann über längere Zeit hinweg angewandt werden:

Braunwurz	1 Teil
Kermesbeere	1 Teil
Klettenlabkraut	1 Teil
Buntfarbige Schwertlilie	1 Teil
Sonnenhutwurzel	1 Teil

Dreimal täglich eine Tasse. Äusserlich kann eine Lotion oder ein Aufguss aus gleichen Teilen *Ringelblume, Vogelmiere* und *Hamamelis*wasser ebenso wie häufiges Waschen mit reiner Seife wirksam sein.

Innere Reaktionen auf äussere Ursachen

Manchmal zeigt die Haut Reaktionen auf äussere Faktoren, wie etwa Bakterien, die innere Prozesse auslösen, sich aber auf der

Haut und nicht innerlich manifestieren. Meist sind es Reaktionen auf Mikroorganismen, die nicht auftreten würden, wenn die Abwehrmechanismen des Körpers normal und angemessen arbeiteten. Zwar sollten die Symptome behandelt werden, doch liegt das wirkliche Problem im geschwächten Abwehrsystem, das gestärkt werden sollte, damit der Körper die Infektion selbst abwehren kann.

Für eine Schwächung der Abwehrkräfte des Körpers gibt es verschiedene Ursachen, eine Behandlung sollte jedoch immer auf keimhemmenden und Blutreinigungsmitteln beruhen und für eine wirksame Ausscheidung durch die Nieren und die Därme sorgen. Weiterhin gelten auch hier die Angaben zur Behandlung von Infektionskrankheiten. Wurden in letzter Zeit Antibiotika benutzt, sollte täglich mindestens ein Gramm Vitamin C eingenommen werden. Erinnern wir uns daran, dass eine Person und nicht eine Krankheit behandelt wird. Wenn uns irgend etwas bedrückt, sollten wir uns vergegenwärtigen, was es zu verändern gilt, damit wahre Heilung stattfinden kann.

Furunkel

Die Staphylokokkus pyogeus Bakterien (die normalerweise zur Oberflächenökologie der Haut gehören) werden nur dann zu einem Problem, wenn der Körper geschwächt ist, da sie zu Furunkeln führen können. Um Furunkel wirkungsvoll zu bekämpfen, müssen Heilpflanzen sowohl innerlich als auch äusserlich angewendet werden. Die körpereigenen Abwehrkräfte und die Vitalität des Körpers müssen in Hochform gebracht werden, um seine Abwehrkräfte zu aktivieren. Das wird am besten durch eine Verbindung von keimhemmenden und Blutreinigungsmitteln erreicht. Drei spezifische Heilmittel bei Furunkeln sind *Wilder Indigo, Küchenschelle* und *Sonnenhutwurzel*. Sie werden am besten in Mischungen, die das Lymphsystem stärken, eingenommen.

Eine gute Teemischung besteht aus:

Wilder Indigo	2 Teile
Sonnenhutwurzel	2 Teile
Kermesbeere	1 Teil
Küchenschelle	1 Teil

Dreimal täglich eine Tasse.

Äusserlich angewendet können Salben oder Packungen Eiter aus dem Furunkel ziehen. *Eibisch-* oder *Kohlblätter* sind gut für Packungen, *Myrrhe* oder *Sonnenhutwurzel* halten die Infektion unter Kontrolle. Für eine Packung aus *Kohlblättern* werden ein paar innere *Weisskohl*blätter gut gewaschen und leicht abgetrocknet; die dicken Mittelrippen können entfernt werden. Mit einem Nudelholz werden die Blätter weich gemacht, eine halbe Stunde lang auf die befallenen Stellen gelegt und mit einem lockeren Verband befestigt. Danach werden die Blätter durch frische ersetzt.

Eiterflechte (Impetigo)

Die Eiterflechte (ein pustelartiger Hautausschlag) ist eine äusserst ansteckende, meist bei Kindern auftretende Krankheit. Für eine Behandlung ist peinlichste Sauberkeit unbedingt erforderlich; dazu sollte eine an Obst und frischem grünen Gemüse reiche Ernährung gereicht werden, die durch Extragaben von täglich mindestens zwei Gramm Vitamin C und rohem Knoblauch ergänzt wird. Die Abwehrkräfte des Körpers sollten mit keimhemmenden Heilpflanzen gefördert und zusätzlich mit blutreinigenden und tonisierenden Mitteln gefördert werden. Äusserlich sollte zur Abwehr der Infektion und zur Wiederherstellung des ökologischen Schutzes eine Lotion aus einer oder mehreren Heilpflanzen, wie *Wilder Indigo, Ringelblume, Myrrhe* oder *Sonnenhutwurzel* verwendet werden. Eine Lotion wirkt nur in Verbindung mit einer innerlichen Behandlung; siehe Teemischung bei Furunkeln.

Warzen

Die Behandlung von Warzen ist mit allerlei Mythen und volkstümlichen Empfehlungen verbunden oder wird mit den drastischen Entfernungsmethoden der herkömmlichen Medizin assoziiert. Warzen werden durch Viren hervorgerufen, und das kann nur geschehen, wenn der «Nährboden» die entsprechenden Bedingungen schafft. Unsere Ernährung und unsere Lebensweise sollten bekömmlich, heilsam und lebensbejahend sein. Innerlich sollten lymphreinigende und tonisierende Mittel, wie *Gelbholzrinde, Kermesbeere, Klettenlabkraut, Knoblauch* und *Wermut* genommen werden, dazu täglich ungefähr zwei Gramm Vitamin C. *Schöllkraut* und *Lebensbaum* gelten als spezifische Mittel zur äusserlichen Behandlung und raschen Entfernung von Warzen. Der milchige Pflanzensaft wird aus den Stengeln des frischen *Schöllkrauts* gepresst und direkt auf die Warze aufgetragen. Aus *Lebensbaum* wird eine Lotion oder Salbe hergestellt, die häufig aufzutragen ist. Auch Vitamin-E-Öl kann auf die Warzen oder nach deren Entfernung auf die Haut aufgetragen werden.

Virusherpes (Herpes simplex)

Diese sehr häufig auftretende Virusinfektion ist auch als Fieberbläschen oder Blasenflechte bei Erkältungen bekannt. Es handelt sich hierbei um das nachträgliche Auftreten einer erstmaligen, meist sehr früh in unserem Leben vorkommenden Infektion mit dem Herpes-Virus. Diese Infektion bleibt oft unbemerkt, da der Virus ein Leben lang latent im Körper ruhen kann. Erst bei Schwächung der körpereigenen Abwehrkräfte kann es zum Ausbruch der Krankheit kommen. Diese Reaktion kann von vielen verschiedenen Faktoren ausgelöst werden, z. B. durch andere Infektionen, durch die Menstruation oder durch schlechte Ernährung. Die Behandlung zielt in erster Linie auf die Verbesserung der körperlichen Gesundheit durch gute Er-

nährung ab sowie viel Vitamin C (drei bis fünf Gramm täglich) und die Unterstützung der Ausscheidungsprozesse des Körpers. Die Behandlung sollte durch eine Heilpflanzenmischung ergänzt werden, die über einen längeren Zeitraum benutzt werden sollte. So zum Beispiel:

Klettenlabkraut	2 Teile	
Sonnenhutwurzel	2 Teile	
Hafer	1 Teil	
Kermesbeere	1 Teil	☕🕐

Zweimal täglich eine Tasse. Äusserlich ist eine Lotion aus *Sonnenhutwurzel,* der auch *Myrrhe* beigefügt werden kann, sehr wirkungsvoll.

Ringelflechte (Tinea)

Diese auch Bakterienflechte genannte Erkrankung wird durch eine Pilzinfektion auf der Haut verursacht. Sie kann an verschiedenen Körperstellen auftreten und Symptome, wie Ausschlag zwischen den Fusszehen, hervorrufen. Meist tritt diese Infektion zwischen den Zehen, in der Leistengegend oder kreisförmig an anderen Körperstellen auf. Durch starkes Schwitzen und schlechte Hygiene verschlechtert sie sich. Um sie wirksam zu bekämpfen, müssen wir auf peinlichste Sauberkeit achten und dafür sorgen, dass Luft an die befallenen Stellen kommt. Eine Heilpflanzenbehandlung besteht in diesem Fall aus innerlichen und äusserlich angewendeten Mitteln. Innerlich sollte eine Mischung verwendet werden, die die Abwehrkräfte des Körpers stärkt und lymphreinigend wirkt:

Sonnenhutwurzel	2 Teile	
Krauser Ampfer	1 Teil	
Wilder Indigo	1 Teil	
Kermesbeere	1 Teil	
Klettenlabkraut	1 Teil	☕🕐

Dreimal täglich eine Tasse.

Äusserlich können *Sonnenhutwurzel, Eukalyptus, Knoblauch, Lebensbaum, Myrrhe* und *Ringelblume* zur Bekämpfung von Flechten in Form von Lotionen oder Tinkturen direkt auf die Haut aufgetragen werden. Die *Ringelblume* eignet sich dafür am besten.

Läuse und Krätze

Dieser Parasitenbefall wird im Kapitel über Infektionen und Parasitenbefall beschrieben.

Äussere Ursachen

Die Natur hat uns in reichhaltiger Fülle mit Pflanzen versorgt, die die alltäglichen schmerzhaften Zusammenstösse mit der physischen Welt, wie Wunden, Prellungen, Verbrennungen etc., lindern und heilen helfen. Ich erwähne hier nur die wirksamsten, wie etwa die *Ringelblume*. Der Wert dieser aussergewöhnlichen Heilpflanze kann nicht genug betont werden, wenn es um die Behandlung von offenen Wunden, Prellungen oder Verbrennungen geht. Ihre Qualitäten lindern Schmerzen und Entzündungen, und gleichzeitig wirkt sie keimhemmend.

Wunden

Von den zahlreichen wundheilenden Pflanzen sind *Beinwell, Breitwegerich, Kanadische Gelbwurzel, Holunderblüten* und *Johanniskraut* die wichtigsten. Auch adstringierende Mittel können von Vorteil sein, da im ersten Stadium der Wundheilung das Blut gerinnt. Von all diesen Heilpflanzen hat vor allem *Beinwell* einen guten Ruf als starkes Wundheilmittel. Es enthält einen chemischen Stoff, der die Zellteilung anregt und somit die Narbenbildung beschleunigt. *Beinwell* kann, wie die anderen hier angegebenen Pflanzen, als Umschlag, Packung oder Salbe angewendet werden. Bei bestehender Infektionsgefahr sollte ein keimhemmendes Mittel, wie *Sonnenhutwurzel,* beigegeben werden.

Prellungen

Kompressen mit *Arnika, Gänseblümchen, Hamamelis, Ringelblume* oder *Schafgarbe* sind äusserst wirkungsvoll, um den Körper bei Prellungen, Verstauchungen und ähnlichem zu entlasten. *Arnika* ist das beste dieser Mittel, darf aber niemals auf offene Wunden aufgetragen werden! Für eine Kompresse wird am besten *Arnika*-Tinktur verwendet: Ein Teil getrocknete *Arnikablüten* mit zehn Teilen siebzigprozentigem Alkohol mischen. Bei frischen Blüten ist das Mischungsverhältnis 1:1. Zwei Wochen in einem festverschlossenen Glasbehälter an einem warmen Ort stehen lassen und täglich schütteln. Anschliessend durch ein Stofftuch geben und die Pflanzenrückstände möglichst gut ausdrücken. Diese neuerliche Mischung lasse man weitere zwei Tage stehen und filtere sie, um eine klare Flüssigkeit zu erhalten. Für eine Kompresse wird ein Esslöffel Tinktur mit einem halben Liter Wasser gemischt.

Von den anderen zuvor erwähnten Heilpflanzen können ebenfalls Lotionen, Tinkturen, Kompressen oder Salben hergestellt werden.

Verbrennungen

Bei geringfügigen Verbrennungen und leichtem Sonnenbrand können Heilpflanzen äusserst hilfreich sein, doch selbst schwere Verbrennungen lassen sich damit behandeln. Die vielleicht beste Pflanze zur Behandlung daheim ist *Aloe*. Sie kann im Haus oder im Garten gezogen werden. Ihre fleischigen Blätter sind reich an einem heilenden Gel, das am besten frisch angewendet wird. Ein Blatt aufschneiden und die Innenseite auf die Verbrennung legen. Auch *Ringelblume* und *Johanniskraut* sind gute Gegenmittel.

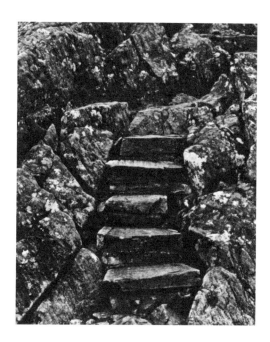

Die Unfähigkeit, das höchste Ideal zu leben, dessen wir uns bewusst sind und das wir in unseren besten und klarsten Augenblicken erfassen können, erzeugt unvermeidbar Reibungsstellen, selbst wenn wir uns dessen nicht bewusst sind. Eines von vielen Ergebnissen dieser Art Reibung und ihre Folge als Krankheit ist der Rheumatismus.
   Alice Bailey

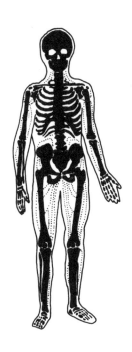

Das Muskel-
und Knochensystem

Unser Skelett, das Bindegewebe, unsere Muskeln und die Gelenke halten uns zusammen, befähigen uns zu stehen, uns zu bewegen und geben uns Gestalt. Sie werden besonders stark beansprucht – und missbraucht – und sind starkem physischen Verschleiss ausgesetzt. Aber die Gesundheit dieser Gewebe ist nicht nur davon abhängig, wie sie benutzt werden und wo im Körper sie sich befinden, sondern auch zu einem wesentlichen Teil von unserer Innenwelt, vom Zustand unseres Stoffwechsels, von Ernährung und Lebensweise. Natürlich kann jede genetisch bedingte Schwäche ebenfalls eine wichtige Rolle spielen, doch wenn sie rechtzeitig erkannt wird, kann einiges getan werden, um zu verhindern, dass diese Schwäche auch zu einer Erkrankung führt.

Mit osteopathischen und chiropraktischen Behandlungsmethoden kann bei strukturbedingten Störungen viel erreicht werden. Manchmal weicht die Anordnung der einzelnen Skelettelemente so stark vom Normalzustand ab, dass die Nervenfunktionen beeinträchtigt werden und die Funktion der Organe gestört ist, oder das harmonische Zusammenspiel des gesamten Körpers ist davon betroffen. Osteopathische und chiropraktische Techniken können – ebenso wie Methoden psycho-physischer Therapie wie Rolfing, Alexander-Technik oder Feldenkrais – dazu beitragen, den Körper wieder einzurichten.

Eine der Hauptursachen für die Krankheiten, von denen dieses System geplagt wird, liegt jedoch in der systembedingten Gesundheit des gesamten

Körpers. Gesundheit und Ganzheit sind nur gewährleistet, solange Innenwelt und Stoffwechsel harmonisch ablaufen. Sind biochemische und Stoffwechselvorgänge aus dem Gleichgewicht geraten, wird der Körper besonders stark mit der Ausscheidung von Abfall- und Giftstoffen belastet. Dauert ein solcher Zustand längere Zeit an – was oft geschieht, ohne dass es spürbar wäre –, so können sich Giftstoffe in den Bindegeweben der Gelenke ablagern und den Weg für die Entwicklung von Rheuma und Arthritis ebnen, besonders wenn eine genetische Disposition in dieser Richtung besteht. Vor allem in diesem Bereich kann die Pflanzenheilkunde die meisten Mittel anbieten.

Heilpflanzen für das Muskel- und Knochensystem

Bei den hier auftretenden Krankheiten, insbesondere bei Rheuma oder Arthritis, muss der Körper in einen ausgeglichenen und gesunden Zustand zurückgeführt werden. Um die in Knochen und Muskeln auftretenden Störungen wirksam zu behandeln, müssen Verdauung und Nahrungsaufnahme ebenso gut arbeiten wie die verschiedenen Ausscheidungsbereiche. Dies sollte bedacht werden, wenn wir die entsprechenden Heilpflanzen auswählen.

Antirheumatische Mittel

Eine ganze Reihe von Pflanzen ist dafür bekannt, dass sie rheumatische Beschwerden verhindern, lindern oder gar heilen. Ich gebe hier eine umfangreiche Auflistung antirheumatischer Mittel, einschliesslich einer Auswahl an Heilkräutern mit verschiedensten Haupteilwirkungen. Sie können je nach Bedarf für den gesamten Körper ausgewählt werden, da sich unter ihnen blutreinigende, entzündungshemmende und verdauungsfördernde Mittel befinden: *Krauser Ampfer, Bärentraube, Bitterklee, Blasentang, Brennessel, Engelwurz, Guajakbaum, Gelbholzrinde, Ingwer, Jakobskreuzkraut, Kermesbeere, Grosse Klette, Löwenblattwurzel, Löwenzahn, Mahonienrinde, Paprika, Queckenwurzel, Sarsaparilla, Schafgarbe, Schwarzweide, Buntfarbige Schwertlilie, Sellerie, Senf, Teufelskralle, Wacholder, Amerikanischer Wasserhanf, Wermut, Amerikanisches Wintergrün, Yamswurzel* und *Zitterpappel*.

Blutreinigungsmittel

Blutreinigungsmittel verändern und verbessern «vergiftetes» Blut und stellen eine gesündere Funktionsweise wieder her. Die

Art und Weise, in der sie im einzelnen wirken, ist bisher noch nicht genau geklärt. Sie wirken bei vielen verschiedenen Erkrankungen, darunter auch bei Rheuma.

Die meisten Blutreinigungsmittel helfen bei Störungen in diesem Körpersystem, die nachfolgenden haben den grössten Anwendungsbereich: *Bitterklee, Guajakbaum, Löwenblattwurzel, Sarsaparilla, Sellerie* und *Teufelskralle*.

Die meisten arthritischen und rheumatischen Erkrankungen werden durch die reinigende und revitalisierende Wirkung dieser Heilpflanzen verbessert.

Entzündungshemmende Mittel

Es ist vielleicht irreführend, diese Heilpflanzen entzündungshemmend zu nennen, denn bei einer ganzheitlichen Behandlung beabsichtigen wir nicht, Entzündungen zu unterdrücken, da sie normalerweise zu einer gesunden Körperreaktion gehören. Diese Heilpflanzen wirken eher entzündungslindernd. Besonders bei rheumatischen und arthritischen Krankheitsbildern, bei denen die lange andauernden Entzündungen der Gelenke und des Gewebes selbstzerstörerisch wirksam geworden sind, können diese Heilpflanzen hilfreich sein.

Mädesüss ist da ein gutes Beispiel. Diese Pflanze besitzt natürliche aspirinähnliche Substanzen, die Anschwellungen und Schmerzen zurückgehen lassen. Gleichzeitig wirken ihre Substanzen harntreibend und leberstärkend, unterstützen die Reinigungs- und Ausscheidungsfunktionen des Körpers und beseitigen bei längerer Anwendung die Ursachen der Entzündung, die in der Ansammlung von Abfall- und Giftstoffen liegen.

Die wirksamsten entzündungshemmenden Mittel sind *Guajakbaum, Mädesüss, Schwarzweide, Teufelskralle, Yamswurzel* und *Zitterpappel*.

Hautreizmittel (Rubefazientia)

Auf die Haut aufgetragene Hautreizmittel regen in dem betreffenden Bereich die Durchblutung an. Dadurch kommt es zu einer verstärkten Blutversorgung, was wiederum Stauungen und Entzündungen abbaut. Hautreizmittel sind deshalb besonders gut zum Einreiben bei Muskelrheumatismus und ähnlichen Erkrankungen.

Die meisten Hautreizmittel sind zu stark, um sie innerlich anzuwenden. Auch auf empfindlicher Haut sollten sie äusserst vorsichtig und bei verletzter Haut überhaupt nicht angewendet werden. Die besten Mittel sind *Ingwer, Jakobskreuzkraut, Paprika, Pfefferminzöl, Senf* und *Amerikanisches Wintergrün*.

Harntreibende Mittel (Diuretika)

Diuretika unterstützen die Nierenfunktion und somit die Ausscheidung von Stoffwechselprodukten und Giftstoffen sowie die Beseitigung von Substanzen, die bei Entzündungen entstehen. Diese Unterstützung ist besonders wichtig, da giftige Substanzen bei vielen Störungen, wie Rheuma und Arthritis, zugrunde liegen. Nierenprobleme sollten ebenfalls umgehend behandelt werden. Folgende Pflanzen begünstigen die lebenswichtige Funktion dieser Organe: *Schafgarbe, Sellerie, Wacholderbeere* oder *Amerikanischer Wasserhanf*, wobei *Selleriesamen* ein anerkanntes und empfehlenswertes Mittel bei Rheuma ist.

Kreislaufanregende Mittel

Kreislaufanregende Mittel bewirken nicht nur die verstärkte Blutzufuhr zu Muskeln und Gelenken, sondern reinigen den Körper gleichzeitig von Giftstoffen. Verwendet werden Heilpflanzen, die die periphere Durchblutung regulieren, ohne das Herz zu belasten; zum Beispiel *Gelbholzrinde, Kermesbeere* oder *Paprika*. Natürlich sollten bestehende Herz- oder Kreislaufstörungen ebenfalls behandelt werden.

Schmerzlindernde Mittel

Obwohl es eigentlich nicht unser Ziel sein sollte, Symptome zu behandeln, besteht die Kunst des Heilens doch auch darin, Leiden zu lindern. Manchmal ist es notwendig, die oft starken Schmerzen bei Erkrankungen wie Rheuma mit Heilpflanzen zu mildern, was natürlich nur als Teil einer umfassenden Behandlung der Ursache erfolgen sollte. Die entzündungshemmenden Mittel können Schmerzen lindern, doch der einzig wirksame Weg, Schmerzen zu verringern und auszuschalten, liegt in der Auflösung der zugrundeliegenden Ursachen. Während einer solchen Behandlung können *Baldrian, Guajakbaum, Johanniskraut* oder *Piscidiarinde* zur Schmerzlinderung beitragen.

Verdauungsstärkende Mittel

Die Verdauung sollte in Ordnung sein, denn damit das Muskel- und Knochensystem richtig arbeiten kann, muss eine gute Nährstoffaufnahme gewährleistet sein. Die Anwendung von Bitterstoff-Stärkungsmitteln ist dabei von Vorteil, z. B. *Enzian, Kanadische Gelbwurzel, Schafgarbe* und *Wermut*.

Bei starker Verstopfung sind besonders solche Abführmittel angezeigt, die die Leber anregen, wie z. B. *Krauser Ampfer, Boldo* oder *Rhabarberwurzel*.

Krankheitsbilder von Muskeln und Knochen

Rheuma und Arthritis

Wir wollen uns hier nicht mit den Unterschieden der zahlreichen Rheuma- und Arthritisformen befassen. Es bleibt fraglich, ob eine solche differenzierende Diagnose bei einer ganzheitlichen Behandlung wirk-

lich notwendig ist. Eines ist jedoch notwendig, nämlich das Erkennen von allgemeinen und individuellen Ursachen und von Einflüssen der erblichen Gesamtkonstitution. Diese Erkrankungen entstehen, wenn durch falsche Ernährung, falsche Lebensweise oder andere Belastungen Druck auf den Körper ausgeübt wird, mit dem dieser nicht fertig wird. Die Behandlung zielt darauf ab, Gesundheit und Vitalität wiederherzustellen, damit sich der Körper selbst mit den Symptomen befassen kann, und nicht darauf, die Symptome zu bekämpfen, um Vitalität zu erlangen.

Sehr aufschlussreich für das Verständnis dieser Erkrankungen ist das Konzept der Reibung. Die bei Arthritis auftretenden Veränderungen in den Gelenken verursachen ein Aneinanderreiben der Knochen, das heisst, sie verursachen eine starke Reibung. Dieser physischen Veränderung geht oft eine Periode anderer belastender Reibungen voraus, die die körperlichen Veränderungen einleiten. Ursache können bestimmte körperliche Arbeiten sein, so entwickeln zum Beispiel Bauern Osteo-Arthritis in der Schulter, auf der sie jahrelang Heuballen getragen haben. Oder die Ursache liegt in Muskelverspannungen, welche die Gelenke zu eng zusammenziehen. Das Wörterbuch definiert Reibung als «Widerstand, der erfahren wird, wenn sich ein Körper relativ zu einem anderen bewegt, mit dem er in Kontakt steht . . . Uneinigkeit oder Konflikt». Betrachten wir die Wurzeln rheumatischer und arthritischer Störungen, denn deckt diese Definition alle Bereiche ab, ob die zwei «Körper» jetzt Knochen, Menschen oder verschiedenartige Gefühle und Überzeugungen sind.

Konflikte und die daraus entstehenden Reibungen können vielerlei Formen annehmen, doch sind sie vor allem innere Erfahrungen. Für manche ist Konfliktdenken eine Grundhaltung, mit der die Welt betrachtet wird. Eigentlich beruht hierbei der Konflikt auf Gegensätzen zwischen innerlichen Aspekten im Einzelnen und ist der Ausdruck psychischer Disharmonie, die sich nach aussen hin als Konflikt in Beziehungen und in verschiedenen Situationen des Lebens zeigt, während die Ursachen oft tief in der Psyche wurzeln.

Wenn wir versuchen, im Körper die günstigsten Bedingungen für eine Heilung zu schaffen, sollte der emotionalen und geistigen Harmonie die gleiche Aufmerksamkeit zukommen wie der Ernährung und den Heilpflanzenmitteln. Ist die Lebenseinstellung eines Menschen unflexibel und defensiv und fehlt es an Offenheit und Mut zur Verletzlichkeit, dann wird die Entwicklung von Rheuma begünstigt. Wird dagegen ein innerer Entspannungsprozess eingeleitet, der emotionale Reibung verringert, freie Interaktion mit anderen ermöglicht und die Öffnung der Emotionen und Prinzipien fördert, dann wird die Bühne für das Wunder der Selbstheilung vorbereitet, die durch Heilpflanzen gefördert wird.

Eine der Ursachen für Rheuma und Arthritis ist die Ansammlung von Giftstoffen oder Abfallprodukten im betroffenen Gewebe. Ein wichtiger Faktor bei der Entstehung dieser Krankheit kann eine unangemessene Ernährung sein, wenn beispielsweise chemisch verfälschte Nahrungsmittel verwendet werden, die für den Körper von geringem Nährwert und von daher bereits schädlich sind. Allgemein lässt sich feststellen, dass solche Nahrungsmittel zu meiden sind, die im Körper saure Reaktionen hervorrufen. Das gleiche gilt für solche Produkte, die Verdauungsstörungen oder andere Beschwerden, wie z. B. Allergien, hervorrufen. Anstelle von chemisch verarbeiteten Nahrungsmitteln sollten weitestgehend frische und unbehandelte Produkte verzehrt werden.

Allergische Reaktionen, wie Sodbrennen oder Blähungen, werden oft durch Gluten (hauptsächlich in Weizenprodukten) und durch Milchprodukte verursacht, die in diesem Fall gemieden werden sollten. Saure Reaktionen werden ebenfalls durch Fleisch (besonders rotes Fleisch), Milchprodukte und Eier hervorgerufen; durch Essig und sauer Eingemachtes; durch raffinierte Kohlenhydrate und raffinierten Zucker und durch die meisten Gewürze. Andere oxalsäurehaltige Nahrungsmittel sind zum Beispiel Rhabarber, Stachelbeeren, schwarze und rote Johannisbeeren. Schliesslich gehören Kaffee, schwarzer Tee und Alkohol zu den Genussmitteln, die man nur mit Vorsicht geniessen sollte. Zucker, Salz und blaue Trauben sollten aus verschiedenen Gründen gemieden werden, sie tragen alle zu einer Ansammlung von Giftstoffen bei und wirken nachteilig auf den Reinigungsprozess.

Statt dessen sollte reichlich Obst (auch Zitrusfrüchte, die trotz Zitronensäure eine alkalische Wirkung auf den Stoffwechsel haben) und frisches Gemüse, vorzugsweise grünes und Wurzelgemüse, verzehrt und täglich mindestens 1,5 Liter Flüssigkeit getrunken werden, um den Körper durchzuspülen. Als Flüssigkeit eignet sich klares Wasser am besten (mineralarmes Wasser) oder Wasser mit etwas Apfelessig oder Apfelsaft. Eine zusätzliche tägliche Vitamin-C-Gabe von mindestens 500 Milligramm ist zu empfehlen. Fisch und weisses Fleisch dürfen gegessen werden.

Durch die Anwendung geeigneter Heilpflanzen, in Verbindung mit anderen Methoden, die den Körper umfassend stärken, lassen sich die Quellen rheumatischer und arthritischer Entwicklungen weitestgehend beseitigen. Eine solche Behandlung erstreckt sich über einen längeren Zeitraum, denn ein degenerativer Prozess, der sich bereits eine Weile entwickelt hat, wird nicht innerhalb von vier Wochen wieder aufgehoben. Bei richtiger Behandlung kann es jedoch sein, dass wir Aussagen wie «ich fühle mich innerlich schon viel besser» hören, lange bevor die realen Symptome wie Schmerzen oder Steifheit verschwunden sind.

Zusätzlich zu dem allgemein notwendigen Reinigungsprozess müssen die Bedürfnisse des Einzelnen als einzigartigem Wesen beachtet werden. Muss das Verdauungssystem unterstützt werden? Arbeiten die Nieren richtig? Gibt es besonders viel Stress? Funktioniert das endokrine Drüsensystem in harmonischer Weise? Wie sieht es mit der Ernährung aus?

Bei rheumatischen und arthritischen Störungen ist es, mehr als bei allen anderen, absolut notwendig, den gesamten Menschen zu behandeln; andernfalls bleibt die Aussicht auf Heilung gering oder die Wirkung vorübergehend. Wird jedoch das einmalige Bild eines Individuums beachtet, sind die Möglichkeiten für verblüffende Heilerfolge gegeben.

Nach dieser ausführlichen Schilderung nun eine Grundteemischung für rheumatische und arthritische Beschwerden:

Bitterklee	2 Teile
Mädesüss	1 Teil
Schafgarbe	1 Teil
Schwarze Schlangenwurzel	1 Teil
Sellerie	1 Teil

Über längere Zeit hinweg dreimal täglich eine Tasse.

Diese Mischung ist nur eine Möglichkeit. Spezifische Mittel sollten in bezug auf individuelle Bedürfnisse und nach den Angaben im Abschnitt «Heilpflanzen für das Muskel- und Knochensystem» ausgewählt werden. Wenn zum Beispiel Entzündungen und Schmerzen vorliegen, kommen entzündungshemmende und schmerzlindernde Mittel in Frage, wie z. B. *Guajakbaum, Schwarzweide* oder *Yamswurzel.*

Kommt es aufgrund von Schmerzen zu Schlafstörungen, muss etwas unternommen werden, da ein gesunder Schlaf die beste Garantie für Heilerfolge ist. Eine gute schlaffördernde und schmerzlindernde Mischung ist die folgende:

Baldrian	1 Teil
Passionsblume	1 Teil
Piscidiarinde	1 Teil

Eine halbe Stunde vor dem Schlafengehen eine Tasse. Diese Mischung ist unbedenklich im Gebrauch, und die Dosierung kann bei Bedarf über die normalen ein bis zwei Teelöffel hinaus erhöht werden.

Zusätzlich finden äusserliche Mittel Anwendung, um Schmerzen und Entzündungen zu lindern und gleichzeitig die Durchblutung der betroffenen Bereiche anzuregen, damit die Schadstoffausscheidung unterstützt wird. Eine solche Behandlung an sich bringt keine grundlegende Veränderung, doch sie unterstützt den gesamten Prozess und lindert die Beschwerden. Ein stark erwärmendes und stimulierendes Einreibemittel wird durch Mischen gleicher Anteile Paprika und Glycerin hergestellt. Vorsicht: Nicht auf offene Wunden oder die besonders empfindliche Gesichtshaut auftragen!

Bei Schmerzen im Muskelgewebe oder bei Nervenschmerzen ist ein Einreibemittel aus *Johanniskrautöl* wirksam. Das Öl kann im Sommer selbst hergestellt werden: 100 Gramm frische, sich gerade öffnende Blüten sammeln und in wenig Oliven- oder Sonnenblumenöl zerdrücken. Das ganze mit einem halben Liter des gleichen Öls übergiessen, gut mischen und in einen klaren Glasbehälter füllen. Das geöffnete Glas vier bis fünf Tage an einem warmen Ort fermentieren lassen, dann fest verschliessen und sechs Wochen in der Sonne oder an einem anderen warmen Ort stehen lassen und täglich gut schütteln, bis das Öl leuchtend rot geworden ist. Schliesslich durch ein Tuch drücken und das Öl einige Tage stehen lassen, damit es sich von den wässrigen Anteilen trennen kann. Das Öl vorsichtig abgiessen (nur dieses wird verwendet) und in einem luftdichten, lichtundurchlässigen Behälter aufbewahren.

*Johanniskraut*öl kann auf die von rheumatischen Schmerzen betroffenen Bereiche aufgetragen, ausserdem bei Nerven- und Ischiasschmerzen sowie leichten Verbrennungen verwendet werden. *Lavendel, Echter Dost, Pefferminze* und *Rosmarin* sind Grundstoffe für weitere gute Öle, die man leicht selber anfertigen kann; zwei bis drei Milliliter ätherische Öle werden hierfür in Mandel-, Oliven- oder Sonnenblumenöl gegeben.

Eine andere einfache, aber wirkungsvolle Methode, Schmerzen und Anschwellungen zu lindern, ist die abwechselnde Anwendung von heissen und kalten Umschlägen.

Bindegewebsentzündung

Hierbei gelten die Anleitungen für Rheuma und Arthritis.

Krämpfe

Wir alle haben bestimmt schon einmal einen Muskelkrampf gehabt – das ist zwar schmerzhaft, doch meist kein Anlass zu Besorgnis. Kommen Krämpfe jedoch häufig vor, sollten sie behandelt werden, nicht nur um das belastende Symptom zu verhindern, sondern auch, um Kreislaufstörungen vorzubeugen, da das Symptom durch Sauerstoffmangel entsteht.

Erfolgt die Behandlung über einen längeren Zeitraum, ist es relativ einfach, die Beschwerden mit Heilpflanzenmitteln zu beseitigen. Eine Mischung aus *Gelbholzrinde*, *Ingwer* und *Schneeball* findet hier Anwendung:

Schneeball	6 Teile
Gelbholzrinde	2 Teile
Ingwer	1 Teil

Diese Abkochung einige Monate lang dreimal täglich trinken.

Schleimbeutelentzündung (Bursitis)

Die Schleimbeutel an Knie- und Ellenbogengelenken wirken wie kleine wassergefüllte Kissen zwischen den grösseren Sehnen und Knochen. Diese Beutel können sich entzünden. In den Knien wird diese Entzündung auch «Putzfrauenknie» genannt, «Tennisarm» heisst sie, wenn der Ellenbogen betroffen ist. Diese Beschwerden resultieren aus harten Stössen, einem Unfall oder langsamen Veränderungen. Ist die Erkrankung Teil einer allmählichen Entwicklung mit rheumatischen Tendenzen, sollte sie nach den Angaben im Abschnitt über Rheuma behandelt werden. Treten die Beschwerden kurzzeitig auf, wird dem Gewebe am besten mit einer Kompresse auf der betroffenen Stelle oder einem stimulierenden Einreibemittel geholfen. Beide Mittel fördern Entzündungs- und Schmerzlinderung. Dauern die Beschwerden jedoch an, muss eine innerliche Behandlung hinzukommen. Angaben über Kompressen, Öle und Einreibemittel für solche Fälle sind unter Rheuma und Arthritis zu finden.

Gicht

Die Gicht ist eine Gelenkerkrankung, die aus Harnsäureansammlungen im Körper resultiert und extrem schmerzhafte Entzündungen verursacht. Der Körper muss in seinen Ausscheidungen, besonders durch die Nieren, unterstützt werden. Hierbei helfen harntreibende und antirheumatische Heilpflanzen. Von den harntreibenden Mitteln sind *Möhre*, *Schafgarbe*, *Sellerie* und *Amerikanischer Wasserhanf* besonders nützlich. Die folgende Mischung kann gute Ergebnisse erzielen:

Grosse Klettenwurzel	1 Teil
Schafgarbe	1 Teil
Selleriesamen	1 Teil

Einige Zeitlang dreimal täglich eine Tasse. Bei starken Schmerzen kann der Mischung *Lebensbaum* hinzugefügt werden.

Die Ernährung ist für die Behandlung von und zur Vorbeugung gegen Gicht ausschlaggebend. Grundlage bildet eine säurearme Ernährung und die strikte Vermeidung aller Nahrungsmittel, die einen hohen Puringehalt haben, denn Purine werden im Körper in Harnsäure umgewandelt. Zu solchen Nahrungsmitteln gehören Fische, wie z. B. Sardinen, Anchovies (Sardellen), Fischrogen, Schellfisch, Krebse und Krabben sowie Leber, Nieren, Kalbsbries und Bohnen. Kaffee und Tee sollten ebenso wie übermässiges Essen vermieden werden. Auf Alkohol sollte man ganz verzichten.

Hexenschuss

Diese Schmerzen im unteren Rückenbereich können von einer Vielzahl verschiedener Krankheitszustände verursacht werden, von Störungen der Nieren, der Sexualorgane bis hin zu Rheuma und Rückenschäden. Die Ursache der Schmerzen muss gefunden und mit der richtigen Methode behandelt werden, sei es mit Heilpflanzen oder durch einen Osteopathen oder Chiropraktiker. Das für Rheuma beschriebene wärmende und anregende Einreibemittel ist auch in diesem Fall sehr hilfreich. Heisse Kompressen können ebenfalls angewendet werden.

Ischias

Ischias ist eigentlich eine Form von Neuralgie, die sich durch starke Schmerzen und Empfindlichkeit auszeichnet, die entlang des gesamten Verlaufs des Ischiasnervs verspürt werden; dieser Nerv ist der längste im Körper, er verläuft von der Rückenseite der Hüften bis zur unteren Wade. Der Begriff Ischias wird häufig gebraucht, um Schmerzen zu beschreiben, die von den Hüften in die Oberschenkel ausstrahlen und deren Ursachen vielfältiger Natur sein können. Oft ist eine Fehlstellung der Wirbelsäule und der Hüften beteiligt, die auf den Nerv drückt und Schmerzen verursacht. In diesem Fall ist eine osteopathische oder chiropraktische Behandlung zu empfehlen. Bei Neuralgie bzw. Nervenschmerzen helfen nervenentspannende und nervenstärkende Mittel (siehe Abschnitt über das Nervensystem). Sehr oft liegt ein Stauungszustand im Unterleibsbereich diesem schmerzvollen Problem zugrunde. Es ist sehr wichtig, dass die Därme frei von Verstopfung sind und die Nieren gut arbeiten. Die beste Heilpflanze hierfür ist *Krauser Ampfer,* für die Nieren *Bärentraube* oder *Löwenzahn.* Bei Ischias gelten die im Abschnitt über Rheuma und Arthritis gegebenen allgemeinen Anleitungen. Sehr gut wirken auch Massagen des unteren Rückens und der Beine.

Verstauchungen

Durch Unfälle können Muskeln gezerrt und Bänder und Sehnen verstaucht werden. Heisse Bäder mit anregenden Heilpflanzenzusätzen regen die Durchblutung in den betroffenen Bereichen an und fördern so den Heilungsprozess. *Thymian* ist ein ausgezeichneter Badezusatz, ob für ein Voll- oder Fussbad: 30–60 Gramm getrocknetes Kraut in einen halben Liter kochendes Wasser geben und ziehen lassen. Diesen Aufguss dem Badewasser zufügen oder in Form einer Kompresse auf die betroffenen Stellen auftragen. *Arnika* ergibt eine ausgezeichnete Kompresse (aber nur anwenden, wenn die Haut unverletzt ist), die so heiss wie möglich angewendet wird. Bei Verwendung der Tinktur wird ein Teelöffel davon in einen halben Liter Wasser gegeben und die betroffene Stelle entweder in der heissen Lösung 15 Minuten gebadet oder eine Kompresse damit getränkt und aufgelegt. Dies alle vier Stunden wiederholen. Sind Schwellungen und Schmerzen merklich zurückgegangen, sollte die betroffene Stelle mit einer in *Hamamelis*wasser getränkten Binde bandagiert werden.

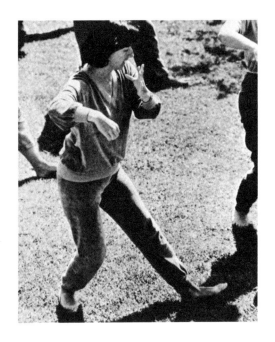

Das Drüsensystem ist der greifbare und exoterische Ausdruck der Tätigkeit des Lebenskörpers und seiner sieben Zentren. Die sieben Kraftzentren liegen im gleichen Bereich, in dem sich auch die sieben wichtigsten Drüsen befinden, und jedes Kraftzentrum versorgt – nach der esoterischen Lehre – die entsprechende Drüse mit Kraft und Leben, die tatsächlich auch seine äussere Erscheinungsform darstellt.
  Alice Bailey

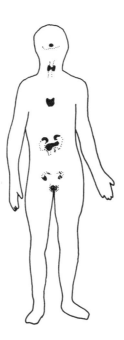

Das
Drüsensystem

Geist und Körper kommen sich in der Komplexität unseres inneren Kontrollsystems am nächsten. Wenn wir Bewusstsein als eine Eigenschaft des Gehirns betrachten, dann bildet die Partnerschaft des Nervensystems mit den endokrinen Drüsen eine Brücke, die Bewusstsein und Körper verbindet. Wir denken erst und handeln dann, wobei wir mit unserem Willen die Muskelaktivität über die Nervenbahnen steuern. In einer bedrohlichen Situation bewirkt beispielsweise das Hormon Adrenalin eine Beschleunigung des Pulses.

Viele dieser Vorgänge unterstehen nicht der direkten Kontrolle des Gehirns, sondern entwickeln sich dadurch, dass Nervensystem und Hormone für die Aufrechterhaltung des inneren Gleichgewichts sorgen. Die Weisheit des Körpers zeigt sich in der Art, in der diese Homöostase aufrechterhalten wird und in der die Eigenkontrolle funktioniert. Der Einfluss des Gehirns ist allerdings überall deutlich: es ist das wichtigste Kontrollorgan aller Funktionen, mit den endokrinen Drüsen und den Nerven als dienenden Systemen.

Der menschliche Körper ist nur dann leistungsfähig, wenn das Gleichgewicht innerhalb eines jeden Organs, jeden Gewebes und jeder Zelle auf diese Weise überwacht und kontrolliert wird. Aktivität, Wachstum und Regeneration des Gewebes müssen ebenso wie Nahrungsversorgung und Ausscheidung von Abfallstoffen aufrechterhalten werden. Das Nervensystem arbeitet in Verbindung mit den endokrinen Drüsen. Diese Drüsen befinden sich an verschiedenen Stellen im Körper und zeichnen sich dadurch aus, dass sie ihre Hormone direkt an den Blutstrom abgeben. Die Hormone gelangen so zu den Zellen in allen Bereichen des Körpers. Die Hülle jeder Zelle besitzt Aufnahmeorgane für ein oder mehrere Hormone, wobei die Aufnahme eines Hormons durch den jeweiligen Rezeptorbereich spezielle Veränderungen im inneren Stoffwechsel dieser «Ziel»-Zelle veranlasst. Die Aktivität der Hormone ist Kernpunkt vieler äusserst interessanter Forschungen und gibt erstaunliche Einblicke in die Komplexität und die Schönheit des menschlichen Körpers.

Um einen Überblick zu bekommen, ist es angebracht, die Rolle der Hirnanhangsdrüse (Hypophyse) und des unteren Teils des Zwischenhirns (Hypothalamus) zu untersuchen. Die Aktivität dieser Drüsen wird ständig kontrolliert und durch die Versorgung mit nervlicher, hormoneller und chemischer Information gesteuert. Die hormonelle Produktion wird in vielen Fällen durch ein negatives Rückkopplungssystem kontrolliert, in dem eine Hormon-Überproduktion zu einer kompensatorischen Abnahme nachfolgender Produkte führt, bis das Gleichgewicht wiederhergestellt ist. Die Hypophyse spielt eine zentrale Rolle in diesem Prozess, der die innere Harmonie erhält.

Diese Drüse ist zweigeteilt. Der hintere Teil dient als Speicher für wichtige, vom Hypothalamus freigesetzte Hormone; eines davon regt Wehentätigkeit und Milchbildung an, ein anderes verlangsamt die Flüssigkeitsausscheidung, um das Wasser im Körper zu halten. Der vordere Teil produziert Hormone, die die Aktivität anderer Drüsen im Körper steuern. Der Hypothalamus, der vordere Teil des Zwischenhirns, liegt direkt über der Hypophyse und bildet das wichtigste Koordinationszentrum zwischen endokrinem und Nervensystem. Er steuert, überwacht und reguliert das autonome Nervensystem ebenso wie den Körperstoffwechsel durch die Kontrolle der Nahrungs- und Flüssigkeitsaufnahme und der Körpertemperatur; ausserdem überwacht er den Menstruationszyklus. Der vordere Teil der Hypophyse reagiert auf Hormone, die vom Hypothalamus ausgeschieden werden und die Sekretion der eigenen Hormone entweder anregen oder hemmen. Der eigentliche Vorgang des Ausgleichs von starker oder verminderter Hormonbildung ist ein wunderbarer integrierter Prozess, zu komplex, um ihn an dieser Stelle genauer auszuführen. Die von dieser Drüse freigesetzten Hormone sind verantwortlich für die Steuerung der Stoffwechselgeschwindigkeit, sie beeinflussen die Muskel- und Knochenentwicklung, regen die Milchbildung der Brustdrüsen an und kontrollieren die Hormonabgabe der Eierstöcke und der Hoden.

Gesundheit
und die Drüsen

Gesund sein bedeutet, über ein integriertes und reibungslos funktionierendes endokrines Drüsensystem zu verfügen. Um diese Gesundheit zu erhalten, bedarf es unbedingt einer ganzheitlichen Lebensweise und der richtigen Ernährung, einer lebensbejahenden Gefühls- und Gedankenwelt und eines lebendigen spirituellen Lebens. Therapieformen, wie Polarity-Therapie, und energieausgleichende Methoden, wie Akupunktur, zielen auf das endokrine System, denn durch dieses System kann der gesamte Körper geheilt werden; bei einer bestehenden endokrinen Störung können diese Therapien äusserst wirksam für die Wiederherstellung des Gleichgewichts sein.

Endokrine Beschwerden haben meist viele Ursachen, angefangen von äusserlichen, wie etwa stressreichen Situationen, bis hin zu inneren, wie etwa genetischen Störungen. Eine Behandlung mit Heilpflanzen ist von daher breit gefächert; damit gehen wir sicher, dass der Körper kräftig und vital wird – gleichzeitig bedarf es der Anwendung spezifischer Heilmittel für verschiedene Drüsen.

Selbst wenn keine offenkundige Drüsenerkrankung besteht, so spielt das endokrine System doch eine solch grundlegende Rolle für die Gesundheit, dass selbst kleine Funktionsstörungen zu einem allgemein unausgeglichenen Zustand führen können.

Heilpflanzen
für die Drüsen

Die Bittermittel sind die besten Heilpflanzen für eine Behandlung der endokrinen Drüsen. Das mag auf den ersten Blick vielleicht etwas merkwürdig erscheinen, sind diese Pflanzen doch als verdauungsför-
dernde und -stärkende Mittel bekannt. Ihre Rolle für das Drüsensystem besteht in einer allgemeinen reflexartigen Anregung dieses gesamten Systems. Eine anregende Wirkung dieser Art fördert eine reibungslose homöostatische Funktion, verringert Überaktivität und wirkt verstärkend bei Unterfunktion. Dies demonstriert, wie Heilpflanzenmittel die jeweils richtigen Vorgänge unterstützen können. Manche Mittel haben eine starke und spezifische Wirkung, die meisten Heilpflanzen unterstützen jedoch Heilung und Gleichgewicht dort, wo sie benötigt werden. Neben den Bittermitteln sind blutreinigende Mittel sehr wirkungsvoll. Zu den besten Bittermitteln für das Drüsensystem zählen *Beifuß, Kanadische Gelbwurzel, Raute, Schafgarbe* und *Wermut*. Wirksame Blutreinigungsmittel sind *Krauser Ampfer, Grosse Klette, Klettenlabkraut, Löwenzahn, Rotklee, Sarsaparilla, Sonnenhutwurzel* und *Veilchenwurzel*. Es gibt auch spezifische Drüsenmittel wie *Blasentang, Borretsch, Geissraute, Ginseng, Süssholz, Wolfstrapp* und *Yamswurzel*. Da endokrine Störungen von solch komplexer Natur sind, können auch für andere Organe spezifische Heilpflanzen – wie Nieren- oder Lebermittel – häufig zur Wiedererlangung der inneren Harmonie beitragen. Erinnern wir uns daran, alles im Zusammenhang mit dem Ganzen zu betrachten.

Krankheitsbilder des
Drüsensystems

Die Bauchspeicheldrüse (Pankreas)

Die Aufgabe dieser Drüse besteht hauptsächlich darin, Verdauungsenzyme auszuscheiden, die Eiweiss-Stoffe, Fette und Kohlehydrate im Zwölffingerdarm abbauen und die hochgradig sauren Magensäfte zu neutralisieren. Ausserdem liegen über das ganze Gewebe der Bauchspeicheldrüse verteilt zahlreiche Gruppen endokriner

Zellen: die Langerhanschen Pankreasinseln. Dies Inselorgan produziert zwei wichtige Hormone, die auf die Verwertung von Glukose und Fettsäuren im Körper einwirken. Wenn nach einer Mahlzeit der Blutzuckerspiegel steigt, wird Insulin ausgeschüttet und die Glukoseproduktion in der Leber gehemmt und die Verwendung der Glukose durch das Körpergewebe gefördert. Glukagon, das andere in der Bauchspeicheldrüse gebildete Hormon, übt eine entgegengesetzte Wirkung auf die Leber aus und fördert die Glukoseproduktion. Aus einem Ungleichgewicht der beiden Hormone im Blut resultiert entweder ein zu hoher oder zu niedriger Blutzuckerspiegel.

Entzündung der Bauchspeicheldrüse (Pankreatitis) Diese besonders schmerzhafte Erkrankung tritt in Form von akuten oder chronischen Anfällen auf. Dabei scheint es zu einer «Selbst-Verdauung» zu kommen, bei der die stark wirksamen, von der Bauchspeicheldrüse produzierten Verdauungsenzyme das Organ selbst angreifen. Warum es so weit kommen kann, ist unklar; eine Vermutung geht davon aus, dass sich in dem gemeinsamen Ausführungskanal von Gallenblase und Bauchspeicheldrüse ein Gallenstein festsetzt und den Kanal blockiert. In manchen Fällen besteht eine Verbindung zu übermässigem Alkoholkonsum. Die Anweisungen im Abschnitt über die Gallenblase bezüglich Heilpflanzen und Ernährung sollten beachtet werden. *Schneeflockenbaum* ist die Heilpflanze mit spezifischer Heilanzeige für diese Art von Bauchspeicheldrüsenstörungen.

Zuckerkrankheit (Diabetes mellitus)

Die Zuckerkrankheit ist die häufigste Form endokriner Störungen; über ein Prozent aller Menschen in der westlichen Welt sind davon betroffen. Das Grundproblem dieser auch Diabetes oder Harnruhr genannten Krankheit wird durch einen überhöhten Blutzuckerspiegel charakterisiert, der

in den Zellen hingegen niedrig bleibt. Die Ursachen dieses Zustandes sind komplex, sie können sich in einer Reihe von Komplikationen äussern, die hauptsächlich Arterien und Kapillargefässe betreffen.

Meist gibt es bei Diabetes keinen offensichtlichen auslösenden Faktor. Der Ausbruch kann mit erblichen Anlagen, dem Alter, mit Fettleibigkeit oder mit Stress zusammenhängen. Eine der körperlichen Reaktionen auf Stress ist die Steigerung der Nebennierenaktivität, was zu einer Erhöhung des Blutzuckerspiegels führt. Starker Stress ist nicht die eigentliche Ursache einer Diabetes, doch kann er eine latente Tendenz zum Ausbruch bringen. Was auch immer die Ursache sein mag, das Ergebnis zeigt sich in einem hohen Glukosespiegel im Blut und in nach Glukose hungernden Zellen, was zu Gewichtsverlust, Durst und erhöhter Urinausscheidung, Schwächezuständen und eventuell zum Koma führt.

Bei der Behandlung und der Kontrolle von Diabetes spielt die Ernährung eine sehr wichtige Rolle. Es geht nicht nur darum, kohlehydratreiche Nahrungsmittel zu meiden, sondern es muss ein regelrechter Ernährungsplan aufgestellt werden, der eine schubweise Aufnahme von Glukose ins Blut verhindert. Jedoch muss jede Diät für den betreffenden Menschen massgeschneidert werden.

Die Ursachen für Diabetes sind komplexer Natur, und eine Behandlung muss diesen Wurzeln nachgehen. Professionelle Hilfe ist hierbei absolut notwendig. Obwohl die Behandlung nach den verschiedenen Krankheitsbildern variiert, kommen bei Diabetes folgende Heilpflanzen in Frage: *Brennessel, Geissraute, Gewürzsumachrinde, Ginseng, Jambulrinde, Knoblauch* und *Schneeflockenbaum.* Es ist mittlerweile erwiesen, dass viele Pflanzen eine hypoglykämische, das heisst blutzuckersenkende, Wirkung haben. In allen Heilpflanzen-Traditionen der Welt werden solche Pflanzen erwähnt. In Amerika haben Professor Farnsworth und seine Kollegen Pflanzen auf diese wertvollen Fähigkeiten hin untersucht. Zu den hypoglykämischen Pflanzen zählt man *Artischocken, Bananen, Brennessel, Erbsen, Gerste, Ginseng, Hafer, Grosse Klette, Kohl, Maiglöckchen, Möhren, Nelkenpfeffer, Oliven, Papaya, Weisse Rüben, Salat, Sonnenblumen, Spinat, Süsskartoffeln, Wermut* und *Zwiebeln*. Diese bei weitem nicht vollständige Liste vermittelt uns eine Vorstellung vom grossen Angebot der Pflanzenwelt für Blutzuckerprobleme.

Die Schilddrüse

Die Schilddrüse spielt eine wichtige Rolle bei der Regulierung des körperlichen Stoffwechsels. Die beiden wichtigsten von der Schilddrüse produzierten Hormone gewährleisten eine angemessene Stoffwechselfunktion aller biochemischen Vorgänge im Körper. Probleme entstehen durch Über- oder Unterfunktion der Schilddrüse, die Gemütslage und Stimmung beeinflusst, umgekehrt aber auch von diesen beeinflusst wird.

Überfunktion der Schilddrüse Werden zu viele Hormone gebildet, werden die Verbrennungsvorgänge in den Zellen über ein normales Mass hinaus gesteigert. Der Appetit nimmt zwar gleichzeitig zu, doch kommt es zu Gewichtsverlust, wie auch zu einer allgemeinen Überaktivität, die mit Ruhelosigkeit, Angst und Anspannung verbunden ist. Eine wirksame Behandlung bedient sich nervenentspannender Mittel, um die Übererregbarkeit zu mindern sowie Bittermittel und *Wolfstrapp* als spezifisches Heilmittel für dieses Problem.

Diese Mittel können die Symptome recht wirkungsvoll lindern, doch ist eine Langzeitanwendung mit *Wolfstrapp* und anderen hormonellen Tonika unerlässlich. Ein guter Mischungsvorschlag ist:

Wolfstrapp	2 Teile
Baldrian	1 Teil
Brennessel	1 Teil
Schafgarbe	1 Teil

Über einen längeren Zeitraum dreimal täglich eine Tasse.

Unterfunktion der Schilddrüse Bei diesem Krankheitsbild geschieht genau das Gegenteil. Die körpereigene Aktivität verringert sich, es kommt zu Gewichtszunahme, die häufig von Lethargie und Apathie begleitet ist, ausserdem besteht die Neigung zu tiefen Depressionen. Heilpflanzen, die sich bei solchen Beschwerden günstig auswirken, sind Bittermittel, nervenstärkende Mittel und *Blasentang* als spezifisches Mittel für die Schilddrüse. Eine gute Mischung ist:

Blasentang	2 Teile
Brennessel	1 Teil
Damiana (oder Kolanuss)	1 Teil
Hafer	1 Teil
Wermut	1 Teil

Dreimal täglich eine Tasse. Darüber hinaus empfiehlt sich eine ausgewogene Vollkosternährung.

Kropf (Struma) Bei dieser Erkrankung verursacht die Vergrösserung der Schilddrüse ein Anschwellen rings um den vorderen Halsbereich. Über- oder Unterfunktion der Schilddrüse sind die häufigsten der verschiedenen medizinischen Ursachen dafür – oft wird dieser Zustand aber einfach durch Jodmangel in der Ernährung ausgelöst. Das Jod wird im Körper hauptsächlich für die Produktion der Schilddrüsenhormone benötigt, deshalb wird sich jeder Mangel dieses wichtigen Minerals an der Schilddrüse zeigen. Bevor dieser Zusammenhang mit der Nahrung entdeckt wurde, war der Kropf ein häufiges Erscheinungsbild in Gegenden mit geringem Jodvorkommen in Boden und Wasser, zum Beispiel in den Alpen. Oft wird Jod dem Tafelsalz zugesetzt, in Tasmanien wird es als vorbeugende Massnahme sogar dem Brot beigegeben. Meeresalgen, besonders *Blasentang,* sind Pflanzen mit dem höchsten Jodgehalt.

Die Nebennieren

Die Nebennieren befinden sich jeweils direkt oberhalb der Nieren. Sie bestehen aus zwei sehr verschiedenartigen Teilen, der äusseren Rinde und dem inneren Mark. Die Nebennierenrinde produziert – angeregt durch die Hirnanhangshormone – drei verschiedene Hormongruppen. Eine Gruppe regt die Einbehaltung von Natrium im und die Ausscheidung von Kalium aus dem Körper an. Also ist dieses Hormon direkt an der homöostatischen Regelung des Salzgleichgewichts im Körper beteiligt. Eine zweite Gruppe wirkt auf Glukose-, Aminosäure- und Fettstoffwechsel ein. Die Steroid-Hormone dieser Gruppierungen unterstützen eine ständige Versorgung mit wichtigen Aufbaukomplexen und Nährstoffen, um eine normale körperliche Regeneration und gesundes Wachstum in allen Zellen zu gewährleisten. Diese Hormone sind an vielen Körperprozessen beteiligt, sie hemmen auch Entzündungen. Diese Wirkung erklärt den Gebrauch synthetischer Steroid-Arzneimittel in der allopathischen Medizin. Sie sind sehr wirkungsvoll bei der Bekämpfung von Entzündungen und von Erkrankungen, wie etwa rheumatischer Arthritis, doch zeigen sie äusserst schwerwiegende Nebenwirkungen. Sie sind vielleicht die Ursache der schlimmsten Erkrankungen, die durch Medikamentenbehandlungen hervorgerufen werden. Nur gelegentlich wird das Risiko, das der Gebrauch solcher Mittel mit sich bringt, durch die zwingenden Bedürfnisse des Patienten aufgewogen.

Die dritte Hormongruppe, die in der Nebennierenrinde produziert wird, setzt sich aus Sexualhormonen zusammen, und zwar aus männlichen Geschlechtshormonen (Androgene) und weiblichen Geschlechtshormonen (Oestrogene). Beide Hormonarten entstehen in Männern und in Frauen, ihr Verhältnis macht den biologischen Unterschied zwischen den Geschlechtern aus.

Das Nebennierenmark arbeitet unabhängig von der Nebennierenrinde, hier werden Adrenalin und Noradrenalin gebildet. Diese Hormone veranlassen die raschen Körperreaktionen bei extremen Stressbelastungen, den sogenannten «Kampf- oder Flucht»-Effekt. Stressreiche Situationen, wie seelische Traumata, Schmerzen, extreme Temperaturen oder ein niedriger Blutzuckerspiegel, regen das Zwischenhirn an, Nervenimpulse an das Nebennierenmark weiterzuleiten. Als Antwort werden Adrenalin und Noradrenalin in das Blut abgegeben. Ihre kombinierte Wirkung soll den Körper auf extreme Aktivität vorbereiten; das geschieht durch Anregung der Atmung, Erhöhung des Blutdrucks und der Pulsfrequenz. Blutzucker- und Fettsäurespiegel im Blut werden ebenfalls erhöht, dadurch werden Nährstoffe für die Zellen freigesetzt, die Muskelaktivität gesteigert und die Blutzufuhr zu den Eingeweiden und zur Haut verringert, so dass den Muskeln mehr Blut zur Verfügung steht.

Diese Reaktion geschieht unabhängig von den einzelnen beteiligten Stressfaktoren. Es ist wichtig, dass die bei einer solchen Reaktion auf eine Situation freigesetzte Energie auch umgesetzt wird. Wird die Reaktion unterdrückt – was oft geschieht, wenn eine emotionale Reaktion der auslösende Faktor ist –, kann der Körper das Adrenalin nicht einfach ignorieren. Er reagiert innerlich, da der äussere Ausdruck ja unterdrückt wird. Dieser Vorgang kann auf die Dauer zu Erschöpfung führen und eventuell die Grundlage für chronische Erkrankungen in allen möglichen Bereichen des Körpers bilden. Das kann sich bei überhöhtem Blutzuckerspiegel in eine Überbelastung der Insulinversorgung durch die Bauspeicheldrüse zeigen, was wiederum auf eine mögliche Tendenz zu Diabetes hinweisen könnte.

Heilpflanzenmittel bieten die Möglichkeit, die Nebennieren zu nähren und zu erneuern und damit Aktivität und die Wiedereingliederung in die Körperfunktionen zu fördern. In jedem Fall einer übermässigen Stressbelastung sollten Heilpflanzen in Erwägung gezogen werden, die die Nebennierenfunktion unterstützen.

Viele Pflanzen enthalten nachweislich natürliche Vorstufen der Nebennierenhormone (siehe auch den Abschnitt über die chemische Zusammensetzung der Heilpflanzen). Die wichtigsten dieser Pflanzen sind *Borretsch, Ginseng, Süssholz* und *Yamswurzel.* Von einer Langzeitanwendung profitiert jeder, der Stressbelastungen ausgesetzt ist. Besonders zu empfehlen ist der regelmässige Gebrauch von *Borretsch*-Tee und von *Ginseng.* Nach einer Behandlung mit synthetischen Steroid-Hormonen ist *Süssholz* für die Revitalisierung der Nebennieren angezeigt.

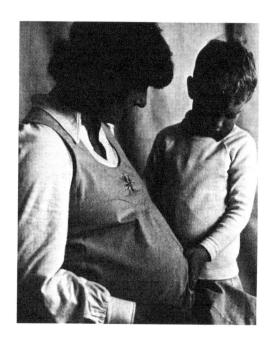

Mehr als in jedem anderen System zeigt sich im Sexualsystem das Wunder des Lebens. Es ist ein Wunder, über das wir nachdenken, das wir unter Aspekten wie Gewebe- und Hormonfunktion analysieren, über das wir Gedichte schreiben können, das uns aber am Ende sprachlos lassen wird.
David Hoffmann

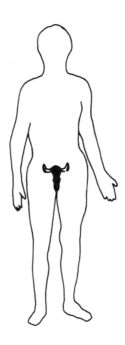

Sexualsystem

Der Schwerpunkt in diesem Kapitel liegt auf dem weiblichen Sexualsystem, denn dieser Körperbereich wird von vielen speziellen Störungen betroffen. Aufgrund der Eigenschaften menschlicher Anatomie ist das männliche Sexualsystem in seiner Struktur und Funktionsweise nicht annähernd so komplex wie das weibliche. Das Wunder der Geburt ist von Natur aus ein Mysterium, das zum weiblichen Körper gehört und weniger mit dem männlichen Körper zu tun hat. Beim männlichen Sexualsystem entstehen hauptsächlich Störungen, die mit der Prostatadrüse zusammenhängen, sie werden im Kapitel über das Harnsystem besprochen. Infektionen im männlichen Sexualsystem sollten auf die gleiche Weise behandelt werden wie für das weibliche Sexualsystem beschrieben.

Damit das Sexualsystem gesund ist und in gut ausgewogener und integrierter Weise funktioniert, müssen Körper und Geist als Einheit gesund und vital sein. Ist die Ernährung mangelhaft, kann es zu Menstruationsstörungen oder Vaginalausfluss kommen. Ist unsere Lebensweise nicht lebensbejahend, wird das System, das neues Leben hervorbringt, negativ beeinflusst. Damit die Kinder ganz und gar gesund auf die Welt kommen, muss die Lebensweise während der Schwangerschaft vollkommen sein! Überprüfe deinen allgemeinen Gesundheitszustand, aber auch deine Beziehungen zur Welt – suche liebevolle und stärkende emotionale Unterstützung. Überprüfe deine Gedankenwelt – denkst du positiv? Welche Bücher liest du, welche Filme schaust du dir an, welches sind deine politischen Vorstellungen? Die Energie in deinem Körper wird nicht nur von der dich umgebenden Energie beeinflusst, sondern auch – das ist viel wichtiger – von der Art und Weise, wie du damit umgehst. Schliesse Frieden mit deiner Welt und deinen Beziehungen zu ihr.

Heilpflanzen für das weibliche Sexualsystem

Sehr viele Heilpflanzen haben günstige Auswirkungen auf das weibliche Sexualsystem. Für ein besseres Verständnis der Heilpflanzenbehandlung werden wir die entsprechenden Pflanzen nach ihren Heilwirkungen ordnen.

Bemerkenswert ist, dass viele Heilpflanzen für das weibliche Sexualsystem aus dem Kulturbereich der nordamerikanischen Indianer stammen und nicht durch europäische Heilmittel ersetzt werden können. Es lässt sich nur vermuten, dass dies ein Ergebnis der tiefen Beziehung dieser Völker zur Erdenmutter ist; eine Verbindung, die sich auch im physischen Bereich ausdrückt, nämlich Frauen zu heilen und sie – besonders aber den Geburtsvorgang – zu unterstützen.

Gebärmutterstärkende Mittel Diese stärkenden Mittel für die Gebärmutter wirken besonders tonisierend und kräftigend auf das ganze System, sowohl auf das organische Gewebe als auch auf die Funktion der Organe. Während jedes Mittel seine eigenen spezifischen Heilwirkungen besitzt, unterstützen sie das gesamte weibliche Sexualsystem. Pflanzen wie *Goldkreuzkraut, Heloniaswurzel, Herzgespann, Himbeere, Löwenblattwurzel, Mönchspfeffer, Rebhuhnbeere* und *Schwarze Schlangenwurzel* sind Heilmittel im ganzheitlichen Sinne. Sie sind oft dann angezeigt, wenn keine akute Erkrankung besteht, aber ein Schwächezustand der Sexualorgane nachteilige Auswirkungen auf den gesamten Körper zeitigt.

Menstruationsfördernde Mittel (Emmenagoga) Diese Mittel stimulieren und fördern den normalen Menstruationsfluss. Die meisten gebärmutterstärkenden Mittel sind auch menstruationsfördernd, sie wirken allgemein ausgleichend auf das System. Es gibt aber noch zahlreiche andere dieser Mittel, die nicht auf das ganze System spezifisch heilend wirken. Es gibt sogar solche, die durch eine Art Anregung wirken, die fast schon einer direkten Reizung gleichkommt. Das ist zwar in manchen Fällen zuträglich, es entspricht aber auch der Wirkungsweise pflanzlicher Abtreibungsmittel. Eine Auflistung der Heilpflanzen, die während der Schwangerschaft gemieden werden müssen, folgt später. Die besten menstruationsfördernden Mittel aus der fast endlosen Liste sind *Eberraute, Frauenminze, Goldkreuzkraut, Heloniaswurzel, Herzgespann, Löwenblattwurzel, Petersilie, Raute, Rebhuhnbeere* und *Schafgarbe.* Die für eine spezifische Behandlung jeweils geeignete Pflanze wird bestimmt, indem man die anderen, ihr eigenen Heilwirkungen berücksichtigt.

Hormonell normalisierende Mittel Die hormonell normalisierenden Mittel bilden eine sehr wichtige Gruppierung. Sie wirken ausgleichend und normalisierend auf die Funktion der endokrinen Drüsen und unterstützen so die richtige Funktionsweise des Sexualsystems. Ich möchte hier nur die wichtigste dieser Heilpflanzen erwähnen, nämlich den *Mönchspfeffer.* Der *Mönchspfeffer* ist ein wertvolles Mittel, das die Aktivitäten von Oestrogen und dem Gelbkörperhormon Progesteron normalisiert und von daher bei menstruellen Fehlfunktionen und bei in den Wechseljahren auftretenden Beschwerden zur Anwendung kommt.

Adstringierende Mittel (Adstringentia) Adstringentia werden in Zusammenhang mit diesem System häufig verwendet; die nachfolgenden sind besonders zu empfehlen: *Frauenmantel, Hirtentäschel, Immergrün, Gefleckter Storchschnabel, Sumpfzweizahn* und *Amerikanische Waldlilie.* (Siehe auch Kapitel über adstringierende Mittel)

Schleimhautschützende Mittel (Demulcentia) Die schleimhautschützenden Mittel üben einen beruhigenden und heilenden Effekt auf die Schleimhäute des gesamten Systems aus. Für das Sexualsystem sind auch die für die Harnwege gültigen angebracht. Dazu gehören *Bärentraube, Eibisch, Kanadische Gelbwurzel, Löwenblattwurzel, Maisgriffel* und *Irisches Moos.*

Antiseptische Mittel (Antiseptika) Bedarf ein Krankheitsbild antiseptischer (keimtötender) Mittel, kann entweder eines der allgemeinen oder eines der Harnweg-Antiseptika genommen werden: *Bärentraube, Wilder Indigo, Knoblauch, Queckenwurzel, Schafgarbe, Sonnenhutwurzel* und *Wacholder.*

Blutreinigende und lymphstärkende Mittel Da die Erkrankungen des Sexualsystems sich auf den gesamten Körper auswirken und vom Gesamtzustand des Körpers beeinflusst werden, ist die Anwendung blutreinigender und lymphstärkender Mittel oft angezeigt, wie z. B. *Kermesbeere, Grosse Klette, Klettenlabkraut, Sarsaparilla, Buntfarbige Schwertlilie* und *Sonnenhutwurzel.*

Andere Mittel Da mit den Erkrankungen des Sexualsystems oft ein Wasseransammlungsprozess einhergeht, ist eventuell die Anwendung harntreibender Mittel angezeigt.

Die Verwendung von Bittermitteln kann zusätzliche Hilfe bieten, denn das richtige Arbeiten des Verdauungssystems ist grundlegend für die Gesundheit.

Nervenstärkende Mittel (Nerventonika) Die richtige und gesunde Funktion der Nerven ist die unbedingte Voraussetzung dafür, dass das Sexualsystem richtig arbeiten kann. Viele menstruationsfördernde Mittel besitzen nervenstärkende Wirkungen, doch zusätzlich kommen die entspannenden Heilpflanzen *Baldrian, Helmkraut* und *Schneeball* in Frage. Nerventonika wie *Damiana* und *Hafer* sind ebenfalls hilfreich.

Krankheitsbilder des weiblichen Sexualsystems

Wir wollen die Krankheiten des Sexualsystems in vier Gruppen unterteilt betrachten: solche, die mit dem Menstruationszyklus, mit Schwangerschaft und Geburt, mit den Wechseljahren und mit Infektionen zusammenhängen.

Der Menstruationszyklus

Um einen normalen und beschwerdefreien Menstruationszyklus zu gewährleisten, können alle gebärmutterstärkenden Mittel regelmässig oder nur in der Zeit unmittelbar vor Einsetzen der Blutung genommen werden. «Normal» bedeutet hier auch, anzuerkennen, dass das «Normale» relativ ist und jede Frau ihren eigenen Zyklus hat. Nachfolgend eine Reihe von Störungen, die (ebenso wie prämenstruelle Beschwerden) mit Heilpflanzen behandelt werden können.

Ausbleiben der Regel (Amenorrhoe) In der Pubertät kann sich die erste Periode aus den unterschiedlichsten Gründen verzögern; in diesem Fall können gebärmutterstärkende Mittel dazu beitragen, einen natürlichen Körperrhythmus zu finden. Die dabei besten Heilpflanzen sind wohl *Eberraute, Heloniaswurzel, Löwenblattwurzel, Mönchspfeffer* und *Raute*.

Bleibt die Menstruation bei Erwachsenen aus, oder tritt sie verzögert auf, sind gebärmutterkräftigende Mittel ebenfalls hilfreich, insbesondere dann, wenn die Ursachen beim Absetzen der empfängnisverhütenden Pille zu suchen sind. In diesem Fall muss der Körper seinen natürlichen Rhythmus wiederfinden. Eine Mischung aus *Heloniaswurzel, Löwenblattwurzel, Mönchspfeffer* und *Raute* ist besonders zu empfehlen.

Heloniaswurzel	2 Teile
Mönchspfeffer	2 Teile
Löwenblattwurzel	1 Teil
Raute	1 Teil

Dreimal täglich eine Tasse.

Ein ausgezeichnetes, altbekanntes Mittel bei verzögerter Menstruation ist ein Aufguss aus *Frauenminze* und *Rainfarn* zu gleichen Teilen. Diesen Tee dreimal täglich trinken, bis die Periode einsetzt.

Einige Worte zum Thema Schwangerschaft. Die Menstruation kann ausbleiben, weil eine Empfängnis stattgefunden hat; deshalb sollte zunächst überprüft werden, ob eine Schwangerschaft vorliegt, da die erwähnten Heilpflanzen auch abtreibend wirken können.

Übermässige Regelblutung (Menorrhagie)

Eine solche Blutung kann mit Hilfe adstringierender Mittel reguliert werden, ohne die natürlichen Vorgänge zu behindern. Dauert eine übermässige Regelblutung über mehrere Monate an, sollte, um sicherzugehen, dass keine schwerwiegende Störung zugrunde liegt, ein Gynäkologe aufgesucht werden.

Die meisten adstringierenden Mittel sind hilfreich, am besten sind jedoch solche, die eine besondere Affinität zur Gebärmutter und dem dazugehörigen Gewebe haben. Die oben erwähnte Auflistung dieser Heilpflanzen sollte gründlich studiert werden, um die geeigneten Mittel herauszufinden. Eine Behandlung mit folgenden Pflanzen ist empfehlenswert:

Immergrün	1 Teil
Gefleckter Storchschnabel	1 Teil
Amerikanische Waldlilie	1 Teil

In der Woche vor und während der Blutung dreimal täglich eine Tasse. Dauert das Problem an, sollte dieser Tee während des gesamten Zyklus ein- bis zweimal täglich getrunken werden.

Zwischenblutung (Metrorrhagie)

Auch hier gelten die im vorigen Abschnitt erwähnten Heilpflanzen als hilfreich. Auf jeden Fall muss aber die Ursache bestimmt werden; oft bedeutet dies die zusätzliche Anwendung gebärmutterstärkender Mittel, zum Beispiel *Mönchspfeffer*. Um den Blutverlust auszugleichen, ist eine Ernährung wichtig, die reich an natürlichem Eisen ist.

Schmerzhafte Menstruation (Dysmenorrhoe) Diese Störung kann so stark sein, dass jegliche Aktivität gelähmt wird. Gebärmutterstärkende, krampflösende und nervenkräftigende Heilpflanzen können einiges bewirken, um diese Schmerzen zu lindern. Es lohnt sich, eine Mischung aus *Küchenschelle* (in der Bundesrepublik Deutschland verschreibungspflichtig; kann jedoch durch *Baldrian* oder *Helmkraut* ersetzt werden), *Schneeball* und *Amerikanischer Schneeballbaumrinde* auszuprobieren:

Schneeball	2 Teile	
Schneeballbaumrinde	2 Teile	
Küchenschelle	1 Teil	☞⊕

Bei Bedarf dreimal täglich eine Tasse.

Heilpflanzen wie *Heloniaswurzel, Schwarze Schlangenwurzel* und *Yamswurzel* kommen – je nach Schwere der Beschwerden – ebenfalls in Betracht.

Prämenstruelle Spannungen In den Tagen vor dem Einsetzen der Menstruation kommt es gelegentlich zu Anspannung und Angst, Unruhe und Depression, manchmal mit einem Wasserstau im Körper einhergehend, zu hochsensiblen Brüsten und einer Reihe anderer Symptome. All diese Symptome werden durch die Körperreaktionen auf die hormonellen Veränderungen in dieser Zeit hervorgerufen. Die wichtige Frage ist, ob dies eine «normale» Reaktion für die betreffende Frau ist oder ob psychische Faktoren beteiligt sind. Was war zuerst da, der psychische Zustand oder das hormonelle Problem?

Die Menstruation ist im Leben jeder Frau etwas, wo sich die magische Qualität des Lebens äussert. Es ist sehr aufschlussreich in bezug auf die wahre, innere Natur einer Kultur, ob sie die Menstruation als etwas Magisches respektiert oder als etwas Unreines betrachtet, das sich im Verborgenen abspielen sollte. Die innere Einstellung der einzelnen Frau zum gesamten Menstruationsprozess beeinflusst in hohem Masse ihre körperlichen Reaktionen. Zum Entstehen prämenstrueller Spannungen können folgende Faktoren beitragen: die Einstellung zur Sexualität, die Haltung der Verwandten, Kindheitserfahrungen, das Warten auf Anspannung oder die Erwartung, dass durch die Blutung Arbeit und andere Aktivitäten beeinträchtigt werden. Ist die innere Einstellung zur Menstruation blockiert, wird das Erfahren der Blutung dies widerspiegeln. Ist die Haltung – ob bewusst oder unbewusst – klar, leicht und fliessend, wird auch die Blutung dementsprechend erfahren werden.

Wenn wir das eben Gesagte in Erwägung ziehen, dann können Heilpflanzen einiges tun, um die Anspannung vor Beginn der Blutung zu lindern. Ein Aufguss aus *Baldrian* und *Helmkraut* zu gleichen Teilen kann je nach Bedarf so oft wie nötig getrunken werden. Kommen Krämpfe hinzu, können *Küchenschelle* und *Schneeball* verwendet werden. Bei Wasseransammlungen kann der Mischung *Löwenzahn* beigefügt werden.

Die Pille Die Notwendigkeit wirksamer Verhütungsmittel ist in unserer überbevölkerten Welt einerseits unbestritten, der sehr starke Gebrauch der Antibaby-Pille – deren Wirkungsweise auf Hormonen basiert – hat aber auch Probleme mit sich gebracht. Unter physischen Gesichtspunkten ist in Anbetracht der Auswirkungen der Pille auf die Körpersysteme eine Langzeitanwendung äusserst fragwürdig. Die Pille ist ein gutes Beispiel für die Zweischneidigkeit der Technologie, durch die eine Problemlösung mindestens ein neues Problem schafft.

Wird die Pille abgesetzt, braucht der Körper – insbesondere das hormonelle Gleichgewicht – Zeit, um die natürlichen Funktionsweisen wiederzuerlangen. Heilpflanzen, die ausgleichend auf das endokrine System und die Gebärmutter wirken, können diesen Prozess beschleunigen:

Herzgespann	1 Teil
Mönchspfeffer	1 Teil
Schwarze Schlangenwurzel	1 Teil
Süssholz	1 Teil

In den ersten beiden Wochen nach Absetzen der Pille dreimal täglich, in der dritten Woche zweimal täglich und in der vierten Woche einmal täglich eine Tasse.

Bei dieser Mischung unterstützt *Süssholz* die Nebennieren, *Schwarze Schlangenwurzel* und *Mönchspfeffer* stärken die Gebärmutter und die beteiligten Drüsen bei der Produktion von Sexualhormonen; Herzgespann verstärkt diese Heilwirkungen, fördert gleichzeitig das Nervensystem und ebnet den Weg für eine Wiederherstellung des emotionalen Gleichgewichts.

Schwangerschaft und Geburt

Die Schwangerschaft ist für die werdende Mutter, den werdenden Vater und das zu erwartende Kind eine äusserst kostbare Zeit, eine Zeit, die grosse Achtung und Ehrfurcht verlangt. Für das Kind bedeutet sie Eintracht und Ruhe, Sicherheit und Ganzheit, abhängig von der Lebensweise der Mutter und ihrer Umgebung. Was die werdende Mutter in dieser Zeit zu sich nimmt, baut den Körper des Kindes auf. Ihre Gedanken- und Gefühlswelt – und die der Menschen in ihrer Umgebung – formen und beeinflussen das Kind. Wir müssen uns diese Zusammenhänge vergegenwärtigen und sie berücksichtigen, auf sie achten!

Es ist die Mutter, die das Kind austrägt, das Wunder der Schwangerschaft unmittelbar erfährt, aber wir alle haben unser Leben im Mutterleib begonnen. Jeder Beteiligte sollte sich mit Bereitschaft, Verständnis und Liebe auf diesen Prozess einstellen, das ist für das Wohlergehen des Kindes äusserst wichtig. Liebe, Bewusstheit und die Bereitschaft, das Notwendige

in die Tat umzusetzen, sind der Schlüssel dazu. Diese Haltung bildet überhaupt die Grundlage für alles Ganzheitliche. Heilpflanzenmittel und Beachtung der Ernährung sind nur Teile des Prozesses und reichen nicht aus, um für eine natürliche Geburt und ein gesundes Kind zu sorgen.

Obwohl die Natur dafür sorgt, dass die Plazenta und andere physikalische Vorgänge, die Mutter und Kind betreffen, genau das Richtige und Beste für das neue Wesen tun, kann der Prozess durch zusätzliche Massnahmen und die Anwendung von Heilpflanzen unterstützt werden. Es gibt inzwischen viele ausgezeichnete Bücher über die natürliche Geburt, die zu Rate gezogen werden sollten. Was ich zu sagen habe, wird dieses Wissen hoffentlich erweitern.

Die Natur bietet uns eine Vielfalt von Pflanzen für alle Stadien der Schwangerschaft an. Manche können in bestimmten Phasen genommen werden, andere während der gesamten Schwangerschaft, um das Gewebe zu beruhigen, zu kräftigen und den eigentlichen Geburtsvorgang zu erleichtern. Die besten Mittel sind *Himbeerblätter* und *Rebhuhnbeere,* sie können jedes für sich oder gemischt genommen werden. Eine Tasse pro Tag sollte zumindest in den letzten drei Monaten (am besten aber während der gesamten Schwangerschaft), getrunken werden. Ausser diesen beiden Stärkungsmitteln ist es unter Umständen angebracht, weitere Heilpflanzen zu benutzen, um den allgemeinen Gesundheitszustand zu verbessern und sicherzustellen, dass der Ernährungsvorgang und die Körperprozesse so gut wie nur möglich funktionieren. So sollte beispielsweise auf die *Brennessel* als natürliche Eisenquelle nicht verzichtet werden.

Bei Schwangerschaft zu meidende Pflanzen Manche Pflanzen stimulieren die Gebärmutter sehr stark; darauf basiert die Wirkungsweise einiger menstruationsfördernder Mittel. Meist hat diese Wirkungsweise keine nachteiligen Folgen, doch während der Schwangerschaft ist es wichtig, die Gebärmutter nicht von aussen zu stimulieren, um keine Krämpfe zu verursachen, die eine Fehlgeburt auslösen könnten. Die bekanntesten dieser Heilpflanzen sind *Alraune* (in der Bundesrepublik Deutschland verschreibungspflichtig), *Berberitze, Eberraute, Frauenminze, Kanadische Gelbwurzel, Herbstzeitlose, Kermesbeere, Lebensbaum, Raute, Rainfarn, Salbei, Wacholder, Wermut* und *Wurmfarn*. Diese Pflanzen wirken zwar nicht immer als abtreibende Mittel, doch sollte kein Risiko eingegangen werden; die Heilwirkungen dieser Pflanzen können durch andere ersetzt werden.

Drohende Fehlgeburt Eine Fehlgeburt ist häufig eine natürliche Reaktion auf bestimmte Situationen. Unter solchen Umständen helfen keine Heilpflanzenmittel. Wenn eine Fehlgeburt aber wegen falscher Ernährung, Stress oder Trauma droht, können Heilpflanzen zusätzliche Kraft und Vitalität verleihen, um dies zu verhindern. Neben spezifischen Heilpflanzen sind allgemein gebärmutterstärkende Mittel wie *Heloniaswurzel, Löwenblattwurzel, Schneeball, Amerikanische Schneeballbaumrinde* und *Sternwurzel* angezeigt, um eine Fehlgeburt zu verhindern. Besonders wirksam ist eine Kombination tonisierender, krampflösender und nervenentspannender Mittel:

Heloniaswurzel	2 Teile
Löwenblattwurzel	2 Teile
Schneeball	1 Teil

Dreimal täglich eine Tasse.

Bei übermässigem Stress können auch kräftigere nervenstärkende Mittel, wie *Baldrian* oder *Helmkraut*, hinzugezogen werden.

Schwangerschaftserbrechen Ein häufiges Symptom in den ersten Monaten der Schwangerschaft, welches meist morgens auftritt, wenn der Magen noch leer ist. Dieses Symptom scheint als Ergebnis vieler verschiedener Faktoren aufzutreten. Der Hauptfaktor ist wohl die massive Veränderung der Hormonlage, hinzu kommen ein niedriger Blutzuckerspiegel und mögli-

cherweise ein niedriger Blutdruck. Naturheilkundlich betrachtet kann dieser Vorgang als Reinigungsprozess angesehen werden, der wegbereitend für die Schwangerschaft ist.

Obwohl es während der Schwangerschaft am besten ist, alle Medikamente zu meiden, gibt es doch einige spezifische Mittel, die bedenkenlos verabreicht werden können, so zum Beispiel *Mädesüss, Irisches Moos* und *Schwarznessel*. Leicht nervenstärkende Mittel sind ebenfalls hilfreich, etwa *Hopfen, Kamille* und *Pfefferminze*. Eine gute Teemischung besteht aus:

Mädesüss	2 Teile
Kamille	1 Teil
Schwarznessel	1 Teil

Dreimal täglich oder je nach Bedarf eine Tasse.

Die Wehen Der Genuss von *Himbeerblätter-* und *Rebhuhnbeerentee*, zumindest während der letzten drei Monate der Schwangerschaft, gewährleistet den natürlichen Verlauf der Wehen. Wenn sich die Wehen in die Länge ziehen und die Kraft der Gebärmutter zu schwinden scheint, können Heilpflanzen helfen, die Kontraktionen der Gebärmutter anregen. Die bei weitem beste und unbedenklichste Heilpflanze in diesem Fall ist die *Kanadische Gelbwurzel*. Sie sollte im Verlauf der Schwangerschaft nicht genommen werden, während der Wehen ist sie aber besonders zu empfehlen.

Milchbildung Manchmal ist die anfängliche Milchbildung erschwert. Auch tritt häufig das Problem auf, über einen längeren Zeitraum genügend Milch zu produzieren. Für das Kind ist es das beste, so lange wie möglich gestillt zu werden, daher sind Heilpflanzen wie *Anis, Benediktinendistel, Bockshornsamen, Eisenkraut, Fenchel, Geissraute* und *Kümmel* äusserst wertvoll, wobei die *Geissraute* die wohl wirksamste ist. Sie kann als Teeaufguss mit einem oder zwei Teelöffel Kraut pro Tasse Wasser unbedenklich dreimal täglich getrunken werden.

Die erwähnten Samen sind reich an ätherischen Ölen und deshalb sehr wirksam, als Mischung ergeben sie einen wohlschmeckenden Tee:

Kümmel	2 Teile
Anis	1 Teil
Fenchel	1 Teil
oder:	
Bockshornsamen	2 Teile
Anis	1 Teil

Für beide Teemischungen zwei Teelöffel Samen zerdrücken, zusammen mit einer Tasse kaltem Wasser kurz aufkochen und von der Feuerstelle nehmen. 10 Minuten zugedeckt ziehen lassen, um ein Entweichen der ätherischen Öle zu verhindern. Dreimal täglich eine Tasse.

Falls aus irgendeinem Grund der Milchfluss unterbrochen werden muss, ist *Salbei* oder *Wiesensalbei* das wirksamste Mittel. *Salbei* wird als Teeaufguss zubereitet und dreimal täglich getrunken, bis die erwünschte Wirkung eintritt.

Die Wechseljahre (Klimakterium)

Leider werden die Wechseljahre in unserer «zivilisierten» Welt von vielen Frauen mit Schrecken erwartet: Sie gelten nicht mehr als Sexualpartner, ihre Rolle als Mutter oder potentielle Mutter ist vermindert, die Kinder haben das Haus bereits verlassen, und ihre Rolle, den Mann beim Geldverdienen zu unterstützen, ist oft erfüllt. Da wir dazu neigen, unsere Identität aus gesellschaftlich definierten Rollen zu gewinnen, diese Rollen gar zu verinnerlichen, scheint wirklich nicht viel zu bleiben, wenn sie hinfällig geworden sind. Wir bestehen aber nicht nur aus gesellschaftlich bestimmten Rollenbildern!

Die Wechseljahre können im Leben jeder Frau ein grosses Geschenk, eine Befreiung, eine Einweihung darstellen. Sie bieten die Möglichkeit, die Lebensaufgabe neu zu

überdenken und das Leben neu auszurichten, zu verändern, die Veränderung nicht als etwas zu betrachten, was zu fürchten ist, sondern um sich weiterzuentwickeln.

Zu den mit den Wechseljahren verbundenen psychischen Veränderungen kommen die hormonellen. Sie sind physischer Ausdruck der Wechseljahre und können zu beschwerdevollen Symptomen führen. Am auffälligsten sind die sogenannten «Hitzewallungen», die durch plötzlichen Hormonandrang im Blut entstehen, da sich das Drüsensystem auf die neue Situation erst einstellen muss. Hinzu kommen eventuell Symptome von «Nervenleiden» oder «Depressionen» als Ausdruck physiologischer Veränderungen und psychischer Auswirkungen. Die aufgrund hormoneller Störungen auftretenden Veränderungen und die durch den Wandel der Vorstellungen vom eigenen Selbst hervorgerufenen Probleme werden dazu beitragen, solche psychischen Symptome hervorzubringen.

Weil dies ein Buch über Heilpflanzen ist, möchte ich meine Anregungen hier auch auf Pflanzenheilmittel beschränken. Wir sollten uns aber bewusst machen, dass nicht nur hormonelle Veränderungen eintreten, und dass uns eine ganze Reihe psychotherapeutischer Methoden zur Verfügung stehen, die in dieser Zeit der Wandlung hilfreich sein können. Bis alle Symptome abgeklungen sind und die Wandlung abgeschlossen ist, empfiehlt sich folgende Teemischung:

Mönchspfeffer	2 Teile	
Yamswurzel	2 Teile	
Kanadische Gelbwurzel	1 Teil	
Goldkreuzkraut	1 Teil	
Hafer	1 Teil	
Johanniskraut	1 Teil	
Schwarze Schlangenwurzel	1 Teil	⌇⊕

Dreimal täglich eine Tasse.

Diese Mischung lindert die meisten der mit den Wechseljahren zusammenhängenden Beschwerden und unterstützt den Körper beim Aufbau einer neuen hormonellen Wirkungsweise. Vergessen wir nicht, dass der Körper am besten weiss, was er benötigt. Treten in den Wechseljahren Angstzustände und Depressionen auf, kann der Mischung *Baldrian* und *Helmkraut* hinzugefügt werden.

Infektionen

Das Sexualsystem ist ebenso anfällig für Infektionen wie jeder andere Körperbereich, und da es ausserdem nach aussen hin offen ist, ist es anfällig für Infektionen, die durch direkten Kontakt hervorgerufen werden. In dieser Hinsicht ähneln die Probleme denen von Hals, Nase und Ohren, denn in beiden Fällen sind es die Schleimhäute, die für Infektionen empfänglich sind. Oft sind Schleimabsonderungen Reaktionen auf Infektionen, sie können aber auch entstehen, weil sich der Körper starker Schleimabsonderungen entledigen will, die sich in einem anderen Körperbereich ansammeln.

Um etwa eine Vaginalinfektion auszuheilen, müssen Heilmittel verwendet werden, die den gesamten Körper unterstützen und reinigen. Scheidenspülungen oder andere örtliche Anwendungen lassen die Symptome bestenfalls für eine Weile verschwinden.

Eine angemessene Behandlung schliesst den Gebrauch keimhemmender Mittel in Verbindung mit Heilpflanzen ein, durch die das Lymphsystem gereinigt wird, vor allem blutreinigender Mittel. Um die Heilung infizierten Gewebes zu fördern, sind meistens adstringierende Mittel angezeigt. Zusätzlich muss das Gesamtbild in Betracht gezogen und der allgemeine Gesundheitszustand mit Hilfe geeigneter Heilmittel verbessert werden. Eine häufige Ursache für Infektionen der Vagina, die nicht übersehen werden sollte, ist die Einnahme der Pille oder ihr kurz zuvor erfolgtes Absetzen, denn sie bewirkt eine Veränderung des ökologischen Gleichgewichts im vaginalen Bereich. Als keimhemmende Mittel kommen *Wilder Indigo, Knoblauch* oder *Sonnenhutwurzel* in Frage sowie

Lymphmittel, wie *Kermesbeere* oder *Klettenlabkraut,* und von den zahlreichen adstringierenden Mitteln sind *Eichenrinde, Goldkreuzkraut, Heloniaswurzel, Immergrün, Amerikanischer Storchschnabel* und *Amerikanische Waldlilie* die am häufigsten verwendeten. Die meisten letztgenannten Mittel sind als Tees wie auch als äusserliche Mittel wirksam. Eine gute Mischung für den innerlichen Gebrauch ist:

Immergrün	2 Teile
Amerik. Storchschnabel	2 Teile
Sonnenhutwurzel	2 Teile
Amerikanische Waldlilie	2 Teile
Klettenlabkraut	1 Teil

Dreimal täglich eine Tasse.

Die Mischung kann auch als Scheidenspülung verwendet werden, die wie ein Teeaufguss zubereitet wird. Sie sollte ebenfalls dreimal täglich angewendet werden und einige Tage nach Abklingen der Infektion fortgesetzt werden. Auf ähnliche Weise kann Yoghurt verwendet werden. Diese Behandlung stellt die natürliche Bakterienflora wieder her, das wiedererlangte ökologische Gleichgewicht sorgt für Heilung. Dies ist besonders nach Gebrauch antibiotischer Mittel zu empfehlen. Natürlich treffen auch hierbei die allgemeinen Anleitungen zur Behandlung von Infektionen zu. Die Ernährung sollte reich an natürlichen Vitaminen und Mineralien sein. Die zusätzliche Einnahme von Vitamin C, besonders nach vorheriger Einnahme von Antibiotika, wird besonders empfohlen; darüber hinaus der Verzehr von reichlich rohem *Knoblauch*.

Heilpflanzen und Sexualität

Fast alle kulturellen Überlieferungen der Welt berichten von Heilpflanzen, denen nachgesagt wird, dass sie die Libido steigern und gegen Impotenz wirken können. Bei einer dieser Pflanzen – *Damiana* – schlägt sich dieser Ruf sogar in ihrem lateinischen Namen, *Turnera aphrodisiaca,* nieder. Ob die Wirkungsweise der Aphrodisiaka das sexuelle Verlangen direkt anregt, bleibt fraglich. Meiner Meinung nach existiert eine solche Wirkung nicht. Es ist jedoch möglich, Sexualität mit Heilpflanzenmitteln zu steigern, wenn wir sie unter ganzheitlichen Aspekten betrachten. Ist der Körper vital und unverkrampft, der Geist ausgeglichen und ruhig, wird sich dies auf die Sexualität auswirken. So gesehen wirken die Heilpflanzen, die zu Entspannung und einem abgerundeten Gefühl verhelfen, indirekt aphrodisierend. Einige Heilkräuter, wie *Damiana, Ginseng* und *Sägepalme,* sind als Tonika für die Fortpflanzungsorgane, speziell für die männlichen, bekannt. Sie stärken nicht nur das Sexualsystem, sondern können bei der Verwirklichung unserer angeborenen Vitalität und Ganzheit helfen.

Wenn sexuelle Probleme in Zusammenhang mit Stress und Anspannung entstehen, können nervenentspannende und -stärkende Mittel, wie *Hafer, Helmkraut* oder *Lindenblüten,* hilfreich sein.

Ist der allgemeine Gesundheitszustand nicht in Ordnung, sollte er mit entsprechenden Mitteln, wie Bitterstofftonika, unterstützt werden.

In alten Kräuterbüchern finden sich auch zahlreiche Heilmittel, die das sexuelle Verlangen vermindern, etwa Mittel gegen Nymphomanie und Masturbation! Falls es wirklich einmal angebracht sein sollte, sexuelle Energie zu mindern, ist die kombinierte Anwendung nervenentspannender und nervenstärkender Mittel angezeigt. In solchem Fall sind *Baldrian, Giftlattich* oder *Passionsblume* angezeigt.

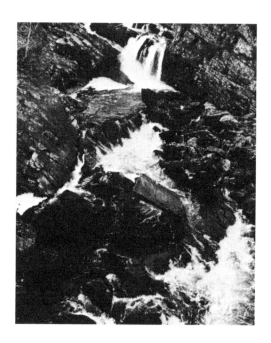

*Folglich wird die Erde der Niere ähnlich,
einer Niere im Körper des Sonnensystems,
welche die durch das ganze System fliessen-
den Energien reguliert und umwandelt, Un-
reinheiten entfernt und dem Körper des Gesamten nur das zuführt, was harmonisch und
in die fortschreitende Evolution des Ganzen
integriert ist.*
    David Spangler

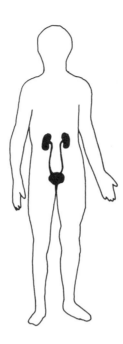

Das
Harnsystem

Mit David Spanglers ausdrucksvoller Beschreibung der Rolle unseres Planeten in seinem Sonnensystem und seiner Beteiligung an der Reinigung der Energien haben wir eine perfekte Beschreibung der Rolle, welche die Nieren in unserem Körper spielen. Sich diese Zusammenhänge anzuschauen, kann uns einen Einblick in die Resonanz von Dasein und Sinn in der Schöpfung, in das Wesen der Integration von Ganzheiten innerhalb grösserer Ganzheiten geben. Vieles von dem, was über die Beziehung zwischen Niere und Körper ausgesagt werden kann, trifft auch auf die Rolle eines Individuums oder einer Gruppe innerhalb eines Ökosystems zu, auf die eines Ökosystems innerhalb der Biosphäre, auf die der Planeten innerhalb des Sonnensystems und so weiter.

Und wenn wir die Betrachtung nach innen richten, in unseren Körper und in die Struktur der Zelle, finden wir ähnliche Beziehungszusammenhänge.

Die Niere dient in erster Linie der Aufrechterhaltung einer konstanten und gesunden Innenwelt des Körpers. Sie ist ein homöostatisches Organ. Die Innenarchitektur der Niere und die Art und Weise, wie ihre erstaunliche Struktur äusserst komplexe Funktionen erfüllt, gehen weit über den Rahmen dieses Buches hinaus. Allerdings sollten wir uns hier zumindest mit einigen Funktionen der Niere befassen, um so ein Verständnis für ihre Arbeitsweise zu entwickeln.

Ihre wichtigste Funktion ist die Regulierung des Wasserhaushalts des Körpers. Obwohl die Niere oft als wasserausscheidendes Organ beschrieben wird, besteht ihre Aufgabe eigentlich darin, Wasser zu konservieren, denn ein Grossteil des Wassers, das durch die Niere fliesst, wird wieder aufgenommen. Nur ein vergleichsweise geringer Anteil, der als Lösungsmittel für Abfallstoffe dient, wird wirklich in die Blase weitergeleitet. Die Niere reguliert den relativen Salzhaushalt des Körpers, überschüssige Mengen werden ausgeschieden. Eine andere wichtige Funktion der Niere ist die Aufrechterhaltung des Säure-Basen-Gleichgewichts im Blut. Ausserdem ist sie für die Trennung zwischen Abfallstoffen und verwertbaren Substanzen verantwortlich. Während das Blut durch die Nieren gefiltert wird, verlassen viele lebenswichtige Moleküle (z. B. Glukose- und Aminosäuren) das Blut und gehen in die Harnflüssigkeit über. Diese wichtigen Moleküle werden später wieder aufgenommen, während Abfallprodukte ausgeschieden werden. Die Komplexität der Niere besteht teilweise aufgrund dieser Fähigkeit, zwischen Abfallstoffen und lebenswichtigen Substanzen zu unterscheiden. Die Niere ist auch an der Produktion des Hormons Renin beteiligt, das wiederum eine Rolle für die Regulierung des Blutdrucks spielt.

Heilpflanzen für das Harnsystem

Wenn wir die Wichtigkeit der Nieren bedenken, ist es nicht weiter verwunderlich, dass die Natur uns ein reichhaltiges Heilpflanzenangebot zur Verfügung stellt, das die Funktionen der Nieren unterstützen kann. Betrachten wir die Rolle der Nieren unter ganzheitlichen Gesichtspunkten, so wird deutlich, dass die richtige Funktion eines jeglichen Körperteils von der effektiven Ausscheidung der Abfall- und Giftstoffe abhängig ist. Da unsere Nahrung zumeist unnatürliche und schädliche Chemikalien enthält und sich unsere Lebensweise grösstenteils nicht mehr im Einklang mit der Aussenwelt und den Bedürfnissen unserer Innenwelt befindet, wird die Rolle der Nieren zunehmend wichtiger. Heilpflanzen, welche die Nieren unterstützen, sind nicht nur bei Harnwegsproblemen wirksam, sondern sie können auch wichtig sein, die Reinigungsmechanismen des Körpers zu unterstützen, indem sie, unabhängig von den vorhandenen Störungen, den ganzen Körper behandeln.

Harntreibende Mittel (Diuretika)

Genaugenommen ist ein Diuretikum eine Pflanze, welche die Urinausscheidung und den Urinfluss erhöht. Meist wird dieser Begriff jedoch allgemein für jedes Heilkraut verwendet, das auf Niere oder Blase einwirkt. Die Diuretika-Liste ist sehr lang (wie im Abschnitt über die «Heilwirkungen» ersichtlich), doch ist *Löwenzahn* (Wurzel oder Blätter) das vielleicht wirkungsvollste und wertvollste harntreibende Mittel. *Löwenzahn* ist nicht nur ebenso wirksam wie synthetische Diuretika, es enthält auch einen hohen Kaliumanteil; diese Substanz wird durch die Anwendung anderer Diuretika oft aus dem Körper ausgewaschen, was zu äusserst schädlichen Nebenwirkungen führt. Mit *Löwenzahn* wird dieser Vorgang nicht nur vermieden, durch den hohen Kaliumgehalt dieser Pflanze wird der allgemeine Kaliumspiegel sogar zusätzlich erhöht. *Löwenzahn* ist ausserdem ein leberstärkendes Mittel und sehr vielseitig verwendbar.

Alle in diesem Kapitel beschriebenen Pflanzen besitzen harntreibende Eigenschaften, verbunden mit anderen spezifischen Heilwirkungen, die sich auf die Harnwege beziehen. *Klettenlabkraut* ist ein erwähnenswertes, mehr allgemein wirkendes Diuretikum. Die direkte harntreibende Wirkung, verbunden mit blutreinigenden Eigenschaften, machen diese Pflanze zu einem sicheren Mittel für die meisten Erkrankungen in diesem Bereich.

Antiseptische Mittel für die Harnwege

Die antiseptische Wirkung mancher Diuretika resultiert meist aus ihrem hohen Gehalt ätherischer Öle; diese werden über die Nierenkanälchen ausgeschieden und wirken so direkt auf Mikroben ein. Typische Beispiele hierfür sind *Bärentraube, Birke, Boldo, Bucco, Queckenwurzel, Schafgarbe, Selleriesamen* und *Wacholder.* Die Eigenschaften allgemeiner keimhemmender Mittel, wie *Sonnenhutwurzel* oder die Wurzel des *Wilden Indigos,* lassen sich gut mit allen harntreibenden Pflanzen verbinden. *Engelwurz* und *Goldrute* sind zwar in erster Linie Mittel für die Atemwege, doch wirken sie im Harnsystem ebenfalls antiseptisch.

Schleimhautschützende Mittel (Demulcentia) für die Harnwege

Bei manchen Erkrankungen ist das Gewebe der Harnwege durch Infektionen oder Reibungen gereizt und bedarf einer Linderung. Heilpflanzen wie *Eibischblätter, Maisgriffel* oder *Queckenwurzel* wirken schleimhautschützend und können zusammen mit anderen Mitteln für die Harnwege angewendet werden.

Adstringierende Mittel für die Harnwege

Blut im Urin ist ein Symptom, das eine ärztliche Diagnose und Behandlung erfordert; sind die Ursachen hierfür aber nicht schwerwiegend, kann dieses Symptom mit Hilfe adstringierender Mittel behandelt werden. Adstringentia stillen Blutungen in den Nieren, in der Blase, in der Harnröhre oder im Harnleiter und fördern die Heilung von Verletzungen. Die besten adstringierenden Mittel für die Harnwege sind *Ackerschachtelhalm, Breitwegerich, Sumpfzweizahn* und *Amerikanische Waldlilie.*

Steinbildung verhindernde Mittel (Lithagoga)

Eine andere wichtige Eigenschaft verschiedener harntreibender Mittel ist ihre Fähigkeit, der Steinbildung vorzubeugen oder die Entfernung von Steinen oder Griess aus dem Harnwegsystem zu fördern. Vielen Heilpflanzen wird eine solche, gegen Steinbildung gerichtete Wirkungsweise nachgesagt; die vielleicht wirkungsvollsten sind *Ackerfrauenmantel, Griesswurzel, Hortensie, Mauerkraut* und *Roter Wasserhanf.* Der Name Griesswurzel weist darauf hin, dass im 18. und 19. Jahrhundert besonders häufig Nierensteine behandelt wurden; wahrscheinlich führte schlechte Ernährung zu einer hohen Steinbildung.

Krankheitsbilder des Harnsystems

Die Harnwege, die Niere und die Blase sind für vielerlei Störungen empfänglich, die im gesamten Körper auftretende Probleme reflektieren. Harnwegerkrankungen werden am besten als Erscheinungen systemischer Probleme betrachtet.

Infektionen

Das Harnsystem ist anfällig für die verschiedensten Infektionen. Alle im Körper auftretenden Infektionen können nur entstehen, wenn die körpereigenen Abwehrkräfte nicht richtig arbeiten. Eine Abwehrschwäche kann durch unangemessene Ernährung oder chronische Verstopfung verursacht werden; eine weitere Ursache ist die Einnahme von Antibiotika, durch die dem System ein physiologischer Schock zugefügt und die innere Ökologie gestört wird. Nach ihrer Anwendung ist es unerlässlich, den Körper bei der Wiederherstellung seiner Abwehrkräfte zu unterstützen. Das kann durch den Verzehr unbehandelten Yoghurts erfolgen, denn er erneuert die natürliche Bakterienflora der Därme, und durch die Einnahme von Vitamin C.

Blasenentzündung (Cystitis)

Bei der Blasenentzündung treten brennende Schmerzen beim Wasserlassen auf. Ebenso kann starker Harndrang bestehen, obwohl die Blase leer ist. Hier können Heilpflanzen, wie *Bärentraube, Bucco, Queckenwurzel, Schafgarbe* und *Wacholderbeeren* angewendet werden, letztere jedoch nicht bei Anzeichen einer Nierenentzündung. Grössere Mengen heiss getrunkenen *Schafgarbentees* können diese Beschwerden vielfach beseitigen, aber auch eine Mischung wirkt hier gut:

Bärentraube	1 Teil	
Queckenwurzel	1 Teil	
Schafgarbe	1 Teil	☕🕐

Dieser Tee sollte alle zwei Stunden heiss getrunken werden, solange die Blasenentzündung akut ist, danach einige Zeit dreimal täglich, um die Beschwerden vollkommen auszuheilen. Ein schleimhautschützendes Mittel, z. B. *Maisgriffel*, kann hinzugefügt werden, wenn der brennende Schmerz sehr stark ist oder Blut im Urin auftritt.

Die Nahrung sollte wenig säurebildende Stoffe enthalten, ausserdem gering an Zukker und künstlichen Zusätzen sein.

Als Vorsichtsmassnahme, aber auch besonders bei akuten Fällen, sollte die Anwendung desodorierender Spülungen unbedingt vermieden werden, denn sie zerstören die natürliche Ökologie in diesem Bereich und begünstigen das Wachstum schädlicher Mikroorganismen.

Harnröhrenentzündung (Urethritis)

Eine Infektion der Harnröhre kann auf die gleiche Weise wie eine Blasenentzündung behandelt werden; in jedem Fall sollte man den Anteil schleimhautschützender Mittel für die Teemischung erhöhen.

Entzündung der Vorsteherdrüse (Prostatitis)

Bei einer Infektion der männlichen Vorsteherdrüse kann es sein, dass sich die Symptome nicht so eindeutig lokalisieren lassen wie etwa bei einer Blasenentzündung. Deshalb kann, zusätzlich zu den bei Blasenentzündung verwendeten antiseptischen Mitteln, die systemisch keimhemmende *Sonnenhutwurzel* angewendet werden; ebenso sollte die keimdrüsenstärkende *Sägepalme* in Betracht gezogen werden. Dieses Mittel wird ebenfalls bei geschwollener Prostata angewendet, wie an späterer Stelle beschrieben. Eine gute Mischung besteht aus:

Ackerschachtelhalm	1 Teil	
Bärentraube	1 Teil	
Hortensie	1 Teil	
Queckenwurzel	1 Teil	
Sonnenhutwurzel	1 Teil	☕🕐

Dreimal täglich eine Tasse.

Nierenbeckenentzündung (Pyelitis)

Eine Nierenbeckenentzündung kann auch auf anderes Nierengewebe übergreifen und wird häufig von unerträglichen Schmerzen begleitet. Bei diesen Beschwerden ist es ratsam, die Hilfe eines Experten aufzusuchen. Eine Heilpflanzenbehandlung zielt auf die Behandlung der systemischen Infektion und des Fiebers ab und verwendet in erster Linie antiseptische Mittel für die Harnwege, wie z. B. *Bärentraube, Bucco* und *Mauerkraut,* wobei letzteres als spezifisches Mittel bei solchen Störungen betrachtet wird.

Nierenstörungen

Viele Heilpflanzenmittel finden bei schweren oder leichten Nierenproblemen Verwendung. Da die Funktion dieses Organs so elementar für unser Leben und unsere Gesundheit ist, sollte jede Behandlung einer Nierenerkrankung nur durch qualifizierte Experten erfolgen.

Wasseransammlungen

Scheiden die Nieren nicht genügend Wasser aus, kommt es – meist aufgrund der Schwerkraft – zu Stauungen in den Füssen und Beinen. Die Ursachen für dieses Zurückhalten des Wassers müssen herausgefunden werden, sie sind entweder in mangelhafter Nierenfunktion oder im Kreislaufsystem zu suchen. Wasseransammlungen können nur dann wirklich beseitigt werden, wenn die zugrundeliegenden Ursachen geklärt und behandelt werden; es gibt aber auch Heilpflanzen, die gestautes Wasser entfernen. Alle harntreibenden Heilpflanzen können hierbei Verwendung finden, die wirksamsten sind *Bärentraube, Löwenzahn* und *Schafgarbe.*

Nierensteine

Die Bildung mineralischer Ablagerungen (Steine oder Griess) ist ein Vorgang, dem sich mit einer Heilpflanzenbehandlung begegnen lässt. Die Steine oder der Griess können sich aus den Kalziumsalzen der Oxalsäure, aus Harnsäure, aus Phosphaten oder einer Kombination mit der Aminosäure Cystin zusammensetzen. Wenn die genaue Zusammensetzung der Steine bekannt ist, kann die Ernährung darauf ausgerichtet werden. Da dies aber meist nicht der Fall ist, kommen allgemeine Ratschläge zur Geltung. Die Nahrung sollte wenig Säure enthalten. Nahrungsmittel, die einen hohen Oxalsäuregehalt besitzen (z. B. Rhabarber und Spinat), sollten ganz gemieden werden. Für jeden Menschen, bei dem sich Steine gebildet haben oder der eine Neigung dazu besitzt, ist es sehr wichtig, ausreichend Wasser zu trinken, um eine gute Durchspülung des Systems zu gewährleisten. Das bedeutet, dass täglich mindestens drei Liter Wasser, vorzugsweise mineralarmes Wasser, getrunken werden sollten; bei starkem Schwitzen entsprechend mehr.

Für eine Behandlung von Nierensteinen mit Heilpflanzen sind die Steinbildung verhindernde Mittel (Lithagoga) angezeigt, damit vorhandene Steine aufgelöst werden und um vor weiteren Ablagerungen zu schützen. Auch harntreibend wirkende Mittel (Diuretika) sind notwendig, um die durch die Nieren fliessende Flüssigkeitsmenge zu erhöhen und Ablagerungen auf diese Weise auszuspülen. Die meisten Lithagoga wirken auch diuretisch. Zu dieser Gruppe gehören *Ackerfrauenmantel, Griesswurzel, Hortensie, Mauerkraut, Möhre* und *Roter Wasserhanf.* Auch schleimhautschützende Mittel, wie *Eibischblätter, Maisgriffel* und *Queckenwurzel,* sollten in Betracht gezogen werden, um die Schleimhäute zu beruhigen und vor jeglicher Hautabschürfung durch Reibung (der Steine) zu schützen. Bestehen Anzeichen einer Infektion, sollten keimhemmende Mittel, wie *Bärentraube, Schafgarbe* oder *Sonnenhutwurzel,* verwendet werden.

Folgende Mischung dient der allgemeinen Behandlung von Nierensteinen und Nierengriess:

Griesswurzel	1 Teil	
Hortensie	1 Teil	
Maisgriffel	1 Teil	
Roter Wasserhanf	1 Teil	☞ 🕒

Dreimal täglich eine Tasse.

Besteht eine Neigung, Nierensteine zu bilden, kann dieser Tee auch vorbeugend regelmässig einmal täglich getrunken werden.

Nierenkolik

Gelangt ein kleiner Stein in die Harnröhre und bleibt dort stecken, kann der Urinfluss blockiert werden, eine äusserst schmerzhafte Nierenkolik ist das Ergebnis. Krampflösende Heilpflanzen, wie *Baldrian, Schneeball* und *Strandmannstreu,* können zwar hilfreich sein, allerdings werden die Schmerzen erst dann nachlassen, wenn die Ursache gänzlich beseitigt ist.

Unwillkürliches Harnlassen (Inkontinenz)

Inkontinenz kann von einer Reihe physischer und psychischer Faktoren verursacht werden. Solange kein organischer Defekt oder eine Krankheit beteiligt sind, kann dieses Symptom mit Heilpflanzenmitteln unter Kontrolle gebracht werden, auch wenn der Tonus des Schliessmuskels der Blase geschwächt ist oder eine allgemeine Muskel- oder Nervenschwäche besteht. Eine gute Heilpflanzenteemischung ist folgende:

Ackerschachtelhalm	2 Teile	
Gewürzsumachrinde	1 Teil	
Odermennig	1 Teil	☞ 🕒

Dreimal täglich eine Tasse.

Nächtliche Inkontinenz bei Kindern hat meist psychische Ursachen, die erkannt und ärztlich behandelt werden sollten, falls eine Heilpflanzenbehandlung keine Wirkung zeigt.

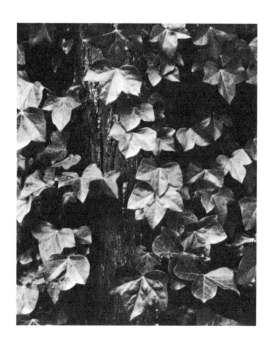

Die Konflikte, zu denen die Menschheit so oft gefordert wird, vermindern – bis sie verstanden und als Mittel zu Triumph und Fortschritt genutzt werden – ständig die Lebenskraft. Durch diese Schwäche schwindet die Widerstandskraft gegen Krankheiten, und körperliche Beschwerden werden die Folge sein. Die Energieverschwendung führt zu einer ständigen Verringerung der Widerstandskraft. Daraus entstehen Schwäche, schnelles Reagieren auf Krankheiten, die unserem Planeten selbst eingeboren sind, und eine grosse Anfälligkeit für Infektionen.
Alice Bailey

Infektionen
und Parasitenbefall

Infektionen (ob durch Bakterien, Viren oder Pilze verursacht) können nur dann auftreten, wenn die körpereigenen Abwehrkräfte geschwächt sind. Physische Einflüsse, wie eine ungesunde Ernährung, eine Medikamentenbehandlung oder eine bereits bestehende Krankheit, können das System schwächen. Ausserdem spielen emotionale und geistige Faktoren eine wichtige Rolle. Stress und Anspannung können unsere Energie offenbar auf ein Niveau reduzieren, das das Entstehen einer Infektion zulässt; doch wenn wir uns beispielsweise «eine Erkältung holen», so kann das auch ein Signal, eine Botschaft des Körpers sein, innezuhalten und uns zu vergegenwärtigen, was wir eigentlich tun.

Um eine Infektionskrankheit mit Heilpflanzenmitteln zu behandeln, müssen wir erkennen lernen, dass wir sie uns nicht aus dem Nichts «holen», sondern dass wir die Voraussetzungen schaffen, damit eine Infektion wachsen und gedeihen kann. Nicht die Bakterie ist schuld daran! Eine wirklich effektive Behandlung einer Infektion muss darauf abzielen, die normalen Abwehrkräfte des Körpers wiederherzustellen; dazu ist die Behandlung des gesamten Körpers notwendig. In vielen Fällen ist es angebracht, sich nicht mit der jeweiligen Infektion zu befassen, sondern den Körper in seiner Arbeit sich selbst zu schützen, unterstützt. Das dauert eventuell ein paar Tage und behindert möglicherweise unsere weltlichen Verpflichtungen. Doch die Botschaft des Körpers und seine Bedürfnisse sind eindeutig: Es ist an der Zeit, unserem Körper und unserer Lebensweise Aufmerksamkeit und Pflege zukommen zu lassen.

Infektionen treten oft in Form von «Epidemien» auf. Werden in einer Gemeinschaft viele Menschen gleichzeitig von einer Krankheit angegriffen, kann es von Nutzen sein, diese Gemeinschaft als vielköpfiges Gruppenwesen zu betrachten, das sich genau wie ein Einzelwesen verhält. Aus dieser Sicht sind die Ursachen epidemischer Krankheiten die gleichen wie die individueller Erkrankungen; sie deuten darauf hin, dass die Abwehrkräfte der Gruppe geschwächt sind.

Nach dem ersten Weltkrieg starben mehr Menschen an Grippeepidemien als durch den Krieg selbst. Das kann auf Hygiene-, Sanitär- oder Ernährungsprobleme der Nachkriegszeit zurückgeführt werden, es kann aber auch als das Ergebnis einer tiefen, gemeinsam empfangenen Verwundung verstanden werden, die das kollektive Unbewusste der Menschheit betroffen hatte. Es reicht nicht, als einzelner Mensch heil und gesund zu sein. Die Gesellschaft, von der wir ein Teil sind, muss diese Qualitäten ebenfalls ausstrahlen, oder wir werden zu einem Teil eines nicht gesunden Systems und somit empfänglich für Epidemien. Diese Epidemien können Grippe oder Angst, Entfremdung und Bedeutungslosigkeit sein. Unsere Gesundheit ist abhängig von Ganzheit und Vollständigkeit auf all diesen Ebenen.

Antibiotika

Zweifellos gibt es Situationen, in denen es ratsam ist, Medikamente wie Antibiotika zu verwenden. Sie bilden eine unschätzbare Gabe für die Menschheit, die Leben rettet und Lebensqualität verbessert, wenn sie mit Vorsicht verwendet werden und ihr Gebrauch wirklich angezeigt ist. Bei Hirnhautentzündung und anderen lebensgefährlichen Infektionen haben diese Mittel zahlreichen Menschen das Leben gerettet. Leider werden sie manchmal nur genommen, weil sie bequem sind und schnell wirken, ohne dass dabei auf die umfassenden Auswirkungen und Konsequenzen ihres wahllosen Gebrauchs geachtet wird.

Wenn man auf Antibiotika zurückgreifen muss, sollten einige Faktoren berücksichtigt werden, um die Auswirkungen auf das System zu verringern. Täglich sollten mindestens zwei Gramm Vitamin C eingenommen werden (bis ungefähr eine Woche nach dem Absetzen der Antibiotika) und ausserdem reichlich Vitamine des B-Komplexes. Beide Vitamine helfen dem Körper, mit Stress – hervorgerufen durch die Infektion und Antibiotika – fertigzuwerden und die natürlichen Abwehrkräfte zu stärken.

Da manche Antibiotika die natürliche Darmflora zerstören, sollte viel Joghurt gegessen werden, da Joghurt hilft, das ökologische Gleichgewicht der Eingeweide wiederherzustellen.

Ruhe dich aus, während du Antibiotika einnimmst, denn du wirst von äusserst potenten Chemikalien angegriffen, denen man mit Respekt begegnen sollte. Sei trotzdem dankbar, dass es sie gibt, dass sie dir helfen können und drücke diese Dankbarkeit in einer für dich bedeutsamen Weise aus. Wenn wir nämlich Schuldgefühle entwickeln, solche Medikamente zu nehmen (selbst wenn ihre Anwendung angemessen ist), werden wir nur noch mehr geschwächt und eine tiefere Heilung wird blockiert. Arbeite mit und nicht gegen diese Mittel.

Heilpflanzen können eine antibiotische Behandlung unterstützen. Während der Behandlung können sie eingesetzt werden, um die Wirkung des Medikaments zu verstärken, den Körper zu kräftigen und möglichen Schaden abzuwenden. Welche jeweils die besten Heilpflanzen sind, hängt von dem Bereich ab, in dem die Infektion auftritt – und von der betreffenden Person; sie sollten dementsprechend ausgewählt werden. Heilpflanzen finden auch nach einer Medikamentenbehandlung Verwendung, um das System mit Hilfe von Bittermitteln, eventuell auch nervenstärkenden Mitteln zu unterstützen. Es ist ausserdem wichtig, dem System blutreinigende, harntreibene und lymphatische Heilpflanzen zuzuführen. Während spezifische Mittel je nach individuellen Bedürfnissen ausgewählt werden sollten, sind folgende Heilkräuter meist angezeigt: *Brennessel, Enzian, Kanadische Gelbwurzel, Hafer, Klettenlabkraut, Sonnenhutwurzel* und *Wermut*.

Heilpflanzen bei Infektionen und Parasitenbefall

Heilpflanzen können bei Infektionen und Parasitenbefall auf zwei Arten angewendet werden; durch ihre keimhemmende Wirkung arbeiten sie direkt gegen Mikroben und zusätzlich stärken und beleben sie die körpereigenen Abwehrkräfte. Glücklicherweise können sie meist beides gleichzeitig. Die *Myrrhe* ist ein gutes Beispiel für eine Heilpflanze, die eine direkt giftige Wirkung auf Bakterien mit der Fähigkeit, die Bildung von weissen Blutkörperchen (Leukozyten) anzuregen, verbindet; die Leukozyten sind für den Grossteil der körperlichen Abwehrfunktion verantwortlich.

Andere Wirkungsweisen sind solche, die Ausscheidungen von Giftstoffen unterstützen, wie schweisstreibende, abführende und harntreibende Mittel. Jede Ansammlung von Abfall- und Giftstoffen ist eine bevorzugte Brutstätte für Bakterien. Die meisten Heilpflanzen können bei der Behandlung von Infektionen und Parasitenbefall eine Rolle spielen, wir werden uns hier jedoch auf die keimhemmenden, die schweisstreibenden und wurmtreibenden Mittel konzentrieren.

Keimhemmende Mittel

Viele Pflanzen wirken auf Bakterien giftig. Penicillin, das erste wirksame Antibiotikum, wurde in einer Pflanze, einem Pilz entdeckt. Interessanterweise basiert ein altes walisisches Heilmittel für eitrige Wunden auf schimmeligem Brot. Mediziner haben sich lange Zeit über diese Methode mockiert, bis sich herausstellte, dass es für dieses scheinbar seltsame Rezept eine klare biochemische Grundlage gibt, denn der Schimmel wird durch Pilze verursacht.

Heilpflanzen arbeiten auf komplizierte Art und Weise, die nicht immer erklärbar ist (da auf diesem Gebiet noch nicht genug erforscht wurde), und die Vorgänge, durch die sie auf Infektionen einwirken, sind vielfältig. Zu den besten keimhemmenden Mitteln, die unbedenklich bei Infektionen eingesetzt werden können, gehören *Eukalyptus, Wilder Indigo, Kapuzinerkresse, Knoblauch, Myrrhe, Sonnenhutwurzel, Thymian* und *Wermut*.

Zu Beginn dieses Jahrhunderts wurde die antiseptische Wirkung mancher Pflanzenöle mit der des Phenols verglichen, einem häufig verwendeten chemischen Antiseptikum. Es wurde festgestellt, dass viele ätherische Öle stärker sind als Phenol, wobei *Thymianöl* wohl das wirksamste ist. Anhand eines Experiments wurde die antiseptische Wirkung auf Fleischbrühe beobachtet, die mit Wasser aus dem Kanalsystem infiziert wurde, und bestimmt, ab welcher Verdünnung (in Teilen pro 1000 Teile) keine antiseptische Wirkung mehr vorhanden war. *Thymianöl* erwies sich als achtmal stärker als Phenol. Viele andere Pflanzen wirken ebenfalls stärker als Phenol:

Thymian	0,7	Rosmarin	4,3
Orangen	1,2	Lavendel	5,0
Eisenkraut	1,6	Phenol	5,6
Rosen	1,8	Fenchel	6,4
Nelken	2,0	Zitronen	7,0
Eukalyptus	2,2	Sassafras	7,5
Pfefferminze	2,5	Limonen	8,4
Veilchenwurz	3,8	Engelwurz	10,0
Anis	4,3		

Knoblauch ist ein anderes erwähnenswertes sehr starkes keimhemmendes Mittel. Während des ersten Weltkriegs wurde es in Kombination mit anderen Mitteln als Antiseptikum verwendet.

Schweisstreibende Mittel (Diaphoretika)

Ein Diaphoretikum ist ein Mittel, das den Körper veranlasst, die Schweissabsonderungen zu intensivieren. Dies wiederum verstärkt die Giftstoffausscheidung durch die Haut und unterstützt eine Reinigung des Körpers. Schweisstreibende Mittel sind bei vielen Erkrankungen angezeigt, hauptsächlich aber bei Fieber und Infektionen, die das gesamte Körpersystem betreffen. Ihre Verwendung bei Grippe wurde bereits besprochen (im Kapitel über Hals, Nase, Ohren und Augen). Mit ihren kräftigenden und heilenden Eigenschaften können sie den Körper unterstützen, Infektionen und Fieber in erstaunlich kurzer Zeit selbst abzuwehren und den lebensnotwendigen Heilungsprozess zu beschleunigen. Sie können einzeln oder als Teil einer umfassenderen Therapie verwendet werden. Die besten sind *Engelwurz, Frauenminze, Holunder*(blüten oder -beeren), *Ingwer, Katzenminze, Paprika, Pfefferminze, Schafgarbe, Knollige Schwalbenwurzel, Thymian, Amerikanischer Wasserhanf* und *Ysop*.

Wurmmittel (Anthelmintika)

Anthelmintika befreien den Körper von Parasiten und können innerlich oder äusserlich angewendet werden. Manche

Wurmmittel töten die Parasiten, andere treiben sie aus dem Körper aus; fast alle sind sehr stark wirkende Heilpflanzen, manche sind sogar potentiell giftig, wenn sie in hohen Dosen genommen werden. Beim Gebrauch dieser Mittel sollte man daher äusserst vorsichtig sein, damit es zu keiner Überdosierung kommt.

Einige stark wirksame Pflanzen sind (nicht nur in Deutschland) nur gegen ein ärztliches Rezept erhältlich, leider gehören auch die besten Anthelmintika dazu, wie z. B. *Farnkraut* und *Zitwerblüte. Farnkraut* ist sehr effektiv bei Bandwürmern. (In England verwenden Schulmediziner und Tierärzte die dort ebenfalls nicht frei erhältliche *Zitwerblüte).* Weitere Wurmmittel sind *Bitterholz, Eberraute, Granatapfel, Knoblauch, Kürbiskerne, Rainfarn* und *Wermut.*

Die Behandlung von Infektionen

Bei Infektionen ist es besonders wichtig, die zugrundeliegenden Ursachen zu behandeln und die Symptome nicht zu unterdrücken. Fieber sollte nicht einfach als Krankheitserscheinung betrachtet werden, die – koste es, was es wolle – «kuriert» werden muss. Das Fieber kann ein Symptom des Heilungsprozesses sein und sollte unterstützt und nicht unterdrückt werden. Eine Grundmischung, die bei Fieber körpereigene Abwehrkräfte fördert und unterstützt, ist folgende:

Schafgarbe	2 Teile	
Wasserhanf	2 Teile	
Sonnenhutwurzel	1 Teil	🥣🕐

Alle zwei Stunden eine halbe Tasse so heiss wie möglich trinken.

Der Gebrauch nur schweisstreibender Mittel wie *Schafgarbe* oder *Wasserhanf* ist meist ausreichend, *Sonnenhutwurzel* wurde obiger Mischung beigefügt, um den Körper

148

bei der Bakterienabwehr zu unterstützen. Ist eine stärkere schweisstreibende Wirkung notwendig, kommt eine Prise *Paprika* hinzu. Bei geschwollenen Lymphdrüsen können *Ringelblume* oder *Klettenlabkraut* beigegeben werden. Sind die Schleimhäute beteiligt, kann *Kanadische Gelbwurzel* als gutes allgemeines Stärkungsmittel und spezifisches schleimhautkräftigendes Mittel beigefügt werden. Bei starker Ruhelosigkeit können nervenentspannende Mittel, wie *Kamille* oder *Helmkraut,* hinzugenommen werden. Diese Teemischungen finden nicht nur bei Fieber Verwendung, dessen Ursache unklar ist, sondern auch bei Erkrankungen wie Windpocken, Masern, Scharlach oder ähnlichen. Liegt zusätzlich ein Katarrh vor (etwa bei Masern), kommen die Angaben im Kapitel über Hals, Nasen, Ohren und Augen zur Geltung. Bei Hautjucken kann es von Nutzen sein, den Körper mit *Hamamelis*wasser abzuwaschen. Für hartnäckige Virusinfektionen, wie z. B. Drüsenfieber, gibt es eine Teemischung, die auch in Fällen hilft, in denen die Erkrankung schleichend geworden ist und Schwächezustände hervorruft:

Wilder Indigo	2 Teile
Kermesbeere	2 Teile
Sonnenhutwurzel	2 Teile
Wermut	2 Teile
Myrrhe	1 Teil

Dreimal täglich eine Tasse. Schmeckt der Tee allzu unangenehm, kann *Süssholz* hinzugefügt werden.

Bei jeder Infektion sollten mindestens zwei Gramm Vitamin C täglich und Vitamine des B-Komplexes genommen, dazu reichlich *Knoblauch,* vorzugsweise roh, verzehrt werden. Eine reinigende, auf Obst und Obstsäften basierende Diät sollte die Grundlage der Ernährung bilden. Manchmal ist es ratsam, während einer Infektion zu fasten. Die Heilmittel sollten am besten noch eine Weile nach dem Abklingen der Erkrankung genommen werden.

Spezifische Infektionen werden im Kapitel über das Körpersystem besprochen.

Die Behandlung von Parasiten

Mit sehr vielen Kleinstorganismen gehen wir enge ökologische Beziehungen ein. Diese Organismen leben nicht nur in unserer Umgebung, sondern auch in uns. Unsere Interaktion mit ihnen ist grösstenteils symbiotischer Natur, also von gegenseitigem Vorteil; wir leben in homöostatischer Harmonie. Viele Bakterienarten, wie etwa bestimmte Haut- und Darmbakterien, wehren das Eindringen schädlicher Mikroben oder Parasiten ab. Diese ökologische Harmonie kann jedoch leicht zerstört werden, wodurch dem Eindringen von Parasiten der Weg geebnet wird. Die beste Vorbeugung gegen eine solche Parasiteninvasion liegt in der Erhaltung einer natürlichen und gesunden Innen- und Aussenwelt, in der Aufrechterhaltung der Gesundheit und in angemessener Hygiene.

Darmwürmer

Einige Tierarten siedeln sich zuzeiten als Parasiten im menschlichen Darm an. Jedes Gebiet auf diesem Planeten mit seiner einzigartigen Ökologie besitzt seine ganz speziellen Parasitenarten; und da wir ja Teil unserer Umwelt sind, beherbergen auch wir manchmal Parasiten. Die häufigsten Darmparasiten in westlichen Gesellschaften sind Würmer: Bandwurm, Fadenwurm und Spulwurm.

Spulwurm und Bandwurm können im wesentlichen auf die gleiche Weise behandelt werden. Der bekannte naturheilkundliche amerikanische Arzt Dr. Shook empfiehlt, statt Fasten einige Tage Nahrungsmittel zu uns zu nehmen, die den Würmern unangenehm sind und sie auf diese Weise vor einer Einnahme wurmtreibender Mittel zu schwächen. Solche Nahrungsmittel sind Zwiebeln, Knoblauch, sauer Eingelegtes und Salziges. Nachdem diese Produkte einige Tage lang der Nahrung beigegeben wurden, drei Tage morgens und abends eine Tasse starken *Wermut*-Tee trinken. Am vierten Tag sollte eine Tasse *Senna*-Tee getrunken werden, um die Därme von den toten Parasiten zu reinigen. Der *Senna*-Tee kann mit *Süssholz* gemischt werden, um möglicherweise auftretende Bauchschmerzen zu verhindern; anstelle von *Wermut* können auch alle anderen wurmtreibenden Mittel genommen werden, wenn dies angemessener erscheint. Erweist sich der Bandwurm als sehr hartnäckig, kann *Wermut* über eine längere Zeit genommen oder durch stärkere Mittel, wie *Granatapfelsamen* oder sogar *Farnkraut* (unbedingt die Dosierung beachten; in Deutschland rezeptpflichtig), ersetzt werden. Da sich die Fadenwürmer im Enddarm aufhalten, ist eine Klistierbehandlung erforderlich. Die dabei geeignetste Heilpflanze ist *Bitterholz*: 25 Gramm *Bitterholz*stücke mit einem halben Liter kochendem Wasser übergiessen und ziehen lassen, bis es auf Körpertemperatur abgekühlt ist, dann den Aufguss anwenden. Darüber hinaus sollten täglich dreimal zwei Teelöffel davon vor den Mahlzeiten genommen werden, wobei der Geschmack mit *Süssholz* verbessert werden kann. Eine andere altbewährte Methode empfiehlt das Einführen einer geschälten *Knoblauch*zehe in den After (über Nacht); die *Knoblauch*zehe sollte nicht beschädigt oder eingeritzt sein, denn das könnte die Darmwandung zu stark reizen.

Läuse und Flöhe

Es ist möglich, den Körper von Läusen und Flöhen mit der Anwendung von Heilpflanzenmitteln zu befreien, aber nur, wenn eine gute Ernährung damit einhergeht und gewissenhafte Hygienemassnahmen erfolgen. Die gesamte Umwelt der Parasiten muss berücksichtigt werden, und die Behandlung sollte nach ökologischen Gesichtspunkten ansetzen. Heilpflanzen alleine wirken nicht stark genug, wenn wir nicht auch auf unsere Lebensweise achten, ansonsten bieten chemische Präparate die einzige Möglichkeit, den Körper effektiv von Parasiten zu befreien.

Läuse können mit Hilfe verschiedener Öle folgender Pflanzen behandelt werden: *Anis, Sassafras* oder *Bitterholz,* wobei *Sassafras*öl das wirksamste ist. Zur äusserlichen Anwendung einen Teil *Sassafras*öl mit zwei Teilen *Oliven*öl mischen, in die Kopfhaut und die Haare einreiben und mit einem feinen Haarkamm auskämmen, um die toten Läuse und deren Eier zu entfernen. Diesen Vorgang täglich wiederholen, bis keine Läuse und keine Eier mehr vorhanden sind.

Krätze

Die sehr kleinen Krätzmilben können äusserst hartnäckig sein und müssen mit grösstem Respekt und rigoroser Hygiene behandelt werden. Die Bettwäsche muss nach jeder Benutzung ausgekocht und in Extremfällen verbrannt werden. Zur äusserlichen Anwendung sollte eine starke Abchung aus *Rainfarn* in reichlicher Menge aufgetragen werden; auch als Bad oder für Waschungen zu verwenden.

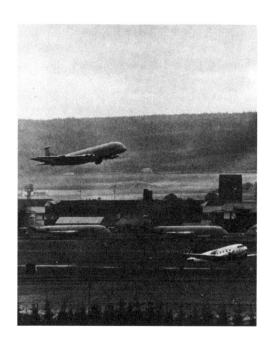

*Krebs ist zum Symbol für wucherndes, un-
kontrolliertes Wachstum in unserer Zeit geworden und kann als Metapher für unsere
Städte, die Überbevölkerung und die büro-
kratischen Institutionen betrachtet werden.
Hinter all diesem steht sicherlich die Sehn-
sucht der Seele nach wahrem Wachstum,
nach göttlicher Evolution. Wenn die dunklen
Bereiche unserer Kultur wieder nach dem
Licht ausgerichtet werden, wird der Wachs-
tumsimpuls in uns eine weniger zerstöreri-
sche, kreativere Form annehmen.*
  Heinrich S. Ripszam

Krebs

Diese Krankheit erfordert, mehr als jede andere, nicht nur eine ganzheitliche Therapie, sondern auch eine klare ganzheitliche Betrachtungsweise. Es zeigt sich immer deutlicher, dass Krebs das Ergebnis komplexer und vielfältiger Einflüsse ist, die physischer, physiologischer, psychischer, sozialer Natur und umweltbedingt sind. Es hat wenig Sinn, Heilpflanzenrezepte für einzelne Krebsarten anzugeben. Ich möchte eher eine Vorgehensweise gegenüber dieser Krankheit vermitteln, anstatt spezifische Richtlinien zu geben. Jeder Mensch ist einzigartig, nicht einfach nur ein «Krebspatient», und muss von daher natürlich auch individuell behandelt werden. Bestimmte Gemeinsamkeiten lassen sich jedoch feststellen. An dieser Stelle muss betont werden, dass bei solch einer Krankheit unbedingt qualifizierte Hilfe notwendig ist, ob von einem Arzt, Psychotherapeuten oder ganzheitlich Heilenden.

Krebs findet in unserer Zeit eine enorme Beachtung, die von zahlreichen Forschungsprojekten und theoretischen Überlegungen begleitet wird. Die Theorien über die Ursachen reichen von Viren über krebserzeugende Stoffe aus der Umwelt (Karzinogene) bis zu psychischem Stress und spiritueller Unausgewogenheit. Viele dieser Faktoren, vielleicht auch alle, sind an der Entstehung einer krebsartigen Erkrankung beteiligt. Ich möchte keine Schlussfolgerungen über die Ursachen ziehen, sondern eine Vorgehensweise vorschlagen, die alle Aspekte des Menschen während des tiefgreifenden Krebsprozesses unterstützt. Von einer ganzheitlichen Betrachtungsweise ausgehend müssen alle Ursachen beachtet und bearbeitet werden.

Im Rahmen dieses Buches werden wir uns auf drei Behandlungsansätze konzentrieren: Heilpflanzen, Ernährung und psychologische Neubewertung.

Heilpflanzen und Krebs

Vielen Pflanzen wird eine ausgeprägte antineoplastische Heilwirkung nachgesagt (der Ausdruck antineoplastisch bedeutet, dass eine wachstumshemmende oder -verhindernde Wirkung gegenüber Neoplasma – d. h. neuem Gewebewuchs – vorliegt). Jede Heilkundetradition dieser Erde verfügt über Pflanzen, denen gegen die Bildung von Krebs gerichtete Wirkungen nachgesagt werden. Ein Forschungsprojekt in den Vereinigten Staaten untersucht jede Blütenpflanze der Welt auf krebsverhindernde Eigenschaften – was sicherlich einige Zeit in Anspruch nehmen wird! Manche der «Wunderdrogen», die in der konventionellen Krebsbehandlung benutzt werden, wurden in Pflanzen entdeckt. Das beste Beispiel hierfür ist das *Madagaskar-Immergrün,* das die Alkaloide Vinblastin und Vincristin enthält, die bei Leukämie eingesetzt werden.

Dies gibt ein Beispiel für die Art und Weise, wie Heilpflanzen als spezifische Mittel oder als Lieferanten aktiver Bestandteile angewendet werden können. Ohne den Wert dieses Ansatzes schmälern zu wollen, ist jedoch zu bedenken, dass ihm deshalb Grenzen gesetzt sind, weil Krebs in diesem Zusammenhang als spezifisch lokaler Krankheitszustand gesehen wird, gegen den eine spezifische Arznei (oder Pflanze) wirksam ist. Es ist weitaus angebrachter, diesen Krankheitszustand als Ausdruck einer systemischen Erkrankung anzugehen und von daher solche systemischen Behandlungsmethoden anzuwenden, die den Körper unterstützen, wieder die Kontrolle zu übernehmen. Heilpflanzen können diese Art körperlicher Transformation sehr wirksam durch ihre reinigenden, stärkenden und heilenden Eigenschaften unterstützen. Sie wirken am besten, wenn sie Teil eines Ansatzes sind, der auf Transformation abzielt – auf Veränderung von Körper, Geist und Seele –, was wohl der einzig wirksame Rahmen ist, in dem Krebserkrankungen behandelt werden können.

Bei einem Behandlungsansatz, der das gesamte System einschliesst, sind Blutreinigungsmittel und spezifische tumorbildungshemmende Heilpflanzen die wichtigsten.

Blutreinigungsmittel

Durch die reinigende und normalisierende Wirkung der Blutreinigungsmittel können die entsprechenden Heilpflanzen den Körper unterstützen, sich von krebsartigem Zellwachstum zu befreien. Besonders wirkungsvoll sind Mittel, die über die Leber arbeiten, indem sie deren Entgiftungsaktivität erhöhen. Zu diesen Mitteln zählen *Krauser Ampfer, Grosse Klette* und *Buntfarbige Schwertlilie*. Die wichtige ausscheidende Funktion der Niere wird durch *Klettenlabkraut* und *Löwenzahn* erhöht. Heilmittel, die spezifisch das Lymphsystem stärken und reinigen, sind ebenfalls bei einer Heilpflanzenbehandlung von Krebs besonders angezeigt. Solche Heilkräuter sind *Kermesbeere, Klettenlabkraut* und *Sonnenhutwurzel*.

Antineoplastische (tumorbildungshemmende) Mittel

Um den Körper dabei zu unterstützen, das betroffene Gewebe neu zu organisieren und zu kontrollieren, werden solche Pflanzen benutzt, die anscheinend eine spezifisch hemmende und bekämpfende Wirkung auf die Tumorentwicklung besitzen. Vielen verschiedenen Pflanzen wird diese Wirkung nachgesagt, bei manchen ist der Anspruch berechtigt, bei anderen blosses Wunschdenken. Ich könnte eine Liste von Mitteln aufstellen, die aus Volkstum und alten Kräuterbüchern ausgewählt sind, doch deren Wirksamkeit ist fraglich. Zusätzlich zu den bereits erwähnten Pflanzen werden in der modernen Heilpflanzenkunde *Guajakbaum* und *Veilchenwurzel* verwendet. Wie diese Heilpflanzen genau wirken, wurde bisher noch nicht festgestellt, wir wissen aber, dass sie bei jeder Heilpflanzenbehandlung von Krebserkrankungen eine Rolle spielen sollten.

Zusätzlich zu spezifischen tumorhemmenden Pflanzen sollten wir nicht vergessen, dass – durch die Unterstützung von Organen oder Gewebe mit kräftigenden und nährenden Heilmitteln – eine Erneuerung und Freisetzung von «Lebensenergie» die betroffenen Körperstellen dazu bewegen kann, sich selbst von der Krebserkrankung zu heilen. Es kann sogar wirklich angebracht sein, Pflanzen zu verwenden, die gezielt auf ein Organ einwirken oder die sich aufgrund des allgemeinen Gesundheitszustands anbieten, obwohl sie «nichts» direkt mit Krebs zu tun haben. Wie aus dem gesamten Buch erkenntlich wird, entsteht Heilung aufgrund der Lebenskräfte des Menschen, Heilpflanzen können diesen Prozess nur unterstützen.

Ernährung und Krebs

Untersuchungen haben gezeigt, dass im Körper eines gesunden Menschen jederzeit bis zu zehntausend bösartige Zellen vorkommen können. Sie werden von den ausgezeichneten körpereigenen Abwehrkräften am Wachstum gehindert und abgetötet. Diese angeborene Fähigkeit des Körpers ist so wirkungsvoll, dass die körpereigenen Integrations- und Steuermechanismen sehr stark gestört sein müssen, um die Entwicklung von bösartigem Wachstum zuzulassen. Viele Faktoren können einen solchen Zusammenbruch der körperlichen Integrität verursachen. Die unterschwelligen Auswirkungen negativer Emotionen, geistiger Probleme, sozialer und persönlicher Interaktionen werden wir später betrachten, doch zuerst wollen wir die unbestreitbaren Auswirkungen negativer Umweltfaktoren auf den Körper erwähnen, die wir mit unseren Nahrungsmitteln zu uns nehmen.

Grosse Sorge bereiten in der heutigen Zeit die Karzinogene (krebserregende Substanzen), die in unserer Umwelt vorkommen. Sie sind hauptsächlich die Produkte menschlicher Technologie und als solche neigen sie dazu, biologischen Prozessen gegenüber feindlich zu sein. Während diese Sorge notwendig und aktuell ist, sollten wir daran denken, dass sie vor allem das Abwehrsystem des Körpers schwächen und nicht immer automatisch auch Krebs verursachen; sie machen ihn nur wahrscheinlicher.

Eine Liste bereits gefundener Karzinogene wäre äusserst umfangreich, doch wir können allgemeine Aussagen machen. Ein guter Rat betrifft die Vermeidung synthetischer Nahrungsmittel oder Nahrungsmittelzusätze, denn der menschliche Stoffwechsel hat sich nicht entwickelt, um mit vielen dieser neuen biochemischen Substanzen fertigzuwerden. Umweltvergiftende Stoffe aller Art (und es gibt so viele davon) sollten gemieden werden. Abgase aus Autos, Schornsteinen und industriellen Abfällen (und besonders das Zigarettenrauchen) sind erwiesenermassen gefährlich. Teerprodukte haben eine direkte karzinogene Wirkung und von daher sind alle daraus hergestellten chemischen Mittel und Nahrungsmittelzusätze nicht zu empfehlen. Die besorgniserregendste potentielle Gefahr rührt her von radioaktiver Strahlung und radioaktiven Substanzen wie Plutonium. Ohne sich auf die Argumentationsdebatte für und gegen Atomkraft einzulassen, müssen wir doch sehen, dass die möglichen Konsequenzen für die Gesundheit und die Umwelt uns alle betreffen. Ausserdem gibt es noch den militärischen Einsatz von Atomwaffen. Einwände gegen eine solche Kriegführung von medizinischer Seite sind unwiderlegbar; wollte man sie trotzdem in einem Atomkrieg überprüfen: es blieben nicht nur wenige Menschen übrig, die einer Krebsbehandlung bedürften – Pflanzen zu ihrer Behandlung gäbe es noch weniger. Der übermässige Gebrauch chemischer Arzneimittel, der Symptome chemisch unterdrückt, könnte ebenfalls ein Faktor sein, der zu degenerativen Erkrankungen beiträgt, von denen Krebs ein Beispiel ist.

Eine Krebserkrankung kann durch diätetische Massnahmen behandelt werden, doch sollte – da es zu körperlichen Komplikationen kommen könnte – dies nur unter Aufsicht eines kompetenten Fachmanns erfolgen. Zu Anfang der Krankheit oder wenn der Tumor klein ist oder sich in einem eng umgrenzten Gebiet befindet, ist eine Fastenkur von drei bis fünf Tagen ratsam. Ist der Krankheitszustand fortgeschritten, sollte das Fasten nur einen Tag eingehalten werden, ansonsten kann es zu sehr schwächen. Während der Fastenkur sollten reichlich frisches Wasser getrunken und die starken Abführmittel genommen werden, die im Abschnitt über Verstopfung beschrieben sind. Dadurch werden die Därme gereinigt und die Nieren durchgespült; die Schweissdrüsen können durch einen Saunabesuch unterstützt werden. Als Abschluss der Fastenkur sollte eine Diät begonnen werden, die auf Obst und Obstsäften basiert. Diese Diät sollte am besten eine Woche durchgeführt werden; ergeben sich aber Probleme durch körperliche Schwäche, sollte sie verkürzt werden. Für diesen Zweck sind Weintrauben vielleicht das beste Obst. Nach der Beendigung der Obstdiät sollten Früchte weiterhin 50 Prozent der Gesamtnahrungsaufnahme bilden. Zu der anderen Hälfte sollte viel rohes Gemüse zählen. Kartoffeln oder Naturreis sollten die Hauptnahrungsmittel sein, ausserdem sollte das verwendete Öl mehrfach ungesättigt sein, z. B. Sonnenblumen- oder Safloröl. Eiweiss ist wichtig, um wieder zu Kräften zu kommen und sollte aus Bohnenkeimlingen, Fisch, Ziegenmilch und gelegentlich einem Ei bestehen. Fleisch ist nicht zu empfehlen.

Psychologische Faktoren und Krebs

Umwelt- und ernährungsbedingte Faktoren spielen zweifellos bei der Entstehung von Krebserkrankungen eine wichtige Rolle, das Gefühlsleben scheint aber ebenfalls entscheidend zu sein. Aus ganzheitlicher Sichtweise ergibt sich der Ausbruch der Krankheit aus dem Zusammenspiel von psychischen und physischen Ebenen. Es stellt sich immer deutlicher heraus, dass emotionaler Stress auf zwei Arten beteiligt ist: zum einen wird das Immunsystem unterdrückt, zum anderen entsteht hormonelle Unausgewogenheit, die eine vermehrte Bildung schädlicher Zellen bedingt. Dies sind ideale Voraussetzungen für die Entwicklung einer Krebserkrankung. Wie bereits erwähnt, werden im Körper ständig krebsartige Zellen produziert, die normalerweise vom körpereigenen Abwehrsystem, dem Immunsystem, zerstört werden. Wenn also das Immunsystem nicht richtig arbeitet, vermehrt sich gleichzeitig die Produktion bösartiger Zellen, und das gerade zu dem Zeitpunkt, da der Körper am wenigsten in der Lage ist, diese Zellen zu zerstören.

Bei den wissenschaftlichen Untersuchungen über die emotionalen und geistigen Faktoren, die bei Krebspatienten eine Rolle spielen, bildet sich ein einheitliches Bild heraus. Immer gab es sehr schwerwiegende Stressituationen, die eine Rolle oder Beziehung bedrohten, die eng mit dem Selbstverständnis der Person verbunden war, oder es war eine Situation entstanden, aus der es scheinbar keinen Ausweg mehr gab. Solche Situationen lassen typischerweise Gefühle von Verzweiflung, Hilflosigkeit und Hoffnungslosigkeit entstehen. Diese Verzweiflung kann so stark verinnerlicht werden, dass die Person nicht mehr in der Lage ist, anderen zu zeigen, dass sie verletzt oder wütend ist. In dieser Situation kann eine schwere Krankheit oder sogar der Tod als mögliche Lösung annehmbar erscheinen. Das geschieht natürlich nicht bewusst, kann sich aber trotzdem zu einem starken unterbewussten Gedankenmuster entwickeln.

Das vielleicht beste Beispiel für einen Ansatz zur Behandlung von Krebserkrankungen, bei denen sowohl physische als auch psychische Komponenten berücksichtigt werden, zeigt die Arbeit von Carl und Stephanie Simonton auf. Für sie besteht der erste und einleitende Schritt des Heilungsprozesses darin, dem einzelnen zu helfen, sich über den grösseren Zusammenhang seiner Krankheit bewusst zu werden, indem die psychischen und sozialen Faktoren erforscht werden, die bei der Entstehung eine Rolle spielen. Dabei wird darauf geachtet, keine Schuldgefühle zu schaffen; stattdessen wird ein Bewusstsein geschaffen, durch das die psychischen Auswirkungen auf den Körper rückgängig gemacht werden. Um dieses Ziel zu erreichen und sich dann darüber hinaus auf eine Transformation hin zu entwickeln, verwenden die Simontons Gesprächs- und Psychotherapie als wesentliche Bestandteile ihrer Behandlung.

Die Passivität und die Blockaden, die durch die Anhäufung von stressreichen Situationen entstanden sind, können nur dann wirklich überwunden werden, wenn sich auch die Lebenseinstellung grundlegend verändert. Bei der Therapie der Simontons wird den Patienten gezeigt, dass ihre Situation ihnen nur deshalb hoffnungslos erscheint, weil sie die Situation in einer Art und Weise bewerten, die ihnen keinen Entscheidungsspielraum lässt. Die Therapie beinhaltet von daher eine ständige Untersuchung der Lebenseinstellungen und der Weltanschauung.

Während der psychologischen Betreuung wird eine positive Einstellung geschaffen, der eine zentrale Rolle bei der Behandlung zukommt. Untersuchungen haben gezeigt, dass das Ansprechen des Patienten auf eine Behandlung mehr von der Einstellung dazu als von der Schwere der Krankheit abhängig ist. Dieser Wandel der Einstellung hat auf den physischen Körper eine Wirkung, die dem Stressmechanismus ähnelt, aber gerade umgekehrt arbeitet. Mit anderen Worten: es findet eine Stärkung des Immunsystems statt.

Zur Behandlungsmethode (nicht nur der Simontons) gehört auch die körperliche Therapie, in Verbindung mit der psychologischen Arbeit, um den Körper bei der Vernichtung schädlicher Zellen zu unterstützen. Das Ziel ist, die Krebszellen zu zerstören und das Immunsystem und die allgemeine Gesundheit zu erneuern. Der Ansatz der Simontons ist in diesem Fall der allopathische, doch können Heilpflanzenbehandlung und diätetische Massnahmen äusserst angebracht sein, am besten in Verbindung mit regelmässigen Körperübungen, um die Stressbelastung zu verringern.

In dem Konzept bilden Visualisierungstechniken zusammen mit Entspannungsübungen ein äusserst wirkungsvolles Werkzeug, durch das sich der Patient ein Bild von der Wirkung des Immunsystems auf Krebs schafft. Da Symbole und die bildhafte Vorstellung eine zentrale Rolle für die Wechselbeziehungen und Rückmeldemechanismen zwischen Geist und Körper spielen, hat sich diese Methode als sehr wirksames Werkzeug zur Stärkung des Immunsystems erwiesen. Es gibt Anzeichen dafür, dass solche Methoden wirklich in der Lage sind, bösartiges Gewebe zu verringern, möglicherweise gar zu zerstören.

Die hier erwähnte Methode bildet einen vieldimensionalen Ansatz zur Krebstherapie, der körperlichen, emotionalen, geistigen, sozialen und spirituellen Aspekten Beachtung schenkt und sie zu einer wirkungsvollen Methode vereinigt. In diesem Ansatz ist auch die Erkenntnis enthalten, dass eine Behandlung nicht immer zu einer Heilung führt. Den Patienten wird die Möglichkeit bewusst gemacht, dass die Behandlung einen Punkt erreichen kann, an dem es Zeit wird, sich bewusst auf den Tod hin zu bewegen. Diese Themen werden nicht gemieden oder verschleiert, sondern in einer Art und Weise angegangen, die für eine tiefgreifende Neubewertung von Lebensziel und Lebensqualität des Patienten Raum lässt. Das wirft natürlich wichtige und tiefgreifende Fragen nach der menschlichen Existenz auf. Die Patienten begegnen diesen Themen und werden dabei unterstützt, ihre Lebensziele, den Grund für ihr Leben und auch ihre Beziehung zum gesamten Universum zu betrachten.

Krebs ist eines der herausforderndsten Themen der heutigen Zeit und wird sich vielleicht als eines der wichtigsten Werkzeuge zur Transformation erweisen, sobald wir seine tiefere Bedeutung erkennen und verstehen, was er uns zu sagen hat. Mehr als alles andere kann er uns lehren, wie ein ganzheitlicher Ansatz die Veränderungen herbeiführen kann, die für eine Revitalisierung und Neuorientierung – sowohl im Leben des Patienten als auch für unsere menschliche Umwelt – notwendig sind.

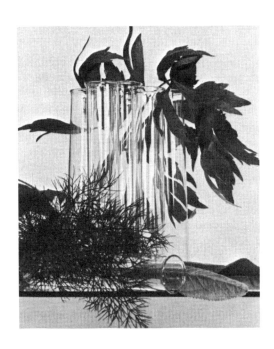

Die Chemie der Heilpflanzen

In den vorangegangenen Kapiteln konnten wir sehen, wie sich Heilpflanzen in eine ganzheitliche Auffassung von Heilkunde einfügen; wir haben erfahren, dass sie ganzheitliche Heilmittel sind, da sie auf vielen menschlichen Daseinsebenen arbeiten, und dass ihre Heilwirkungen selbst auf physischer Ebene – auf der Ebene der Biochemie – komplexer und synergetischer Natur sind. Trotz der Komplexität haben Pharmakologen zahlreiche Untersuchungen vorgenommen, um herauszufinden, von welcher Beschaffenheit die Inhaltsstoffe sind und haben diese ihren chemischen Gruppen entsprechend eingeteilt. Obwohl dieser analytische Ansatz von Natur aus einschränkend ist, sind daraus viele wertvolle Informationen über die jeweiligen chemischen Prozesse hervorgegangen; es

lohnt sich für uns, diese Ergebnisse genauer zu betrachten.

In diesem Kapitel wollen wir uns mit Pflanzenpharmakologie (pflanzliche Arzneimittellehre) befassen, kurz auf die verschiedenen Gruppierungen eingehen, in welche die zahlreichen Bestandteile eingeteilt werden, deren Funktionsweise betrachten und Beispiele dafür geben, in welchen Pflanzen sie vorkommen. Im gesamten Buch wird auf diese Gruppierungen verwiesen und besonders im Kräuterteil werden die wichtigsten Inhaltsstoffe – soweit sie bekannt sind – erwähnt. Die folgenden Gruppierungen basieren auf der chemischen Struktur ihrer Bestandteile, weniger auf deren Funktion, auf die im Kapitel über die Heilwirkungen eingegangen wird.

Pharmakologische Kenntnisse über

Pflanzen sind für einen Heilpflanzenkundigen nicht unbedingt erforderlich, sind aber von grossem Vorteil, will man die Pflanzen besser verstehen. In diesem Kapitel werden chemische Grundkenntnisse vorausgesetzt.*

Pflanzen enthalten viele verschiedene chemische Stoffe, die von Wasser und anorganischen Salzen, Zucker und Kohlenhydraten, bis zu hochkomplexen Eiweisstoffen und Alkaloiden reichen. Wir werden uns hier mit der Rolle befassen, die diese Substanzen spielen, und uns dabei mit ihrer Rolle im Körper, nicht in der Pflanze, beschäftigen. Wir werden uns hauptsächlich auf die Gruppierungen konzentrieren, die eine medizinische Heilwirkung ausüben, aber auch einige betrachten, die wichtige Nährstoffe sind und als solche den Körper beeinflussen.

Pflanzensäuren

Schwache organische Säuren sind überall im Pflanzenreich zu finden. Die Zitronensäure ist ein typisches Beispiel hierfür.

Die organischen Säuren können in solche eingeteilt werden, die auf einer Kohlenstoffkette basieren und in solche, die eine Kohlenstoffringstruktur besitzen, wobei aber alle eine -COOH-Gruppe besitzen (Karbonsäuren).

Die Säuren mit Kohlenstoffketten (oder aliphatischen Karbonsäuren) reichen von der einfachen Ameisensäure, die wir beim Berühren der *Brennessel* spüren, bis hin zu den komplexeren Formen wie Zitronensäure und Baldriansäure, wobei letztere die Grundlage für ein in der allopathischen Medizin gebräuchliches Beruhigungsmittel ist.

Die ringförmigen Säuren (aromatische Karbonsäuren) bilden eine wichtige pharmakologische Gruppe. Benzoesäure, die einfachste aromatische Karbonsäure, ist in vielen Harzen und Balsamen zu finden, wie z. B. in *Benzoeharz, Tolubalsam, Perubalsam,* aber auch in *Preiselbeeren.* Sie kann als Lotion oder Einreibemittel verwendet werden, ist ein gutes Inhalationsmittel bei chronischen Bronchialbeschwerden und besitzt antiseptische, fiebersenkende und harntreibende Heilwirkungen.

Benzoesäure

Zitronensäure

Ameisensäure

* Die hier präsentierte Information basiert grösstenteils auf Unterlagen aus einem Kurs von Simon Mills über Pharmakologie am National Institute of Medical Herbalists. Für weitergehende Informationen über Pflanzenpharmakologie und Pflanzenpharmakognosie (die Lehre der naturgeschichtlichen, physischen und chemischen Charakteristika der Heilpflanzen) bitte in den entsprechenden einschlägigen Werken nachsehen.

Alkohole

Alkohole kommen in vielen verschiedenen Formen in Pflanzen vor, oft als Bestandteile ätherischer Öle oder als Sterin, wie das alkoholische Öl Geraniol in *Rosen*öl und Menthol in *Pfefferminz*öl. Andere häufig vorkommende Alkoholarten sind Wachse, Verbindungen aus Alkoholen und Fettsäuren, die in der Deckhaut der Blätter und anderen Pflanzenteilen zu finden sind. Das häufig gebräuchliche Karnaubawachs stammt z. B. von der Pflanze *Copernicia cerifera.*

Menthol

Geraniol

Kohlenhydrate

Kohlenhydrate sind in zahlreichen Variationen in Pflanzen zu finden, entweder als Zucker, wie Glukose und Fructose, oder als Stärken, wobei sie als Energiereserven dienen. Sie treten auch in der komplexeren Form der Zellulose auf, die der Pflanze ihren strukturellen Halt gibt.

Die grossen Polysaccharide, wie die Zellulose, können sich darüber hinaus mit anderen chemischen Stoffen verbinden und Moleküle wie Pektin herstellen, das in Äpfeln vorkommt, oder in Seealgen-Harzen wie Algen, Agar oder Karrageen, das im *Irländischen Moos* gefunden wird. Diese sind alle sehr zähflüssig und schleimhautschützend und werden für die Herstellung von Gels verwendet, die entweder in der Medizin oder zur Nahrungsmittelherstellung benutzt werden.

Harze und Schleimstoffe, beide sehr komplexe Kohlenhydrate, sind in einigen Heilpflanzen enthalten, die ausgezeichnete Eigenschaften besitzen, wie die schleimhautschützenden Mittel *Huflattich, Breitwegerich* und *Eibisch*. Ihre Wirkung beruhigt die Darmwandzellen und löst einen Reflex aus, der über die Nerven der Wirbelsäule zu den Körperbereichen gelangt, die mit dem Darm aufgrund der Embryonalentwicklung zusammenhängen, wie Lungen oder Harnsystem. Die Schleimstoffe wirken also auf zwei Arten: Sie verringern Reizungen und Entzündungen im ganzen Bereich des Verdauungstrakts, sie setzen die Empfindlichkeit gegenüber Magensäure herab, sie verhindern Durchfall und mindern die Darmtätigkeit (Peristaltik); sie wirken aber auch durch einen Reflex auf das Atmungssystem, verringern Verspannungen und Husten und verstärken die Absonderungen wässrigen Schleims.

Glukose   Fruktose

Phenolverbindungen

Phenol ist ein Grundbaustein vieler wichtiger Pflanzenbestandteile. Phenolverbindungen können eine einfache Struktur aufweisen oder komplexe Kombinationen einer Reihe einfacher Moleküle sein. Eines der einfachsten Phenole ist die Salizylsäure, die häufig in Verbindung mit Zucker auftritt und so ein Glykosid bildet, wie in der *Weide,* im *Schneeball,* im *Immergrün* und in *Mädesüss.* Dieser chemische Stoff wirkt antiseptisch, schmerzstillend und entzündungshemmend und wird in der allopathischen Medizin in Form von Acetylsalizylsäure, besser bekannt als Aspirin, verwendet.

Das in den *Gewürznelken* vorkommende schmerzstillende Öl Eugenol sowie das in *Thymian*öl enthaltene Thymol, besitzen beide der Salizylsäure ähnliche Wirkungsweisen. Teilweise ist die antiseptische Wirkung von *Bärentraube* auf das Harnsystem durch das Vorhandensein des Phenols Hydrochinon zu erklären.

Phenol   Eugenol   Salizylsäure

Cumarine

Der starke Geruch von frisch gemähtem Gras hat seinen Ursprung in der chemischen Cumaringruppe. Natürlich besitzt nicht nur Gras diese angenehm aromatischen Inhaltsstoffe; ein anderes Beispiel ist der *Waldmeister*. Cumarin selbst übt eine nur begrenzte Wirkung auf den Körper aus, aber eines seiner Stoffwechselprodukte, Dicumarin, ist ein sehr wirksames Blutgerinnungsmittel. Die allopathische Medizin verwendet die Cumarine als Grundlage für das gerinnungshemmende Mittel Warfarin, das in geringer Dosierung vorbeugend gegen Thrombose wirkt und in hoher Dosierung als Rattengift verwendet wird.

Cumarin

Anthrachinone

Pflanzen, die Anthrachinone enthalten, sind uns als wirkungsvolle Abführmittel bekannt, zufällig sind sie ausserdem gute natürliche Färbemittel. Sie treten meist in Form von Glykosiden auf (in chemischer Verbindung mit einem Zucker) und finden sich in *Rhabarber, Krausem Ampfer, Senna, Echtem Kreuzdorn* und *Aloe*. Sie arbeiten ungefähr 8–10 Stunden nach der Einnahme durch seine sanfte Anregung des Darms, indem sie die Darmtägigkeit stimulieren, doch diese Wirkung findet nur statt, wenn natürliche Gallenflüssigkeit vorhanden ist. Da durch zu starke Anregung der Darmwände eine Tendenz zu kolikartigen Schmerzen bestehen kann, werden sie meist zusammen mit blähungstreibenden Heilpflanzen eingesetzt.

Anthrachinon

Gerbstoffe

Die Gerbstoffe in Pflanzen lösen eine adstringierende (zusammenziehende) Wirkung aus. Sie wirken auf Eiweissstoffe und andere chemische Stoffe ein und bilden eine schützende Schicht auf der Haut und den Schleimhäuten. So können sie zum Beispiel das Darmgewebe binden und Durchfall oder innere Blutungen herabsetzen. Äusserlich sind sie wirksam bei der Behandlung von Verbrennungen, um Wunden zu verschliessen und um Entzündungen zu lindern. Gerbstoffe helfen bei Infektionen des Auges (zum Beispiel bei Bindehautentzündung oder Konjunktivitis), des Mundes, der Vagina, des Gebärmutterhalses und des Enddarms.

Flavone und Flavonglykoside

Flavone und Flavonglykoside bilden eine der am häufigsten vertretenen Gruppen von Pflanzenbestandteilen in Heilkräutern; wir werden uns im gesamten Kräuterteil auf sie beziehen. Sie sind für ihren weiten Wirkungsbereich bekannt, er reicht von krampflösenden und harntreibenden Eigenschaften bis hin zur Anregung von Kreislauf und Herz. Rutin, Hesperidin und das Bioflavonoid Vitamin P verringern beispielsweise die Durchlässigkeit und Schwäche der Kapillargefässe und unterstützen dadurch den Körper bei der Stärkung des Kreislaufsystems und der Herabsetzung des Blutdrucks. Der *Buchweizen* ist ein gutes Beispiel für eine Heilpflanze, die bei solchen Störungen nützlich ist. Die Bioflavonoide sind ausserdem für die vollständige Aufnahme von Vitamin C notwendig und kommen in der Natur überall vor, wo auch Vitamin C vorhanden ist. Ein anderes, in der *Mariendistel* vorkommendes Flavonoid ist für deren leberstärkende Wirkung verantwortlich.

Flavon

Ätherische Öle

Die meisten ätherischen Öle basieren auf einfachen Molekülstrukturen, wie Isopren und Isopenten, welche vielfältige Verbindungen eingehen und Terpene bilden, die mehrere der grundlegenden fünffachen Kohlenstoffmoleküle – oft in leichten Variationen – enthalten, und in dieser Form die ätherischen Öle bilden.

Die ätherischen Öle finden sich in aromatischen Pflanzen, wie zum Beispiel *Pfefferminze* und *Thymian,* bei denen sich verschiedene Öle – manchmal bis zu 50 und noch mehr – zu dem charakteristischen Geruch der Pflanze vereinen. Der Duft variiert je nach Mischung der Öle und ist oft sogar innerhalb der gleichen Gattung unterschiedlich, abhängig von der jeweiligen Konzentration der Öle.

Durch Auszug dieser Öle werden beispielsweise die aromatischen Öle hergestellt, sie werden auch therapeutisch, grösstenteils aber für die Parfümproduktion verwendet.

Die Auswahl an aromatischen Ölen ist sehr gross, sie alle besitzen einzigartige Eigenschaften, aber ihnen sind auch einige erwähnenswerte Wirkungsweisen gemeinsam.

Alle aromatischen Öle sind antiseptische Mittel, *Eukalyptus-, Knoblauch-* und *Thymianöl* sind gute Beispiele dafür. Da die Öle sehr einfach durch den gesamten Organismus transportiert und verteilt werden können, wirken sie gleichzeitig örtlich wie auch auf das ganze System ein. Werden sie innerlich eingenommen oder äusserlich aufgetragen, sind sie bald danach im Harnsystem, in den Lungen und in den Bronchien sowie in Ausscheidungen wie Schweiss, Speichel, Tränen oder Vaginalsäften zu finden. Sie können sogar in der Muttermilch vorkommen oder durch die Plazenta in den Fötus eindringen. Neben ihrer direkt antiseptischen Wirkung regen sie auch die Produktion weisser Blutkörperchen an und verstärken dadurch das körpereigene Abwehrsystem.

Die ätherischen Öle regen das Gewebe an, mit dem sie in Kontakt kommen und lösen somit entweder leichte „Reizungen" (wie bei *Senf*öl) oder ein Taubheitsgefühl aus (wie bei Menthol oder Kampfer). Sie unterstützen die Verdauung durch Anregung der Dickdarmwände, was wiederum einen Reflex auslöst, der den Fluss der Magensäfte verstärkt und ein Hungergefühl hervorruft. Sie helfen auch, kolikartige Schmerzen zu lindern, indem sie beruhigend auf die Muskeltätigkeit im unteren Darmbereich einwirken.

Die ätherischen Öle wirken ausserdem auf das Zentralnervensystem. Einige entspannen und beruhigen, wie *Kamille,* andere sind anregend, wie *Pfefferminze,* und alle neigen dazu, einen inneren Zustand der Ruhe und des Wohlgefühls hervorzurufen und so Anspannungen und Depressionen zu verhindern. Werden die aromatischen Öle äusserlich aufgetragen, so liegt ihr Effekt teilweise an der Wirkung auf die Nase, denn die Riechnerven übermitteln die Geruchsinformation an das Gehirn und lösen dort eine Reaktion aus.

Da die Öle sehr leicht verdunsten, müssen Heilpflanzen, die solche Öle enthalten, in gut verschlossenen Behältern aufbewahrt werden.

Isopren

Isopentan

Saponine

Die Saponine haben Aufmerksamkeit bei den pharmazeutischen Chemikern erregt, denn sie können für die Synthese von Kortison (einem stark entzündungshemmenden Mittel) und für die Synthese von Sexualhormonen eingesetzt werden. Die in Pflanzen enthaltenen Saponine wirken nicht genau in derselben Weise, doch der Körper kann sie als Rohstoffe verwenden, um entsprechende chemische Stoffe aufzubauen. Um die Ähnlichkeit zwischen einem natürlichen Saponin und den stärker wirkenden synthetischen Mitteln aufzuzeigen, können wir Kortison mit Diosgenin aus der *Yamswurzel* vergleichen und die Ähnlichkeit leicht erkennen.

Zu den typischen entzündungshemmenden Heilpflanzen, die Saponine enthalten, zählen *Braunwurz, Goldrute, Vogelmiere* und *Yamswurzel*.

Weiterhin ist die schleimlösende Wirkung der Saponine wichtig, die durch einen Reflexreiz des oberen Verdauungstrakts erreicht wird, was bei Mitteln wie *Gänseblümchen, Echte Königskerze, Schlüsselblume* und *Veilchen* geschieht.

Kortison   Diosgenin

Herzglykoside

Den Saponinen sehr ähnlich sind die Herzglykoside. Seit ihrer Entdeckung im Jahre 1785 im *Fingerhut* sind sie immer wieder genauestens untersucht worden, denn die Medizin fand heraus, dass diese Glykoside ein schwaches Herz stärken konnten.

Die Herzglykoside werden durch eine Verbindung eines Zuckers mit einem Ste-roid-Aglykon gebildet. Die Hauptwirkung ist durch Form und Struktur des Aglykons bestimmt; aber es ist der Zucker, der die biologische Verfügbarkeit des aktiven Aglykons ausmacht.

Viele Blütenpflanzen enthalten Herzglykoside. Die bekanntesten Quellen sind *Fingerhut, Maiglöckchen, Meerzwiebel* und die *Strophantus*-Familie. Die Heilpflanzenmedizin bevorzugt das *Maiglöckchen* gegenüber dem *Fingerhut*, denn der *Fingerhut* kann äusserst giftig wirken, während es bei *Maiglöckchen* – das genauso wirksam ist – nicht zu einer Ansammlung giftiger Stoffe im Körper kommt.

Therapeutisch betrachtet besitzen die Herzglykoside die aussergewöhnliche Eigenschaft, die Schlagkraft und Stärke des Herzens zu steigern, ohne gleichzeitig den Sauerstoffbedarf des Herzmuskels zu erhöhen. Auf diese Weise können sie die Leistungsfähigkeit des Herzens steigern und gleichzeitig einen zu starken Herzschlag stabilisieren, ohne dabei das Organ zu überanstrengen.

Digitoxigenin

Bitterstoffe

Die Bitterstoffe repräsentieren eine chemische Gruppierung mit extrem bitterem Geschmack. Ihre chemischen Strukturen sind äusserst vielförmig, die meisten Bittermittel gehören zu den Iridoiden, einige zu den Terpenen (vergleiche den Abschnitt über ätherische Öle) und einige zählen zu anderen Gruppen.

Es hat sich gezeigt, dass die Bitterstoffe wertvolle Heilwirkungen aufweisen. Durch einen Reflex über die Geschmacksknospen regen sie die Absonderungen aller Verdauungssäfte an, stimulieren ausserdem die Aktivität der Leber und unterstützen somit

164

die Ausscheidung durch die Leber. Die Bedeutung dieser Heilwirkungen wird in verschiedenen Abschnitten dieses Buches erläutert, insbesondere im Kapitel über das Verdauungssystem. Die pharmazeutische Forschung beschäftigt sich momentan stark mit diesen Bitterstoffen, denn sie weisen oft antibiotische, gegen Pilzentwicklung und gegen Tumorbildung gerichtete Wirkungen auf. Untersuchungen aus China lassen vermuten, dass der Bitterstoff in *Gossypium spp.* durch eine Verminderung der Spermienproduktion eine Rolle als empfängnisverhütendes Mittel für Männer spielen könnte.

Die bittere Eigenschaft, die den Pflanzen durch diese Stoffe verliehen wird, ist meist Teil einer umfassenden Aktivität der Heilpflanze; wir finden darunter Beruhigungsmittel wie *Baldrian* und *Hopfen,* Hustenmittel wie *Weisser Andorn,* entzündungshemmende Mittel wie *Bitterklee* und *Teufelskralle* und die wundheilende *Ringelblume,* die alle zusammen diese wertvolle Heilwirkung besitzen.

Alkaloide

Die Alkaloide bilden die vielleicht wirkungsvollste Gruppe der Pflanzenbestandteile, die auf den menschlichen Körper und den menschlichen Geist einwirken. Zu ihnen zählen extrem gegensätzliche Mittel wie das Halluzinogen Meskalin und das tödliche Gift Brucin. Es gibt Alkaloide, die auf die Leber, die Nerven, die Lungen und auf das Verdauungssystem einwirken. Viele der wertvollsten Heilpflanzen enthalten diese stark wirksamen chemischen Stoffe. In der Pflanze selber scheinen sie jedoch keine wichtige Funktion zu erfüllen, ausser dass sie möglicherweise überschüssigen Stickstoff einlagern. Sie scheinen eher dazu bestimmt zu sein, Heilmittelquellen Gaias für die Menschheit und die Tierwelt durch deren Interaktion mit der Pflanzenwelt zu sein.

Die chemischen Strukturen der Alkaloidgruppe sind vielfältiger Natur. Ihre Struktur enthält Stickstoffatome und die gesamte Gruppe besitzt eine ausgeprägte physiologische Aktivität. Chemisch betrachtet werden sie nach ihrer Struktur in dreizehn Untergruppen eingeteilt, wobei deren Eigenschaften ebenso vielfältig wie diese Strukturen sind; das macht es fast unmöglich, allgemeine Aussagen über diese Substanzen zu machen. Einzelne Alkaloide kommen im gesamten Buch an verschiedenen Stellen vor und werden an den jeweils relevanten Stellen besprochen.

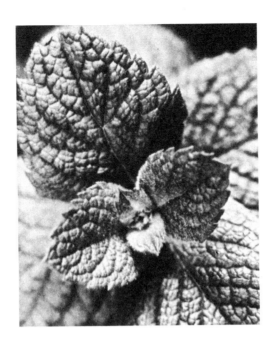

Die Heilwirkungen der Pflanzen

Ein Grossteil der pharmazeutischen Forschung hat die aktiven Bestandteile der Heilpflanzen analysiert, um zu klären, wie und weshalb sie wirken. Ein älterer Ansatz kategorisiert die Heilkräuter nach den Krankheitsbildern, die mit ihnen behandelt werden können. Das Verständnis der Heilwirkungen und der Art und Weise, wie sie mit anderen kombiniert werden können, ist Voraussetzung für einen ganzheitlichen Ansatz.

Bei manchen Pflanzen z. B. resultiert die Wirkung aus einem in der Pflanze vorhandenen chemischen Stoff (etwa bei dem beruhigenden Mittel *Baldrian*), oder sie entsteht aus einem komplexen Zusammenspiel zwischen zahlreichen Inhaltsstoffen der Pflanze. Am besten betrachten wir die Heilwirkungen als charakteristische Eigenschaften der Einheit Pflanze und jede Kenntnis der chemischen Grundlage als Hilfe für die Auswahl geeigneter Heilmittel.

Für ein besseres Verständnis dieses Ansatzes wollen wir zwei Beispiele betrachten. Die *Pfefferminze* ist z. B. ein antikatarrhalisches (oder: gegen Katarrh wirksames), ein aromatisches, ein keimhemmendes, ein blähungstreibendes, ein schweisstreibendes, ein menstruationsförderndes, ein fiebersenkendes, ein nervenstärkendes und ein anregendes Mittel. Der *Amerikanische Wasserhanf* wirkt ebenfalls antikatarrhalisch, schweisstreibend und fiebersenkend und ist ausserdem ein bitteres, ein harntreibendes, ein brechreizförderndes und ein stärkendes Mittel, was die *Pfefferminze* nicht ist. Wenn wir also ein antikatarrhalisches Mittel benötigen, das gleichzeitig harntreibend wirkt, könnte der *Amerikanische Wasserhanf*, und falls ein anregendes antikatarrhalisches Mittel notwendig ist, die *Pfefferminze* genommen werden. Zusätzlich könnten beide Mittel zusammen verwendet werden, um eine breitere Wirkung zu erzielen.

Offensichtlich spielen beide Heilpflanzen eine Rolle bei der Behandlung einer ganzen Reihe von Beschwerden; sie wirken nicht nur auf spezifische Störungen, sondern besitzen ein ganzes Spektrum verschiedener Heilwirkungen, wodurch sie wirklich zu den ganzheitlichen Werkzeugen werden, die sie auch darstellen. Jede Heilpflanze besitzt ein ihr eigenes Spektrum verschiedener Heilwirkungen, deshalb sollten die Heilkräuter mit viel Sorgfalt kombiniert werden, um viele miteinander verbundene Störungen abzudecken und um sowohl die Ursachen als auch die Symptome zu behandeln.

Für dieses Kapitel wurde eine Auflistung der verschiedenen Heilwirkungen zusammengestellt und die gebräuchlichsten Repräsentanten jeder Gruppe aufgezeigt. Weitere Informationen sind an der Stelle im Kapitel *Die Heilpflanzen* zu finden, an der die jeweiligen Heilwirkungen angeführt werden. Die wichtigeren Pflanzen sind *kursiv* gesetzt.

Abführend (Laxativa)

Die Abführmittel fördern die Entleerung der Därme.

Krauser Ampfer, *Berberitze, Amerikanischer Faulbaum,* Grosse Klette, Klettenlabkraut, *Echter Kreuzdorn,* Leinsamen, *Löwenzahn,* Mahonienrinde, Mauerkraut, Pfaffenhütchen, *Rhabarberwurzel,* Kahles Schildblumenkraut, Schneeflockenbaum, *Senna*

Adstringierend (zusammenziehend)

Die Adstringentia wirken durch Ausfällen von Proteinen zusammenziehend auf das Gewebe und ermöglichen so eine Verringerung von Ausscheidungen und Absonderungen. Sie enthalten Gerbstoffe.

Alant, Augentrost, Bärentraube, *Blutwurz,* Breitwegerich, *Eichenrinde,* Goldrute, Gundelrebe, Habichtskraut, *Hamamelis,* Himbeere, *Immergrün,* Jakobskreuzkraut, Johanniskraut, *Katechu,* Kleine Königskerze, *Kolanuss,* Lungenkraut, *Mädesüss,* Nelkenwurz, *Odermennig,* Rhabarberwurzel, Rosmarin, Salbei, *Schafgarbe,* Scharbockskraut, *Gefleckter Storchschnabel,* Amerikanische Ulmenrinde, *Wachsmyrte, Amerikanische Waldlilie, Wiesenknöterich,* Wildkirsche, Wolfstrapp.

Anregend

Die anregenden Mittel (Stimulantia) beschleunigen und beleben die Körperfunktionen.

Weisser Andorn, Benzoeharz, Blasentang, Eberraute, Engelwurz, Enzian, Eukalyptus, Frauenminze, Grosser Galgant, Gelbholzrinde, Ginseng, Graupappel, Gundelrebe, Kardamom, Knoblauch, Kümmel, Löwenzahn, *Meerrettich, Paprika,* Pfefferminze, Rainfarn, Raute, Ringelblume, Rosmarin, Salbei, Schafgarbe, Kahles Schildblumenkraut, *Senf,* Wacholder, *Wachsmyrte,* Roter Wasserhanf, *Wermut,* Yamswurzel, Zimt.

Antibakteriell
Siehe **Keimhemmend**

Antikatarrhalisch

Die gegen Katarrh wirksamen Heilpflanzen unterstützen den Körper beim Abbau übermässiger Schleimansammlungen, z. B. in den Nebenhöhlen oder anderen Körperbereichen.

Alant, *Augentrost*, Bärentraube, Eibisch, *Kanadische Gelbwurzel*, *Goldrute*, Holunder, Huflattich, *Wilder Indigo*, *Knoblauch*, Kleine Königskerze, Irländisches Moos, Isländisches Moos, Paprika, Pfefferminze, *Salbei*, *Schafgarbe*, *Sonnenhutwurzel*, Gefleckter Storchschnabel, Thymian, *Amerikanischer Wasserhanf*, *Ysop*.

Aromatisch

Die aromatischen Heilpflanzen (Gewürzkräuter/Aromatika) besitzen einen starken und meist angenehmen Duft und sind in der Lage, das Verdauungssystem anzuregen. Oft werden sie benutzt, um andere Arzneimittel zu aromatisieren und geschmacklich zu verbessern.

Anis, Baldrian, Basilikum, Betonienkraut, Dill, Engelwurz, Fenchel, Frauenminze, Gewürznelken, Ingwer, Kamille, Kardamom, Koriander, Kümmel, Mädesüss, Melisse, Pfefferminze, Rosmarin, Sellerie, Ysop, Zimt.

Beruhigend

Diese Mittel (Sedativa) beruhigen das Nervensystem und vermindern Stress und Nervosität im gesamten Körper. Sie können auf diese Weise auf dasjenige Körpergewebe einwirken, welches durch nervöse Störungen gereizt ist.

Baldrian, Blasentang, Kanadische Blutwurzel, Boldo, *Frauenschuh*, Giftlattich, *Helmkraut*, Herzgespann, Hopfen, Johanniskraut, Kamille, *Küchenschelle*, Lobelie, Löwenblattwurzel, Mohn, *Passionsblume*, *Piscidiarinde*, Rotklee, Sägepalme, *Schwarze Schlangenwurzel*, Schlüsselblume, Schneeball, Amerikanischer Schneeballbaum, Wildkirsche, *Wolfstrapp*, Yamswurzel.

Bitter

Die bitter schmeckenden Heilpflanzen (Bittermittel/Amara) sind anregende Stärkungsmittel für das Verdauungssystem, sie wirken durch eine Reflexauslösung über die Geschmacksnerven.

Andorn, *Berberitze*, *Eberraute*, *Enzian*, *Kanadische Gelbwurzel*, Kamille, *Rainfarn*, *Raute*, *Tausendgüldenkraut*, Amerikanischer Wasserhanf, *Wermut*.

Blähungstreibend

Die blähungstreibenden Mittel (Karminativa) sind reich an ätherischen Ölen und regen durch ihre Wirkungsweise die Peristaltik des Verdauungssystems an, entspannen den Magen und wirken insgesamt gegen Blähungen im Verdauungstrakt.

Anis, Baldrian, Dill, Engelwurz, Fenchel, Grosser Galgant, Ingwer, Kamille, Kardamom, Knoblauch, Koriander, Kümmel, Melisse, Paprika, Pfefferminze, Salbei, Senf, Thymian, Wacholder, Ysop, Zimt.

Blutreinigend

Die Blutreinigungsmittel, die in der neueren Heilpflanzenkunde auch alterierende (umstimmende) Mittel (Alterantia) genannt werden, bewirken eine allmähliche Wiederherstellung gesunder Körperfunktionen, sie kräftigen Gesundheit und Vitalität.

Krauser Ampfer, Bitterklee, Blasentang, Kanadische Blutwurzel, *Braunwurz*, *Brennnessel*, *Erdrauchkraut*, Kanadische Gelbwurzel, Guajakbaum, Wilder Indigo, Kermesbeere, *Grosse Klette*, *Klettenlabkraut*, Knoblauch, Küchenschelle, *Mahonienrinde*, *Rotklee*, *Sarsaparilla*, Sassafras, Schneeflockenbaum, *Buntfarbige Schwertlilie*, Sonnenhutwurzel, *Stillingia*.

Blutstillend

Blutstillende Mittel (Hämostatika) verringern durch ihre adstringierenden Eigenschaften äusserliche Blutungen oder bringen sie zum Stillstand. Siehe unter «Adstringierend».

Brechreizfördernd

Die Brechmittel (Emetika) verursachen Erbrechen. Die meisten der hier angeführten Heilpflanzen bewirken dies nur in hoher Dosierung.

Brechwurzel, Kanadische Blutwurzel, Holunderblüten, Katzenminze, *Lobelie, Meerzwiebel,* Melisse, *Senega,* Amerikanischer Wasserhanf.

Brechreizstillend

Die gegen Erbrechen wirksamen Mittel (Antiemetika) können Übelkeit verringern und erleichtern oder verhindern das Erbrechen.

Dill, Fenchel, Gewürznelken, Lavendel, *Mädesüss,* Melisse, Paprika, Pfirsichblätter, *Schwarznessel.*

Diuretisch
Siehe **Harntreibend**

Entzündungshemmend

Die entzündungshemmenden Mittel (Antiphlogistika) unterstützen den Körper bei der Entzündungsabwehr. Dies gilt auch für die unter schleimhautschützend, erweichend und wundheilend erwähnten Heilpflanzen, insbesondere wenn sie äusserlich aufgetragen werden.

Bitterklee, Hamamelis, *Johanniskraut, Kamille, Ringelblume,* Schwarzweide, *Teufelskralle,* Zitterpappel.

Erweichend

Die erweichenden Mittel (Emollientia) werden auf die Haut aufgetragen, um sie geschmeidig zu machen, sie zu lindern oder zu schützen; sie wirken im äusserlichen Bereich ähnlich den innerlich angewendeten schleimhautschützenden Mitteln.

Alant, *Beinwell, Bockshornklee,* Borretsch, Breitwegerich, *Eibisch,* Graupappel, Huflattich, Kleine Königskerze, *Leinsamen, Malve,* Quittensamen, Rosenblüten, Süssholz, *Amerikanische Ulme, Vogelmiere.*

Fiebersenkend

Die fiebersenkenden Mittel (Antipyretika) helfen dem Körper, Fieber herabzusetzen.

Benediktinendistel, Breitwegerich, Borretsch, *Chinarinde,* Eisenkraut, *Engelwurz,* Eukalyptus, *Frauenminze,* Gelbholzrinde, Himbeere, *Holunderblüten, Lobelie,* Melisse, *Paprika, Pfefferminze,* Ringelblume, Salbei, Knollige Schwalbenwurzel, Thymian, *Amerikanischer Wasserhanf,* Ysop.

Galletreibend

Die galletreibenden Mittel (Cholagoga) regen die Gallensekretion aus der Galle an, was bei Störungen dieses Organs von grosser Hilfe sein kann. Sie wirken ausserdem abführend auf das Verdauungssystem, denn durch ihre Einnahme steigert sich die Menge der Gallenflüssigkeit im Zwölffingerdarm.

Berberitze, Boldo, *Virginischer Ehrenpreis,* Enzian, Erdrauchkraut, Kanadische Gelbwurzel, Löwenzahn, Mahonienrinde, *Pfaffenhütchen, Kahles Schildblumenkraut, Schneeflockenbaum,* Buntfarbige Schwertlilie, *Yamswurzel.*

Gegen **Gallenerkrankungen**

Die Gallenmittel (Cholagoga) helfen dem Körper beim Abbau übermässiger Gallensekretion und sind bei Gallen- und Lebererkrankungen nützlich. Siehe ebenfalls unter «galletreibend» und «leberstärkend».

Beifuss, *Berberitze, Eisenkraut, Kanadische Gelbwurzel, Löwenzahn, Kahles Schildblumenkraut, Schneeflockenbaum,* Wermut, Yamswurzel.

Harntreibend

Die harntreibenden Mittel (Diuretika) erhöhen die Urinausscheidung.

Ackerfrauenmantel, Bärentraube, Besenginster, Boldo, *Bucco,* Borretsch, Griesswurzel, Holunder, Grosse Klette, *Klettenlabkraut,* Kolanuss, Königin der Nacht, Kürbissamen, Lindenblüten, *Löwenzahn, Maiglöckchen, Maisgriffel, Mauerkraut, Möhre,* Odermennig, *Peterlilie, Queckenwurzel, Sägepalme, Schafgarbe,* Buntfarbige Schwertlilie, Selleriesamen, *Strandmannstreu, Wacholder, Amerikanischer Wasserhanf,* Roter Wasserhanf, Weissdornbeeren, Wolfstrapp.

Hautreizend

Die Hautreizmittel (Rubefazientia) werden auf die Haut aufgetragen und verursachen leichte örtliche Reizungen, wodurch eine Dehnung der Kapillargefässe angeregt und die Durchblutung der Haut verstärkt wird. Das Blut wird aus dem Körperinnern in die Haut abgezogen; auf diese Weise erfahren innerliche Schmerzen häufig Linderung.

Brennessel, Gewürznelken, *Ingwer,* Knoblauch, *Meerrettich, Paprika,* Pfefferminzöl, Raute, Rosmarin, Senf.

Herzstärkend

Die spezifische Funktionsweise der einzelnen auf das Herz einwirkenden Herztonika bitte im Kapitel *Die Heilpflanzen* nachlesen.

Besenginster, Herzgespann, Königin der Nacht, Maiglöckchen, Paprika, Weissdorn, Wolfstrapp.

Hustenstillend

Die Hustenmittel üben eine allgemein stärkende und heilende Wirkung auf das Atmungssystem aus.

Alant, Weisser Andorn, Anis, *Beinwell, Kanadische Blutwurzel,* Drachenkraut, Eibisch, Eisenkraut, Engelwurz, *Kanadische Gelbwurzel,* Graupappel, Kleines Habichtskraut, Holunder, *Huflattich,* Knoblauch, *Kleine Königskerze,* Lungenkraut, Irländisches Moos, Isländisches Moos, Perubalsam, Knollige Schwalbenwurzel, Senega, *Süssholz,* Tolubalsam, Ysop.

Keimhemmend

Diese das Wachstum von Bakterien hemmenden Heilpflanzen können den Körper bei der Abwehr krankheitserregender Mikroorganismen unterstützen.

Alant, Anis, Bärentraube, Breitwegerich, Echter Dost, Eberraute, Enzian, *Eukalyptus, Gewürznelken, Wilder Indigo, Knoblauch,* Koriander, Kümmelöl, *Myrrhe,* Olive, Paprika, Perubalsam, Pfefferminze, Raute, Ringelblume, Rosmarin, Salbei, *Sonnenhutwurzel,* Thymian, Wacholder, *Wermut.*

Krampflösend

Die krampflösenden Mittel (Antispasmodika) können Verkrampfungen und Krampfanfälle verhindern oder lindern.

Baldrian, Drachenkraut, Eisenkraut, Eukalyptus, *Frauenschuh,* Giftlattich, *Helmkraut, Herzgespann,* Kamille, *Küchenschelle,* Lindenblüten, *Lobelie, Mistel,* Schwarze Schlangenwurzel, *Schneeball, Amerikanischer Schneeballbaum,* Thymian, *Yamswurzel.*

Leberstärkend

Die Lebermittel (Hepatika) unterstützen die Leber. Sie wird durch deren Anwendung gestärkt und tonisiert und sie gibt mehr Gallenflüssigkeit ab.

Alant, Aloe, Krauser Ampfer, *Berberitze,* Boldo, Bitterklee, *Virginischer Ehrenpreis,* Enzian, Erdrauchkraut, Amerikanischer Faulbaum, Fenchel, *Kanadische Gelbwurzel,* Gelbholzrinde, Herzgespann, Wilder Indigo, Klettenlabkraut, *Löwenzahn, Mahonienrinde,* Meerrettich, Melisse, Odermennig, *Pfaffenhütchen,* Schafgarbe, *Kahles Schildblumenkraut, Schneeflockenbaum, Buntfarbige Schwertlilie,* Sellerie, *Tausendgüldenkraut,* Wermut, *Yamswurzel,* Ysop.

Menstruationsfördernd

Die menstruationsfördernden Mittel (Emmenagoga) regen die Monatsblutung an und regulieren sie. Dieser Begriff wird auch oft für Mittel verwendet, die das weibliche Sexualsystem allgemein stärken.

Baldrian, Beifuss, Benediktinerdistel, Bockshornklee, Eberraute, Gewöhnliche Eberwurz, Eisenkraut, Enzian, Frauenminze, Kanadische Gelbwurzel, Heloniaswurzel, Herzgespann, Himbeere, Hirtentäschel, Ingwer, Johanniskraut, Kamille, Küchenschelle, Linde, Löwenblattwurzel, Mönchspfeffer, Petersilie, Pfefferminze, Rainfarn, Raute, Rebhuhnbeere, Ringelblume, Rosmarin, Salbei, Schafgarbe, Schwarze Schlangenwurzel, Schneeball, Amerikanischer Schneeballbaum, Sternwurzel, Thymian, Wacholderbeeren, Amerikanische Waldlilie, Wermut.

Milchtreibend

Die milchtreibenden Mittel (Laktagoga) können den Milchfluss stillender Mütter verstärken.

Anis, Benediktinendistel, Eisenkraut, Fenchel, Geissraute, Himbeere, Tausendgüldenkraut.

Nervenstärkend

Die nervenstärkenden Mittel (Nerventonika) begünstigen das Nervensystem, sie kräftigen und tonisieren es. Einige dieser Mittel wirken anregend, andere entspannend. Ausführliche Informationen bitte dem Kapitel *Die Heilpflanzen* entnehmen.

Baldrian, Damiana, Eisenkraut, Frauenschuh, Giftlattich, Ginseng, Hafer, Helmkraut, Herzgespann, Hopfen, Kamille, Kolanuss, Küchenschelle, Lavendel, Linde, Lobelie, Löwenblattwurzel, Melisse, Mistel, Passionsblume, Pfefferminze, Rainfarn, Rosmarin, Rotklee, Schwarze Schlangenwurzel, Schneeball, Amerikanischer Schneeballbaum, Thymian, Wermut, Wolfstrapp, Zitronenmelisse.

Schlaffördernd

Die schlaffördernden Mittel (Hypnagoga) fördern einen gesunden Schlaf.

Baldrian, Giftlattich, Helmkraut, *Hopfen,* Mistel, *Passionsblume, Piscidiarinde.*

Schleimhautschützend

Die schleimhautschützenden Mittel (Demulcentia) sind reich an Pflanzenschleim und können gereiztes oder entzündetes innerliches Gewebe beruhigen und schützen.

Ackerfrauenmantel, *Beinwell, Eibisch,* Hafermehl, Huflattich, Kleine Königskerze, Leinsamen, Lungenflechte, Maisgriffel, Malve, *Irländisches Moos,* Queckenwurzel, Süssholz, *Amerikanische Ulme.*

Schleimlösend

Die schleimlösenden Mittel (Expectorantia) unterstützen den Körper bei der Entfernung übermässiger Schleimmengen aus dem Atmungssystem.

Alant, Weisser Andorn, Anis, Beinwell, Kanadische Blutwurzel, Drachenkraut, Eibisch, Eisenkraut, Kanadische Gelbwurzel, Graupappel, *Grindeliakraut, Kleines Habichtskraut,* Holunderblüten, *Huflattich,* Knoblauch, *Kleine Königskerze,* Lebensbaum, *Lobelie,* Lungenkraut, *Meerzwiebel,* Irländisches Moos, Isländisches Moos, Perubalsam, Knollige Schwalbenwurzel, *Senega, Süssholz,* Thymian, Tolubalsam, Wildkirsche, *Ysop.*

Schleimstoffhaltig

Diese Pflanzen enthalten gelatineähnliche Bestandteile und können von daher schleimhautschützend und erweichend wirken.

Beinwell, Bockshornklee, Eibisch, Leinsamen, Malve, Irländisches Moos, Isländisches Moos, Quittensamen, Amerikanische Ulme.

Schmerzlindernd

Die schmerzlindernden Heilpflanzen (Analgetika) werden entweder äusserlich aufgetragen oder eingenommen, je nach Art der vorhandenen Schmerzen.

Baldrian, Braunwurz, *Amerikanischer Frauenschuh, Helmkraut,* Hopfen, Johanniskraut, Mohn, *Passionsblume, Piscidiarinde.*

Schweisstreibend

Die schweisstreibenden Mittel (Diaphoretika) unterstützen die Haut bei der Ausscheidung von Giftstoffen und fördern das Ausschwitzen.

Weisser Andorn, Bucco, Engelwurz, Fenchel, *Gelbholzrinde, Goldrute, Guajakbaum, Holunder, Ingwer,* Kamille, *Knoblauch,* Lebensbaum, Lindenblüten, *Paprika, Pfefferminze, Schafgarbe,* Schwarze Schlangenwurzel, *Knollige Schwalbenwurzel,* Thymian, Wachsmyrte, *Amerikanischer Wasserhanf.*

Speicheltreibend

Die speicheltreibenden Mittel (Sialagoga) regen die Sekretion der Speicheldrüsen an.

Kanadische Blutwurzel, *Enzian,* Gelbholzrinde, Ingwer, *Paprika,* Buntfarbige Schwertlilie, Senega, *Tausendgüldenkraut.*

Stärkend

Die Stärkungsmittel (Tonika) stärken und beleben spezifische Organe oder den ganzen Körper.

Alant, Krauser Ampfer, Anis, Augentrost, Bärentraube, Beifuss, Beinwell, Betonienkraut, Bitterklee, Boldo, Brennessel, Bucco, Colombowurzel, Condurango, Damiana, Gewöhnliche Eberwurz, Virginischer Ehrenpreis, Eisenkraut, Engelwurz, Enzian, Erdrauchkraut, Frauenschuh, Kanadische Gelbwurzel, Ginseng, Grindeliakraut, Gundelrebe, Hafer, Helmkraut, Heloniaswurzel, Herzgespann, Himbeere, Baumartige Hortensie, Huflattich, Immergrün, Kamille, Kermesbeere, Grosse Klette, Klettenlabkraut, Knoblauch, Echter Kreuzdorn, Linde, Löwenzahn, Mahonienrinde, Melisse, Mistel, Isländisches Moos, Myrrhe, Odermennig, Paprika, Petersilie, Queckenwurzel, Rainfarn, Raute, Rebhuhnbeere, Ringelblume, Rosskastanie, Rotklee, Sarsaparilla, Schafgarbe, Kahles Schildblumenkraut, Schwarze Schlangenwurzel, Virginische Schlangenwurzel, Amerikanischer Schneeballbaum, Schneeflockenbaum, Senf, Sonnenhutwurzel, Gefleckter Storchschnabel, Süssholz, Tamarinde, Tausendgüldenkraut, Thymian, Wachsmyrte, Amerikanische Waldlilie, Amerikanischer Wasserhanf, Roter Wasserhanf, Weissdorn, Wermut, Wolfstrapp, Yamswurzel, Ysop.

Steinbildungsverhindernd

Diese Mittel (Lithagoga) verhindern die Stein- oder Griessbildung im Harnwegssystem und können den Körper bei deren Entfernung unterstützen.

Ackerfrauenmantel, Bärentraube, Bucco, *Mauerkraut, Griesswurzel, Baumartige Hortensie,* Maisgriffel, Möhre, Queckenwurzel, Strandmannstreu, *Roter Wasserhanf.*

Wehenanregend

Die Wehenmittel (Oxytocine) regen die Kontraktionen der Gebärmutter an und unterstützen so den Geburtsvorgang.

Kanadische Gelbwurzel, Löwenblattwurzel, Raute, Rebhuhnbeere, Amerikanische Waldlilie.

Wundheilend

Die Wundheilmittel werden äusserlich aufgetragen und helfen dem Körper, Wunden und Schnittwunden zu heilen.

Ackerschachtelhalm, Alant, *Aloe,* Arnika, *Beinwell, Betonienkraut,* Bockshornklee, *Breitwegerich, Eibisch,* Gänseblümchen, *Kanadische Gelbwurzel,* Hamamelis, Hirtentäschel, *Holunder, Johanniskraut,* Kermesbeere, Grosse Klette, Klettenlabkraut, Knoblauch, *Kleine Königskerze,* Leinsamen, Irländisches Moos, Myrrhe, *Ringelblume,* Schafgarbe, Schwarzweide, Gefleckter Storchschnabel, Thymian, *Amerikanische Ulme, Vogelmiere,* Wiesenknöterich, Ysop.

Wurmtreibend

Die wurmtreibenden Mittel (Anthelmintika) vernichten Würmer oder treiben sie aus dem Verdauungssystem aus. Leider sind die wirksamsten Anthelmintika in hohen Dosierungen giftig und werden deshalb hier nicht aufgeführt.

Aloe, Granatapfel, Knoblauch, Lebensbaum, Rainfarn, Raute, Wermut.

Zusammenziehend

Siehe **Adstringierend**

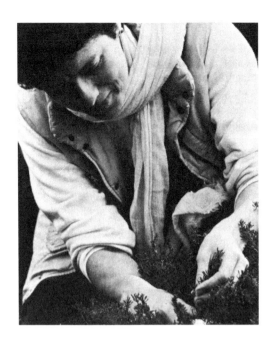

Das Sammeln von Heilpflanzen

Das Sammeln von Heilpflanzen ist eine reizvolle Aufgabe. Ganz gleich, ob wir angebaute Pflanzen ernten oder wildwachsende suchen, bietet sich uns hier die Möglichkeit, die Reichhaltigkeit und Ganzheit unseres Planeten dankbar anzuerkennen. Es gibt viele Einzelheiten über Sammelzeiten und den eigentlichen Sammlungs- und Trocknungsvorgang, doch das Wesentliche beim Sammeln ist das Bewusstsein, mit dem der Sammler vorgeht. Das Sammeln kann eine Meditation sein, eine spirituelle Bejahung unserer Rolle als Mit-Schöpfer der Natur.

Die Forschung hat sich sehr mit den Auswirkungen von Wachstumszyklen, täglichen Rhythmen und Klima auf die biochemische Zusammensetzung medizinischer Pflanzen beschäftigt. Diese Arbeiten zeigen uns, dass die alten Bauern-regeln über die richtigen Erntezeiten jeder Pflanze auf Zusammenhängen in der Pflanzenchemie beruhen. Die aktiven Bestandteile sind verschieden stark vertreten, je nach Tageszeit, nach Monat und nach Wachstumsstand. Wir können aber einige Tatsachen verallgemeinern.

Die höchste Konzentration aktiver Bestandteile findet sich jeweils am Ende einer Periode starken Wachstums. Die Pflanzen sollten deshalb kurz vor dem Aufblühen gesammelt werden. Ein seit Sonnenaufgang regenloser und sonniger Tag ist ideal zum Heilkräutersammeln. Manche Blätter trocknen nach einem Regen zwar sehr schnell doch andere, wie die dickfleischigen des *Andorns* zum Beispiel halten die Feuchtigkeit lange, neigen zu Schimmelbildung und können daher schnell verderben, wenn sie vor dem Trocknen zu dicht lagern. Zu starke Hitze trocknet das Öl in den Blättern aus. Nur die schönsten und grünsten Blätter sollten gesammelt werden; alle welken, von Insekten angefressenen und fleckigen Blätter sollten nicht verwendet werden. Das gilt auch für das Sammeln ganzer Pflanzen, denn die Blätter in Wurzelnähe könnten mangelhaft sein.

Blätter und Kräuter sollten mit einem scharfen Messer oder einer Gartenschere abgeschnitten werden, denn werden sie einfach mit der Hand abgezogen, können die feinen Pflanzenstiele beschädigt und neues Wachstum verzögert werden. Ausserdem können Pilze und Insekten in das geschädigte Gewebe eindringen.

Viele Heilpflanzen wachsen zwar an Wegrändern und auf Schutthalden, doch sollten sie nicht in der Nähe stark befahrener Straßen gesammelt werden. Ausserdem sollten wir chemisch behandelte Felder meiden, denn die Chemikalien trocknen mit der Pflanze und gelangen so auch in unseren Kräutertee. Mangelt es an schadstoffarmen Gebieten, sollte mit der Erlaubnis des Besitzers in Feldern, Hecken und Wäldern in der Nähe biologisch-organischer Gehöfte nach Heilpflanzen gesucht werden.

Das Trocknen der Heilpflanzen

Heilpflanzen werden locker in dünnen Schichten auf ebenen Flächen zum Trocknen ausgebreitet. Gut eignen sich dazu Drahtgitter, denn durch die Luftzirkulation wird die Trocknung beschleunigt. Die Dauer des Trocknens hängt von der betreffenden Pflanze und von der Umgebung ab, deshalb sollten wir oft nachschauen und die Pflanzen regelmässig wenden, um eine gleichmässige Trocknung zu erreichen.

Das Trocknen von Wurzeln

Die Wurzeln sind wohl der Pflanzenteil, der am schwierigsten zu trocknen ist, denn sie sind nach dem Ausgraben im Herbst meist feucht, da die Erde dann häufig schlammig und klebrig ist. Für medizinische Zwecke dürfen Wurzeln nicht ausgegraben werden, wenn sich die Blätter der Pflanze noch im Wachstum befinden, denn die Wurzeln haben ihren medizinisch besten Gehalt zu dieser Zeit noch nicht erreicht, da ein Teil der Inhaltsstoffe noch im oberirdischen Teil der Pflanze aufbewahrt wird.

Da die Wurzel als Ganzes ausgegraben werden sollte, wird am besten ein langer Spaten oder eine Gabel verwendet. Die Wurzel kommt dann zusammen mit der ihr anhaftenden Erde an die Oberfläche. Ein grosser Teil der Erde kann abgekratzt werden, doch die einzig effektive Methode, die Wurzeln zu reinigen, besteht darin, sie gründlich zu waschen. Dazu gehört meist auch, sie abzubürsten. Die Stengel und kleinen Wurzelfasern sollten abgeschnitten werden. Grosse Wurzeln, wie zum Beispiel die von *Süssholz* und der *Grossen Klette*, können in Scheiben geschnitten werden, um die Trocknung zu beschleunigen.

Zum Trocknen werden sie auf ebenen Unterlagen so ausgebreitet, dass sie sich nicht berühren, oder sie können einzeln etwa zehn Tage lang in einem warmen Raum oder Gewächshaus an einer Schnur aufgehängt und jeden Tag gewendet und genau untersucht werden. Wenn sie anfangen, stark zu schrumpfen (Wurzeln verlieren beim Trocknen ungefähr ¾ des Gewichts), kann der Trocknungsprozess durch Lagern der Wurzeln über einem Herd oder in einem leicht erwärmten Ofen abgeschlossen werden. Dies dauert wahrscheinlich weitere zehn Tage und hängt von der Luftfeuchtigkeit ab. Die Wurzeln sind trocken, wenn sie brüchig und spröde geworden sind.

Pflanzenzwiebeln oder aus Wurzeln und Sprossachse bestehende Pflanzenkörper werden am besten in kleine Bündel zusammengefasst und wie Gemüsezwiebeln in einem luftigen Raum getrocknet. Auch hierbei sollte ständig kontrolliert werden, ob sie auch gleichmässig trocknen.

Heilpflanzen aufbewahren

Sobald sie getrocknet sind, sollten die Kräuter, egal ob Wurzeln oder oberirdische Teile, umgehend in trockene Behälter gefüllt werden. Sie sollten vorsichtig behandelt werden, da sie oft leicht brechen. Pflanzen, die ätherische Öle enthalten, sollten nicht in üblichen Säckchen oder Plastikbehältern gelagert werden, sonst gehen die Öle in das Material über und verdunsten. Am besten sind glasierte Tongefässe, gefärbte Gläser oder Metallbehälter mit fest schliessendem Deckel, worin die Pflanzen weder direktem Sonnenlicht noch grosser Hitze ausgesetzt werden sollten.

Die Sammelzeit

Die Natur bietet uns zu jeder Jahreszeit Pflanzen an, natürlich sind aber nicht alle Pflanzen jederzeit verfügbar. Aus dem nachfolgenden Kalender wird ersichtlich, in welchem Monat eine Heilpflanze gesammelt werden kann (ausserdem findet sich diese Information im Kapitel *Die Heilpflanzen* bei jedem Heilkraut). Im Sammelkalender finden sich die meisten der im Buch erwähnten Heilpflanzen mit Ausnahme derjenigen, die normalerweise nicht in Europa zu finden sind. Werden verschiedene Teile einer Pflanze zu unterschiedlichen Zeiten gesammelt, sind sie getrennt aufgeführt. Die Sammelzeiten beziehen sich auf Mittel- und Nordeuropa.

Monat	1	2	3	4	5	6	7	8	9	10	11	12
Ackerfrauenmantel						●	●	●				
Ackerschachtelhalm					●	●	●					
Ackerstiefmütterchen			●	●	●	●	●	●				
Alant									●	●		
Ampfer, Krauser								●	●	●		
Andorn, Weißer							●	●	●			
Anis							●	●	●			
Augentrost								●	●	●		
Bärentraube			●	●	●	●	●	●				
Baldrian									●	●	●	
Beifuss							●	●	●			
Beinwell			●	●	●			●	●			
Benediktinendistel												
oberirdische Teile						●	●	●				
Benediktinendistel, Samen									●	●		
Berberitze			●								●	
Besenginsterblüten			●	●	●	●	●	●	●			
Birke (Weiss)					●	●	●	●				
Bitterklee					●	●	●					
Bittersüssstengel									●	●		
Blutwurz									●	●		
Blutwurzel, Kanadische					●	●			●	●		
Boldo	●	●	●	●	●	●	●	●	●	●	●	●
Borretsch						●	●	●	●			
Braunelle, Kleine						●						
Braunwurz						●	●	●				
Breitwegerich						●	●	●	●			
Brennessel			●	●	●	●						
Bucco						●	●	●	●			
Dill						●	●	●				
Dost, Echter							●	●	●			
Eberwurz, Gewöhnliche									●	●		

Monat	1	2	3	4	5	6	7	8	9	10	11	12
Ehrenpreis, Virginischer									●	●		
Eibisch, Blätter					●	●	●					
Eibisch, Wurzel									●	●		
Eichenrinde				●	●							
Eisenkraut							●					
Engelwurz, Blätter						●						
Engelwurz, Wurzel									●	●	●	
Enzianwurzel									●	●		
Erdrauchkraut						●	●	●	●			
Fenchel								●	●	●		
Frauenmantel							●	●				
Frauenminze							●					
Gänseblümchen			●	●	●	●	●	●	●	●		
Gänsefingerkraut						●						
Geissraute							●	●				
Gelbholzrinde									●	●		
Giftlattich						●	●					
Goldkreuzkraut						●	●					
Goldrute							●	●	●	●		
Griesswurzel									●	●		
Grosse Klette									●	●		
Gundelrebe				●	●	●						
Habichtskraut, Kleines					●	●						
Hafer								●				
Hagebutten									●	●		
Hamamelis						●	●	●	●			
Helmkraut								●	●			
Heloniaswurzel									●	●		
Herzgespann, Echtes						●	●	●	●			
Himbeere				●	●	●	●	●	●	●	●	
Hirtentäschel				●	●	●	●	●	●	●		
Holunder, Blüten				●	●	●	●					

Monat	1	2	3	4	5	6	7	8	9	10	11	12
Holunder, Rinde und Beeren								●	●			
Hopfen								●	●			
Hortensie, Baumartige									●	●		
Huflattich, Blüten		●	●	●								
Huflattich, Blätter					●	●						
Immergrün			●	●								
Indigo, Wilder									●	●		
Jakobskreuzkraut						●	●	●	●			
Johanniskraut								●	●	●		
Kalmus									●	●		
Kamille					●	●	●	●				
Kapuzinerkresse							●	●	●	●		
Katzenminze, Echte						●	●	●	●			
Kermesbeere		●	●							●	●	
Kiefer		●	●	●								
Klettenlabkraut			●	●	●							
Knoblauch									●			
Königskerze, Echte, Blätter								●	●			
Königskerze, Echte, Blüten								●	●	●		
Koriander							●	●	●			
Kreuzdorn, Echter									●	●		
Küchenschelle			●	●								
Kümmel							●					
Kürbis									●	●	●	
Lavendel						●	●	●	●			
Lebensbaum					●	●	●	●	●			
Leinsamen									●			
Lindenblüten							●	●	●			
Lobelie								●	●			
Löwenblattwurzel									●	●		
Löwenzahn, Wurzel						●	●	●				
Löwenzahn, Blätter	●	●	●	●	●	●	●	●	●	●	●	●

Monat	1	2	3	4	5	6	7	8	9	10	11	12
Lungenkraut			●	●	●	●	●	●	●			
Mädesüss						●	●	●				
Mahonienrinde									●	●		
Maiglöckchen					●	●						
Malve							●	●	●			
Mauerkraut						●	●	●	●			
Meerrettich	●	●									●	●
Meerträubchen									●	●	●	
Melisse						●	●	●	●			
Mistel			●	●								
Möhre, oberirdische Teile						●	●	●				
Möhre, Samen								●	●			
Mönchspfeffer										●	●	
Mohn							●	●				
Mohn, Kalifornischer						●	●	●	●			
Moos, Isländisches					●	●	●	●	●			
Nelkenwurz, Wurzel				●	●							
Nelkenwurz, oberirdische Teile						●						
Odermennig						●	●	●				
Passionsblume						●	●	●				
Pestwurz, Wurzelstock						●	●	●	●			
Pestwurz, Blätter			●	●	●	●	●	●	●			
Pfaffenhütchen									●	●		
Pfirsich, Rinde			●	●								
Pfirsich, Blätter						●	●					
Queckenwurzel			●	●				●	●			
Quitte									●	●		
Rainfarn						●	●	●	●			
Raute					●	●	●					
Rebhuhnbeere				●	●	●						
Ringelblume						●	●	●	●			
Rosmarin						●	●	●	●			

Monat	1	2	3	4	5	6	7	8	9	10	11	12
Rosskastanie									●	●		
Rotklee					●	●	●	●	●			
Salbei					●	●						
Salbei Gamander					●	●	●	●	●			
Schafgarbe						●	●	●				
Scharbockskraut					●	●						
Schildblumenkraut, Kahles							●	●	●			
Schlangenwurzel, Schwarze									●	●		
Schlüsselblume, Blüten			●	●	●							
Schlüsselblume, Wurzel		●	●									
Schneeball				●	●							
Schneeflockenbaum			●	●					●	●		
Schöllkraut								●	●	●	●	
Schwalbenwurzel, Knollige			●	●								
Schwarznessel							●					
Schwarzweide			●	●								
Schwertlilie, Buntfarbige									●	●		
Seifenwurzel, Rote, Wurzel und Wurzelstock									●	●		
Seifenwurzel, Rote, Blätter						●	●					
Sellerie						●	●	●	●			
Senega									●	●		
Senf								●	●			
Sonnenhutwurzel									●	●		
Sonnentau						●	●					
Sternwurzel							●					
Stillingia							●	●				
Storchschnabel, Gefleckter									●	●		
Sumpfruhrkraut							●					
Sumpfzweizahn							●	●	●			
Thymian						●	●	●				
Veilchen			●	●								

Monat	1	2	3	4	5	6	7	8	9	10	11	12
Vogelmiere	●	●	●	●	●	●	●	●	●	●	●	●
Wacholderbeere									●	●		
Wachsmyrte			●	●					●	●		
Wasserhanf, Roter									●	●		
Weissdornbeere									●	●		
Wermut							●	●	●			
Wiesenknöterich						●	●	●	●			
Wildkirschenrinde									●	●		
Wintergrün, Amerikanisches			●	●	●	●	●	●				
Wurmfarn									●	●		
Ysop								●				
Zitterpappel			●	●	●							

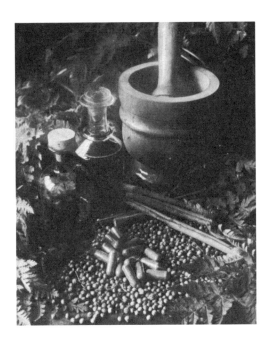

Die Zubereitung der Heilpflanzen

Die Kunst der Heilpflanzenkunde besteht teilweise darin, die richtigen Methoden zur Zubereitung der Heilmittel zu kennen. Über die Jahrhunderte haben sich zahlreiche Methoden der Pflanzenzubereitungen entwickelt, um die heilenden Eigenschaften freizusetzen und wirksam werden zu lassen. Nachdem das richtige Heilkraut ausgewählt ist, muss die beste Zubereitungsmethode herausgefunden werden.

Zweifellos war die erste Art, in der unsere Vorfahren Heilpflanzen verwendeten, einfach die frischen Pflanzen zu essen. In den folgenden Jahrtausenden, in denen Heilpflanzen verwendet wurden, haben sich andere Zubereitungsmethoden entwickelt. Mit der Kenntnis moderner Pharmakologie sind wir in der Lage, bewusst auszuwählen, welche Wege wir benutzen, um die für die Heilung nötigen biochemischen Inhaltsstoffe freizusetzen.

Aus dem, was bisher im Buch geschrieben wurde, sollte deutlich geworden sein, dass die Qualität jeder Heilpflanze sich nicht nur aus der Summe der Heilwirkungen aller vorhandenen chemischen Stoffe ergibt. Synergistische Vorgänge schaffen ein heilendes Ganzes, das mehr ist als die Summe seiner Teile. Werden durch die Zubereitungsmethode Teile des Ganzen zerstört oder gehen verloren, so wird auch viel von der Heilkraft verloren. Die Zubereitung muss behutsam und bewusst ausgeführt werden.

Durch das Buch hindurch werden Zubereitungsmethoden erwähnt, aber nicht immer ausführlich beschrieben. In diesem Abschnitt werden wir dies nachholen; manche Beispiele erfordern jedoch zusätzlichen Bezug auf andere Kapitel, um sie vollständig zu verstehen.

Einfachheitshalber werden wir die Methoden in solche unterteilen, die innerlich anzuwenden, sind, und in solche, die äusserliche Verwendung finden.

Innerlich anzuwendende Heilmittel

Aus ganzheitlicher Sicht stellt die innerliche Einnahme die beste Art der Heilpflanzenanwendung dar, denn Heilung findet von innen heraus statt. Es gibt viele Methoden, innerliche Heilmittel zuzubereiten; allen gemeinsam ist aber die sorgfältige Anwendung der jeweiligen Technik, um sicherzugehen, dass man auch das gewünschte Ergebnis erhält.

Für die innere Anwendung gibt es drei Zubereitungsformen:
1. Wässrige Zubereitungen
2. Alkoholische Zubereitungen
3. Frische oder getrocknete Heilpflanzen

Wässrige Zubereitungen

Wässrige Auszüge können auf zwei Arten zubereitet werden: als Aufguss (Infusion) oder als Abkochung (Dekokt). Enthält die betreffende Pflanze festere oder holzähnliche Teile, werden Abkochungen, ansonsten Aufgüsse bereitet.

Aufguss Wer weiss, wie Tee zubereitet wird, weiss auch, wie ein Aufguss zubereitet wird. Er ist die wohl einfachste und am häufigsten benutzte Methode, eine Heilpflanze einzunehmen, und es können sowohl frische als auch getrocknete Kräuter verwendet werden. Bei den Mengenangaben entspricht ein Teil getrockneter Kräuter drei Teilen frischer Pflanzen, was sich durch den höheren Wassergehalt der frischen Heilpflanze erklärt. Ein Teelöffel getrocknetes Heilkraut kann so durch drei Teelöffel frische Pflanze ersetzt werden.

Rezept für einen Aufguss:
1. Man nehme eine vorgewärmte Porzellan- oder Glasteekanne und gebe pro Tasse einen Teelöffel getrocknetes Kraut oder Kräutermischung hinein.
2. Für jeden Teelöffel Heilkraut in der Kanne eine Tasse kochendes Wasser dar-

übergiessen; zehn bis fünfzehn Minuten zugedeckt ziehen lassen.

Teeaufgüsse werden heiss – und das ist normalerweise bei medizinischen Heilpflanzentees am besten – oder kalt, oder auch mit Eis getrunken. Sie können mit *Süssholzwurzel*, Honig oder braunem Zucker gesüsst werden.

Heilpflanzenteebeutel lassen sich leicht selbst herstellen, indem kleine Baumwollsäckchen mit Kräutermischungen gefüllt werden – dabei nicht vergessen, wieviele Löffel in jedes Säckchen gegeben wurden. Sie werden in der gleichen Weise wie andere Teebeutel gebraucht.

Werden grössere Mengen auf Vorrat zubereitet, sollten 30 Gramm Heilkräuter auf einen halben Liter Wasser genommen werden. Am besten in einer gut verschlossenen Flasche im Kühlschrank lagern. Lange sollte ein solcher Teeaufguss jedoch nicht aufbewahrt werden, denn er steckt so voller Lebensenergien, dass sich jegliche Mikroorganismen, die hineingelangen, sehr schnell vermehren und gedeihen. Bei geringsten Anzeichen von Gärung oder sonstigem Verderben sollte der Aufguss nicht mehr verwendet werden. Teeaufgüsse sollten nach Möglichkeit bei Bedarf frisch zubereitet werden.

Zu Aufgüssen eignen sich am besten solche Pflanzenteile, bei denen die erwünschten Inhaltsstoffe leicht zugänglich sind, wie Blätter, Blüten oder grüne Stengel. Wenn wir Rinde, Wurzeln, Samen oder Harze für einen Aufguss verwenden wollen, sollten sie vor dem Übergiessen pulverisiert werden, um sie durch das Zerstören der Zellwände für das Wasser zugänglicher zu machen. Samen wie *Anis* und *Fenchel* sollten vor dem Übergiessen leicht zerdrückt werden, um die ätherischen Öle aus den Zellen freizusetzen. Jede armomatische Heilpflanze sollte in einer Kanne mit gut schliessendem Deckel übergossen werden, damit nur geringe Mengen ihrer ätherischen Öle verfliegen.

Kaltauszüge werden aus Heilpflanzen bereitet, die durch ihren hohen Gehalt an ätherischen Ölen oder durch die Anfälligkeit ihrer Inhaltsstoffe gegenüber hohen Temperaturen besonders wärmeanfällig sind. Die Mengenverhältnisse bleiben gleich, nur sollten Kaltauszüge sechs bis zwölf Stunden in einem gut verschlossenen Tongefäss ziehen. Danach abgiessen und trinken.

Kalte Milch kann ebenfalls als Grundsubstanz für einen Kaltauszug dienen. Milch enthält Fette und Öle, wodurch sich die öligen Pflanzenbestandteile leichter lösen. Mit diesen Milch-Kaltauszügen können auch Kompressen und Packungen bereitet werden; die lindernde Wirkung der Milch verbindet sich mit der Wirkung der Heilpflanzen. Es besteht allerdings eine Gegenanzeige für die Anwendung der Milch-Auszüge: Besteht Verdacht auf innerliche Reaktionen gegenüber Milch in Form von Überempfindlichkeit oder Allergie, oder falls die Haut vom Auftragen gereizt wird, sollten Kaltauszüge in dieser Weise nicht verwendet werden.

In dieser Art zubereitete Aufgüsse dienen als Grundlage für andere, später beschriebene Zubereitungsarten.

Neben der rein medizinischen Anwendung der Heilpflanzen, mit der sich dieses Buch hauptsächlich befasst, können Heilkräuter ausgezeichnet unsere Lebensweise ergänzen und uns eine ganze Welt ausgefallener Köstlichkeiten und Genüsse eröffnen. Sie sind nicht nur Arzneien oder Ersatz für Kaffee, sondern können eigenständige, ausgezeichnete Tees sein. Während jeder sein eigenes Lieblingskraut haben wird, gibt uns die nachfolgende Liste Anregungen für wohlschmeckende Tees, wobei die Kräuter einzeln oder gemischt verwendet werden können. Aus dieser Liste können die Kräuter ausgewählt werden, die uns am besten schmecken oder die, die auch gut für unsere Gesundheit sind:

Blüten: *Hibiskus, Holunderblüten, Kamille, Lindenblüten, Rotklee*

Blätter: *Eisenkraut, Grüne Minze, Pfefferminze, Rosmarin, Salbei, Thymian, Ysop, Zitronenmelisse*

Beeren: *Hagebutten, Weissdorn*

Samen: *Anis, Dill, Fenchel, Kümmel, Sellerie*
Wurzeln: *Süssholz*

Abkochung Ist die zu verwendende Pflanze hart und holzig, dann ist die Abkochung dem Aufguss vorzuziehen, damit sich die Inhaltsstoffe des Heilkrauts auch wirklich im Wasser lösen können. Wurzeln, Wurzelstöcke, Holz, Rinde, Nüsse und manche Samen sind sehr fest, ihre Zellwände sind hart; damit also die aktiven Bestandteile in das Wasser übergehen können, wird grössere Hitze als bei einem Aufguss benötigt, die Pflanzenteile müssen im Wasser gekocht werden.

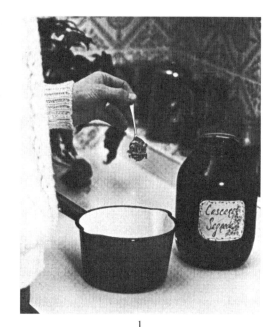

1

Rezept für eine Abkochung:

1. Man gebe für jede Tasse Wasser einen Teelöffel getrocknete Substanzen oder drei Teelöffel der frischen Pflanze in einen Topf. Getrocknete Heilkräuter sollten pulverisiert oder in kleine Stücke gebrochen, frische Teile in kleine Stücke geschnitten werden. Bei der Zubereitung grösserer Mengen werden pro halbem Liter Wasser 30 Gramm der getrockneten Pflanze genommen. (Dies sind allgemeine Angaben, genauere Dosierungen für jede Pflanze sind im Heilpflanzen-Abschnitt zu finden.) Das verwendete Gefäss sollte aus Glas, Keramik oder Steingut sein; Metall sollte nur in emaillierter Form verwendet werden. *Kein Aluminium benutzen!*

2. Die entsprechende Menge Wasser zu den Heilpflanzen geben.

3. Zum Kochen bringen und so lange leicht kochen lassen, wie für das jeweilige Heilkraut oder die Mischung angegeben ist, meist zehn bis fünfzehn Minuten. Enthält die Pflanze ätherische Öle, sollte das Gefäss mit einem Deckel gut verschlossen werden.

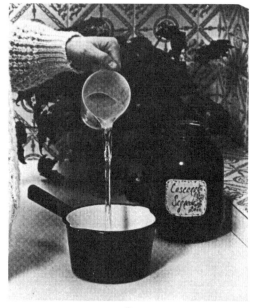

2

4. Den heissen Tee absieben.

Eine Abkochung wird auf die gleiche Weise verwendet wie ein Aufguss.

Wird eine Mischung aus empfindlichen und aus holzigen Pflanzenteilen zubereitet, sollten am besten Aufguss und Abkochung

188

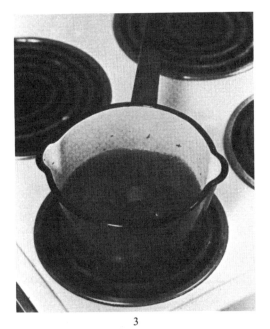

3

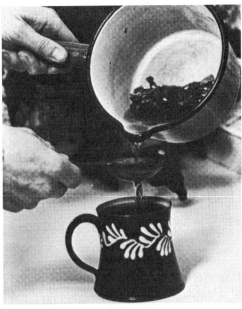

4

getrennt zubereitet werden, damit die Inhaltsstoffe der empfindlichen Pflanzen nicht zerstört werden.

Holzige Heilkräuter, die ätherische Öle enthalten, sollten so fein wie möglich pulverisiert und dann als Aufguss bereitet werden, sonst verfliegen die Öle beim Kochen.

Alkoholische Auszüge

Alkohol ist im allgemeinen ein besseres Lösungsmittel für die Pflanzenbestandteile als Wasser. Mischungen aus Alkohol und Wasser lösen nahezu alle wichtigen Inhaltsstoffe einer Pflanze und wirken gleichzeitig konservierend. Die alkoholischen Auszüge werden Tinkturen genannt, ein Ausdruck, der auch gelegentlich für Zubereitungen verwendet wird, die auf Glyzerin oder Essig basieren (siehe unten).

Die hier beschriebenen Methoden für die Zubereitung von Tinkturen basieren auf einer einfachen und allgemeinen Methode; werden Tinkturen professionell nach Angaben eines Arzneimittelbuches hergestellt, werden für jedes Kraut bestimmte Wasser-Alkohol-Verhältnisse verwendet. Für unseren allgemeinen Gebrauch haben solche Feinheiten keine wesentliche Bedeutung.

Zum Hausgebrauch sollte am besten ein mindestens dreissigprozentiger Alkohol, zum Beispiel Wodka, genommen werden, denn dies ist die schwächste Alkohol-Wasser-Mischung mit lange konservierender Wirkung.

Rezept für einen alkoholischen Auszug:

1. 120 Gramm feingeschnittene oder gemahlene getrocknete Heilkräuter in ein gut schliessendes Gefäss geben. Bei frischen Pflanzen muss die verwendete Menge verdoppelt werden.

2. Einen halben Liter dreissigprozentigen Wodka darübergiessen und fest verschliessen.

3. Das Gefäss zwei Wochen lang an einem warmen Ort stehen lassen und zweimal täglich gut schütteln.

4. Die Flüssigkeit ohne den Bodensatz vorsichtig umfüllen, den Rest in ein Tuch geben und über einer Schüssel hängend abtropfen lassen.

5. Die restliche Flüssigkeit herauspressen. Aus dem übriggebliebenen Bodensatz lässt sich ein ausgezeichneter Kompost herstellen.

6. Die Tinktur in eine dunkel gefärbte Glasflasche füllen und gut verschlossen aufbewahren.

Tinkturen wirken – wenn ihre Stärke pro Menge verglichen wird – sehr viel stärker als Aufgüsse oder Abkochungen, und so ist auch die angewandte Dosierung kleiner, das heisst 5 bis 15 Tropfen je nach verwendeter Pflanze (für genauere Angaben bitte im Kapitel *Die Heilpflanzen* nachschlagen).

Tinkturen können sehr vielfältig verwendet werden. Sie können pur, mit etwas Wasser oder in einer Tasse heissem Wasser genommen werden. Bei letzterer Methode verfliegt der Alkohol teilweise und der Auszug verbleibt grösstenteils im Wasser. Dadurch wird bei manchen Heilpflanzen das Wasser getrübt, denn Harze und andere wasserunlösliche Bestandteile setzen sich ab. Tinkturen können tropfenweise für Voll- oder Fussbäder verwendet werden; in einem Mixer mit Öl oder Fett vermischt lassen sich Salben daraus zubereiten. Auch Zäpfchen oder Pastillen können auf diese Weise hergestellt werden.

Heilpflanzen mit Wein aufzugiessen ist eine andere, äusserst schmackhafte Methode, einen alkoholischen Auszug zu bereiten. Obwohl diese auf Wein basierenden Mittel nicht so lange haltbar und auch nicht so konzentriert sind wie Tinkturen, können sie doch in manchen Fällen sehr effektiv wirken, und sie schmecken sehr gut. Diese Anwendungsform hat eine lange Tradition; in der Tat waren die meisten Aperitive und Liköre ursprünglich auch Pflanzenheilmittel, die auf Heilkräutern, wie zum Beispiel *Wermut, Beifuss* und *Anis* basierten, um den Verdauungsprozess zu unterstützen. Dian Dincin Buchman beschreibt in ihrem Buch *«Herbal Medicine»*

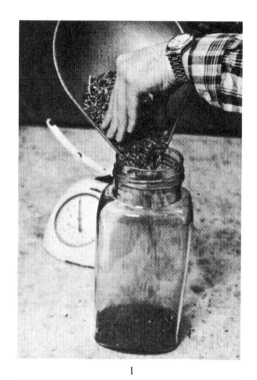

1

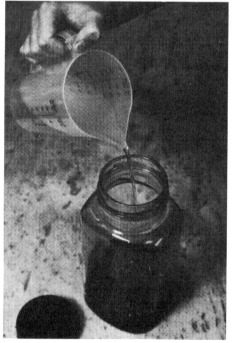

2

190

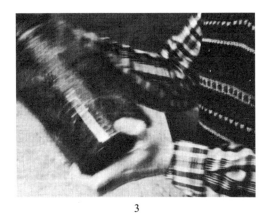

3

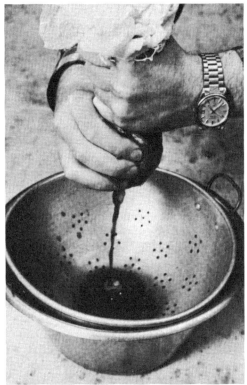

5

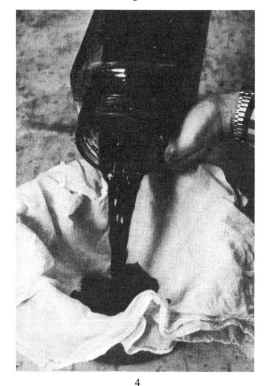

4

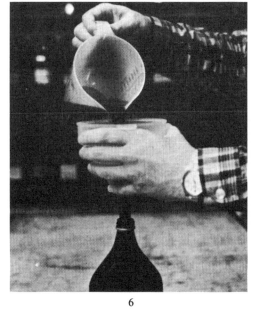

6

das folgende Rezept für einen stärkenden, sehr gut schmeckenden Wein:

½ Liter Madeira
1 Zweig *Wermut*
1 Zweig *Rosmarin*
1 kleine zerstossene *Muskatnuss*
2,5 Zentimeter zerstossener *Ingwer*
2,5 Zentimeter zerstossene *Zimtstange*
12 grosse Rosinen aus biologischem Anbau

Ungefähr einen Viertelliter Wein abgiessen und die Kräuter in den Wein geben. Die Flasche mit einem Korken gut verschliessen und an einem kühlen, dunklen Platz eine oder zwei Wochen stehen lassen. Die Kräuter absieben. Diesen medizinischen Wein mit einer frischen Flasche Madeira mischen und gut schütteln. Je nach Bedarf einen kleinen Schluck davon nehmen. Dies hilft den Magen zu beruhigen, verleiht Energie und Wohlbefinden.

Fast jeder Heilpflanzenwein lässt sich durch einfaches Ziehenlassen der Pflanzen in einem Wein herstellen. Eine andere beliebte Zubereitung ist *Rosmarin*wein:

1 Flasche Weisswein
1 Handvoll frische *Rosmarinblätter*

Die Blätter ungefähr eine Woche im Wein ziehen lassen und anschliessend absieben. Bei Bedarf verwenden; dieser Wein wirkt verdauungsberuhigend und leicht nervenentspannend.

Die Heilpflanzen können auch fermentiert werden; schliesslich sind sogar Weintrauben Heilpflanzen. Alle aromatischen Heilkräuter ergeben ausgezeichnete Weine, auch *Holunderbeeren* und *Löwenzahn* sind sehr wirksam als medizinische Weine. Für *Löwenzahn*wein brauchen wir:

2 Liter *Löwenzahnblüten*
1 Esslöffel zerstossene *Ingwerwurzel*
die feingeschnittene Schale einer Apfelsine
die feingeschnittene Schale einer Zitrone
700 Gramm braunen Zucker
den Saft einer Zitrone
einen Teelöffel Weinhefe

2 Liter Wasser zum Kochen bringen und abkühlen lassen. Die *Löwenzahnblüten* von den bitteren Stengeln und Kelchen trennen und in eine grosse Schüssel geben. Das abgekühlte Wasser über die Blüten giessen und einen Tag ziehen lassen, dabei gelegentlich umrühren. Das Ganze in einen grossen Topf giessen, den *Ingwer* und die Orangen- und Zitronenschale hinzugeben und 30 Minuten leicht kochen lassen. Die Flüssigkeit absieben und in die ausgespülte Schüssel giessen. Dann den Zucker und den Zitronensaft dazumischen und diese Mischung abkühlen lassen. Die Weinhefe mit etwas von dieser Flüssigkeit cremig rühren und zur Mischung geben. Die Schüssel mit einem Tuch bedecken und zwei Tage an einem warmen Platz gären lassen. Ein Teller unter der Schüssel dient dazu, möglicherweise übertretende Flüssigkeit aufzufangen. Nach zwei Tagen wird die Flüssigkeit in eine grosse Flasche abgefüllt, die mit einem Wattepfropfen oder mit einem Gärröhrchen (in Deutschland in Drogerien erhältlich) verschlossen werden muss, damit sich bildende Gase entweichen können. Der Gärungsprozess ist abgeschlossen, wenn keine Bläschen mehr aufsteigen. Die Gärflasche dann für zwei Monate fest verschliessen. Schliesslich die klare Flüssigkeit auf Flaschen ziehen, die weitere sechs Monate lagern müssen, bevor sie getrunken werden können.

Essigtinkturen

Tinkturen können auch mit Essig hergestellt werden. Die darin enthaltene Essigsäure löst und konserviert in ähnlicher Weise wie der Alkohol. Am besten wird bei der Bereitung eines Essigauszugs Apfelessig verwendet, denn dieser besitzt selbst bereits gesundheitsfördernde Eigenschaften. Chemisch hergestellter Essig sollte nicht genommen werden. Die Zubereitungsmethode ist die gleiche wie bei alkoholischen Tinkturen, und wenn in den Essig Gewürze und aromatische Heilkräuter gegeben werden, erhalten wir einen ausgezeichneten und wohlduftenden Essig für kulinarische Zwecke.

Glyzerintinkturen

Auf Glyzerin basierende Tinkturen haben den Vorteil, milder auf den Verdauungstrakt zu wirken als alkoholische, ihr Nachteil besteht darin, dass sie harzige oder ölige Substanzen nicht ganz so gut lösen.

Für einen halben Liter Glyzerintinktur werden ein Teil Glyzerin und vier Teile Wasser gemischt. 120 Gramm getrocknetes, gemahlenes Heilkraut hinzugeben, in einem fest verschlossenen Behälter zwei Wochen ziehen lassen und dabei täglich schütteln. Nach zwei Wochen absieben und die Rückstände wie bei alkoholischen Tinkturen auspressen.

Sirup

Bei flüssigen Mitteln, die einen besonders unangenehmen Geschmack haben (ob es sich dabei um einen Aufguss, eine Abkochung oder eine Tinktur handelt), ist es oft ratsam, ein süssendes Mittel beizugeben. Eine Möglichkeit ist, einen Sirup zu verwenden; auf diese Weise werden herkömmliche Hustensäfte für Kinder schmackhafter gemacht oder jedes andere Heilpflanzenmittel geschmacklich verbessert.

Eine einfache Sirupgrundmischung wird wie folgt zubereitet: Ein Kilo Zucker mit einem halben Liter kochendem Wasser übergiessen und auf einer Feuerstelle so lange rühren, bis der Zucker aufgelöst ist und die Flüssigkeit zu kochen beginnt; sofort von der Feuerstelle nehmen.

Dieser einfache Sirup wird am besten mit einer Tinktur verwendet: Ein Teil Tinktur mit drei Teilen Sirup mischen und aufbewahren.

Bei Verwendung eines Aufgusses oder einer Abkochung ist es praktischer, den Zucker direkt in die Flüssigkeit zu geben: Pro halben Liter Flüssigkeit 350 Gramm Zucker beigeben und leicht erhitzen, bis sich der Zucker aufgelöst hat. Zur weiteren Verwendung lässt sich diese Mischung sehr gut im Kühlschrank aufbewahren.

Sauerhonig (Oxymel)

Der allzu starke Geschmack solcher Heilpflanzen wie *Knoblauch, Meerzwiebel* oder *Graupappel* kann sehr gut durch einen Sauerhonig überdeckt werden; er wird aus 5 Teilen Honig und 1 Teil Essig bereitet. Für eine Sauerhonig-Grundmischung einen halben Liter Essig und 1 Kilo Honig in einen Topf geben, so lange kochen, bis die Flüssigkeit Sirupkonsistenz erreicht hat.

Dieser Sauerhonig kann als Gurgelmittel verwendet oder eingenommen werden (etwa 2 Teelöffel).

Trockene Zubereitungen

Manchmal ist es besser, Heilpflanzen in trockener Form einzunehmen; das hat den Vorteil, dass das Heilkraut nicht zu schmecken ist und dass die gesamte Pflanze, einschliesslich der holzigen Teile, genommen werden kann. Der grösste Nachteil dieser Form liegt in der Tatsache, dass getrocknete Heilkräuter nicht aufbereitet sind und die Pflanzenbestandteile deshalb nicht immer so leicht vom Körper aufgenommen werden können. Bei einem Teeaufguss zum Beispiel unterstützen Hitze und Wasser das Aufbrechen der Zellwände und somit die Löslichkeit der Inhaltsstoffe; dieser Prozess vollzieht sich nicht unbedingt durch die Verdauung im Magen und im Dünndarm. Ausserdem stehen die in Flüssigkeiten gelösten Inhaltsstoffe schneller zur Verfügung und wirken somit auch eher.

Ein zweiter Nachteil der trockenen Verwendung, zum Beispiel in Kapseln, liegt darin, dass wir die Heilpflanze nicht schmecken können. Die bitteren Heilkräuter wirken aus verschiedenen Ursachen sehr viel besser, wenn sie geschmeckt werden (auch, wenn das unangenehm sein kann), denn die Wirksamkeit dieser Mittel beruht auf der neurologischen Sinneswahrnehmung der Bitterstoffe. Werden diese bitteren Stoffe in Kapsel- oder Pillenform genommen, kann sich die Wirkung verringern oder auch ganz aufheben.

Es existieren natürlich noch genügend Möglichkeiten, Heilpflanzen in trockener Form anzuwenden, wir sollten nur die oben genannten Faktoren berücksichtigen; vor allem aber darauf achten, dass die Heilkräuter so fein wie nur möglich pulverisiert sind. Das garantiert, dass die Zellwände grösstenteils aufgebrochen sind, wodurch Verdauung und Absorption der Heilpflanze erleichtert werden.

Kapseln

In Gelatinekapseln können getrocknete, pulverisierte Heilkräuter am einfachsten verwendet werden (diese sogenannten Hartgelatine-Steck-Kapseln sind in verschiedenen Grössen in Apotheken erhältlich. In Deutschland vertreibt der pharmazeutische Bedarfsgrosshandel diese Kapseln; es gibt auch solche, die nicht aus Tierprodukten hergestellt werden). Die verwendete Kapselgrösse hängt von der Dosierungsmenge und dem Volumen der Heilpflanzen ab.

Eine Kapsel zu füllen ist sehr einfach:
1. Die pulverisierten Kräuter in einen flachen Teller geben und die Kapselhälften auseinandernehmen.
2. Die beiden Kapselhälften durch das Pulver schieben und dabei füllen.
3. Die Hälften zusammenstecken.

Tabletten

Tabletten können auf verschiedene Arten hergestellt werden, je nach individueller Fingerfertigkeit.

Ein unangenehm schmeckendes Mittel wird am besten als Pulver mit frischem Brot zu einer kleinen Pille gerollt; das funktio-

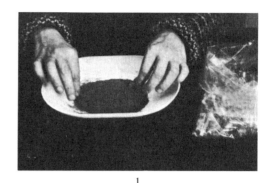

1

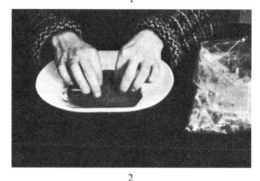

2

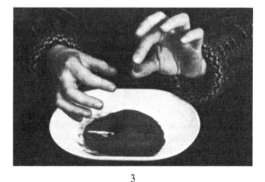

3

niert mit Mitteln wie *Kanadischer Gelbwurzel* und *Paprika* sehr gut. Anstatt Brot kann das Pulver auch mit Frischkäse gemischt werden.

Zum Aufbewahren eignen sich Pastillen, die, in richtige Grösse geschnitten, auch ganz geschluckt werden können.

Pastillen

Pastillen werden durch Mischen einer pulverisierten Heilpflanze mit Zucker und

194

Pflanzenschleim hergestellt, wodurch sie ihre charakteristische Struktur erhalten. Pastillen sind ideal für Mittel, die auf den Mund, den Rachen und die oberen Atemwege einwirken sollen. Auf diese Weise arbeiten die Wirkstoffe dort, wo sie am meisten benötigt werden.

Der erforderliche Pflanzenschleim kann aus der *Eibischwurzel*, der *Amerikanischen Ulmenrinde*, der *Beinwellwurzel*, aus *Tragant-Harz* oder *Gummi arabicum* kommen.

Und so werden Pastillen aus *Tragant-Harz* hergestellt: Einen halben Liter Wasser zum Kochen bringen und dann mit 30 Gramm *Tragant* mischen, der zuvor 24 Stunden eingeweicht und dabei so oft wie möglich umgerührt wurde. Diese Mischung sehr kräftig rühren, um eine einheitliche Konsistenz zu erhalten und sie danach durch ein feines Sieb drücken. Die pulverisierte Heilpflanze zu dem Pflanzenschleim geben und eine Paste daraus machen; Zucker kann je nach individuellem Geschmack hinzugefügt werden. Die Paste auf einem Brett, am besten aber auf einer Marmorplatte ausrollen. Die Unterlage sollte mit Maisstärke oder Zucker bestreut werden, um ein Festkleben zu verhindern. In Stücke von beliebiger Grösse und Form schneiden und an der Luft trocknen lassen. In einem luftdichten Behälter aufbewahren.

Anstelle von getrockneten Heilpflanzen können auch ätherische Öle genommen werden. *Pfefferminzöl* ist hierfür ein gutes Beispiel. 12 Tropfen reinen *Pfefferminz*öls zu 60 Gramm Zucker geben und mit soviel *Tragant-Harz* mischen, dass eine Paste entsteht. Wie zuvor beschrieben weiterverwenden und das Ergebnis zum weiteren Gebrauch in einem luftdichten Behälter aufbewahren.

Äusserlich anzuwendende Heilmittel

Aufgrund der Tatsache, dass der Körper Heilpflanzenverbindungen über die Haut aufnehmen kann, hat sich eine ganze Reihe verschiedener Methoden und Zubereitungsarten entwickelt. Auch Scheidenspülungen und Zäpfchen werden trotz ihrer anscheinend innerlichen Verwendung herkömmlicherweise als äusserliche Mittel betrachtet.

Bäder

Ein Vollbad mit einem halben Liter eines Aufgusses oder einer Abkochung ist die beste und angenehmste Art und Weise, Heilpflanzenverbindungen über die Haut aufzunehmen. Als Alternative hierzu können auch Fuss- oder Handbäder genommen werden; hierbei werden die Zubereitungen in unverdünnter Form verwendet.

Jede Heilpflanze, die eingenommen werden kann, kann auch für ein Bad verwendet werden. Natürlich finden Heilkräuter auch als ausgezeichnete Duftbäder Verwendung.

Einige Anregungen für gute Badezusätze: für ein entspannendes und gleichzeitig äusserst wohlriechendes Bad kann ein Aufguss aus *Lavendelblüten, Zitronenmelisse, Holunderblüten* oder *Rosmarinblättern* bereitet werden. Einem Bad, das erholsamen und heilenden Schlaf fördern soll, wird ein Aufguss aus *Baldrian* oder *Hopfen* oder *Lindenblüten* beigegeben. Für Kinder mit Schlafstörungen oder für zahnende Babys sollten *Kamille* oder *Lindenblüten* genommen werden, da die zuvor genannte Mischung zu stark für sie sein könnte. Bei fiebrigen Erkrankungen oder um den Kreislauf zu unterstützen, können anregende und schweisstreibende Heilkräuter wie *Paprika, Amerikanischer Wasserhanf, Ingwer* oder *Schafgarbe* verwendet werden.

Dies sind nur einige der Möglichkeiten.

Man probiere andere selbst aus. Weitere Anregungen geben Bücher über Aromatherapie, eine Heilmethode, die auf der äusseren Anwendung von Heilpflanzen in Form von ätherischen Ölen basiert. Diese Öle können auch für Bäder genommen werden, hierfür ein paar Tropfen zum Badewasser geben.

Anstatt eines zuvor zubereiteten Aufgusses kann auch eine Handvoll Kräuter in einem Baumwollsäckchen so in das Badewasser gehängt werden, dass der heisse Wasserstrahl hindurchfliesst. Auf diese Weise wird ein äusserst frischer Aufguss hergestellt.

Scheidenspülungen

Eine andere Form der äusserlichen Anwendung ist die Scheidenspülung, die speziell bei örtlichen Infektionen angezeigt ist. Wenn möglich sollte für jede Spülung ein frischer Aufguss oder eine frische Abkochung gemacht werden. Den Tee bis auf eine dem Körper angenehme Temperatur abkühlen lassen, in den dafür vorgesehenen Behälter giessen und den Applikator in die Vagina einführen. Die Flüssigkeit sollte den ganzen Vaginalraum ausspülen. Da die Flüssigkeit dabei aus der Scheide läuft, ist es am einfachsten, die Spülung auf der Toilette sitzend anzuwenden. Es ist nicht notwendig, die Flüssigkeit in der Scheide zu behalten. Bei den meisten Erkrankungen, die eine Scheidenspülung erforderlich machen, ist eine Anwendung des unverdünnten Tees dreimal täglich für mehrere Tage anzuraten. Hat eine 3–7tägige Behandlung (zusammen mit passenden innerlichen Heilpflanzenmitteln) jedoch keine deutliche Besserung der vaginalen Infektion gebracht, sollte eine qualifizierte Fachkraft aufgesucht werden.

Salben

Salben werden als halbfeste Zubereitungen auf die Haut aufgetragen. Je nach Erfordernissen gibt es unzählige Möglichkeiten, eine Salbe herzustellen; sie variieren in ihrer Struktur von sehr fettigen bis hin zu dicken Pasten; je nach Salbengrundlage und Zutaten.

Aus jeder Heilpflanze kann auch eine Salbe bereitet werden, die folgend aufgeführten sind jedoch besonders gut: *Arnikablüten (Arnika* nie auf offene Wunden auftragen), *Beinwellwurzel, Breitwegerich, Eibischwurzel, Eukalyptus, Frauenmantel, Kanadische Gelbwurzel, Gurke, Holunderblüten, Ringelblume, Schafgarbe, Sumpfziest, Amerikanische Ulmenrinde* und *Vogelmiere.* Für den spezifischen Anwendungsbereich der einzelnen Heilpflanzen bitte im Kapitel *Die Heilpflanzen* nachschlagen.

Mit Vaseline oder ähnlichem als Grundlage lässt sich am einfachsten eine Salbe herstellen. Vaseline ist zwar eine nichtorganische (aus Petroleum hergestellte) Substanz, doch machen einige Vorzüge sie zu einer sehr brauchbaren Salbengrundlage. Durch ihre unkomplizierte Handhabung lassen sich einfache Salben sehr schnell herstellen. Darüber hinaus hat Vaseline den Vorteil, dass sie selbst nicht von der Haut aufgenommen wird, wodurch sie sich sehr für Zubereitungen, wie zum Beispiel den später beschriebenen antikatarrhalischen Balsam, eignet. Die Vaseline dient hierbei nur als Trägersubstanz für die ätherischen Öle, die auf diese Weise verdunsten und in die Nasenhöhlen eindringen können, ohne dabei von der Haut aufgenommen zu werden.

Für das Grundrezept einer Vaselinensalbe werden zwei Esslöffel eines Heilkrauts in 200 Gramm Vaseline etwa 10 Minuten leicht gekocht. Dafür können eine einzige Heilpflanze, eine Mischung, frische oder getrocknete Kräuter, Wurzeln, Blätter oder Blüten genommen werden.

Als Beispiel wollen wir hier das Rezept für eine einfache *Ringelblumen*salbe *(Calendula-)* anführen, sie hilft ausgezeichnet bei Wunden, Schnittwunden und kleineren Verbrennungen: Man nehme 60 Gramm (zirka eine Handvoll) frisch gepflückte *Ringelblumenblüten* und 200 Gramm Vaseline.

Die Vaseline bei geringer Hitze schmelzen, die *Ringelblumen* hinzufügen und das Ganze zum Kochen bringen. Ungefähr 10 Minuten ganz leicht kochen lassen und dabei gut umrühren. Durch ein feines Gazetuch abgiessen und alle Flüssigkeit aus den Blüten pressen. Die Flüssigkeit in einen Behälter giessen und nach dem Abkühlen verschliessen.

Früher wurden für Salben anstelle von Vaseline auch Ölmischungen, zusammen mit härtenden Mitteln (um die gewünschte Konsistenz zu erhalten), verwendet, die als Trägersubstanz für die Aufnahme der Heilmittel durch die Haut dienten. Das folgende Rezept für «Unguentum Simplex» stammt aus dem Britischen Arzneimittelbuch von 1867:

60 Gramm weisses Wachs
90 Gramm Schweinefett
90 Milliliter Mandelöl

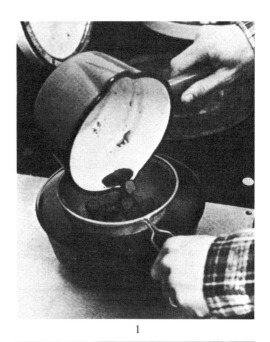

1

«Wachs und Schweinefett im Wasserbad schmelzen, von der Feuerstelle nehmen, das Mandelöl zufügen und rühren, bis das Ganze erkaltet ist.»

Bei diesem Grundrezept fördern das Schweinefett und das Mandelöl die leichte Aufnahme der Heilpflanzenmittel durch die Haut. Anstelle dieser Trägersubstanzen können auch Lanolin, Kakaobutter, Weizenkeimöl, Olivenöl und Vitamin E, einzeln oder zusammen, verwendet werden. Das Wachs dickt das Endprodukt ein, für diesen Effekt können auch – je nach gewünschter Konsistenz – Lanolin, Kakaobutter oder am besten Bienenwachs genommen werden.

Folgende Schritte müssen für die Herstellung einer Heilpflanzensalbe mit der oben beschriebenen Grundlage beachtet werden:

1. Einen entsprechenden wässrigen Auszug, entweder einen Aufguss oder eine Abkochung, bereiten und die Flüssigkeit absieben, sie wird unter Punkt 4 weiter verwendet.

2. Fett und Öl für die Salbengrundlage abmessen.

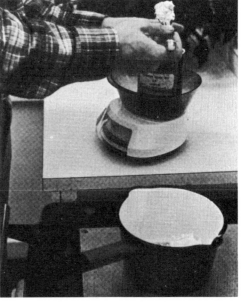

2

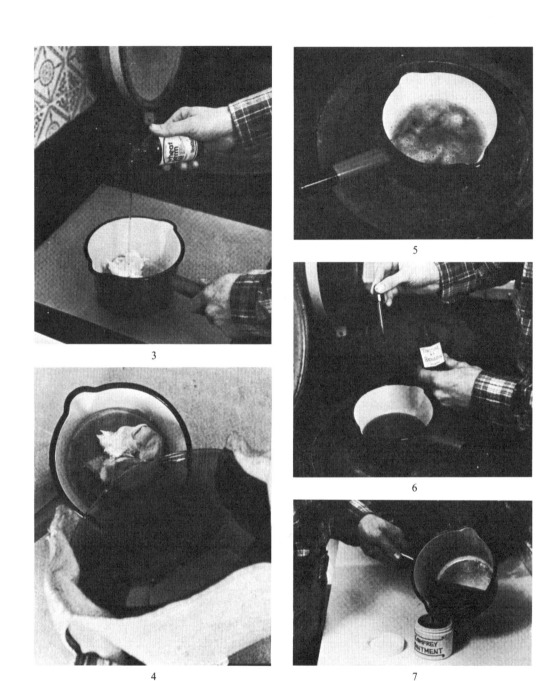

3

4

5

6

7

3. Fett und Öl mischen.

4. Den wässrigen Heilpflanzenauszug dazugeben und unterrühren.

5. Leicht kochen, bis das Wasser vollständig verdampft und der Auszug in das Öl übergegangen ist. Darauf achten, dass die Mischung nicht überhitzt wird, und besonders den Zeitpunkt abpassen, wenn das gesamte Wasser verdampft ist und keine Blasen mehr aufsteigen. Sollen zusätzlich eindickende Substanzen (wie Bienenwachs) dazukommen, werden sie jetzt hinzugefügt und mit der Grundlage geschmolzen, dabei langsam erwärmen und rühren, bis alles gut vermischt ist.

6. Werden leichtverderbliche Grundstoffe verwendet (wie beispielsweise Schweinefett), sollte pro 30 Gramm Salbengrundlage ein Tropfen Benzoe-Tinktur zugefügt werden.

7. Die Mischung in einen Behälter füllen.

Zäpfchen

Zäpfchen ermöglichen das Einführen von Heilmitteln in die Körperöffnungen. Sie können für die Nase und die Ohren verwendet werden, hauptsächlich werden sie jedoch für Darm- oder Vaginalbeschwerden benutzt. Sie dienen als Trägersubstanzen für alle angemessenen Heilkräuter, die sich in drei Kategorien einteilen lassen. Die erste Gruppe besteht aus Heilpflanzen, welche die Schleimhäute beruhigen, Entzündungen hemmen und den Heilungsprozess unterstützen, wie beispielsweise *Beinwell*blätter und -wurzeln, *Eibischwurzel*, *Kanadische Gelbwurzel* und *Amerikanische Ulmenrinde*.

Zu der zweiten Gruppe zählen adstringierende Heilpflanzen, die Ausscheidungen verringern oder bei Hämorrhoiden helfen, wie z. B. *Immergrün, Scharbockskraut, Hamamelis* und *Krauser Ampfer*.

In der dritten Gruppe finden sich die Darmbewegung anregende Mittel, um chronische Verstopfungszustände anzugehen (also Abführmittel). Bei jeder der erwähnten drei Kategorien können zusätzlich keimhemmende Heilpflanzen angezeigt sein.

Ähnlich den Salben stehen uns auch hier verschiedene Grundsubstanzen zur Verfügung; wichtig ist dabei, dass das Material fest genug ist, um in die Körperöffnungen eingeführt zu werden, und sich bald danach bei Körpertemperatur auflösen kann, um die darin enthaltenen Heilpflanzen freizusetzen. Die Kräuter sollten gleichmässig in der Zäpfchen-Grundsubstanz verteilt sein, was besonders wichtig bei der Verwendung pulverisierter Pflanzen ist. Ausserdem sind sie in dieser Form am einfachsten zu verarbeiten. Zur Herstellung eines Zäpfchens werden die fein pulverisierten Heilpflanzen mit einer guten Grundsubstanz, vorzugsweise Kakaobutter, gemischt und in der weiter unten beschriebenen Weise geformt.

Etwas aufwendiger ist die Zubereitungsmethode, wenn keine pulverisierten Pflanzenteile in den Körper gelangen sollen: Die einfachste Methode für Zäpfchen dieser Art verwendet Gelatine und Glyzerin (beides Tierprodukte) mit einem Aufguss, einer Abkochung oder einer Tinktur; die Gewichtsanteile sind folgendermassen verteilt:

Gelatine	10 Teile
Wasser (oder ein Aufguss, eine Abkochung, eine Tinktur)	40 Teile
Glyzerin	15 Teile

Die Gelatine wird für eine Weile in der wässrigen Grundlage eingeweicht und mit Hilfe leichter Erhitzung aufgelöst. Dann wird das Glyzerin beigegeben und die ganze Mischung in einem Wasserbad erhitzt, um das Wasser zu verdampfen, da die endgültige Konsistenz davon abhängig ist, wieviel von dem Wasser aus der Mischung entfernt werden kann. Sehr fest wird sie, wenn das Wasser vollständig entfernt wurde.

Eine Form (für beide Zäpfchengrundlagen) kann am einfachsten aus Aluminiumfolie hergestellt werden: Am besten ist ein ca. 2,5 Zentimeter langes, torpedoförmiges

Zäpfchen. Die geschmolzene Masse in die Form geben und abkühlen lassen; die Zäpfchen können in der Form einige Zeit im Kühlschrank aufbewahrt werden, am besten sind sie aber, wenn sie bei Bedarf frisch hergestellt werden.

Kompressen / Heisse Umschläge

Eine Kompresse bzw. ein heisser Umschlag ist eine ausgezeichnete Möglichkeit, Heilmittel auf die Haut aufzutragen, um den Heilungsprozess zu beschleunigen. Hierzu wird ein sauberes Tuch (aus Leinen, Gaze, Watte oder Baumwolle) in einem heissen Aufguss oder einer heissen Abkochung getränkt und so heiss wie möglich auf die betroffenen Stellen gelegt; entweder wechseln, sobald sie abkühlt, oder die Kompresse mit Kunststoff oder Wachspapier abdecken und eine Wärmflasche auflegen, die beim Abkühlen gewechselt werden kann, da Hitze die Wirkung der Heilpflanze verstärkt.

Aus allen wundheilenden Heilpflanzen lassen sich gute Kompressen bereiten; bei vielen Problemen auch aus anregenden und schweisstreibenden Mitteln.

Packungen

Eine Packung wirkt sehr ähnlich wie eine Kompresse, aber anstatt eines flüssigen Extrakts wird für die Packung das feste Pflanzenmaterial verwendet.

Die Packung kann mit frischen oder getrockneten Pflanzen bereitet werden. Die zerquetschten Blätter oder Wurzeln frischer Pflanzen werden entweder direkt auf die Haut oder mit dünner Gaze umhüllt aufgetragen. Die getrockneten Heilkräuter werden mit heissem Wasser oder Apfelessig zu einer dicken Paste verarbeitet, bis die gewünschte Konsistenz erreicht ist. Um die Packung warm zu halten, kann dieselbe Methode wie für Kompressen angewendet, d. h. eine Wärmflasche aufgelegt werden.

Werden die Heilpflanzen direkt auf die Haut aufgetragen, empfiehlt sich das vorherige Einreiben mit etwas Öl; dadurch wird die Haut geschützt und das Entfernen der Packung erleichtert.

Packungen können aus wärmenden und anregenden Heilpflanzen, aus wundheilenden, adstringierenden und erweichenden Mitteln bereitet werden, letztere sind schleimhautschützende Mittel, welche die Haut beruhigen und weich machen, wie z. B. *Beinwellwurzel, Leinsamen, Eibischwurzel, Hafermehl, Quittensamen* und *Amerikanische Ulmenrinde.*

Packungen werden oft angewendet, um Eiter aus der Haut herauszuziehen; für diesen Anwendungsbereich gibt es zahlreiche alte Rezepte. Einige verwenden *Kohl,* andere Brot und Milch, selbst Seife oder Zucker werden benutzt. Nachfolgend ein altes Rezept für eine Packung aus *Leinsamenmehl:* «Eine ausreichende Portion des Mehls mit Wasser vermischen, um eine breiartige Masse herzustellen. Diese mit einem Esslöffel auf ein Stück dünnen Flanell- oder alten Baumwollstoff auftragen. Die Seiten einen Zentimeter einschlagen, um ein Auslaufen der Packung zu verhindern. Nach dem Auflegen sofort mit einem Stück geölter Seide, Ölpapier oder dünnem Gummituch bedecken, um die Feuchtigkeit nicht austreten zu lassen.»

Einreibemittel

Einreibemittel dienen der schnellen Aufnahme durch die Haut. Sie finden für Massagen Verwendung, die auf Anregung der Muskeln und Bänder abzielen. Damit die Heilpflanzenbestandteile in diese Körperbereiche gelangen können, werden Einreibemittel üblicherweise aus einer Mischung der Heilpflanze mit Alkohol, gelegentlich auch mit Apfelessig und eventuell unter Zusatz von Heilpflanzenölen, bereitet. *Paprika* ist meist der Hauptbestandteil eines Einreibemittels, er kann durch *Lobelie* oder andere Heilmittel ergänzt werden. Hierzu das folgende Rezept: «60 g pulverisierte *Myrrhe* mit 30 Gramm *Kanadischer Gelb-*

wurzel, 15 Gramm *Paprika* und einem Liter Alkohol (70 %) zusammenmischen und sieben Tage stehenlassen; täglich gut schütteln, abgiessen, in Flaschen füllen und verkorken. Dieses Mittel kann notfalls auch ohne die *Kanadische Gelbwurzel* zubereitet werden.»

Öle

Viele Heilpflanzen sind reich an ätherischen Ölen. Das wird besonders deutlich, wenn wir den *Heilpflanzen*teil dieses Buches betrachten. Manche Heilkräuter, wie z. B. *Pfefferminze,* besitzen ätherische und aromatische Öle, andere, wie die von *Johanniskraut,* haben sehr wenig Aroma.

Heilpflanzenöle werden in zwei Zubereitungsformen verwendet, abhängig von der Auszugsmethode. Zuerst sind da die reinen ätherischen Öle, die durch einen komplexen und behutsamen Destillationsprozess aus der Heilpflanze ausgezogen werden. Nur ein Experte kann diese zu Hause herstellen. Diese Öle werden am besten von Speziallieferanten bezogen, die sie als Grundlage für die Aromatherapie herstellen und darauf achten, dass sie so rein wie möglich sind.

Die zweite Methode, Öle auszuziehen, ist wesentlich einfacher und ähnelt einem Kaltauszug. Die Heilpflanzen werden dabei nicht in Wasser, sondern in Öl gegeben, wodurch sich eine Lösung der ätherischen Öle in der Ölgrundlage bildet. Am besten werden hierzu pflanzliche Öle wie Sonnenblumen-, Oliven- oder Mandelöl verwendet, sie sind den mineralischen Ölen vorzuziehen.

Um ein Heilpflanzenöl herzustellen, wird zuerst die Pflanze feingeschnitten, mit Öl bedeckt und in einen ungefärbten, durchsichtigen Behälter gefüllt. Diesen zwei oder drei Wochen lang in die Sonne stellen und täglich schütteln. Die Flüssigkeit anschliessend in einen dunklen Glasbehälter füllen und diesen Extrakt aufbewahren.

Ein typisches und sehr schönes Beispiel eines solchen Öls ist das *Johanniskraut*öl; es ist sehr rot und ausgezeichnet für Massagen, bei Sonnenbrand und Wunden. Um Magenschmerzen zu lindern, kann es auch in sehr geringer Dosierung eingenommen werden. Um dieses Öl herzustellen, werden die Blüten gepflückt, wenn sie sich gerade zu öffnen beginnen, und in etwas Olivenöl zerdrückt. Mit Öl aufgiessen und bedecken, gut schütteln und in einem Glasbehälter drei bis sechs Wochen der Sonne aussetzen oder an einen warmen Ort stellen; danach ist das Öl leuchtend rot. Die Mischung durch ein Tuch filtern, alles Öl herauspressen und eine Weile stehenlassen; dadurch setzt sich das noch vorhandene Wasser am Boden ab, und das Öl kann abgegossen werden. Das Öl in einem dunklen, verschlossenen Behälter aufbewahren.

Die Heilpflanzen

In diesem Kapitel finden sich Einzelheiten zu den im Buch empfohlenen Heilpflanzen. Die Information ist nach folgendem Schema geordnet:

Gebräuchlicher Name des Heilkrauts

Handelsübliche Bezeichnung der Heilpflanze
Botanischer Pflanzenname
Pflanzenfamilie
Gebräuchlicher Name: Wenn noch ein anderer Name sehr häufig verwendet wird, ist er hier genannt.
Verwendeter Teil: Der Teil der Heilpflanze, der zur Behandlung verwendet wird.
Sammeln: Hier ist der Zeitraum angegeben, in dem die Heilpflanze am besten gesammelt wird, auch werden Angaben zum Trocknen gemacht.

Inhaltsstoffe: Eine Aufzählung der chemischen Inhaltsstoffe, die für die medizinische Wirkung der Pflanze am wichtigsten sind. Für einige Pflanzen stehen wesentlich mehr Informationen zur Verfügung als für andere, was aber lediglich den Stand der Forschung widerspiegelt, nicht die Wichtigkeit der Pflanzen.
Heilwirkungen: Eine Aufzählung der wichtigsten Heilwirkungen dieser Pflanze. Die verwendeten Bezeichnungen sind im Kapitel über die Heilwirkungen (S. 167–173) erklärt.
Heilanzeigen: Hier werden die besonderen Verwendungsbereiche der Heilpflanze besprochen, ausserdem die *Beschwerden,* für die die Heilpflanze benutzt werden sollte. Falls irgendwelche Kontraindikationen vorliegen, sind sie unter **Vorsicht** erwähnt. In diesem Kapitel sind die Krankheiten *kursiv* gedruckt, um sie leichter auffinden zu können.
Vorsicht: Zählt Kontraindikationen auf. Wenn es Situationen gibt, in denen dieses Heilkraut nicht verwendet werden darf, sind sie hier angegeben.

Mischungen: Bestimmte Heilkräuter lassen sich bei verschiedenen Beschwerden oft gut mit anderen mischen. Sowohl die jeweiligen Heilkräuter als auch die Beschwerden werden genannt.

Zubereitung und Dosierung: Aufguss oder Abkochung: Gibt Auskunft darüber, ob die Pflanze als Aufguss oder Abkochung verwendet wird, wieviel von der Pflanze pro Tasse Wasser zu nehmen ist und wie lange sie ziehen soll oder leicht gekocht wird. Falls andere Zubereitungsarten sinnvoll sind, werden sie hier erwähnt.

Tinktur: Gibt Auskunft, wieviel von einer alkoholischen Tinktur dieser Heilpflanze wie oft eingenommen werden sollte.

Ackerfrauenmantel

Herba Alchemillae arvensis
Aphanes arvensis
Rosengewächse
Verwendeter Teil: Oberirdische Teile.
Sammeln: Er sollte im Sommer während der Blütezeit gesammelt werden.
Inhaltsstoffe: Gerbstoffe.
Heilwirkungen: Harntreibend, schleimhautschützend, Steinbildung verhindernd.
Heilanzeigen: Diese kleine zarte Pflanze wird im allgemeinen zur Entfernung von *Nieren-* und *Harnwegsteinen* und -*griess* verwendet. Durch seine stark harntreibende Wirkung in Verbindung mit der schleimhautschützenden, lindernden Wirkung hilft der Ackerfrauenmantel in allen Fällen *schmerzhaften Harnlassens*. Er kann bei *Wasseransammlungen* benutzt werden, vor allem wenn sie durch Nieren- oder Leberprobleme verursacht werden.
Mischungen: Er lässt sich bei *Nierensteinen* oder -*griess* gut mit Bucco mischen.
Zubereitung und Dosierung: Aufguss: 1–2 Teelöffel des getrockneten Krauts mit einer Tasse kochendem Wasser übergiessen und 10–15 Minuten ziehen lassen. Dreimal täglich trinken.
Tinktur: 2–4 Milliliter dreimal täglich.

Ackerschachtelhalm

Herba Equiseti   *Equisetum arvense*
Schachtelhalmgewächse
Gebräuchlicher Name: Zinnkraut
Verwendeter Teil: Getrocknete Stengel.
Sammeln: Ackerschachtelhalm soll zu Beginn des Sommers gesammelt werden. Man schneide ihn kurz über dem Erdboden ab, hänge ihn gebündelt auf und lasse ihn an einem luftigen Ort trocknen.
Inhaltsstoffe: Kieselsäure (ein Ausgangsstoff für Silikon); Saponin; Flavonglykoside; Organische Säuren; Nikotin; Palustrin.
Heilwirkungen: Adstringierend, harntreibend, wundheilend.
Heilanzeigen: Der Ackerschachtelhalm eignet sich besonders als Adstringens für das Urogenitalsystem zur Stillung von *Blutungen* und zur *Wundheilung* aufgrund seines hohen Gehalts an Kieselsäure. Obwohl er leicht

harntreibend wirkt, machen ihn seine stärkende und adstringierende Wirkung zu einem wichtigen Mittel zur Behandlung von *unwillkürlichem Harnlassen* und *Bettnässen* bei Kindern. Bei *Entzündungen* oder *gutartigen Veränderungen der Prostata* gilt er als ein spezifisches Mittel. Äusserlich wirkt er wundheilend. In manchen Fällen lindert er *rheumatische Schmerzen* und regt die Heilung von *Frostbeulen* an.

Mischungen: Ackerschachtelhalm wird oft mit Baumartiger Hortensie zur Behandlung von *Prostataproblemen* gemischt.

Zubereitung und Dosierung: Aufguss: 2 Teelöffel der getrockneten Pflanze mit einer Tasse kochendem Wasser übergiessen und 15–20 Minuten ziehen lassen. Dreimal täglich eine Tasse.

Bad: bei *rheumatischen Schmerzen* und bei *Frostbeulen* kann ein Bad helfen. 100 Gramm des Krauts eine Stunde in heissem Wasser ziehen lassen und dann dem Badewasser beigeben.

Tinktur: 2–4 Milliliter dreimal täglich.

Ackerstiefmütterchen

Herba Violae tricoloris   *Viola tricolor*
Veilchengewächse

Verwendeter Teil: Oberirdische Teile.

Sammeln: Dieses Heilkraut kann während seiner ganzen Wachstumsperiode zwischen März und August gesammelt werden.

Inhaltsstoffe: Salizylat, Saponine, Alkaloide, Flavonoide, Gerbstoff, Pflanzenschleim.

Heilwirkungen: Schleimlösend, harntreibend, entzündungshemmend, antirheumatisch, abführend.

Heilanzeigen: Das Ackerstiefmütterchen wird vor allem in drei Bereichen eingesetzt; für die Haut, die Lunge und das Harnsystem. Es kann bei *Hautausschlag* und anderen Hautproblemen benutzt werden, die von *nässendem Ausschlag* begleitet sind. Als entzündungshemmendes und schleimlösendes Mittel wird es bei *Keuchhusten* und *akuter Bronchitis* verwendet, wobei es lindernd wirkt und den Körper bei der Selbstheilung unterstützt. Bei Beschwerden des Harnsystems hilft es bei der Heilung einer *Blasenentzündung* und kann zur Behandlung der Symptome von *häufigem* und *schmerzhaftem Harnlassen* verwendet werden.

Mischungen: Bei Lungenproblemen kann Ackerstiefmütterchen mit Huflattich kombiniert werden. Bei Hautproblemen kann es mit Rotklee, Brennessel oder Klettenlabkraut gemischt werden. Bei *Blasenentzündung* sollte es mit Queckenwurzel und Bucco genommen werden.

Zubereitung und Dosierung: Aufguss: 1–2 Teelöffel des getrockneten Krauts mit einer Tasse kochendem Wasser übergiessen und 10–15 Minuten ziehen lassen. Dreimal täglich trinken.

Tinktur: 2–4 Milliliter dreimal täglich.

Alant

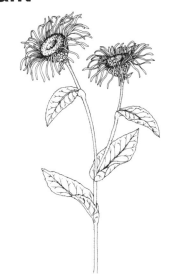

Rhizoma Helenii   *Inula helenium*
Korbblütler

Verwendeter Teil: Wurzelstock.

Sammeln: Der Wurzelstock sollte im September oder Oktober ausgegraben werden. Grosse Stücke sollten kleingeschnitten werden, bevor sie in der Sonne oder in künstlicher Hitze bei Temperaturen von 50–70° C getrocknet werden.

Inhaltsstoffe: 40 Prozent Inulin, das ätherische Öl Helenin, Pflanzenschleim, Triterpene, Bitterstoffe.

Heilwirkungen: Schleimlösend, hustenreizlindernd, schweisstreibend, verdauungsfördernd, antibakteriell.

Heilanzeigen: Alant gilt als besonders geeignet zur Behandlung von *bronchialem Reizhu-*

sten, besonders bei Kindern. Er kann in allen Fällen übermässiger Schleimbildung angewendet werden, z. B. bei *Bronchitis* oder *Lungenerweiterung*. Dieses Mittel ist ein gutes Beispiel dafür, auf welch komplexe und integrierte Art Heilkräuter arbeiten. Die entspannende Wirkung des Pflanzenschleims wird von der stimulierenden Wirkung der ätherischen Öle begleitet. Auf diese Art wird die schleimlösende Wirkung von einer Linderung begleitet, die in diesem Heilkraut noch mit einer antibakteriellen Wirkung gekoppelt ist. Alant kann bei *Asthma* und *bronchitischem Asthma* benutzt werden. Er wurde in der Behandlung von *Tuberkulose* benutzt. Aufgrund seines bitteren Geschmacks eignet er sich zur Anregung von Verdauung und Appetit.

Mischungen: Alant lässt sich bei Problemen der Atemwege gut mit Weissem Andorn, Huflattich, Knolliger Schwalbenwurzel oder Schafgarbe mischen.

Zubereitung und Dosierung: Aufguss: 1 Teelöffel der zerkleinerten Wurzel mit einer Tasse kaltem Wasser übergiessen und 8–10 Stunden stehen lassen. Erhitzen und so heiss wie möglich dreimal täglich trinken. Tinktur: 1–2 Milliliter dreimal täglich.

Aloe

Aloe Capensis *Aloe vera*
Liliengewächse
Verwendeter Teil: Frischer oder getrockneter Saft der Blätter.
Inhaltsstoffe: Aloin, Anthrachinone, Harz.
Heilwirkungen: Abführend, wundheilend, menstruationsfördernd, wurmtreibend.
Heilanzeigen: Aloe kann innerlich angewendet werden, wenn ein starkes Abführmittel benötigt wird. In niedriger Dosierung verstärkt es die *Menstruationsblutung*. Äusserlich wird der Saft bei *geringfügigen Verbrennungen, Sonnenbrand, Insektenstichen,* usw. angewendet.
Mischungen: Bei innerlicher Anwendung zur Verstärkung der Menstruation sollte Aloe mit blähungstreibenden Mitteln kombiniert werden, um Leibschmerzen zu verringern.
Vorsicht: Während der Schwangerschaft sollte Aloe gemieden werden, da es die Kontraktion der Gebärmutter anregt. Da Aloe mit der Muttermilch ausgeschieden wird, sollte es auch während des Stillens nicht verwendet

werden, da es sonst eine abführende Wirkung auf das Kind haben könnte.
Zubereitung und Dosierung: Bei innerlicher Anwendung werden 0,1–0,3 Gramm des Safts eingenommen. Bei äusserlicher Anwendung wird etwas Saft auf die betroffene Stelle gegeben.

Ampfer Krauser

Radix Lapathi acuti *Rumex crispus*
Knöterichgewächse
Verwendeter Teil: Wurzel.
Sammeln: Die Wurzeln sollten zwischen August und Oktober ausgegraben werden. Sorgfältig reinigen und vor dem Trocknen der Länge nach spalten.
Inhaltsstoffe: Anthrachinone, Glykoside, Gerbstoffe.
Heilwirkungen: Blutreinigend, abführend, gallenflussfördernd.
Heilanzeigen: Der Krause Ampfer wird häufig zur Behandlung chronischer Hautprobleme, wie z. B. *Schuppenflechte,* verwendet. Die in der Pflanze enthaltenen Anthrachinone wirken normalerweise stark abführend, in diesem Heilkraut wirken sie aber nur mild abführend; wahrscheinlich wird ihre Wirkung durch den Gehalt an Gerbstoffen abgeschwächt. Von daher ist der Krause Ampfer ein gutes Mittel bei *Verstopfungen,* da er umfassender wirkt als nur durch Anregung der Darmmuskulatur. Er regt den Gallenfluss an und besitzt die etwas unklare Wirkung eines «Blutreinigers». Seine Wirkung auf die Galle weist ihm eine Rolle bei der Behandlung von Gelbsucht zu, wenn sie durch einen Stauzustand verursacht wird.
Mischungen: Er lässt sich gut mit Löwenzahn, Grosser Klette und Klettenlabkraut mischen.
Zubereitung und Dosierung: Abkochung: 1–2 Teelöffel der Wurzel in eine Tasse Wasser geben, zum Kochen bringen und 10–15 Minuten leicht kochen. Dreimal täglich trinken. Tinktur: 1–4 Milliliter dreimal täglich.

Andorn Weisser

Herba Marrubii *Marrubium vulgare*
Lippenblütler
Verwendeter Teil: Getrocknete Blätter und
Blütenstände.
Sammeln: Der Weisse Andorn wird zur Blütezeit zwischen Juni und September gesammelt. Er wird im Schatten bei Temperaturen
unter 35° C getrocknet.
Inhaltsstoffe: Sesquiterpen-Bitterstoffe, darunter Marrubiin; ätherisches Öl; Pflanzenschleim; Gerbstoffe.
Heilwirkungen: Schleimlösend, krampflösend, bitter, verdauungsfördernd, wundheilend.
Heilanzeigen: Der Weisse Andorn kann sehr
gut zur Behandlung von *Bronchitis* verwendet
werden, die von trockenem Husten begleitet
wird. Er wirkt entspannend auf die glatte
Muskulatur der Bronchien, während er
gleichzeitig die Schleimproduktion anregt
und somit die Schleimlösung fördert. Er wird
mit Erfolg für die Behandlung von *Keuchhusten* verwendet. Seine bittere Wirkung regt
den Fluss und die Sekretion von Gallensaft
an und unterstützt damit die Verdauung. Der
Weisse Andorn wird äusserlich verwendet,
um die Heilung von *Wunden* anzuregen.
Mischungen: Er lässt sich gut mit Huflattich,
Lobelie und der Kleinen Königskerze mischen.
Zubereitung und Dosierung: Aufguss: ½–1
Teelöffel des getrockneten Krauts mit einer
Tasse kochendem Wasser übergiessen und
10–15 Minuten ziehen lassen. Dreimal täglich
trinken.
Tinktur: 1–2 Milliliter dreimal täglich.

Anis

Fructus Anisi *Pimpinella anisum*
Doldenblütler
Verwendeter Teil: Getrocknete Früchte.
Sammeln: Die reifen, getrockneten Früchte
sollten zwischen Juli und September gesammelt werden.
Inhaltsstoffe: Bis zu 6 Prozent ätherische Öle
mit dem Hauptbestandteil Anethol; 30 Prozent fette Öle; Cholin.
Heilwirkungen: Schleimlösend, krampflösend, blähungstreibend, parasitenvernichtend, aromatisch.
Heilanzeigen: Das ätherische Öl der Anisfrucht bildet die Grundlage für seine innerliche Anwendung; es lindert *Leibschmerzen,
Darmkoliken* und *Blähungen.* Anis ist ausserdem schleim- und krampflösend und eignet
sich zur Behandlung von *Bronchitis, Luftröhrenkatarrh* mit *hartnäckigem Reizhusten* und
bei *Keuchhusten.* Äusserlich kann das Öl in
einer Salbengrundlage bei der Behandlung
von *Krätze* angewendet werden. Das reine Öl
hilft bei der Bekämpfung von *Läusen.*
Mischungen: Bei *Blähungskrämpfen* sollte
Anis zu gleichen Teilen mit Fenchel und
Kümmel gemischt werden. Bei *Bronchitis*
lässt es sich gut mit Huflattich, Weissem Andorn und Lobelie mischen.
Zubereitung und Dosierung: Aufguss: Die
Samen sollten vor Gebrauch leicht zerdrückt
werden, damit das ätherische Öl leichter austreten kann. 1–2 Teelöffel Samen mit einer
Tasse kochendem Wasser übergiessen und
5–10 Minuten bedeckt ziehen lassen. Dreimal
täglich eine Tasse trinken. Bei *Blähungen* sollte der Tee langsam und schluckweise vor den
Mahlzeiten getrunken werden.
Öl: Einen Tropfen mit einem halben Teelöffel
Honig mischen und einnehmen.

Arnika

Flores Arnicae *Arnica montana*
Korbblütler
Verwendeter Teil: Blütenköpfe.
Sammeln: Die Blüten werden zwischen Juni
und August gesammelt. In Mitteleuropa ist
Arnika teilweise geschützt.
Inhaltsstoffe: Ätherische Öle, Sesquiterpen-Laktone, glykosidische Bitterstoffe, Alkaloide, Polyazetylene, Flavonoide, Gerbsäure.
Heilwirkungen: Entzündungshemmend,
wundheilend.
Heilanzeigen: Während Arnika nicht eingenommen werden sollte, da es giftig wirken
kann, ist es eines der besten Mittel zur äusserlichen Anwendung und besonders zur Behandlung von *Prellungen* und *Verstauchungen*
geeignet. Es hilft bei der Linderung *rheumatischer Schmerzen,* bei schmerzhaften *Venenentzündungen* und ähnlichen Krankheitsbildern. Solange die Haut nicht verletzt ist, kann
Arnika bei allen *Schmerzen* und *Entzündungen,* die sich auf der Haut zeigen, angewendet
werden.

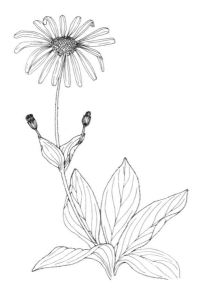

Mischungen: Für eine Lotion kann es mit Hamamelis kombiniert werden.

Vorsicht: Nicht einnehmen.

Zubereitung und Dosierung: Eine Tinktur dieses Heilkrauts lässt sich folgendermassen herstellen: 50 Gramm frischgepflückte Blüten mit ½ Liter 70prozentigem Alkohol übergiessen. In einem durchsichtigen Glasbehälter fest verschliessen und mindestens eine Woche in der Sonne oder an einem warmen Ort stehen lassen. Filtrieren, damit ist die Tinktur gebrauchsfertig. Verschlossen, und nicht dem direkten Sonnenlicht ausgesetzt, aufbewahren.

Augentrost

Herba Euphrasiae *Euphrasia officinalis*
Rachenblütler

Verwendeter Teil: Getrocknete oberirdische Teile.

Sammeln: Pflücke die ganze Pflanze zur Blütezeit im Spätsommer oder Herbst und trockne sie an einem luftigen Platz.

Inhaltsstoffe: Glykoside, darunter Aukubin; Gerbstoffe; Harze; ätherisches Öl.

Heilwirkungen: Gegen Katarrh wirksam, adstringierend, entzündungshemmend.

Heilanzeigen: Der Augentrost ist ein ausgezeichnetes Heilmittel bei allen Schleimhautproblemen. Die Verbindung entzündungshemmender und adstringierender Eigen-

schaften lassen ihn bei vielen Krankheitszuständen eine Rolle spielen. Innerlich angewendet wirkt er sehr gut gegen Katarrh und kann bei *Schnupfen, Nebenhöhlenentzündung* und anderen Stauungszuständen benutzt werden. Augentrost ist für seine Wirkung bei Augenproblemen am besten bekannt, so z. B. bei akuten oder chronischen Entzündungen, bei stechenden und tränenden Augen und bei Lichtempfindlichkeit. Als Kompresse und innerlich wird er bei *Bindehautentzündung* und *Lidentzündung* benutzt.

Mischungen: Bei katarrhalischen Problemen kann er gut zusammen mit Goldraute, Holunderblüten oder der Kanadischen Gelbwurzel genommen werden. Zur Augenspülung kann er mit der Kanadischen Gelbwurzel und Hamameliswasser gemischt werden.

Zubereitung und Dosierung: Aufguss: 1 Teelöffel des getrockneten Krauts mit einer Tasse kochendem Wasser übergiessen und 5–10 Minuten ziehen lassen. Dreimal täglich trinken. Kompresse: 1 Teelöffel des getrockneten Krauts in einen halben Liter Wasser geben und 10 Minuten kochen, dann leicht abkühlen lassen. Eine Kompresse (Watte, Gaze oder Musselin) in der lauwarmen Flüssigkeit anfeuchten, leicht ausdrücken und auf die Augen legen. Die Kompresse für jeweils 15 Minuten auflegen. Mehrmals täglich wiederholen.

Tinktur: 1–4 Milliliter dreimal täglich.

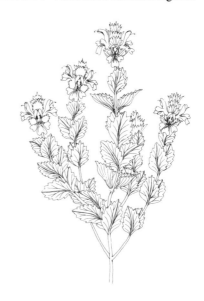

Bärentraube

Folia Uva Ursi   *Arctostaphylos uva-ursi*
Heidekrautgewächse
Verwendeter Teil: Die Blätter.
Sammeln: Die immergrünen Blätter können während des ganzen Jahres gesammelt werden, am besten aber im Frühling und Sommer.
Inhaltsstoffe: Glykoside, darunter Arbutin und Erikolin; 6 Prozent Gerbsäure; Flavonoide und Harz.
Heilwirkungen: Harntreibend, adstringierend, antiseptisch, schleimhautschützend.
Heilanzeigen: Die Bärentraube hat eine spezifisch antiseptische und adstringierende Wirkung auf die Zellwände des Harnsystems; sie werden allgemein beruhigt und gekräftigt. Besonders angezeigt ist die Bärentraube bei *Griessbildung* und *Geschwüren* in *Niere* oder *Blase.* Bärentraubenblätter finden Verwendung bei der Behandlung von Infektionen, wie *Nierenbecken-* und *Blasenentzündung,* oder als Teil einer ganzheitlichen Behandlung chronischer Nierenprobleme. Eine wichtige Rolle spielt dieses Kraut ausserdem bei der Behandlung von *Griess* oder *Steinen in der Niere.* Durch seine ausgezeichnete adstringierende Wirkung wird das Kraut auch bei manchen Formen des *Bettnässens* angewendet. Als Scheidenspülung kann das Kraut *Geschwüre* und *Infektionen der Vagina* bekämpfen.
Mischungen: Bei *Harnweginfektionen* kann die Bärentraube mit Queckenwurzel und Schafgarbe kombiniert werden.
Zubereitung und Dosierung: Aufguss: 1–2 Teelöffel der getrockneten Blätter mit einer Tasse kochendem Wasser übergiessen und 10–15 Minuten ziehen lassen. Dreimal täglich trinken.
Tinktur: 2–4 Milliliter dreimal täglich.

Baldrian

Radix Valerianae   *Valeriana officinalis*
Baldriangewächse
Verwendeter Teil: Wurzelstock und Wurzel.
Sammeln: Die Wurzeln werden im Spätherbst ausgegraben, sorgfältig gereinigt und im Schatten getrocknet.
Inhaltsstoffe: Ätherisches Öl, darunter Vale-

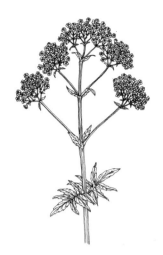

riansäure, Isovaleriansäure, Borneol, Pinen, Camphen; ätherische Alkaloide.
Heilwirkungen: Beruhigend, schlaffördernd, krampflösend, blutdrucksenkend, blähungstreibend.
Heilanzeigen: Baldrian ist eines der besten Nervenentspannungsmittel, das uns zur Verfügung steht. Diese Tatsache wird sogar von der konventionellen Medizin anerkannt, denn es wird in vielen Arzneimittelbüchern als Beruhigungsmittel aufgeführt. Baldrian kann ohne Bedenken zur Verringerung von *Spannungs- und Angstzuständen,* bei starker *Erregbarkeit* und bei *hysterischen Zuständen* verwendet werden. Er hilft sehr gut bei *Schlaflosigkeit* und verhilft zu einem natürlichen und heilenden Schlaf. Als krampflösendes Mittel hilft er bei der Linderung von *Krämpfen* und *Darmkoliken* und ist auch bei Krämpfen und Schmerzen während der Menstruation sehr hilfreich. Als Schmerzmittel ist er vor allem angezeigt, wenn die Schmerzen mit Spannungszuständen zusammenhängen. Baldrian kann bei *Migräne* und *rheumatischen Schmerzen* helfen.
Mischungen: Zur Linderung von *Spannungszuständen* kann er am wirkungsvollsten mit Helmkraut gemischt werden. Bei *Schlaflosigkeit* kann er mit der Passionsblume oder Hopfen kombiniert werden. Zur Behandlung von *Krämpfen* wird eine Mischung mit Schneeball empfohlen.
Zubereitung und Dosierung: Aufguss: 1–2 Teelöffel der Wurzel mit einer Tasse kochendem Wasser übergiessen und 10–15 Minuten ziehen lassen. Diesen Tee bei Bedarf trinken.
Tinktur: 2–4 Milliliter dreimal täglich.

Beifuss

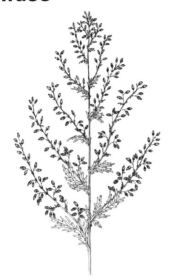

Herba und Radix Artemisia
Artemisia vulgaris
Korbblütler
Verwendeter Teil: Blätter oder Wurzeln.
Sammeln: Blätter und blühende Stengel sollten zur Zeit der Blüte zwischen Juli und September gesammelt werden.
Inhaltsstoffe: Ätherisches Öl, darunter Cineol und Thujon; ein Bitterstoff; Gerbstoff; Harz; Inulin.
Heilwirkungen: Stärkendes Bittermittel, anregend, nervenstärkend, menstruationsfördernd.
Heilanzeigen: Beifuss kann immer angewendet werden, wenn ein verdauungsanregendes Mittel benötigt wird. Er unterstützt die Verdauung durch seinen bitteren Geschmack, der die Verdauungssäfte anregt, gleichzeitig enthält er ein blähungstreibendes Öl. Er wirkt leicht nervenstärkend bei *Depressionen* und lindert Spannungszustände. Beifuss kann auch zur Förderung der normalen Monatsblutung eingesetzt werden.
Zubereitung und Dosierung: Aufguss: 1–2 Teelöffel des getrockneten Krauts mit einer Tasse kochendem Wasser übergiessen und 10–15 Minuten in einem geschlossenen Gefäss ziehen lassen. Dreimal täglich trinken. Beifuss ist zur Geschmacksverbesserung in einigen Aperitifs enthalten; auch ein guter und angenehmer Weg, ihn einzunehmen! Tinktur: 1–4 Milliliter dreimal täglich.

Beinwell

Radix Consolidae und Herba Symphyti
Symphytum officinale
Rauhblattgewächse
Verwendeter Teil: Wurzel und Wurzelstock, Blatt.
Sammeln: Die Wurzeln sollten im Frühjahr oder Herbst ausgegraben werden, wenn sie das meiste Allantoin enthalten. Man teile die Wurzel der Länge nach und trockne sie bei Temperaturen zwischen 40 und 60⁰ C.
Inhaltsstoffe: Schleimstoffe, Gummi, Allantoin, Gerbstoff, Alkaloide, Harz, ätherisches Öl.
Heilwirkungen: Wundheilend, schleimhautschützend, adstringierend, schleimlösend.
Heilanzeigen: Die eindrucksvollen wundheilenden Eigenschaften von Beinwell beruhen zum Teil auf seinem Gehalt an Allantoin. Dieses Mittel regt die Zellteilung an und unterstützt somit die Wundheilung sowohl innerlich als auch äusserlich. Durch seinen zusätzlichen Gehalt an schleimhautschützendem Pflanzenschleim wirkt Beinwell äusserst gut bei *Magen-* und *Zwölffingerdarmgeschwür, Magenbruch* und *eitriger Dickdarmentzündung.* Seine adstringierende Wirkung hilft bei *Blutungen,* gleichgültig, wo sie auftreten. Er hat sich bei *Bronchitis* und *nervösem Husten* bewährt, wobei er lindernd, reizmildernd und gleichzeitig schleimlösend wirkt. Beinwell kann äusserlich angewendet werden, um die Wundheilung zu beschleunigen. Bei tiefen Wunden ist jedoch Vorsicht geboten, da die äusserliche Anwendung von Beinwell dazu führen kann, dass sich bereits Gewebe über der Wunde bildet, bevor sie in tieferen Schichten ausgeheilt ist, was möglicherweise zu Abszessen führen kann. Er kann bei allen *äusserlichen Geschwüren* benutzt werden, für *Wunden* und *Brüche* als Kompresse oder Packung. Er wirkt ausgezeichnet bei *chronischen Krampfadergeschwüren.* Man sagt ihm nach, dass er gegen Krebs wirkt.
Mischungen: Bei *Magengeschwüren* und *Entzündungen* lässt sich Beinwell gut zusammen mit Eibisch und Mädesüss anwenden. Für Brust- und Bronchialprobleme kann er mit Huflattich, Weissem Andorn oder Alant gemischt werden.
Zubereitung und Dosierung: Abkochung: 1–3 Teelöffel des getrockneten Krauts in eine Tasse Wasser geben, zum Kochen bringen

und 10–15 Minuten leicht kochen lassen. Dreimal täglich trinken. Zur äusserlichen Anwendung siehe Kapitel über die Haut. Tinktur: 2–4 Milliliter dreimal täglich.

Benediktinendistel

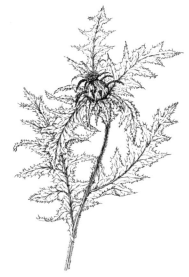

Herba und Fructus Cardui benedicti
Cnicus benedictus
Korbblütler
Verwendeter Teil: Getrocknete oberirdische Teile und Samen.
Sammeln: Die Blätter und blühenden Zweige sollten während der Blütezeit (Juni bis August) gesammelt, im Schatten getrocknet und nach dem Trocknen zerschnitten werden. Die Samen werden im Herbst gesammelt, nachdem sie ausgereift sind.
Inhaltsstoffe: Das Bitterstoffglykosid Knizin, Flavonoide, ätherische Öle, Pflanzenschleim.
Heilwirkungen: Stärkendes Bittermittel, adstringierend, schweisstreibend, antibakteriell, schleimlösend.
Heilanzeigen: Aufgrund ihrer bitteren Eigenschaften fördert die Benediktinendistel den Fluss von Verdauungs- und Gallensäften. Sie eignet sich sehr gut bei *Appetitlosigkeit, Magenverstimmung* und *Verdauungsstörungen* und kann bei allen Krankheiten des Verdauungssystems eine Rolle spielen, die von *Blähungen* und *Krämpfen* begleitet sind. Aufgrund ihrer adstringierenden Wirkung kann

sie bei *Durchfall* oder bei *Blutungen* benutzt werden. Äusserlich angewendet ist sie ein wundheilendes und antiseptisches Mittel.
Mischungen: Bei *Verdauungsstörungen,* die auf Trägheit des Verdauungssystems beruhen, kann die Benediktinendistel mit dem Kahlen Schildblumenkraut gemischt werden, bei *Durchfall* mit Mädesüss und Blutwurz.
Zubereitung und Dosierung: Aufguss: 1 Teelöffel des getrockneten Krauts mit einer Tasse kochendem Wasser übergiessen und 10–15 Minuten ziehen lassen. Dreimal täglich eine Tasse.
Tinktur: 1–2 Milliliter dreimal täglich.

Berberitze

Cortex Berberidis Ligni   *Berberis vulgaris*
Berberitzengewächse
Verwendeter Teil: Rinde von Wurzeln oder Stengeln.
Sammeln: Die Wurzeln sollten im Frühling (März) oder Herbst (November) ausgegraben, die Rinde sollte zur gleichen Zeit gesammelt werden. Man schäle die Rinde von Wurzeln und Stengeln und trockne sie im Schatten.
Inhaltsstoffe: Alkaloide, einschliesslich Berberin, Oxycanthin, Chelidonsäure und Gerbsäure.
Heilwirkungen: Gallenflussfördernd, brechreizstillend, verdauungsfördernd, abführend.
Heilanzeigen: Die Berberitze ist eines der besten Mittel bei Leberstörungen und zur Anregung des Gallenflusses. Sie ist besonders bei *Entzündungen der Gallenblase* oder bei *Gallensteinen* angezeigt; auch bei *Gelbsucht,* die auf gestauter Leber beruht. Bei *Schwäche-* und *Erschöpfungszuständen* kann sie zur Stärkung und Reinigung des gesamten Körpers benutzt werden, da Berberitze ein bitteres Tonikum mit leicht abführender Wirkung ist. Interessanterweise kann Berberitze auch eine *vergrösserte Milz* wieder in einen normalen Zustand zurückführen. Sie wirkt gegen *Malaria* und kann ausserdem erfolgreich in der Behandlung von *Protozoen-Infektionen* des Typs Leistimania verwendet werden.
Vorsicht: Berberitze sollte während der Schwangerschaft gemieden werden.
Mischungen: Bei Gallenblasenproblemen lässt sie sich gut mit der Rinde des Schnee-

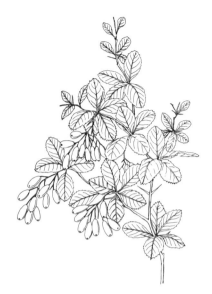

flockenbaums oder mit Virginischem Ehrenpreis mischen.

Zubereitung und Dosierung: Abkochung: 1 Teelöffel der Rinde in eine Tasse kaltes Wasser geben und zum Kochen bringen. Vom Feuer nehmen und 10–15 Minuten ziehen lassen. Dreimal täglich trinken.

Tinktur: 2–4 Milliliter dreimal täglich.

Besenginsterblüten

Flores Sarothamni *Sarothamnus scoparius* Schmetterlingsblütler

Verwendeter Teil: Blüten.

Sammeln: Können vom Frühling bis in den Herbst gesammelt werden. Die Blüten können in der Sonne oder durch künstliche Hitze getrocknet werden.

Inhaltsstoffe: Alkaloide, darunter Spartein und Cytisin; Flavonglykoside; Gerbsäure; Bitterstoff, ätherisches Öl.

Heilwirkungen: Herzstärkend, harntreibend, blutdrucksteigernd, verengt die peripheren Blutgefässe, adstringierend.

Heilanzeigen: Besenginsterblüten stellen bei *Herzschwäche* und *niedrigem Blutdruck* ein wertvolles Mittel dar. Da sie gleichzeitig harntreibend wirken und die äusseren Blutgefässe verengen, während sie gleichzeitig die Leistung des Herzschlags verstärken, können sie immer dann verwendet werden, wenn *Wasseransammlungen* im Körper aufgrund von Herzschwäche auftreten. Besenginsterblüten werden in Fällen *zu starker Menstruation* benutzt.

Vorsicht: Besenginster sollte nicht während der Schwangerschaft oder bei zu hohem Blutdruck verwendet werden.

Mischungen: Zur Behandlung des Herzens können die Besenginsterblüten mit Maiglöckchen und Weissdorn kombiniert werden.

Zubereitung und Dosierung: Aufguss: 1 Teelöffel des getrockneten Krauts mit einer Tasse kochendem Wasser übergiessen und 10–15 Minuten ziehen lassen. Dreimal täglich trinken.

Tinktur: 1–2 Milliliter dreimal täglich.

Betonienkraut

Herba Betonicae *Betonica officinalis* Lippenblütler

Gebräuchlicher Name: Heilziest

Verwendeter Teil: Getrocknete oberirdische Teile.

Sammeln: Die oberirdischen Teile sollen kurz vor der Blüte gesammelt und vorsichtig in der Sonne getrocknet werden.

Inhaltsstoffe: Alkaloide, darunter Betonizin, Stachydren und Trigonellin.

Heilwirkungen: Beruhigend und nervenstärkend, verdauungsfördernd.

Heilanzeigen: Das Betonienkraut stärkt und nährt das Zentralnervensystem und wirkt ausserdem beruhigend. Es findet bei *nervösen Schwächezuständen,* die mit *Angst* und *Anspannung* einhergehen, Verwendung. Es hilft bei *Kopfschmerzen* und *Nervenschmerzen.*

Mischungen: Für die Behandlung nervlich bedingter *Kopfschmerzen* kann es gut zusammen mit Helmkraut verwendet werden.

Zubereitung und Dosierung: Aufguss: 1–2 Teelöffel der getrockneten Pflanze mit einer Tasse kochendem Wasser übergiessen und 10–15 Minuten ziehen lassen. Dreimal täglich trinken.

Tinktur: 2–6 Milliliter dreimal täglich.

Birke Weiss

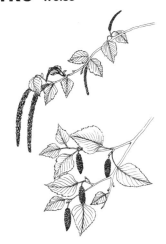

Folia und Cortex Betulae   *Betula pendula*
Birkengewächse
Verwendeter Teil: Junge Blätter und Rinde.
Sammeln: Die Blätter werden im späten Frühjahr oder im Sommer gesammelt. Beim Sammeln der Rinde muss unbedingt darauf geachtet werden, dass sie nicht rings um den ganzen Stamm entfernt wird, andernfalls wird der Baum absterben.
Inhaltsstoffe: Gerbstoffe, Saponine, Bitterstoffe, Glykoside, ätherische Öle, Flavonoide.
Heilwirkungen: Harntreibend, antiseptisch, stärkend.
Heilanzeigen: Birkenblätter sind ein wirksames Heilmittel bei *Blasenentzündungen* und anderen Infektionen der Harnwege, gleichzeitig helfen sie, *Wasseransammlungen* im Körper abzubauen. Auch bei *Rheuma* und leichten *arthritischen Schmerzen* finden sie häufige Anwendung. Die Rinde lindert – äusserlich angewendet – *Muskelschmerzen,* wobei die frische, nasse innere Seite der Rinde auf die betreffenden Hautstellen aufgelegt wird.
Mischungen: Bei *Harnweginfektionen* kann die Birke mit Bärentraube, bei *rheumatischen Schmerzen* mit Schwarzweide kombiniert werden.
Zubereitung und Dosierung: Aufguss: 1–2 Teelöffel getrocknete Blätter mit einer Tasse kochendem Wasser übergiessen und 10 Minuten ziehen lassen. Dreimal täglich trinken. Tinktur: 1–2 Milliliter dreimal täglich.

Bitterholz

Lignum Quassiae   *Picrasma excelsor*
Bittereschengewächse
Verwendeter Teil: Späne vom Stammholz, die frei von Rinde sind.
Sammeln: Nach Fällen des Baums werden Holzspäne abgeraspelt.
Inhaltsstoffe: Bitterstoffglykoside, Alkaloide.
Heilwirkungen: Bitter, verdauungsfördernd, speicheltreibend, wurmtreibend.
Heilanzeigen: Bitterholz ist ein ausgezeichnetes Mittel zur Behandlung von *Verdauungsstörungen,* die mit Gewebeschwäche des Verdauungssystems zusammenhängen. Wie alle Bittermittel regt es die Produktion von Speichel und von Verdauungssäften an und steigert den Appetit. Es kann ohne Bedenken in allen Fällen von Appetitmangel verwendet werden, z. B. bei *Magersucht* und bei Trägheit des Verdauungssystems. Es kann zur Austreibung von *Fadenwürmern* sowohl als Einlauf als auch für einen Teeaufguss verwendet werden. Äusserlich kann es als Lotion gegen *Läusebefall* verwendet werden.
Mischungen: Bei *Verdauungsschwäche* kann es mit Mädesüss, Eibischwurzel und Hopfen gemischt werden.
Zubereitung und Dosierung: Kalter Aufguss: ½–1 Teelöffel Holzspäne in eine Tasse kaltes Wasser geben und über Nacht ziehen lassen. Dreimal täglich trinken.
Einlauf: Hierfür wird ein kalter Aufguss aus einem Teil Bitterholz und 20 Teilen Wasser angesetzt.
Tinktur: ½–1 Milliliter dreimal täglich.

Bitterklee

Folia Trifolii fibrini   *Menyanthes trifoliata*
Bitterkleegewächse
Verwendeter Teil: Blätter.
Sammeln: Die Blätter werden am besten zwischen Mai und Juli gesammelt. Sie können in der Sonne oder bei mässiger Hitze getrocknet werden.
Inhaltsstoffe: Glykosidische Bitterstoffe, Alkaloide, Saponine, ätherisches Öl, Flavonoide, Pektin.
Heilwirkungen: Bitter, verdauungsfördernd, harntreibend, gallenflussfördernd, antirheumatisch.

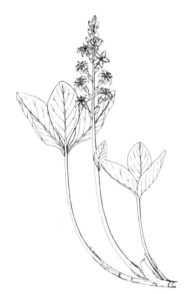

Heilanzeigen: Bitterklee ist ein sehr gutes Heilkraut gegen *Rheuma, Arthritis* und *rheumatische Arthritis*. Er regt die Darmwände an und wirkt abführend. Deshalb sollte er nicht bei Rheuma verwendet werden, wenn eine *Dickdarmentzündung* oder *Durchfall* vorliegen. Seine deutlich stimulierende Wirkung auf die Verdauungssäfte und den Gallenfluss machen ihn zu einem guten Mittel bei *Schwächezuständen,* die aus träger Verdauung, Verdauungsstörungen und Leber- und Galleproblemen resultieren.

Mischungen: Für die Behandlung von *rheumatischen Beschwerden* lässt er sich gut mit Löwenblattwurzel und Selleriesamen kombinieren.

Zubereitung und Dosierung: Aufguss: 1–2 Teelöffel getrocknetes Kraut mit einer Tasse kochendem Wasser übergiessen und 10–15 Minuten ziehen lassen. Dreimal täglich trinken.

Tinktur: 1–4 Milliliter dreimal täglich.

Bittersüssstengel

Folia und Stipites Dulcamarae (rezeptpflichtig) *Solanum dulcamara*
Nachtschattengewächse

Verwendeter Teil: Blätter und Stengel des Bittersüssen Nachtschattens.

Sammeln: Die Stengel werden im September und Oktober gesammelt.

Inhaltsstoffe: Dulcamarin, Gerbstoffe, Gummi, 1 Prozent Alkaloide einschliesslich Solanin.

Heilwirkungen: Harntreibend, blutreinigend, antirheumatisch, schleimlösend, beruhigend.

Heilanzeigen: Die Stengel finden hauptsächlich bei Hautkrankheiten und rheumatischen Beschwerden Verwendung, also bei Problemen, die möglicherweise ihre Ursache in der gesamten Stoffwechselfunktion haben. Bittersüssstengel werden daher bei *Schuppenflechte, Ausschlag* und *Pityriasis* verwendet. *Rheumatische* und *arthritische Entzündungen* werden sowohl gelindert als auch langsam gebessert. Auch bei *Durchfall, Ruhr, Gelbsucht* und *Lebererkrankungen* kann diese Pflanze Verwendung finden. Aus den Stengeln, besonders aus den Blättern, lässt sich eine Salbe gegen *Ausschlag, Schuppenflechte* und *Geschwüre* herstellen.

Vorsicht: Die Beeren sollten nicht verwendet werden, denn sie haben einen weit höheren Gehalt an Alkaloiden als die restliche Pflanze und sind meist giftig.

Zubereitung und Dosierung: Aufguss: 1 Teelöffel getrocknetes Kraut mit einer Tasse kochendem Wasser übergiessen und 10 Minuten ziehen lassen. Zweimal täglich trinken. Tinktur: 1–2 Milliliter dreimal täglich.

Blasentang

Fucus vesiculosus   *Fucus vesiculosus*
Fucaceae

Verwendeter Teil: Die ganze Pflanze des häufig vorkommenden Seetangs.

Inhaltsstoffe: Algin, Mannitol, Karotin und Zeaxanthin sowie Jod und Brom.

Heilwirkungen: Gegen Unterfunktion der Schilddrüse, antirheumatisch.

Heilanzeigen: Der Blasentang hat sich als besonders nützlich bei der Behandlung von *Schilddrüsenunterfunktion* und bei *Kropf* erwiesen. Über die Regulierung der Schilddrüsenfunktion werden ausserdem alle damit verbundenen Symptome verbessert. Wenn *Fettleibigkeit* auf Schilddrüsenprobleme zurückgeht, kann dieses Heilkraut zur Gewichtsabnahme beitragen. Dem Blasentang wird nachgesagt, dass er bei *Rheuma* und bei *rheumatischer Arthritis* hilft, sowohl bei innerlicher Anwendung als auch als äusserliche Auflage auf *entzündete Gelenke.*

Zubereitung und Dosierung: Am besten wird Blasentang in Tablettenform eingenommen. Andernfalls werden für einen Aufguss 2–3 Teelöffel der getrockneten Pflanze mit einer Tasse kochendem Wasser übergossen; 10 Minuten ziehen lassen. Dreimal täglich.

Blutwurz

Rhizoma Tormentilla   *Potentilla tormentilla*
Rosengewächse
Verwendeter Teil: Wurzelstock.
Sammeln: Der Wurzelstock wird im Herbst ausgegraben, in kleine Stücke geschnitten und getrocknet.
Inhaltsstoffe: 15 Prozent Gerbstoffe, Glykoside, roter Farbstoff.
Heilwirkungen: Adstringierend, wundheilend.
Heilanzeigen: Die Blutwurz ist bei *Durchfall* ein äusserst wirkungsvolles adstringierendes Mittel, besonders bei akuten Formen oder wenn er nervlich bedingt ist. Sie wird oft als Teil der Behandlung von *Dickdarmentzündungen* verwendet, sowohl bei Schleimhaut- als auch bei geschwürartigen Beschwerden. Aus Blutwurz lässt sich ein gutes adstringierendes Gurgelmittel für die Mund- und Rachenschleimhäute herstellen, das bei *Kehlkopf-* und *Rachenentzündung, Zahnfleischbluten, Mundgeschwüren* und ähnlichem helfen kann. Als Lotion wird sie äusserlich zur Linderung von *Hämorrhoiden* verwendet. Als Einreibemittel, Lotion, Kompresse oder Auflage beschleunigt sie die Heilung von *Wunden* und *Schnitten.*
Zubereitung und Dosierung: Abkochung: 1–2 Teelöffel des getrockneten Wurzelstocks in eine Tasse Wasser geben, zum Kochen bringen und 10–15 Minuten leicht kochen. Dreimal täglich trinken.
Tinktur: 2–4 Milliliter dreimal täglich.

Blutwurzel Kanadische

Radix Sanguinaria canadensis
Sanguinaria canadensis
Mohngewächse
Verwendeter Teil: Der getrocknete Wurzelstock.
Sammeln: Der Wurzelstock wird im Früh-

sommer oder im Herbst ausgegraben, sobald die Blätter vertrocknet sind. Er soll vorsichtig im Schatten getrocknet werden.
Inhaltsstoffe: Alkaloide, darunter Sanguinarin, Chelerythrin, Fumarin und Homochelidin; rotes Harz; Zitronensäure; Apfelsäure.
Heilwirkungen: Schleimlösend, krampflösend, brechreizfördernd, abführend, antiseptisch, herzanregend, äusserlich reizend.
Heilanzeigen: Die Kanadische Blutwurzel wird vor allem bei *Bronchitis* jeglicher Art eingesetzt. Während sie ihre stimulierende Wirkung als brechreizförderndes Mittel und als schleimlösendes Mittel beweist, wirkt sie gleichzeitig entspannend auf die Bronchialmuskeln. Deshalb spielt sie bei der Behandlung von *Asthma, Krupp, Pseudokrupp* und bei *Kehlkopfentzündungen* eine Rolle. Bei *schlechter Durchblutung der äusseren Blutgefässe* wirkt sie stimulierend. Bei der Behandlung von *Polypen der Nase* kann sie wie Schnupftabak benutzt werden.
Mischungen: Bei *Bronchialasthma* kann sie zusammen mit Lobelie eingenommen werden. Bei einer *Rachenentzündung* eignet sich eine Mischung mit Salbei oder Paprika.
Zubereitung und Dosierung: Abkochung: Ein Teelöffel des Wurzelstocks in eine Tasse kaltes Wasser geben, zum Kochen bringen, vom Feuer nehmen und 10 Minuten ziehen lassen. Dreimal täglich eine Tasse.
Tinktur: 2–4 Milliliter dreimal täglich.

Bockshornsamen

Semen Foenugraeci
Trigonella foenum-graecum
Schmetterlingsblütler
Verwendeter Teil: Samen.
Inhaltsstoffe: Steroidsaponine, darunter Diosgenin; Alkaloid, 30 Prozent Pflanzenschleim; Bitterstoff; ätherisches und festes Öl.
Heilwirkungen: Schleimlösend, schleimhautschützend, stärkend, milchtreibend.
Heilanzeigen: Bockshornsamen wird schon von alters her als Heilkraut benutzt. Er kann sehr gut zur lokalen Heilung und gegen Entzündungen bei *Wunden, Furunkeln, Geschwüren, Fisteln, Tumoren* und ähnlichem benutzt werden. Er kann innerlich gegen *Bronchitis* und als Gurgelmittel gegen *Halsentzündung* genommen werden. Sein bitterer Geschmack

erklärt seine Rolle bei *Verdauungsstörungen*. Er regt die Milchbildung bei Müttern sehr stark an und kann ohne Bedenken zu diesem Zweck benutzt werden. Man sagt ihm nach, dass er die Brustentwicklung fördert.

Zubereitung und Dosierung: Packung: für die äusserliche Anwendung sollten die Samen pulverisiert und zu einer Packung verarbeitet werden.

Abkochung: Um die Milchbildung anzuregen, werden 1½ Teelöffel der Samen in einer Tasse Wasser 10 Minuten leicht gekocht. Dreimal täglich trinken. Um den Geschmack zu verbessern, kann 1 Teelöffel Anissamen hinzugegeben werden.

Tinktur: 1–2 Milliliter dreimal täglich.

Boldo

Folia Boldo   *Peumus boldo*
Monimiaceae
Verwendeter Teil: Getrocknete Blätter.
Sammeln: Die immergrünen Blätter können jederzeit gesammelt werden. Sie sollten im Schatten nicht über 40° C getrocknet werden.
Inhaltsstoffe: 2 Prozent ätherische Öle, das Alkaloid Boldin, Glykoside, Harze und Gerbsäure.
Heilwirkungen: Gallenflussfördernd, leberstärkend, harntreibend, beruhigend.
Heilanzeigen: Boldo ist ein spezifisches Mittel bei Gallenproblemen, wie z. B. *Steinen* oder *Entzündungen*. Es wird auch bei *Schmerzen der inneren Organe* verwendet, wenn diese aus Problemen mit der Leber oder Galle resultieren. Boldo hat milde, die Schleimhaut der Harnwege schützende und antiseptische Eigenschaften und kann bei Blasenentzündungen benutzt werden.
Mischungen: Bei der Behandlung von Leber- und Gallenproblemen kann Boldo gut mit Mahonienrinde und Schneeflockenbaum gemischt werden.
Zubereitung und Dosierung: Aufguss: 1 Teelöffel der getrockneten Blätter mit einer Tasse kochendem Wasser übergiessen und 10–15 Minuten ziehen lassen. Dreimal täglich trinken.
Tinktur: 1–2 Milliliter dreimal täglich.

Borretsch

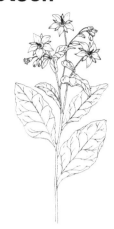

Herba Borraginis   *Borago officinalis*
Rauhblattgewächse
Verwendeter Teil: Getrocknete Blätter.
Sammeln: Die Blätter sollten zu Beginn der Blütezeit im Frühsommer gesammelt werden. Jedes Blatt einzeln abpflücken und alle aussortieren, die auch nur im geringsten beschädigt sind. Nur sammeln, wenn die Pflanze nicht tau- oder regenfeucht ist.
Inhaltsstoffe: Saponine, Pflanzenschleim, Gerbstoffe, ätherisches Öl.
Heilwirkungen: Schweisstreibend, schleimlösend, stärkend, entzündungshemmend, milchtreibend.
Heilanzeigen: Borretsch wirkt regenerierend auf die Nebennierenrinde und kann somit die Nebennieren nach einer medikamentösen Behandlung mit Kortison oder Steroidhormonen wiederbeleben und erneuern. Wir brauchen heutzutage verstärkt Mittel, die diese Drüse stärken, da sie zunehmend *Stress* von innen und aussen ausgesetzt ist. Borretsch kann als Nebennierentonikum über längere Zeit eingesetzt werden. Er kann während eines *Fiebers* und besonders in der *Rekonvaleszenz* genommen werden. Man sagt ihm eine entzündungshemmende Wirkung bei Problemen wie z. B. *Rippenfellentzündung* nach. Die Blätter und Samen regen den *Milchfluss bei stillenden Müttern* an.
Zubereitung und Dosierung: Aufguss: 2 Teelöffel des getrockneten Krauts mit einer Tasse kochendem Wasser übergiessen und 10–15 Minuten ziehen lassen. Dreimal täglich eine Tasse.
Tinktur: 1–4 Milliliter dreimal täglich.

Braunelle Kleine

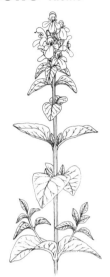

Prunella vulgaris
Lippenblütler
Verwendeter Teil: Oberirdische Teile.
Sammeln: Die jungen Triebe und Blätter werden im Juni vor der Blütezeit gesammelt.
Inhaltsstoffe: Ätherisches Öl, Bitterstoff, Gerbstoff.
Heilwirkungen: Adstringierend, wundheilend, stärkend.
Heilanzeigen: Die Kleine Braunelle ist ein wundheilendes Mittel mit langer Tradition. Die frischen Blätter können als Packung oder Auflage bei der Reinigung von *Schnitten* und *Wunden* helfen. Als mildes, adstringierendes Mittel wird die Pflanze innerlich bei *Durchfall, Hämorrhoiden* oder *leichten Blutungen* verwendet. Bei *Halsentzündungen* kann sie mit Honig gesüsst als Gurgelmittel verwendet werden. Bei blutenden *Hämorrhoiden* kann sie als Salbe oder als Lotion benutzt werden sowie als Stärkungsmittel zur Frühjahrskur oder als allgemeines Tonikum in der Rekonvaleszenz.
Zubereitung und Dosierung: Aufguss: 1–2 Teelöffel des getrockneten Krauts mit einer Tasse kochendem Wasser übergiessen und 10 Minuten ziehen lassen. Dreimal täglich trinken oder als Gurgelmittel oder Lotion verwenden.
Tinktur: 1–2 Milliliter dreimal täglich.

Braunwurz

Radix Scrophulariae   *Scrophularia nodosa*
Rachenblütler
Verwendeter Teil: Oberirdische Teile.
Sammeln: Die Stengel und Blätter werden zur Blütezeit zwischen Juni und August gesammelt.
Inhaltsstoffe: Saponine, herzwirksame Glykoside, Flavonoide, Harz, Zucker, organische Säuren.
Heilwirkungen: Blutreinigend, harntreibend, abführend, herzanregend.
Heilanzeigen: Die Braunwurz wird vor allem zur Behandlung von Hautproblemen verwendet. Sie hilft dem Körper auf breiter Basis, richtig zu arbeiten und schafft einen Zustand innerer Sauberkeit. Sie kann für *Ekzeme, Schuppenflechte* und alle Hautprobleme benutzt werden, die von Jucken und gereizter Haut begleitet werden. Zum Teil erfolgt die Reinigung durch die abführende und harntreibende Wirkung. Sie kann als mildes Abführmittel bei *Verstopfung* verwendet werden. Da die Braunwurz anregend auf das Herz wirkt, sollte sie nicht bei *stark beschleunigter Herztätigkeit* benutzt werden.
Vorsicht: Vermeide ihre Anwendung bei *stark beschleunigter Herztätigkeit.*
Mischungen: Zur Behandlung von Hautproblemen lässt sie sich gut mit Krausem Ampfer und der Grossen Klette mischen.
Zubereitung und Dosierung: Aufguss: 1–3 Teelöffel der getrockneten Blätter mit einer Tasse kochendem Wasser übergiessen und 10–15 Minuten ziehen lassen. Dreimal täglich trinken.
Tinktur: 2–4 Milliliter dreimal täglich.

Brechwurzel

Radix Ipecacuanhae   *Cephaelis ipecacuanha*
Rötegewächse
Verwendeter Teil: Wurzel und Wurzelstock.
Sammeln: Die Wurzel dieses kleinen südamerikanischen Busches kann das ganze Jahr hindurch gesammelt werden, obgleich die Indianer sie während der Blütezeit im Januar und Februar sammeln.
Inhaltsstoffe: Alkaloide, darunter Emetin, Cephaelin; die glykosidischen Gerbstoffe

Ipecacuanhinsäure und Ipecacuanhin; Ipecosid; Stärke; Kalziumoxalat.

Heilwirkungen: Schleimlösend, brechreizfördernd, speicheltreibend, einzellervernichtend.

Heilanzeigen: Die Brechwurzel wird vor allem als schleimlösendes Mittel bei *Bronchitis* und *Keuchhusten* benutzt. Bei höherer Dosierung ist sie ein starkes Brechmittel und wird als solches bei *Vergiftungen* genommen. Bei der Anwendung dieser Heilpflanze ist allerdings Vorsicht geboten. Nachdem durch hohe Dosierung Erbrechen herbeigeführt wurde, sollte bald darauf sehr viel Wasser getrunken werden. Ähnlich wie die Brechwurzel durch Anregung von Schleimabsonderung schleimlösend und reinigend wirkt, regt sie auch die Speichelproduktion an. Sie hat sich bei der Behandlung von *Amöbenruhr* als wirkungsvoll erwiesen.

Mischungen: Bei *Bronchialerkrankungen* lässt sich die Brechwurzel gut mit Weissem Andorn, Huflattich oder Grindeliakraut mischen. Bei *Amöbenruhr* kann sie mit Geflecktem Storchschnabel oder Sonnenhutwurzel genommen werden.

Zubereitung und Dosierung: Aufguss: Da dieses Heilkraut sehr stark wirkt, sollte es nur in geringen Mengen verwendet werden. 0,01–0,25 Gramm der Wurzel werden für einen Aufguss genommen. Eine kleine Menge der Wurzel (soviel wie eine Erbse) mit einer Tasse kochendem Wasser übergiessen und 5 Minuten ziehen lassen. Dreimal täglich trinken. Soll die Wurzel als starkes Brechmittel genommen werden, können 1–2 Gramm verwendet werden, was einer Menge von ¼–½ Teelöffel entspricht, die in einem Aufguss verwendet wird.

Breitwegerich

Herba Plantaginis majoris   *Plantago major*
Wegerichgewächse

Verwendeter Teil: Blätter oder oberirdische Teile.

Sammeln: Breitwegerich kann den ganzen Sommer über während der Blütezeit gesammelt werden. So schnell wie möglich trocknen, da die Blätter sich bei unsachgemässer Trocknung verfärben.

Inhaltsstoffe: Glykoside, darunter Aukubin; Pflanzenschleim; Phenolsäuren; Kieselsäure.

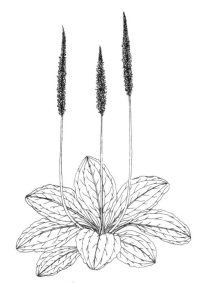

Heilwirkungen: Schleimlösend, schleimhautschützend, adstringierend, harntreibend.

Heilanzeigen: Sowohl der Breitwegerich, als auch sein naher Verwandter, der Spitzwegerich, haben wertvolle Heilwirkungen. Er wirkt als mildes schleimlösendes Mittel, während er gleichzeitig entzündete und wunde Schleimhäute beruhigt, wodurch er besonders gut bei *Husten* und *leichter Bronchitis* geeignet ist. Seine adstringierende Wirkung hilft bei *Durchfall, Hämorrhoiden* und *Blasenentzündungen,* die von Blutungen begleitet sind.

Zubereitung und Dosierung: Aufguss: 2 Teelöffel des getrockneten Krauts mit einer Tasse kochendem Wasser übergiessen und 10 Minuten ziehen lassen. Dreimal täglich trinken. Salbe: Breitwegerich kann zu einer Salbe verarbeitet werden, die bei der Behandlung von *Hämorrhoiden* und *Schnittwunden* hilft. Tinktur: 2–3 Milliliter dreimal täglich.

Brennessel

Herba Urticae   *Urtica dioica*
Brennesselgewächse

Verwendeter Teil: Oberirdische Teile.

Sammeln: Die Brennessel sollte während der Blütezeit gesammelt werden.

Inhaltsstoffe: Histamine, Ameisensäure, Chlorophyll, Glukokinine, Eisen, Vitamin C.

Heilwirkungen: Adstringierend, harntreibend, stärkend.

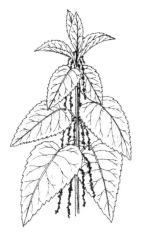

Heilanzeigen: Die Brennessel zählt zu den Heilpflanzen, die einen sehr grossen Anwendungsbereich haben. Sie stärkt und unterstützt den gesamten Körper. Sie gilt als besonders angezeigt bei *Hautausschlag bei Kindern* und hilft bei allen Arten dieses Symptoms, besonders bei *nervösem Hautausschlag.* Als adstringierendes Mittel kann sie bei *Nasenbluten* benutzt oder zur Linderung aller *Blutungen* im Körper verwendet werden, z. B. bei *nichtmenstruellen Blutungen der Gebärmutter.*

Mischungen: Zur Behandlung von *Ekzemen* lässt sich die Brennessel gut mit Braunwurz und der Grossen Klette mischen.

Zubereitung und Dosierung: Aufguss: 1–3 Teelöffel des getrockneten Krauts mit einer Tasse kochendem Wasser übergiessen und 10–15 Minuten ziehen lassen. Dreimal täglich trinken.

Tinktur: 1–4 Milliliter dreimal täglich.

Bucco

Folia Bucco   *Agathosma betulina*
Rautengewächse

Verwendeter Teil: Blätter.

Sammeln: Die Blätter können während der Blütezeit bis zur Reifung der Früchte gesammelt werden.

Inhaltsstoffe: Bis zu 2,5 Prozent ätherische Öle, darunter Diosphenol, Limonen und Menthon.

Heilwirkungen: Harntreibend, antiseptisch auf die Harnwege wirkend.

Heilanzeigen: Bucco kann bei allen Infektionen des Harn- und Sexualsystems benutzt werden, wie z. B. bei *Blasenentzündung, Harnwegsinfektionen* und *Prostataentzündung.* Aufgrund seiner lindernden und heilenden Eigenschaften kann Bucco sehr gut in Verbindung mit entsprechenden anderen Mitteln bei allen Problemen der genannten Systeme eingesetzt werden. Besonders nützlich ist es bei *schmerzhaftem* und *brennendem Wasserlassen.*

Mischungen: Bei einer *Blasenentzündung* kann Bucco mit Schafgarbe oder Queckenwurzel gemischt werden, bei *brennendem Wasserlassen* mit Eibisch oder Maisgriffel.

Zubereitung und Dosierung: Aufguss: 1–2 Teelöffel der Blätter mit einer Tasse kochendem Wasser übergiessen und 10 Minuten ziehen lassen. Dreimal täglich trinken.

Tinktur: 2–4 Milliliter dreimal täglich.

Chinarinde

Cortex Chinae succirubrae
Cinchona succiruba
Rötegewächse

Verwendeter Teil: Die Rinde.

Sammeln: Die Rinde wird gesammelt, wenn die sechs- bis achtjährigen Bäume gefällt und die Rinde abgeschält wird.

Inhaltsstoffe: Alkaloide, darunter Chinin und Chinidin; Gerbstoffe; Bitterstoff.

Heilwirkungen: Fiebersenkend, Magenbitter, wurmtreibend, herzentspannend.

Heilanzeigen: Die Chinarinde ist als Mittel zur Behandlung fieberhafter Erkrankungen berühmt, besonders solcher, die, wie *Malaria,* periodisch auftreten. Sie kann bei allen Arten von *Fieber* verwendet werden, ist aber normalerweise Teil einer umfassenden Behandlung. Ihre bitteren Eigenschaften geben dieser Heilpflanze eine Rolle bei der Anregung des Verdauungssystems, da sie den gesamten Verdauungsprozess unterstützt. Sie regt den Fluss der Verdauungssäfte an, wirkt auf diese Weise stärkend und ausserdem herzberuhigend; sie verringert *Herzklopfen* und normalisiert die Herzfunktion.

Zubereitung und Dosierung: Aufguss: 1 Teelöffel der getrockneten Rinde mit einer Tasse kochendem Wasser übergiessen und 30 Minuten ziehen lassen. Dreimal täglich trinken.

Tinktur: 1–2 Milliliter dreimal täglich.

Condurango

Cortex Condurango   *Marsdenia condurango*
Seidenpflanzengewächse
Verwendeter Teil: Getrocknete Rinde.
Inhaltsstoffe: Glykoside, Harz, Gerbstoff, festes Öl.
Heilwirkungen: Wirkt beruhigend auf den Magen.
Heilanzeigen: Dieses Bittermittel kann bei einer ganzen Reihe von Magen- und Verdauungsproblemen eingesetzt werden. Condurango ist hauptsächlich für seine appetitanregende Eigenschaft bekannt. Eine weitere Eigenschaft besteht darin, die Magennerven zu entspannen und es kann daher bei *Verdauungsbeschwerden* benutzt werden, die mit nervösen Spannungen und Angstzuständen einhergehen. Die Mischung, die im Kapitel über das Verdauungssystem beschrieben ist, weist diesem Kraut eine Rolle an in der Behandlung von *Magersucht*.
Mischungen: Condurango lässt sich gut mit anderen bitteren Kräutern, mit blähungstreibenden und nervenstärkenden Mitteln mischen, je nach Beschwerden und individuellen Erfordernissen.
Zubereitung und Dosierung: Aufguss: 1–2 Teelöffel der pulverisierten Rinde mit einer Tasse kochendem Wasser übergiessen und 10–15 Minuten ziehen lassen. Dreimal täglich trinken.
Tinktur: 1–2 Milliliter dreimal täglich.

Damiana

Folia Damianae   *Turnera aphrodisiaca*
Turneraceae
Verwendeter Teil: Getrocknete Blätter und Stengel.
Sammeln: Blätter und Stengel werden während der Blütezeit gesammelt.
Inhaltsstoffe: Ätherisches Öl, darunter Pinen, Cineol, Cymol, Cadinen und Copaen; Alkaloide; Bitterstoffe; Flavonoide; Cyan-Glykoside; Gerbstoffe; Harz.
Heilwirkungen: Nervenstärkend, antidepressiv, antiseptisch auf die Harnwege wirkend, abführend.
Heilanzeigen: Damiana ist ein ausgezeichnetes Stärkungsmittel für das Nervensystem. Es hat einen sehr alten Ruf als Aphrodisiakum.

Während sich über diesen Ruf streiten lässt, wirkt es auf jeden Fall auf das Zentralnervensystem und das Hormonsystem stärkend. Pharmakologische Untersuchungen der Pflanze lassen vermuten, dass ihre Alkaloide ähnlich wie Testosteron (ein männliches Hormon) wirken. Als wirkungsvolles Mittel gegen Depressionen gilt Damiana als besonders angezeigt bei *Angstzuständen* und *Depressionen,* die mit sexuellen Faktoren zusammenhängen. Es kann zur Kräftigung des männlichen Sexualsystems benutzt werden.
Mischungen: Als Nervenstärkungsmittel wird es oft in Verbindung mit Hafer benutzt. Je nach Zustand lässt es sich gut mit der Kolanuss oder mit Helmkraut kombinieren.
Zubereitung und Dosierung: Aufguss: 1 Teelöffel der getrockneten Blätter mit einer Tasse kochendem Wasser übergiessen und 10–15 Minuten ziehen lassen. Dreimal täglich trinken.
Tinktur: 1–2 Milliliter dreimal täglich.

Dill

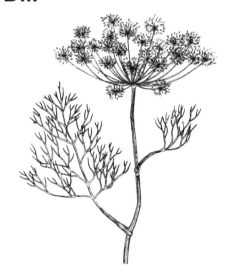

Fructus Anethi   *Anethum graveolens*
Doldenblütler
Verwendeter Teil: Samen.
Sammeln: Die Samen sollten gesammelt werden, wenn sie ganz ausgereift und braun geworden sind. Nicht bei künstlicher Hitze trocknen.
Inhaltsstoffe: 4 Prozent ätherisches Öl, darunter Karvon und Limonen.

Heilwirkungen: Blähungstreibend, aromatisch, krampflösend, milchtreibend.

Heilanzeigen: Dill ist ein ausgezeichnetes Mittel gegen *Blähungen* und gegen *Krämpfe,* die sie manchmal begleiten. Man sollte dieses Heilkraut bei *Krampfschmerzen bei Kindern* anwenden. Bei *stillenden Müttern* regt es den Milchfluss an. *Mundgeruch* wird durch Kauen der Samen beseitigt.

Zubereitung und Dosierung: Aufguss: 1–2 Teelöffel der leicht zerdrückten Samen mit einer Tasse kochendem Wasser übergiessen und 10–15 Minuten ziehen lassen. Für die Behandlung von *Blähungen* eine Tasse vor den Mahlzeiten trinken.

Tinktur: 1–2 Milliliter dreimal täglich.

Dost Echter

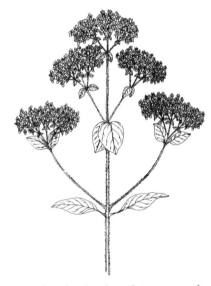

Herba Origani vulgaris *Origanum vulgare*
Gebräuchlicher Name: Wilder Majoran
Lippenblütler

Verwendeter Teil: Oberirdische Teile.

Sammeln: Der Echte Dost wird kurz nach dem Aufblühen ohne die grösseren, dicken Stengel gesammelt.

Inhaltsstoffe: Ätherisches Öl, darunter Thymol, Karvakrol; Säuren; Gerbstoff; Bitterstoff.

Heilwirkungen: Anregend, schweisstreibend, antiseptisch, schleimlösend, menstruationsfördernd, hautreizend.

Heilanzeigen: Der Echte Dost wird häufig beim Kochen verwendet. Als anregendes schweisstreibendes Mittel wird er, ähnlich wie Ysop, zur Behandlung von *Erkältungen* und *Grippe* benutzt. Seine antiseptischen Eigenschaften geben ihm eine Rolle bei Mundspülungen für *Entzündungen in Mund* und *Hals.* Er kann auch äusserlich bei *infizierten Schnittwunden* und Wunden benutzt werden. Der Teeaufguss wird bei *Husten* und *Keuchhusten* verwendet. Besonders *Kopfschmerzen,* die durch Anspannungen verursacht sind, können durch den Tee oder durch Einreiben von Stirn und Schläfen mit dem Öl gelindert werden. Mit dem Öl können auch von *Muskel-* oder *rheumatischen Schmerzen* betroffene Bereiche eingerieben werden. Eine Lotion aus Echtem Dost lindert *Insektenstiche* und *-bisse.*

Zubereitung und Dosierung: Aufguss: Zur innerlichen Anwendung 1 Teelöffel des Krauts mit einer Tasse kochendem Wasser übergiessen und 10–15 Minuten ziehen lassen. Dreimal täglich trinken.

Mundspülung: 2 Teelöffel des Krauts mit ½ Liter kochendem Wasser übergiessen und in einem geschlossenen Behälter 10 Minuten ziehen lassen. Diese Lösung kann je nach Bedarf zum Gurgeln verwendet werden, wobei sie vorher erhitzt werden sollte. Am besten drei- bis viermal täglich 5–10 Minuten gurgeln.

Tinktur: 1–2 Milliliter dreimal täglich.

Drachenkraut

Radix Dracontii foetidi
Symplocarpus foetidus
Araceae

Verwendeter Teil: Wurzel und Wurzelstock.

Sammeln: Die unterirdischen Teile sollten im Herbst oder zu Beginn des Frühlings ausgegraben werden. Sie sollten jedoch nicht länger als ein Jahr aufbewahrt werden, da sie mit zunehmendem Alter an Wirkung verlieren.

Inhaltsstoffe: Ätherisches Öl, Harz, ein scharfer Grundstoff.

Heilwirkungen: Krampflösend, schweisstreibend, schleimlösend.

Heilanzeigen: Das Drachenkraut kann immer eingesetzt werden, wenn die Lunge in einem verspannten oder verkrampften Zustand ist. Es wirkt auf *Reizhusten* entspannend und lindernd. Es kann bei *Asthma,*

Bronchitis und *Keuchhusten* verwendet werden. Als schweisstreibendes Mittel hilft es gegen Fieber.

Mischungen: Zur Behandlung asthmatischer Beschwerden kann es mit Grindeliakraut, Pillenwolfsmilch und Lobelie gemischt werden.

Zubereitung und Dosierung: Traditionell wurde das Drachenkraut mit Honig gemischt als Pulver verwendet. Je ein Teil Drachenkraut wird mit acht Teilen Honig gemischt. Hiervon werden ½–1 Teelöffel dreimal täglich eingenommen. Um einen Tee zuzubereiten, werden ½ Teelöffel des Krauts als Aufguss oder Abkochung verwendet. Tinktur: ½–1 Milliliter dreimal täglich.

Eberraute

Herba Abrotani   *Artemisia abrotanum*
Korbblütler
Verwendeter Teil: Oberirdische Teile.
Sammeln: Die Eberraute wird am besten im August oder September gesammelt, wenn möglich mit den Blütenständen. Vorsichtig trocknen und darauf achten, dass nicht zu viel ihres ätherischen Öls verlorengeht.
Inhaltsstoffe: Ätherisches Öl.
Heilwirkungen: Menstruationsfördernd, wurmtreibend, bitter, verdauungsfördernd, antiseptisch.
Heilanzeigen: Während sie die allgemein stärkende Wirkung aller Bittermittel hat, wird die Eberraute vor allem zur Förderung der Menstruation verwendet. Sie leitet *verspätete Monatsblutungen* ein und hilft bei der Beseitigung von *Fadenwürmern* bei Kindern.
Vorsicht: Dieses Kraut sollte während der Schwangerschaft gemieden werden!
Mischungen: Die Eberraute lässt sich bei *verspäteter Monatsblutung* gut mit Heloniaswurzel mischen.
Zubereitung und Dosierung: Aufguss: 1–2 Teelöffel des getrockneten Krauts mit einer Tasse kochendem Wasser übergiessen und 10–15 Minuten in einem geschlossenen Gefäss ziehen lassen. Dreimal täglich trinken. Bei Würmern bei Kindern empfiehlt sich die Einnahme eines Teelöffels des pulverisierten Krauts in etwas Honig, und zwar morgens und abends.
Tinktur: 1–4 Milliliter dreimal täglich.

Eberwurz   Gewöhnlicher

Radix Carlinae   *Carlina vulgaris*
Korbblütler
Verwendeter Teil: Wurzel.
Sammeln: Die Wurzel dieser winterharten Pflanze sollte im Herbst ausgegraben werden.
Inhaltsstoffe: Ätherisches Öl, Sesquiterpen, Gerbstoff, Inulin.
Heilwirkungen: Harntreibend, schweisstreibend, wundheilend.
Heilanzeigen: Dieser wunderbaren Heilpflanze wird nachgesagt, sie wirke ähnlich wie Alant. Als Mittel zur Unterstützung der *Wundheilung* wirkt sie antiseptisch. Sie kann bei allen Problemen des Harnwegsystems benutzt werden, vor allem bei Infektionen, wie z. B. einer *Blasenentzündung*.
Zubereitung und Dosierung: Aufguss: 1 Teelöffel der getrockneten Wurzel mit einer Tasse 10–15 Minuten kochendem Wasser übergiessen und 10–15 Minuten ziehen lassen. Dreimal täglich trinken.
Tinktur: 1–2 Milliliter dreimal täglich.

Ehrenpreis   Virginianischer

Rhizoma Leptandrae virginicae
Leptandra virginica
Rachenblütler
Verwendeter Teil: Wurzelstock und Wurzel.
Sammeln: Diese Wurzel, die in die europäische Kräuterkunde auf dem Weg über die Seneca-Indianer eingeführt wurde, sollte im Herbst ausgegraben werden und muss vor Gebrauch ein Jahr gelagert werden.
Inhaltsstoffe: Leptandrin, ein Bitterstoff, Glykoside, Phytosterin, Saponine, Gerbstoffe, Harz.
Heilwirkungen: Gallenflussfördernd, leicht abführend, schweißtreibend, krampflösend.
Heilanzeigen: Der Virginianische Ehrenpreis wird zur Linderung von *Leberstau* und bei *entzündeter Gallenblase* eingesetzt. Bei einer *Gelbsucht,* die durch einen Stauungszustand der Leber hervorgerufen ist, soll ebenfalls der Virginianische Ehrenpreis eingesetzt werden, da er bei allen Anzeichen von Leberproblemen hilft. Bei *chronischer Verstopfung,* die häufig auf Leberstörungen zurückgeht, ist dieses Heilkraut ebenfalls zu empfehlen.
Mischungen: Virginianischer Ehrenpreis

lässt sich gut mit Berberitze und Löwenzahn kombinieren.

Zubereitung und Dosierung: Abkochung: 1–2 Teelöffel getrocknetes Kraut mit einer Tasse Wasser zum Kochen bringen und 10 Minuten leicht kochen lassen. Dreimal täglich trinken.

Tinktur: 2–4 Milliliter dreimal täglich.

Eibisch

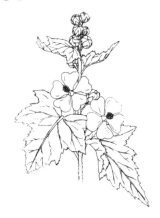

Radix und Folia Althaeae
Althaea officinalis
Malvengewächse

Verwendeter Teil: Wurzel und Blatt.

Sammeln: Die Blätter sollten im Sommer nach der Blütezeit gesammelt, die Wurzeln im Spätsommer ausgegraben werden. Sie sollten von Wurzelfasern und Rinde befreit und sofort getrocknet werden.

Inhaltsstoffe: Wurzel: 25–35 Prozent Pflanzenschleim, Gerbstoffe, Pektin, Asparagin. Blätter: Pflanzenschleim; wenig ätherisches Öl.

Heilwirkungen: Wurzel: Schleimhautschützend, harntreibend, erweichend, wundheilend.
Blätter: Schleimhautschützend, schleimlösend, harntreibend, erweichend.

Heilanzeigen: Der hohe Schleimgehalt des Eibisch macht ihn zu einem ausgezeichneten schleimhautschützenden Mittel. Während sich ihre Wirkungen ähneln, wird die Wurzel vor allem bei Verdauungs- und Hautproblemen und die Blätter bei Lungen- und Harnwegsproblemen angewendet. Bei allen Entzündungen des Verdauungssystems, wie z. B. *Entzündungen im Mund, Magenschleimhaut-entzündungen, Magengeschwür, Dünndarm-* und *Dickdarmentzündung,* ist die Wurzel sehr zu empfehlen. Eibischblätter können bei *Bronchitis, Katarrhen der Atemwege* und *Reizhusten* verwendet werden. Bei *Harnröhrenentzündung* und *Harngriess* wirken Eibischblätter stark lindernd. Äusserlich ist die Wurzel bei *Krampfadern* und *Unterschenkelgeschwüren* sowie bei *Abszessen* und *Furunkeln* angezeigt.

Mischungen: Bei geschwürartigen Problemen, ob innerlich oder äusserlich, kann er mit Beinwell gemischt werden. Bei *Bronchitis* kann er mit Süssholz oder Weissem Andorn kombiniert werden. Zur Herstellung von Salben wird er oft mit der Amerikanischen Ulme gemischt.

Zubereitung und Dosierung: Abkochung: Die Wurzel sollte in einer Abkochung verwendet werden. Hierzu einen Teelöfel der zerkleinerten Wurzel in eine Tasse Wasser geben und 10–15 Minuten leicht kochen. Dreimal täglich trinken.

Aufguss: 1–2 Teelöffel der getrockneten Blätter mit einer Tasse kochendem Wasser übergiessen und 10 Minuten ziehen lassen. Ebenfalls dreimal täglich trinken.

Umschlag: Aus diesem Kraut können sehr gut Kompressen oder Umschläge gemacht werden.

Tinktur: 1–4 Milliliter dreimal täglich.

Eichenrinde

Cortex Quercus   *Quercus robur*
Buchengewächse

Verwendeter Teil: Rinde.

Sammeln: Die junge Rinde wird vorsichtig von Stämmen oder von Ästen geschält, deren Durchmesser geringer als 10 Zentimeter ist. Es ist darauf zu achten, immer nur kleine Stücke abzuschälen, niemals einen ganzen Ring um den Stamm zu entfernen, um den Baum nicht zu gefährden. Die Rinde wird im April und Mai gesammelt. Sie muss glatt und frei von Verunreinigungen sein.

Inhaltsstoffe: Bis zu 20 Prozent Gerbstoffe, Gallensäure, Ellagengerbstoff.

Heilwirkungen: Adstringierend, entzündungshemmend, antiseptisch.

Heilanzeigen: Die Eiche kann immer dann verwendet werden, wenn ein wirkungsvolles, adstringierendes Mittel benötigt wird, z. B.

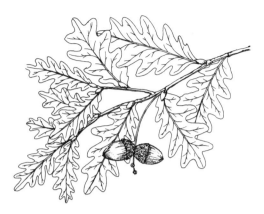

bei *Durchfall, Ruhr* oder *Hämorrhoiden.* Als Gurgelmittel kann die Abkochung bei *Mandel-, Rachen-* und *Kehlkopfentzündung* benutzt werden. Zur Behandlung von *Hämorrhoiden* kann sie als Einlauf und bei *Weissfluss* als Scheidenspülung verwendet werden. Sie ist vor allem bei akutem *Durchfall* angezeigt und wird in diesem Fall in geringen Mengen häufig getrunken.

Mischungen: Zusammen mit Ingwer vor den Mahlzeiten zugeben.

Zubereitung und Dosierung: Abkochung: 1 Teelöffel der Rinde in eine Tasse Wasser geben, zum Kochen bringen und 10–15 Minuten leicht kochen. Dreimal täglich trinken. Tinktur: 1–2 Milliliter dreimal täglich.

Eisenkraut

Herba Verbenae   *Verbena officinalis*
Lippenblütler
Verwendeter Teil: Oberirdische Teile.
Sammeln: Dieses Heilkraut sollte kurz vor dem Öffnen der Blüten gesammelt werden, normalerweise im Juli. Schnell trocknen.
Inhaltsstoffe: Das Bitterstoffglykosid Verbenalin, ätherisches Öl, Pflanzenschleim, Gerbstoff.
Heilwirkungen: Nervenstärkend, beruhigend, krampflösend, schweisstreibend, möglicherweise milchtreibend, leberstärkend.
Heilanzeigen: Eisenkraut kann das Nervensystem stärken und gleichzeitig *Spannungszustände* und *Stress* lösen. Es kann verwendet werden, um *Depressionen* und *Melancholie* zu lindern, vor allem wenn sie als Folge einer Krankheit, wie z. B. *Grippe,* auftreten. Eisenkraut kann bei *Anfällen* und *Hysterie* helfen.

Als schweisstreibendes Mittel kann es in den Anfangsstadien eines *Fiebers* verwendet werden. Als leberstärkendes Mittel erweist es sich bei *Entzündungen der Galle* und bei *Gelbsucht* als nützlich. Es kann als Mundspülung bei *Karies* und *Zahnfleischerkrankungen* verwendet werden.

Mischungen: Zur Behandlung von *Depressionen* kann es mit Helmkraut, Hafer und Frauenschuh gemischt werden.

Zubereitung und Dosierung: Aufguss: 1–3 Teelöffel des getrockneten Krauts mit einer Tasse kochendem Wasser übergiessen und 10–15 Minuten ziehen lassen. Dreimal täglich trinken.

Tinktur: 2–4 Milliliter dreimal täglich.

Engelwurz

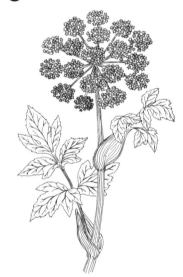

Radix Angelicae   *Angelica archangelica*
Doldenblütler
Verwendeter Teil: Wurzeln und Blätter dienen medizinischen Heilzwecken, Stengel und Samen finden Verwendung in der Herstellung von Süssigkeiten.
Sammeln: Die Wurzel wird im Herbst des ersten Jahres gesammelt. Sehr dicke Wurzeln können der Länge nach aufgeschnitten werden, um die Trocknung zu beschleunigen. Die Blätter sollten im Juni gesammelt werden.
Inhaltsstoffe: Ätherische Öle, darunter Phellandren, Pinen, Angelikasäure, Cumarin-Verbindungen, Bitterstoffe, Gerbsäure.

Heilwirkungen: Blähungstreibend, krampflösend, schleimlösend, harntreibend, schweisstreibend.

Heilanzeigen: Bei *Husten, Bronchitis* und *Rippenfellentzündung,* besonders wenn sie von *Fieber, Erkältungen* oder *Grippe* begleitet werden, ist dieses Heilkraut ein sehr nützliches schleimlösendes Mittel. Bei *Entzündungen des Brustkorbs* können die Blätter als Kompressen benutzt werden. Ihr Gehalt an blähungstreibenden ätherischen Ölen erklärt ihre Verwendung zur Linderung von *Darmkoliken* und *Blähungen.* Als verdauungsförderndes Mittel stimuliert die Engelwurz den Appetit und kann z. B. bei *Magersucht* benutzt werden. Es hat sich erwiesen, dass die Engelwurz hilft, *rheumatische Entzündungen* zu lindern. Bei *Blasenentzündungen* wirkt sie antiseptisch im Harnsystem.

Mischungen: Für *bronchiale Beschwerden* lässt sie sich gut mit Huflattich und Weissem Andorn mischen; für *Verdauungsbeschwerden, Blähungen* und *Appetitlosigkeit* mit Kamille.

Zubereitung und Dosierung: Abkochung: 1 Teelöffel der geschnittenen Wurzel pro Tasse Wasser zum Kochen bringen und zwei Minuten leicht kochen lassen. Vom Feuer nehmen und 15 Minuten ziehen lassen. Dreimal täglich trinken.

Tinktur: 2–5 Milliliter dreimal täglich.

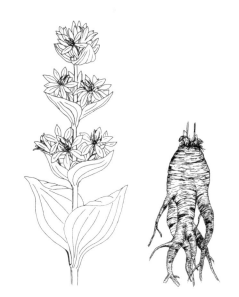

Enzianwurzel

Radix Gentianae   *Gentiana lutea*
Enziangewächse

Verwendeter Teil: Der getrocknete Wurzelstock und die Wurzel.

Sammeln: Die unterirdischen Teile werden im Herbst ausgegraben, in Scheiben geschnitten und langsam getrocknet. Geruch, Farbe und Geschmack entwickeln sich während des Trocknens.

Inhaltsstoffe: Bitterstoffe, darunter Gentiopicrin und Amarogentin, Peltin, Gerbstoff, Pflanzenschleim, Zucker.

Heilwirkungen: Magenanregend, speicheltreibend, verdauungsfördernd, gallenflussfördernd.

Heilanzeigen: Der Enzian ist ein ausgezeichnetes Bittermittel und regt Appetit und Verdauung an. Er fördert die Produktion von Speichel, Magensäften und Galle. Ausserdem beschleunigt er die Entleerung des Magens. Er ist bei *Appetitmangel* und *Trägheit des Verdauungssystems* angezeigt und wirkt stärkend auf den ganzen Körper.

Mischungen: Enzian wird oft mit anderen verdauungsfördernden Mitteln, wie Ingwer und Kardamom, genommen.

Zubereitung und Dosierung: Abkochung: ½ Teelöffel der zerkleinerten Wurzel in eine Tasse Wasser geben und 5 Minuten kochen. Diesen Tee 15–30 Minuten vor den Mahlzeiten warm trinken oder immer dann nehmen, wenn Magenschmerzen aus Völlegefühl entstehen.

Tinktur: 1–4 Milliliter dreimal täglich.

Erdrauchkraut

Herba Fumariae   *Fumaria officinalis*
Mohngewächse

Verwendeter Teil: Oberirdische Teile.

Sammeln: Es kann während des ganzen Sommers gesammelt werden.

Inhaltsstoffe: Alkaloide, Bitterstoffe, Pflanzenschleim, Fumarinsäure, Aminosäure, Harz.

Heilwirkungen: Harntreibend, abführend, blutreinigend.

Heilanzeigen: Das Erdrauchkraut wird seit langer Zeit zur Behandlung von Hautproblemen, wie z. B. *Ekzemen* und *Akne,* verwendet. Es kann auch als Augenbad zur Linderung

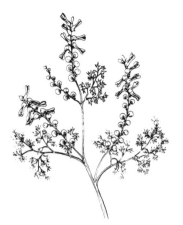

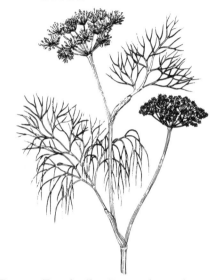

von *Bindehautentzündung* Anwendung finden.

Mischungen: Als sinnvolle Mischung empfiehlt sich Erdrauchkraut, Grosse Klette, Klettenlabkraut oder Braunwurz.

Zubereitung und Dosierung: Aufguss: 1–2 Teelöffel des getrockneten Krauts mit einer Tasse kochendem Wasser übergiessen und 10–15 Minuten ziehen lassen. Dreimal täglich trinken.

Tinktur: 1–2 Milliliter dreimal täglich.

Faulbaum Amerikanischer

Cortex Rhamni Purshianae
Rhamnus purshiana
Kreuzdorngewächse

Verwendeter Teil: Getrocknete Rinde.

Sammeln: Die Rinde dieses amerikanischen Baums wird im Frühling und Sommer vom Baum geschält und zur Ausreifung einige Jahre gelagert. Aufgrund rücksichtsloser Abholzung durch weisse Siedler hat sich die Zahl dieser Bäume im letzten Jahrhundert stark verringert.

Inhaltsstoffe: Anthrachinone, Gerbstoff, ätherisches Öl.

Heilwirkungen: Leicht abführend, stärkend, bitter, verdauungsfördernd.

Heilanzeigen: Die Amerikanische Faulbaumrinde kann bei *chronischer Verstopfung* verwendet werden, da sie die Darmtätigkeit anregt und erschlaffte Muskeln des Verdauungssystems kräftigt.

Mischungen: Der Faulbaum sollte mit aromatischen und blähungstreibenden Mitteln, wie z. B. Süssholz, gemischt werden.

Zubereitung und Dosierung: Abkochung: 1–2 Teelöffel der Rinde in eine Tasse Wasser geben, zum Kochen bringen, vom Feuer nehmen und 10 Minuten ziehen lassen. Vor dem Einschlafen eine Tasse.

Tinktur: 1–2 Milliliter vor dem Einschlafen.

Fenchel

Fructus Foeniculi   *Foeniculum vulgare*
Doldenblütler

Verwendeter Teil: Die Samen.

Sammeln: Die Samen sollten im Herbst gesammelt werden, sobald sie reif sind und sich öffnen. Dazu sollte die braune Dolde abgeschnitten werden. Die Samen werden ausgekämmt und gesäubert. Im Schatten trocknen.

Inhaltsstoffe: Bis zu 6 Prozent ätherische Öle, darunter Anethol und Fenchon; 10 Prozent fettes Öl.

Heilwirkungen: Blähungstreibend, aromatisch, krampflösend, anregend, milchtreibend, hautreizend, schleimlösend.

Heilanzeigen: Fenchel ist ein ausgezeichnetes Heilmittel für Magen und Darm, lindert *Blähungen* und *Koliken* und regt gleichzeitig die Verdauung und den Appetit an. In seiner beruhigenden Wirkung bei *Bronchitis* und *Husten* ähnelt er dem Anis. Er kann zur Geschmacksverbesserung von Hustenmischungen benutzt werden. Fenchel regt den *Milchfluss bei stillenden Müttern* an. Bei äusserlicher Anwendung lindert sein Öl *muskuläre* und *rheumatische Schmerzen*. Der Teeaufguss kann als Kompresse zur Behandlung von *Bindehautentzündung* oder einer *Entzündung der Augenlider* benutzt werden.

Zubereitung und Dosierung: Aufguss: 1–2 Teelöffel der leicht zerdrückten Samen mit einer Tasse kochendem Wasser übergiessen und 10 Minuten ziehen lassen. Dreimal täglich trinken. Zur Linderung von *Blähungen* eine Tasse eine halbe Stunde vor den Mahlzeiten trinken.

Tinktur: 2–4 Milliliter dreimal täglich.

Frauenmantel

Herba Alchemilla vulgaris
Alchemilla vulgaris
Rosengewächse
Verwendeter Teil: Die Blätter und die blühenden Sprosse.
Sammeln: Blätter und Stengel werden im Juli und August gesammelt.
Inhaltsstoffe: Gerbstoff, Bitterstoff, wenig ätherisches Öl, Salizylsäure.
Heilwirkungen: Adstringierend, harntreibend, entzündungshemmend, menstruationsfördernd, wundheilend.
Heilanzeigen: Diese und andere Alchemilla-Arten sind in der Volksmedizin in ganz Europa sehr verbreitet. Frauenmantel lindert *Schmerzen,* die mit der Monatsblutung zusammenhängen, und verringert *zu starke Blutungen.* Er kann auch bei den Veränderungen der *Wechseljahre* eine wichtige Rolle spielen. Als menstruationsförderndes Mittel regt er die Monatsblutung an. Seine adstringierende Wirkung weist ihm eine Rolle bei der Behandlung von *Durchfall* zu. Auch zur Mundspülung bei *Abszessen* und *Geschwüren* sowie als Gurgelmittel bei *Kehlkopfentzündung* zu empfehlen.
Zubereitung und Dosierung: Aufguss: 2 Teelöffel des getrockneten Krauts mit einer Tasse kochendem Wasser übergiessen und 10–15 Minuten ziehen lassen. Dreimal täglich trinken. Um *Durchfall* wirksam zu bekämpfen sowie bei Verwendung als Mundspülung wird ein stärkeres Mittel hergestellt, indem man das Kraut für einige Minuten kocht, um alle Gerbstoffe zu extrahieren.

Tinktur: 2–4 Milliliter dreimal täglich.

Frauenminze

Herba Pulegii   *Mentha pulegium*
Lippenblütler
Verwendeter Teil: Oberirdische Teile.
Sammeln: Die Stengel sollten kurz vor der Blütezeit im Juli gesammelt werden.
Inhaltsstoffe: Ätherisches Öl, Gerbstoff, Flavonglykoside.
Heilwirkungen: Blähungstreibend, schweisstreibend, anregend, menstruationsfördernd.
Heilanzeigen: Durch ihr stark aromatisches ätherisches Öl kann die Frauenminze *Schmerzen* und *Bauchkrämpfe* lindern, die durch Blähungen verursacht werden. Sie entspannt *krampfartige Schmerzen* und lindert *Angstzustände.* Hauptsächlich wird Frauenminze aber als menstruationsförderndes Mittel zur Anregung der Menstruation und zur Stärkung der Gebärmutterkontraktion angewendet. Da sie in hoher Dosierung abtreibend wirkt, sollte sie während der Schwangerschaft gemieden werden. Das Öl der Frauenminze sollte ebenfalls gemieden werden, da es eine sehr starke Wirkung entfalten kann.
Vorsicht: Frauenminze sollte während der Schwangerschaft keinesfalls angewendet werden.
Zubereitung und Dosierung: Aufguss: 1–2 Teelöffel der getrockneten Blätter mit einer Tasse kochendem Wasser übergiessen und 10–15 Minuten ziehen lassen. Dreimal täglich trinken.

Tinktur: 1–2 Milliliter dreimal täglich.

Frauenschuh

Radix Cypripedii   *Cypripedium pubescens*
Orchideengewächse
Verwendeter Teil: Die Wurzel.
Sammeln: Da der Frauenschuh in den meisten Gebieten Europas unter Naturschutz steht, sollte er nicht gesammelt werden.
Inhaltsstoffe: Ätherisches Öl, Harze, Glykoside, Gerbstoff.
Heilwirkungen: Beruhigend, schlaffördernd, krampflösend, nervenstärkend.
Heilanzeigen: Unter den nervenstärkenden Kräutern hat der Frauenschuh ein vergleichsweise breites Wirkungsspektrum. Er kann bei allen Arten nervlicher Belastung, bei emotionaler Anspannung und Angstzuständen ge-

nommen werden. Er hebt die Stimmung, besonders bei *depressiven Zuständen.* Er kann *nervlich bedingte Schmerzen* lindern, wird dann aber am besten in Verbindung mit anderen Kräutern eingenommen. Seine beste Wirkung zeigt er wohl bei der Behandlung von *Angstzuständen,* die von *Schlafstörungen* begleitet werden.

Mischungen: Eine gute Mischung besteht aus Frauenschuh, Helmkraut und Hafer. Bei *nervlich bedingten Schmerzen* kann er mit Piscidiarinde, Passionsblume und Baldrian gemischt werden.

Zubereitung und Dosierung: Aufguss: 1–2 Teelöffel der Wurzel mit einer Tasse kochendem Wasser übergiessen und 10–15 Minuten ziehen lassen. Je nach Bedarf trinken.
Tinktur: 1–4 Milliliter dreimal täglich.

Gänseblümchen

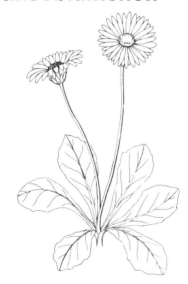

Flores Bellidis minor   *Bellis perennis*
Korbblütler
Verwendeter Teil: Frische oder getrocknete Blütenköpfe.
Sammeln: Die Blüten können zwischen März und Oktober gepflückt werden.
Inhaltsstoffe: Saponine, Gerbstoff, ätherisches Öl, Flavone, Bitterstoffe, Pflanzenschleim.
Heilwirkungen: Schleimlösend, adstringierend.
Heilanzeigen: Das Gänseblümchen, eine

hierzulande weitverbreitete Pflanze, kann vor allem bei *Husten* und *Katarrhen* benutzt werden. Es hat einen guten Ruf sowohl bei *Arthritis* und *Rheuma* als auch bei *Leber-* und *Nierenproblemen.* Aufgrund seiner adstringierenden Wirkung kann es auch bei *Durchfall* hilfreich sein.

Mischungen: Für einen *Katarrh der Atemwege* kann es mit Goldraute oder Huflattich gemischt werden.

Zubereitung und Dosierung: Aufguss: 1 Teelöffel der getrockneten Blüten mit einer Tasse kochendem Wasser übergiessen und 10 Minuten ziehen lassen. Drei- oder viermal täglich trinken.
Tinktur: 2–4 Milliliter dreimal täglich.

Gänsefingerkraut

Herba Anserinae   *Potentilla anserina*
Rosengewächse
Verwendeter Teil: Getrocknete oberirdische Teile.
Sammeln: Das Gänsefingerkraut sollte im Juni gesammelt werden, wobei alle verfärbten oder angefressenen Blätter entfernt werden müssen. Im Schatten trocknen.
Inhaltsstoffe: Gerbstoffe, Flavonoide, Bitterstoffe, organische Säuren.
Heilwirkungen: Adstringierend, gegen Katarrh, harntreibend, (örtlich) entzündungshemmend.
Heilanzeigen: Das Gänsefingerkraut ist ein wirkungsvolles Mittel gegen Katarrh und kann immer verwendet werden, wenn zuviel Schleim gebildet wird. Bei *Hämorrhoiden* kann es eingenommen oder als Kompresse benutzt werden. Es ist bei *Durchfall* angezeigt, besonders dann, wenn er von Verdauungsstörungen begleitet ist. Wenn Entzündungen im Mund auftreten, z. B. bei *Zahnfleischentzündung* oder bei *Aphthen,* erweist sich eine Mundspülung als wirkungsvoll. Als Gurgelmittel lindert es *Halsentzündungen.*
Zubereitung und Dosierung: Aufguss: 2 Teelöffel des getrockneten Krauts mit einer Tasse kochendem Wasser übergiessen und 15 Minuten ziehen lassen. Dreimal täglich trinken, bzw. gurgeln.
Kompresse: 1–2 Esslöffel zerkleinertes Gänsefingerkraut mit einem halben Liter Wasser zum Kochen bringen, vom Feuer nehmen und 20 Minuten ziehen lassen. Mit der lauwarmen

Flüssigkeit eine feuchte Kompresse machen. Sobald die Kompresse trocken wird, erneut tränken.

Tinktur: 2–4 Milliliter dreimal täglich.

Galgantwurzel

Rhizoma Galangae   *Alpina officinarum*
Ingwergewächse
Verwendeter Teil: Wurzelstock.
Sammeln: Dieses Heilkraut wird in China angebaut, wo sein Wurzelstock im Spätsommer und Frühherbst ausgegraben wird. Er wird gewaschen, in Stücke geschnitten und getrocknet.
Inhaltsstoffe: Ätherisches Öl, scharfes Harz, Galangol, Kämpferol, Galangin.
Heilwirkungen: Anregend, blähungstreibend.
Heilanzeigen: Wie so viele andere Pflanzen wird die Galgantwurzel heute nur noch selten benutzt. Dabei ist sie ein vorzügliches anregendes und blähungstreibendes Mittel, das bei *Blähungen, Verdauungsschwäche* und *Übelkeit* hilft, besonders wenn sie durch trägen Stoffwechsel verursacht werden.
Zubereitung und Dosierung: Aufguss: ½ Teelöffel des pulverisierten Wurzelstocks mit einer Tasse kochendem Wasser übergiessen und 10–15 Minuten ziehen lassen. Dreimal täglich trinken.
Tinktur: 1–2 Milliliter dreimal täglich.

Geissraute

Herba Galegae   *Galega officinalis*
Schmetterlingsblütler
Verwendeter Teil: Getrocknete oberirdische Teile.
Sammeln: Die Stengel werden mit Blättern und Blüten während der Blütezeit im Juli und August gesammelt. Im Schatten trocknen.
Inhaltsstoffe: Alkaloide, Saponine, Flavonglykoside, Bitterstoffe, Gerbstoff.
Heilwirkungen: Senkt den Blutzuckerspiegel, milchtreibend, harntreibend, schweisstreibend.
Heilanzeigen: Die Geissraute ist eines von vielen Kräutern, die den Blutzuckerspiegel senken; deshalb ist ihr Gebrauch bei *Diabetes mellitus* angezeigt. Sie kann jedoch eine Insulinbehandlung nicht ersetzen und sollte nur

unter qualifizierter Aufsicht angewendet werden. Geissraute wirkt auch stark milchtreibend und regt sowohl die Bildung als auch den Fluss der Muttermilch an. Sie kann nachweislich in manchen Fällen die Milchmenge um 50 Prozent steigern.
Zubereitung und Dosierung: Aufguss: 1 Teelöffel der getrockneten Blätter mit einer Tasse kochendem Wasser übergiessen und 10–15 Minuten ziehen lassen. Zweimal täglich trinken.
Tinktur: 1–2 Milliliter dreimal täglich.

Gelbholzrinde

Cortex und Fructus Xanthoxyli
Zanthoxylum americanum
Rautengewächse
Verwendeter Teil: Rinde und Beeren.
Sammeln: Die Beeren werden im Spätsommer gesammelt, die Rinde wird im Frühling von den Ästen geschält.
Inhaltsstoffe: Alkaloide, in den Beeren ätherische Öle.
Heilwirkungen: Anregend (vor allem für die Durchblutung), stärkend, blutreinigend, blähungstreibend, schweisstreibend.
Heilanzeigen: Die Gelbholzrinde kann ähnlich wie Paprika verwendet werden, obwohl sie langsamer wirkt. Sie wird bei vielen chronischen Beschwerden, wie z. B. bei *Rheuma* und bei *Hautkrankheiten*, benutzt. Bei allen Anzeichen schlechter Durchblutung ist dieses Kraut angezeigt, so z. B. bei *Frostbeulen, Krämpfen in den Beinen, Krampfadern* und *Krampfadergeschwüren.* Äusserlich kann sie als anregendes Einreibemittel bei *Rheuma* und *Bindegewebsentzündungen* verwendet werden. Aufgrund ihrer anregenden Wirkung auf das Lymphsystem, die Durchblutung und die Schleimhäute kann die Gelbholzrinde bei der ganzheitlichen Behandlung vieler spezifischer Krankheitszustände eine Rolle spielen.
Zubereitung und Dosierung: Aufguss: 1–2 Teelöffel der Rinde mit einer Tasse kochendem Wasser übergiessen und 10–15 Minuten ziehen lassen. Dreimal täglich trinken.
Tinktur: 2–4 Milliliter dreimal täglich.

Gelbwurzel Kanadische

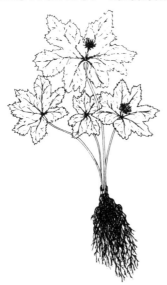

Rhizoma Hydrastis   *Hydrastis canadensis*
Hahnenfussgewächse
Verwendeter Teil: Wurzel und Wurzelstock.
Sammeln: Wurzeln und Wurzelstock dreijähriger Pflanzen werden im Herbst ausgegraben, nachdem die Samen ausgereift sind. Sorgfältig reinigen und langsam an der Luft trocknen.
Inhaltsstoffe: Die Alkaloide Hydrastin, Berberin und Canadin; Spuren ätherischen Öls; Harz; fettes Öl.
Heilwirkungen: Stärkend, adstringierend, gegen Katarrh, abführend, muskelanregend, wehenanregend, bitter.
Heilanzeigen: Die Kanadische Gelbwurzel ist eines der nützlichsten Heilkräuter, die uns zur Verfügung stehen. Die meisten ihrer spezifischen Anwendungen beruhen darauf, dass sie stärkend auf alle Schleimhäute des Körpers wirkt. So hilft sie bei allen Verdauungsproblemen, z. B. bei *Magenschleimhautentzündung* und *Dickdarmentzündung*. Ihre anregende Wirkung aufgrund des bitteren Geschmacks weist ihr bei *Appetitmangel* eine Rolle zu. Die Kanadische Gelbwurzel hilft bei allen Katarrhen, besonders bei *Katarrhen der oberen Atemwege*. Ihre kräftigende und adstringierende Wirkung spielen bei ihrer Verwendung für Gebärmutterprobleme, wie *übermässig starke Monatsblutungen* und bei *nicht-menstruellen Blutungen aus der Gebärmutter*, eine Rolle. Da sie ausserdem die glat-

te Muskulatur anregt, kann sie beim *Geburtsvorgang* helfen, sollte aber aus eben diesem Grund während der Schwangerschaft gemieden werden. Äusserlich wird sie zur Behandlung von *Ekzemen, Fadenpilzerkrankungen, Hautjucken, Ohrenschmerzen* und *Bindehautentzündung* benutzt.
Vorsicht: Da die Kanadische Gelbwurzel die glatte Muskulatur der Gebärmutter anregt, sollte sie während der Schwangerschaft gemieden werden!
Mischungen: Bei Magenproblemen lässt sie sich gut mit Mädesüss und Kamille kombinieren. Bei *nicht-menstruellen Blutungen der Gebärmutter* wird sie am besten mit der Amerikanischen Waldlilie gemischt. Zur äusserlichen Waschung von *Reizungen* und *Hautjucken* lässt sie sich gut mit Hamameliswasser mischen. Für Ohrentropfen kann sie mit der Kleinen Königskerze gemischt werden.
Zubereitung und Dosierung: Aufguss: ½–1 Teelöffel der pulverisierten Wurzel mit einer Tasse kochendem Wasser übergiessen und 10–15 Minuten ziehen lassen. Dreimal täglich trinken.
Tinktur: 2–4 Milliliter dreimal täglich.

Gewürznelken

Flores Caryophylli   *Eugenia caryophyllus*
Myrtengewächse
Verwendeter Teil: Getrocknete Blüten und Öl.
Sammeln: Die Blütenknospen dieses Baums werden gesammelt, sobald sich ihre untersten Teile von grün zu purpur verfärben. Sie wachsen rund um den Indischen Ozean.
Inhaltsstoffe: Bis zu 20 Prozent ätherische Öle.
Heilwirkungen: Anregend, blähungstreibend, aromatisch.
Heilanzeigen: Gewürznelken können zur Linderung von *Übelkeit, Brechreiz* und *Blähungen* und zur Anregung des Verdauungssystems benutzt werden. Sie wirken lokal als starkes Antiseptikum und als mildes schmerzlinderndes Mittel, das äusserlich bei *Zahnschmerzen* verwendet werden kann.
Zubereitung und Dosierung: Gewürznelken können zum Würzen von Speisen und als Tee benutzt werden. Einige Nelken in eine Tasse mit kochendem Wasser geben und 10 Minu-

ten ziehen lassen. Bei *Zahnschmerzen* eine Nelke an den Zahn legen und auf den Zahn wirken lassen. Oder etwas Nelkenöl auf Watte tropfen und diese neben den Zahn legen.

Gewürzsumachrinde

Cortex Rhois aromaticae Radicis
Rhus aromatica
Anacardiaceae
Verwendeter Teil: Wurzelrinde.
Inhaltsstoffe: Gerbstoff.
Heilwirkungen: Adstringierend.
Heilanzeigen: Die Gewürzsumachrinde ist ein wirkungsvolles Adstringens, das besonders bei der Behandlung von *unwillkürlichem Harnlassen* bei jungen und bei älteren Menschen angezeigt ist, aber auch bei *Durchfall* oder *Blutungen.*
Mischungen: Zur Regulierung *unwillkürlichen Harnlassens* kann sie mit Ackerschachtelhalm und Odermennig gemischt werden.
Zubereitung und Dosierung: 1 Teelöffel der Wurzelrinde in eine Tasse Wasser geben, zum Kochen bringen und 10 Minuten leicht kochen. Dreimal täglich trinken.
Tinktur: 1–2 Milliliter dreimal täglich.

Giftlattich

Herba Lactucae virosae   *Lactuca virosa*
Korbblütler
Verwendeter Teil: Getrocknete Blätter.
Sammeln: Die Blätter sollten im Juni und Juli gesammelt werden.
Inhaltsstoffe: Der Milchsaft enthält Laktuzin, Laktucerol, Laktueopikrin und Laktuzinsäure; Alkaloide; Triterpene.
Heilwirkungen: Beruhigend, schmerzlindernd, schlaffördernd.
Heilanzeigen: Der Milchsaft des Giftlattichs wurde früher gelegentlich unter dem Namen «Lattich-Opium» verkauft, was den Gebrauch dieses Heilkrauts gut umschreibt! Er ist ein sehr gutes Heilmittel zur Behandlung von *Schlaflosigkeit, Ruhelosigkeit* und *Erregbarkeit* (besonders bei Kindern). Als krampflösendes Mittel kann er als Bestandteil einer ganzheitlichen Behandlung von *Keuchhusten* und allgemein bei *trockenem Reizhusten* verwendet werden. Er lindert *Kolikschmerzen* in den Därmen und der Gebärmutter und kann daher auch bei *schmerzhafter Monatsblutung* benutzt werden. Er schwächt Muskelschmerzen, die in Verbindung mit *Rheuma* auftreten. Er wurde manchmal als anaphrodisierendes Mittel verwendet.
Mischungen: Bei *Reizhusten* kann er mit Wildkirschenrinde gemischt werden. Bei *Schlaflosigkeit* lässt er sich gut mit Baldrian und Küchenschelle mischen.
Zubereitung und Dosierung: Aufguss: 1–2 Teelöffel der Blätter mit einer Tasse kochendem Wasser übergiessen und 10–15 Minuten ziehen lassen. Dreimal täglich trinken.
Tinktur: 2–4 Milliliter dreimal täglich.

Ginseng

Radix Ginseng   *Panax ginseng*
Efeugewächse
Verwendeter Teil: Wurzel.
Sammeln: Ginseng wird vor allem in China, Korea, Russland und im Nordosten von Amerika angebaut.
Inhaltsstoffe: Steroidglykoside, Sterole, Vitamine der D-Gruppe.
Heilwirkungen: Antidepressiv, stärkt die Widerstandskraft und verbessert körperliche und geistige Leistungsfähigkeit.
Heilanzeigen: Ginseng hat eine sehr lange Geschichte, über seine Wirkungen und Anwendungsbereiche hat sich entsprechend allerlei Volksbrauchtum gesammelt. Wenn auch viele Behauptungen übertrieben sein mögen, ist Ginseng doch auf jeden Fall eine einzigartige Pflanze. Ginseng kann die Vitalität und körperliche Ausdauer erhöhen und uns in körperliche Höchstform bringen. Insbesondere steigert er *niedrigen Blutdruck* auf normales Niveau. Er beeinflusst *Depressionen*, besonders wenn sie mit Schwäche- und Erschöpfungszuständen zusammenhängen. Ganz allgemein kann er bei *Erschöpfungs-* und *Schwächezuständen* benutzt werden. Auch soll er aphrodisierend wirken. Gelegentlich kann es bei der Verwendung von Ginseng zu Kopfschmerzen kommen.
Zubereitung und Dosierung: Die Wurzel wird entweder gekaut, oder es wird eine Abkochung gemacht. ½ Teelöffel der pulverisierten Wurzel in eine Tasse Wasser geben, zum Kochen bringen und 10 Minuten leicht kochen. Dreimal täglich trinken.

Goldkreuzkraut

Herba Senecionis Aurei   *Senecio aureus*
Korbblütler
Verwendeter Teil: Getrocknete oberirdische Teile.
Sammeln: Das Kraut sollte im Sommer gesammelt werden, kurz bevor sich die Blüten öffnen.
Inhaltsstoffe: Alkaloide, darunter Senecionin und Senecin; Harze.
Heilwirkungen: Gebärmutterstärkend, harntreibend, schleimlösend, menstruationsfördernd.
Heilanzeigen: Als gebärmutterstärkendes Mittel kann das Goldkreuzkraut immer dann ohne Bedenken angewendet werden, wenn ein diesbezüglich kräftigendes Mittel gebraucht wird. Besonders bei Störungen in den *Wechseljahren* kann es sehr nützlich sein. Auch bei *verzögerter* oder *gehemmter Menstruation* kann das Goldkreuzkraut genommen werden. Bei *Weissfluss* kann es als Scheidenspülung benutzt werden. Gilt als allgemeines Stärkungsmittel bei *Schwächezuständen* wie auch bei *Tuberkulose*.
Mischungen: Bei Beschwerden in den Wechseljahren kann es sinnvoll mit Johanniskraut, Hafer oder Küchenschelle gemischt werden.
Zubereitung und Dosierung: Aufguss: 1–3 Teelöffel der getrockneten Kräuter mit einer Tasse kochendem Wasser übergiessen und 10–15 Minuten ziehen lassen. Dreimal täglich trinken.
Tinktur: 1–4 Milliliter dreimal täglich.

Goldrute

Herba Solidaginis   *Solidago virgauria*
Korbblütler
Verwendeter Teil: Getrocknete oberirdische Teile.
Sammeln: Man sammle die Stengel zur Blütezeit zwischen Juli und Oktober, am besten von Pflanzen, die noch nicht aufgeblüht sind. Im Schatten oder bei Temperaturen unter 40°C trocknen.
Inhaltsstoffe: Saponine, ätherisches Öl, Bitterstoff, Gerbstoffe, Flavonoide.
Heilwirkungen: Gegen Katarrh, entzündungshemmend, antiseptisch, schweisstreibend, blähungstreibend, harntreibend.

Heilanzeigen: Bei *akutem oder chronischem Katarrh der oberen Atemwege* sollte man zuerst an Goldrute denken. Zusammen mit anderen Heilkräutern kann sie bei der Behandlung von *Grippe* benutzt werden. Ihre blähungstreibende Wirkung teilt ihr eine Rolle zu bei der Behandlung von *mit Blähungen verbundenen Verdauungsstörungen*. Als entzündungshemmendes und antiseptisches Mittel für die Harnwege kann Goldrute bei *Blasen-* und *Harnröhrenentzündungen* benutzt werden. Sie kann die *Wundheilung* anregen. Als Gurgelmittel kann sie bei *Kehlkopf-* und *Rachenentzündung* benutzt werden.
Mischungen: Bei *Katarrh der oberen Atemwege* mischt man sie mit Sumpfruhrkraut, Sonnenhutwurzel, Kermesbeere und Wildem Indigo.
Zubereitung und Dosierung: Aufguss: 2–3 Teelöffel des getrockneten Krauts mit einer Tasse kochendem Wasser übergiessen und 10–15 Minuten ziehen lassen. Dreimal täglich triken.
Tinktur: 2–4 Milliliter dreimal täglich.

Granatbaum

Cortex Granati   *Punica granatum*
Weiderichgewächse
Verwendeter Teil: Rinde.
Inhaltsstoffe: Gerbstoffe, Alkaloide.
Heilwirkungen: Wurmtreibend.
Heilanzeigen: Verschiedene Teile des Granatbaums können medizinisch genutzt werden, aber die Rinde besitzt eine stark wurmtreibende Wirkung, besonders bei *Bandwürmern*. Ihre Wirkung kann ziemlich stark und traumatisch sein, da sie oft von Übelkeit und Erbrechen begleitet ist, denn die Behandlung von Bandwürmern erfordert strenges Fasten, dem stark abführende Mittel und Einläufe folgen.
Zubereitung und Dosierung: Abkochung: 20 Gramm Rinde werden mit 100 Milliliter Wasser zu einer Abkochung verarbeitet. Davon werden 15 Milliliter getrunken.

Graupappel

Gemmae Populi gileadensii
Populus gileadensis
Weidengewächse
Verwendeter Teil: Geschlossene Knospen.
Inhaltsstoffe: Oleoresin, Salizin.
Heilwirkungen: Stimulierend, schleimlösend, antiseptisch, reizlindernd, wundheilend.
Heilanzeigen: Da die Graupappel die Schleimhäute beruhigt sowie desinfizierend und adstringierend auf sie wirkt, ist sie besonders gut als Mittel bei *Husten, Halsschmerzen* und *Kehlkopfentzündung* geeignet. Besonders bei einer *Kehlkopfentzündung,* die von Stimmverlust begleitet ist, wird sie als spezifisches Heilmittel betrachtet. Sie kann bei *chronischer Bronchitis* eingesetzt werden. Äusserlich kann sie zur Linderung von Entzündungen bei *Rheuma* und *Arthritis* wie auch für trockene und schorfige Hautkrankheiten, wie *Schuppenflechte* und *trockene Ekzeme,* verwendet werden.
Mischungen: Ihre Wirkung auf das Atmungssystem kann durch die Beimischung von Huflattich, Salbei oder Weissem Andorn verstärkt werden, während Vogelmiere die Wirkung bei äusserlicher Anwendung erhöht.
Zubereitung und Dosierung: Aufguss: 2 Teelöffel der Knospen mit einer Tasse kochendem Wasser übergiessen und 10–15 Minuten ziehen lassen. Dreimal täglich trinken.
Tinktur: 1–2 Milliliter dreimal täglich.

Grieswurzel

Radix Collisoniae canadensis
Collisonia canadensis
Lippenblütler
Verwendeter Teil: Wurzel und Wurzelstock.
Sammeln: Wurzel und Wurzelstock werden im Herbst ausgegraben.
Inhaltsstoffe: Saponine, Harz, Gerbstoff, organische Säuren, Alkaloide.
Heilwirkungen: Verhindert Steinbildung, harn- und schweisstreibend.
Heilanzeigen: Wie der Name vermuten lässt, wird die Grieswurzel vor allem zur Behandlung und Vorbeugung gegen Steine und Griess im Harnsystem und in der Galle verwendet.
Mischungen: Bei *Harnsteinen* oder *-griess* kann sie mit Ackerfrauenmantel, Rotem Wasserhanf, Mauerkraut oder der Baumartigen Hortensie gemischt werden.
Zubereitung und Dosierung: Abkochung: 1–3 Teelöffel der getrockneten Wurzel in eine Tasse Wasser geben, zum Kochen bringen und 10–15 Minuten leicht kochen. Dreimal täglich trinken.
Tinktur: 2–4 Milliliter dreimal täglich.

Grindeliakraut

Herba Grindeliae   *Grindelia camporum*
Korbblütler
Verwendeter Teil: Getrocknete oberirdische Teile.
Sammeln: Die oberirdischen Teile werden gesammelt, bevor sich die Blütenknospen öffnen. Sie werden so bald wie möglich in der Sonne getrocknet.
Inhaltsstoffe: Saponine, ätherisches Öl, Bitterstoffalkaloide, Harze, Gerbstoffe.
Heilwirkungen: Krampflösend, schleimlösend, blutdrucksenkend.
Heilanzeigen: Grindeliakraut entspannt glatte Muskulatur und die Herzmuskeln. Dies erklärt seinen Gebrauch bei *Asthma* und *Bronchialerkrankungen,* besonders wenn sie mit beschleunigtem Herzschlag und nervösen Reaktionen einhergehen. Es kann bei *Asthma, Bronchitis, Keuchhusten* und *Katarrh der oberen Atemwege* benutzt werden. Äusserlich kann es bei *Hautausschlägen* verwendet werden, die durch Giftsumach verursacht wurden.
Mischungen: Zur Behandlung *asthmatischer Erkrankungen* kann es mit Lobelie oder Pillenwolfsmilch gemischt werden.
Zubereitung und Dosierung: Aufguss: 1 Teelöffel des getrockneten Krauts mit einer Tasse kochendem Wasser übergiessen und 10–15 Minuten ziehen lassen. Dreimal täglich trinken.
Tinktur: 1–2 Milliliter dreimal täglich.

Guajakbaum

Lignum Guajaci   *Guaiacum officinale*
Zygophyllaceae
Verwendeter Teil: Das Kernholz.
Sammeln: Das Harz des Baums quillt auf na-

türliche Weise hervor und wird oft als solches gesammelt und verwendet, ansonsten wird das Kernholz fein zerkleinert. Der Baum wächst in Südamerika und in der Karibik.

Inhaltsstoffe: Guajakharzsäuren; Saponine; Polyterpenoide; Vanillin.

Heilwirkungen: Antirheumatisch, entzündungshemmend, abführend, schweisstreibend, harntreibend.

Heilanzeigen: Der Guajakbaum wirkt spezifisch bei *chronischem Rheuma* und *rheumatischer Arthritis,* besonders wenn ein Adstringens benötigt wird. Er unterstützt die *Gicht*behandlung und kann verhindern, dass diese Krankheit erneut auftritt.

Mischungen: Er kann zusammen mit Bitterklee, Mädesüss oder Selleriesamen benutzt werden.

Zubereitung und Dosierung: Abkochung: 1 Teelöffel des zerkleinerten Kernholzes in eine Tasse Wasser geben, zum Kochen bringen und 15–20 Minuten leicht kochen. Dreimal täglich trinken.

Gundelrebe

Herba Hederae terrestris   *Nepeta hederacea*
Lippenblütler

Verwendeter Teil: Oberirdische Teile.

Sammeln: Die blühenden Stengel sollten zwischen April und Juni gesammelt werden.

Inhaltsstoffe: Bitterstoffe, Gerbstoff, ätherisches Öl, Harz, Saponin.

Heilwirkungen: Gegen Katarrh, adstringierend, schleimlösend, harntreibend, wundheilend.

Heilanzeigen: Die Gundelrebe kann zur Behandlung *katarrhalischer Probleme* in den Stirnhöhlen oder im Brustbereich benutzt werden. Sie unterstützt die Heilung von *Husten* und *Bronchitis,* wirkt aber hier besser in Verbindung mit anderen Kräutern. Lösen Schleimansammlungen im Mittelohr, die durch einen Katarrh verursacht sind, *Ohrenklingen* aus, kann die Gundelrebe sehr wirkungsvoll sein. Ihre adstringierende Wirkung hilft bei der Behandlung von *Durchfall* und bei *Hämorrhoiden.* Sie kann auch bei *Blasenentzündungen* benutzt werden.

Mischungen: Bei *Husten* kann sie mit Huflattich, Weissem Andorn oder Alant gemischt werden, bei *Stirnhöhlenkatarrh* mit Goldrute.

Zubereitung und Dosierung: Aufguss: 1 Teelöffel der getrockneten Blätter mit einer Tasse kochendem Wasser übergiessen und 10–15 Minuten ziehen lassen. Dreimal täglich trinken.

Tinktur: 1–4 Milliliter dreimal täglich.

Gurke

Cucumis sativa
Kürbisgewächse

Verwendeter Teil: Die ganze Frucht, die Samen.

Heilwirkungen: Schleimhautschützend, wundheilend, schwach harntreibend. Samen: wurmtreibend.

Heilanzeigen: Die Gurkensamen wirken ähnlich wie Kürbissamen, da diese auch gegen *Bandwürmer* wirken. Vor allem findet die Gurke Anwendung in der Kosmetik. Ihr Saft und die frische Frucht sind kühlend, heilen und entspannen die Haut.

Zubereitung und Dosierung: Zur Behandlung von *Bandwürmern* werden 60 Gramm gemahlene Samen mit Zucker oder Honig gemischt. Diese Mischung sollte auf nüchternen Magen genommen und nach zwei Stunden durch ein sehr starkes Abführmittel ergänzt werden.

Habichtskraut Kleines

Herba Auriculae muris   *Pilosella officinarum*
Korbblütler

Verwendeter Teil: Oberirdische Teile.

Sammeln: Das Kleine Habichtskraut sollte zur Blütezeit im Mai oder Juni gesammelt werden.

Inhaltsstoffe: Das Cumarin Umbelliferon; Flavone und Flavonoide; Koffeinsäure; Chlorogensäure.

Heilwirkungen: Krampflösend, schleimlösend, gegen Katarrh, adstringierend, speichelfördernd, wundheilend.

Heilanzeigen: Das Kleine Habichtskraut ist eines der ältesten Heilkräuter, die in England und Wales benutzt werden. Es wird bei *Problemen der Atmungsorgane* verwendet, bei denen sehr viel Schleim gebildet wird, die Schleimhäute gereizt sind und vielleicht sogar Blut gehustet wird. Bei *Keuchhusten* gilt es als das angezeigte Mittel. Es kann auch bei *Bron-*

chitis und *bronchitischem Asthma* helfen. Äusserlich kann es als Packung die Heilung von *Wunden* fördern oder auch zur Behandlung von *Eingeweide-* oder *Knochenbrüchen* benutzt werden.

Mischungen: Bei *Keuchhusten* kann es mit Sonnentau, Weissem Andorn, Kleiner Königskerze oder Huflattich gemischt werden.

Zubereitung und Dosierung: Aufguss: 1–2 Teelöffel der getrockneten Kräuter mit einer Tasse kochendem Wasser übergiessen und 10–15 Minuten ziehen lassen. Dreimal täglich trinken.

Tinktur: 1–4 Milliliter dreimal täglich.

Hafer

Semen Stramentum Avenae   *Avena sativa*
Süssgräser

Verwendeter Teil: Samen und Stroh werden zur Erntezeit im August gesammelt, ungefähr vier Wochen nach der Roggenernte. Die Stengel werden geschnitten und zusammengebunden, zum Trocknen stehen gelassen und danach ausgedroschen.

Inhaltsstoffe: Samen: 50 Prozent Stärke; Alkaloide, darunter Trigonellin und Avenin; Saponine; Flavone; Sterine; Vitamin B. Stroh: Reich an Kieselsäure, Schleimstoff, Kalzium.

Heilwirkungen: Nervenstärkend, gegen Depressionen, nahrhaft, schleimhautschützend, wundheilend.

Heilanzeigen: Hafer ist eines der besten Mittel, um das Nervensystem zu «füttern», ganz besonders, wenn es stressbelastet ist. Er gilt als besonders angezeigt in Fällen *nervöser Erschöpfungs-* und *Schwächezustände,* vor allem, wenn sie von *Depressionen* begleitet werden. Er kann zusammen mit den meisten anderen Nervenmitteln zur Stärkung des gesamten Nervensystems benutzt werden. Er wird auch bei allgemeinen *Schwäche-* und *Erschöpfungszuständen* verwendet. Der hohe Anteil an Kieselsäure im Stroh erklärt seine Anwendung bei Hautproblemen, besonders für die äusserliche Anwendung.

Mischungen: Bei *Depressionen* kann Hafer mit Helmkraut oder Frauenschuh gemischt werden.

Zubereitung und Dosierung: Hafer kann am einfachsten als Frischkornbrei, Haferflocken oder Haferschleim genommen werden.

Fluidextrakt: in flüssiger Form wird er meist als Fluidextrakt gegeben. 3–5 Milliliter dreimal täglich.

Bad: Bei *Neuralgie* und *gereizter Haut* kann ein linderndes Bad helfen: 500 Gramm des zerkleinerten Strohs eine halbe Stunde in 2 Liter Wasser kochen. Absieben und ins Badewasser geben.

Hagebutte

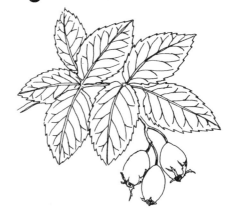

Fructus Cynosbati   *Rosa canina*
Rosengewächse

Verwendeter Teil: Die Früchte und Samen der Heckenrose.

Sammeln: Die Hagebutten werden im Herbst gesammelt.

Inhaltsstoffe: Vitamin C, Gerbstoff, Pektin, Karotin, Fruchtsäuren, fettes Öl.

Heilwirkungen: Nahrhaft, leicht abführend, leicht harntreibend, leicht adstringierend.

Heilanzeigen: Die Hagebutte ist eine der besten natürlichen und frei verfügbaren Quellen von Vitamin C. Sie kann immer genommen werden, wenn dieses Vitamin benötigt wird. Sie unterstützt die Abwehrmechanismen des Körpers gegen Infektionen und vor allem gegen das Auftreten von *Erkältungen.* Sie eignet sich besonders als Stärkungsmittel bei einer Frühjahrskur und hilft bei *allgemeinen Erschöpfungs-* und *Schwächezuständen.* Sie hilft bei *Verstopfung* und leichten Gallenproblemen wie auch bei *Erkrankungen von Nieren und Blase.*

Zubereitung und Dosierung: Abkochung oder Sirup können ohne Bedenken je nach Bedarf getrunken werden.

Abkochung: 2½ Teelöffel der geschnittenen Hagebutten in eine Tasse Wasser geben, zum Kochen bringen und 10 Minuten leicht kochen.

Sirup: Um einen Sirup herzustellen, sollten die Anweisungen im Kapitel über die Zubereitung der Heilpflanzen befolgt werden. Für diese und alle anderen essbaren Zubereitungen ist es wichtig, sowohl die Samen aus der Frucht als auch die feinen, harten Haare zu entfernen.

Tinktur: 2–4 Milliliter dreimal täglich.

Hamamelis

Cortex Folia Hamamelidis   *Hamamelis virginia*
Hamamelisgewächse
Verwendeter Teil: Rinden oder Blätter.
Sammeln: Die Blätter können den ganzen Sommer über gesammelt werden; damit sie sich nicht verfärben, sollten sie schnell getrocknet werden. Die Rinde wird im Frühling gesammelt, nachdem sich neue Triebe gebildet haben.
Inhaltsstoffe: Viel Gerbstoff und Gallussäure, Bitterstoffe, wenig ätherisches Öl.
Heilwirkungen: Adstringierend.
Heilanzeigen: Hamameliswasser (in Apotheken erhältlich) ist das beste und einfachste adstringierende Mittel und kann immer dann verwendet werden, wenn Blutungen auftreten, sowohl innerlich als auch äusserlich. Es eignet sich besonders zur Linderung von *Hämorrhoiden*. Es hat den verdienten Ruf, bei der Behandlung von *Prellungen, entzündeten Schwellungen* und bei *Krampfadern* zu helfen. Hamamelis reguliert *Durchfall* und hilft bei der Linderung von *Ruhr*.
Mischungen: Zur Linderung von *Hämorrhoiden* lässt sich Hamamelis gut mit Scharbockskraut mischen.
Zubereitung und Dosierung: Aufguss: 1 Teelöffel der getrockneten Blätter mit einer Tasse kochendem Wasser übergiessen und 10–15 Minuten ziehen lassen. Dreimal täglich trinken.
Salbe: Hamamelis lässt sich zu einer ausgezeichneten Salbe verarbeiten.
Tinktur: 1–2 Milliliter dreimal täglich.

Helmkraut

Herba Scutellariae   *Scutellaria laterifolia*
Lippenblütler
Verwendeter Teil: Oberirdische Teile.
Sammeln: Alle oberirdischen Teile sollten zu Ende der Blütezeit im August oder September gesammelt werden.
Inhaltsstoffe: Flavonoidglykoside, darunter Scutellarin und Scutellarein; wenig ätherisches Öl; Bitterstoff.
Heilwirkungen: Nervenstärkend, beruhigend, krampflösend.
Heilanzeigen: Das Helmkraut ist wahrscheinlich das wichtigste Nervenmittel, das uns in der Heilkunde zur Verfügung steht. Es beruhigt *nervöse Spannungszustände*, während es gleichzeitig das Zentralnervensystem belebt und erneuert. Es findet besonders bei der Behandlung von *Anfällen, hysterischen Zuständen* und auch bei *Epilepsie* Verwendung wie auch bei allen *Erschöpfungs-* und *Depressionszuständen*. Helmkraut ist ohne Bedenken zur Linderung von *vormenstruellen Spannungszuständen* anwendbar.
Mischungen: Es lässt sich gut mit Baldrian mischen.
Zubereitung und Dosierung: Aufguss: 1–2 Teelöffel des getrockneten Krauts mit einer Tasse kochendem Wasser übergiessen und 10–15 Minuten ziehen lassen. Bei Bedarf oder dreimal täglich trinken.
Tinktur: 2–4 Milliliter dreimal täglich oder bei Bedarf einnehmen.

Heloniaswurzel

Radix Helonias dioicae
Chamaelirium luteum
Liliengewächse
Verwendeter Teil: Getrockneter Wurzelstock und Wurzel.
Sammeln: Die unterirdischen Teile werden im Herbst ausgegraben.
Inhaltsstoffe: Steroidsaponine, darunter Chamaelirin.
Heilwirkungen: Gebärmutterstärkend, harntreibend, wurmtreibend, brechreizfördernd.
Heilanzeigen: Dieses Heilkraut, das wir durch die Indianer kennengelernt haben, ist eines unserer besten Stärkungsmittel für das Sexualsystem. Obwohl es vor allem für das

weibliche System benutzt wird, kann es auch Männern helfen. Wir wissen, dass Heloniaswurzel Östrogenvorstufen (weibliches Hormon) enthält. Grundsätzlich wirkt die Wurzel aber amphoterisch und normalisierend. Der Körper kann sie ausgleichend und zur Stärkung verwenden und sie in scheinbar gegensätzlichen Situationen nutzen. Während sie bei allen Gebärmutterproblemen hilft, ist sie besonders bei *verspäteter* oder *fehlender Menstruation* angezeigt. Bei *Schmerzen der Eierstöcke* kann die Heloniaswurzel ohne Bedenken angewendet werden. Sie ist auch bei *drohender Fehlgeburt* angezeigt und zur Linderung von bei Schwangerschaft auftretendem *Brechreiz*. Allerdings führt eine zu hohe Dosierung zu Übelkeit und Erbrechen.

Zubereitung und Dosierung: Abkochung: 1–2 Teelöffel der getrockneten Wurzel in eine Tasse Wasser geben, zum Kochen bringen und 10–15 Minuten leicht kochen. Dreimal täglich trinken.

Bei *drohender Fehlgeburt* kann davon häufig getrunken werden.

Tinktur: 2–4 Milliliter dreimal täglich.

Herzgespann Echtes

Herba Leonuri cardiacae *Leonurus cardiaca*
Lippenblütler
Verwendeter Teil: Oberirdische Teile.
Sammeln: Die Stengel sollten zur Blütezeit zwischen Juni und September gesammelt werden.
Inhaltsstoffe: Bitterstoffglykoside, darunter Leonurin und Leonuridin; Alkaloide, darunter Leonuinin und Stachydren; ätherisches Öl; Gerbstoff.
Heilwirkungen: Beruhigend, menstruationsfördernd, krampflösend, herzstärkend.
Heilanzeigen: Das Echte Herzgespann wirkt vor allem auf zwei Bereiche. Zum einen, wie der Name schon andeutet, kann es zur Behandlung von Herz- und Kreislauf benutzt werden. Ausserdem wird es bei Menstruations- und Gebärmutterproblemen verwendet. Zur Anregung *verzögerter* oder *gehemmter Monatsblutung* kann es sehr nützlich sein, vor allem wenn diese Beschwerden mit Angst- und Spannungszuständen einhergehen. Als entspannendes Stärkungsmittel kann es die *Veränderungen während der Wechseljahre* erleichtern. Es kann zur Linderung

falscher Wehenschmerzen eingesetzt werden. Das Echte Herzgespann ist ein ausgezeichnetes herzstärkendes Mittel; es kräftigt, ohne zu belasten. Bei *zu schneller Herztätigkeit,* die durch Angst oder ähnliche Zustände verursacht wird, ist das Echte Herzgespann ein spezifisches Mittel.

Zubereitung und Dosierung: Aufguss: 1–2 Teelöffel des getrockneten Krauts mit einer Tasse kochendem Wasser übergiessen und 10–15 Minuten ziehen lassen. Dreimal täglich eine Tasse.

Tinktur: 1–4 Milliliter dreimal täglich.

Himbeere

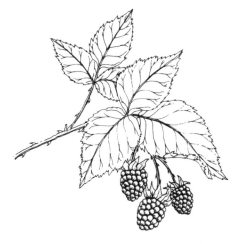

Folia Fructus Rubia Idaei *Rubus idaeus*
Rosengewächse
Verwendeter Teil: Blätter und Frucht.
Sammeln: Die Blätter können während der gesamten Wachstumszeit gesammelt werden. Sie sollten langsam in einem gut durchlüfteten Raum getrocknet werden, um sicherzustellen, dass ihre Wirkung erhalten bleibt.
Inhaltsstoffe: Blätter: Fruchtzucker, ätherisches Öl, Pektin, Zitronensäure, Apfelsäure.
Heilwirkungen: Adstringierend, kräftigend, kühlend, wehenfördernd.
Heilanzeigen: Himbeerblätter haben eine lange Tradition als Mittel, das während der Schwangerschaft das Gewebe der Gebärmutter kräftigt und tonisiert, die Kontraktionen unterstützt und *Blutungen* während des Geburtsvorgangs in Grenzen hält. Diese Wirkung tritt ein, wenn Himbeerblätter während der Schwangerschaft und während der We-

hen regelmässig als Tee getrunken werden. Als adstringierendes Mittel können sie bei sehr vielen verschiedenen Beschwerden verwendet werden, einschliesslich *Durchfall, Weissfluss.* Sie lindern Erkrankungen im Mundbereich, z. B. *Mundgeschwüre, Zahnfleischbluten* und *Entzündungen.* Als Gurgelmittel hilft die Himbeere bei *Halsentzündungen.*

Zubereitung und Dosierung: Aufguss: 2 Teelöffel des getrockneten Krauts mit einer Tasse kochendem Wasser übergiessen und 10–15 Minuten ziehen lassen. Sooft wie gewünscht trinken.

Tinktur: 2–4 Milliliter dreimal täglich.

Hirtentäschel

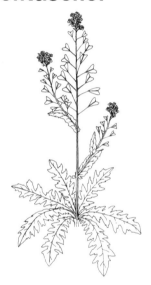

Herba Bursae pastoris
Capsella bursa-pastoris
Kreuzblütler
Verwendeter Teil: Oberirdische Teile.
Sammeln: Dieses Heilkraut kann zwischen Februar und Oktober gesammelt werden.
Inhaltsstoffe: Tyramin, Cholin, Acetylcholin, Gerbstoff, ätherisches Öl, Harz, Saponine, Flavonoide, Diosmin, Kalium.
Heilwirkungen: Gebärmutteranregend, harntreibend, adstringierend.
Heilanzeigen: Diese leicht erkennbare Heilpflanze kann immer dann benutzt werden, wenn ein mildes harntreibendes Mittel benötigt wird, z. B. bei *Wasseransammlungen* auf-

grund von Nierenproblemen. Als adstringierendes Mittel erweist es sich bei der Behandlung von *Durchfall, Wunden, Nasenbluten* und anderen Erkrankungen als sehr wirksam. Es hat besondere Bedeutung als Mittel zur Anregung des Menstruationsvorgangs und kann auch zur Verringerung von zu starken Blutungen benutzt werden.

Zubereitung und Dosierung: Aufguss: 1–2 Teelöffel des getrockneten Krauts mit einer Tasse kochendem Wasser übergiessen und 10 Minuten ziehen lassen. Wenn es für Menstruationsbeschwerden verwendet wird, sollte es während und kurz vor der Periode alle 2–3 Stunden getrunken werden. Sonst kann der Tee dreimal täglich getrunken werden.

Tinktur: 1–2 Milliliter dreimal täglich.

Holunder

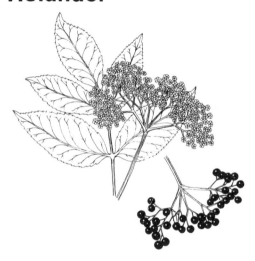

Radix, Flores, Fructus und Folia Sambuci
Sambucus nigra
Geissblattgewächse
Verwendeter Teil: Rinde, Blüten, Beeren, Blätter.
Sammeln: Die Blüten werden im Frühling oder Frühsommer gesammelt und so schnell wie möglich im Schatten getrocknet. Rinde und Beeren werden am besten im August und September gesammelt.
Inhaltsstoffe: Blüten: Flavonoide, darunter Rutin, Isoquercitrin und Kämpferol; das Blausäureglykosid Sambunigrin; Gerbstoffe; ätherisches Öl.
Beeren: Invertzucker, Fruchtsäuren, Gerb-

stoffe, Vitamin C und P, Anthocyanfarbstoff, sehr wenig ätherisches Öl.

Heilwirkungen: Rinde: Stark abführend, brechreizfördernd, harntreibend.

Blätter: Äusserlich erweichend und wundheilend, innerlich stark abführend, schleimlösend, harntreibend, schweisstreibend.

Blüten: Schweisstreibend, gegen Katarrh.

Beeren: Schweisstreibend, harntreibend, abführend.

Heilanzeigen: Der Holunderstrauch ist ein wahrer Arzneischrank! Die Blätter werden vor allem bei *Prellungen, Verstauchungen, Wunden* und *Frostbeulen* benutzt. Der Salbe aus Holunderblättern wird nachgesagt, dass sie bei *Tumoren* hilft. Holunderblüten eignen sich ausgezeichnet zur Behandlung von *Erkältungen* und *Grippe*. Sie sind bei allen katarrhalischen Entzündungen der oberen Atemwege, wie z. B. *Heuschnupfen* und *Nebenhöhlenentzündungen*, angezeigt. *Schwerhörigkeit*, die durch Katarrh bedingt ist, lässt sich sehr gut mit Holunderblüten behandeln. Holunderbeeren wirken ähnlich wie die Blüten, zusätzlich erweisen sie sich noch bei *Rheuma* als nützlich.

Mischungen: Bei *Erkältungen* und *Fieber* kann er mit Pfefferminz, Schafgarbe oder Ysop benutzt werden. Bei *Grippe* wird Holunder mit dem Amerikanischen Wasserhanf gemischt, bei katarrhalischen Zuständen mit Goldraute.

Zubereitung und Dosierung: Aufguss: 2 Teelöffel der frischen oder getrockneten Blüten mit einer Tasse kochendem Wasser übergiessen und 10 Minuten ziehen lassen. Diesen Tee so heiss wie möglich trinken.

Saft: Die frischen Beeren in wenig Wasser 2–3 Minuten kochen, dann den Saft auspressen. Um ihn zu konservieren, werden 10 Teile Saft mit einem Teil Honig kurz aufgekocht und dann abgefüllt. Ein Glas gemischt mit heissem Wasser zweimal täglich trinken.

Salbe: Drei Teile frische Holunderblätter mit sechs Teilen geschmolzenem Vaselin erhitzen, bis die Blätter spröde sind. Absieben und abfüllen. Eine ausgezeichnete kühlende und heilende Salbe lässt sich nach folgendem Rezept herstellen: Man nehme 200 Gramm frische Holunderblätter, 100 Gramm frische Breitwegerichblätter, 50 Gramm Gundelrebe, 100 Gramm frischen Wermut. Kleinschneiden und in 1500 Gramm Vaselin erhitzen, bis die Blätter spröde sind. Absieben, auspressen und abfüllen.

Tinktur: 2–4 Milliliter Tinktur (aus den Blüten) dreimal täglich.

Hopfen

Strobuli Lupuli *Humulus lupulus*
Hanfgewächse

Verwendeter Teil: Blüten.

Sammeln: Die Hopfenzapfen werden im August und September gesammelt, bevor sie ganz ausgereift sind. Sie sollten vorsichtig im Schatten getrocknet werden.

Inhaltsstoffe: Lupulin, Bitterstoffe, Harz, ätherisches Öl, Gerbstoff, östrogenartige Substanz.

Heilwirkungen: Beruhigend, schlaffördernd, antiseptisch, adstringierend.

Heilanzeigen: Hopfen wirkt auf das Zentralnervensystem stark entspannend. Er wird sehr oft zur Behandlung von *Schlaflosigkeit* verwendet. Er lindert *Angst-* und *Spannungszustände* und kann daher benutzt werden, wenn diese zu *Ruhelosigkeit, Kopfschmerzen* oder sogar *Verdauungsstörungen* führen. Mit diesen entspannenden Eigenschaften kann er als Adstringens bei Problemen, wie z. B. *entzündeter Dickdarmschleimhaut*, genommen werden. Hopfen sollte jedoch nicht bei depressiven Zuständen benutzt werden, da er diese noch verstärken kann. Bei äusserlicher Anwendung wird seine antiseptische Wirkung zur Behandlung von Geschwüren genutzt.

Vorsicht: Hopfen sollte nicht bei ausgesprochen depressiven Zuständen benutzt werden.

Mischungen: Bei *Schlaflosigkeit* kann er mit Baldrian und Passionsblume gemischt werden.

Zubereitung und Dosierung: Aufguss: 1 Teelöffel der getrockneten Blüten mit einer Tasse kochendem Wasser übergiessen und 10–15 Minuten ziehen lassen. Um den Schlaf zu fördern, sollte vor dem Schlafengehen eine Tasse getrunken werden. Bei Bedarf kann die Dosis erhöht werden.

Tinktur: 1–4 Milliliter dreimal täglich.

Hortensie Baumartige

Rhizoma Hydrangeae
Hydrangea arborescens
Steinbrechgewächse
Verwendeter Teil: Getrocknete Wurzeln und Wurzelstock.
Sammeln: Die Wurzeln sollten im Herbst ausgegraben werden. Man sollte sie in frischem Zustand waschen und in Scheiben schneiden, da sie beim Trocknen hart werden.
Inhaltsstoffe: Glykoside, Saponine, Harze.
Heilwirkungen: Harntreibend, Steinbildung verhindernd.
Heilanzeigen: Die Baumartige Hortensie wird vor allem zur Behandlung einer *entzündeten* oder *vergrösserten Prostata* benutzt. Sie kann auch bei *Nieren-* oder *Blasensteinen* bzw. *-griess* in Verbindung mit einer *Blasenentzündung* verwendet werden.
Mischungen: Bei *Nierensteinen* wird sie oft mit Ackerfrauenmantel, Bärentraube oder Rotem Wasserhanf gemischt. Bei *Prostataproblemen* wirkt sie gut in Verbindung mit Ackerschachtelhalm.
Zubereitung und Dosierung: Abkochung: 2 Teelöffel der Abkochung in eine Tasse Wasser geben, zum Kochen bringen und 10–15 Minuten leicht kochen. Dreimal täglich eine Tasse.
Tinktur: 2–4 Milliliter dreimal täglich.

Huflattich

Folia und Flores Farfarae   *Tussilago farfara*
Korbblütler
Verwendeter Teil: Getrocknete Blüten und Blätter.
Sammeln: Die Blüten sollten gesammelt werden, bevor sie ganz aufgeblüht sind (Ende Februar bis April) und sorgfältig im Schatten getrocknet werden. Die Blätter werden am besten im Mai oder Juni gesammelt. Bevor man sie trocknet und lagert, sollten sie kleingeschnitten werden. Die frischen Blätter können bis in den Herbst hinein benutzt werden.
Inhaltsstoffe: Blüten: Schleimstoffe; die Flavonoide Rutin und Karotin; Taraxacin; Arnidiol und Faradiol; Gerbstoff; ätherisches Öl. Blätter: Schleimstoff; sehr viel Gerbstoff; glykosidische Bitterstoffe; Inulin; Sitosterin; Zink.
Heilwirkungen: Schleimlösend, hustenstillend, schleimhautschützend, gegen Katarrh, harntreibend.
Heilanzeigen: Huflattich vereinigt eine lindernde und schleimlösende mit einer krampflösenden Wirkung. Die Blätter enthalten wirksame Mengen Zink. Dieses Metall hat nachweislich entzündungshemmende Wirkung. Huflattich kann bei *chronischer* oder *akuter Bronchitis, nervösem Husten, Keuchhusten* und bei *Asthma* verwendet werden. Aufgrund seiner lindernden schleimlösenden Wirkung kann Huflattich eine Rolle bei den meisten Erkrankungen des Atmungssystems spielen, einschliesslich *chronischer Lungenerweiterung*. Als mildes harntreibendes Mittel wird er bei *Blasenentzündungen* eingesetzt. Die frischen, zerdrückten Blätter können als Auflage bei *Furunkeln, Abszessen* und bei *eiternden Geschwüren* verwendet werden.
Mischungen: Bei der Behandlung von *Husten* kann Huflattich mit Weissem Andorn und der Kleinen Königskerze gemischt werden.
Zubereitung und Dosierung: Aufguss: 1–2 Teelöffel der getrockneten Blätter oder Blüten mit einer Tasse kochendem Wasser übergiessen und 10 Minuten ziehen lassen. Dreimal täglich so heiss wie möglich trinken.
Tinktur: 2–4 Milliliter dreimal täglich.

Immergrün

Vinca major
Immergrüngewächse
Verwendeter Teil: Oberirdische Teile.
Sammeln: Diese Heilpflanze wird im Frühling gesammelt.
Inhaltsstoffe: Alkaloide, Gerbstoffe.
Heilwirkungen: Adstringierend, beruhigend.
Heilanzeigen: Das Immergrün ist ein ausgezeichnetes, allgemein wirkendes adstringierendes Mittel und kann sowohl innerlich als auch äusserlich angewendet werden. Es wird vor allem zur Behandlung von *zu übermässigen Regelblutungen* eingesetzt, entweder während der Menstruation selbst oder bei Zwischenblutungen. Es kann bei Verdauungsbeschwerden, wie z. B. *Dickdarmentzündung* oder *Durchfall*, verwendet werden, wobei es hier vor allem den Flüssigkeits- oder Blutverlust verringert, während es gleichzeitig die Schleimhäute kräftigt. Es kann auch bei *Nasenbluten, Zahnfleischbluten, Mundge-*

schwüren oder *Halsentzündungen* verwendet werden. Immergrün wird eine Heilwirkung bei der Behandlung von *Diabetes* nachgesagt.
Mischungen: Es lässt sich gut mit Geflecktem Storchschnabel und Odermennig mischen. Bei Menstruationsbeschwerden kann es mit der Amerikanischen Waldlilie gemischt werden.
Zubereitung und Dosierung: Aufguss: 1 Teelöffel des getrockneten Krauts mit einer Tasse kochendem Wasser übergiessen und 10–15 Minuten ziehen lassen. Dreimal täglich eine Tasse.
Tinktur: 1–2 Milliliter dreimal täglich.

Indigo Wilder

Radix Baptisia tinctoriae *Baptisia tinctoria*
Schmetterlingsblütler
Verwendeter Teil: Wurzel.
Sammeln: Die Wurzel wird nach der Blütezeit im Herbst ausgegraben, sorgfältig gereinigt, in Stücke geschnitten und getrocknet.
Inhaltsstoffe: Alkaloide, Glykoside, Oleoresin.
Heilwirkungen: Keimhemmend, gegen Katarrh, fiebersenkend.
Heilanzeigen: Der Wilde Indigo sollte bei allen lokalen Infektionen in Erwägung gezogen werden. Er wirkt besonders gut bei Infektionen und Katarrhen in Ohren, Nase und Hals. Er kann bei *Kehlkopf-, Mandel-* und *Rachenentzündung* und bei katarrhalischen Infektionen in Nase und Nebenhöhlen verwendet werden. Wenn er innerlich wie auch als Mundspülung benutzt wird, kann er *Mundgeschwüre* und *Zahnfleischentzündungen* heilen und *Zahnfleischvereiterungen* eindämmen. Systemisch kann er die Behandlung von *geschwollenen* und *entzündeten Lymphdrüsen* unterstützen sowie *Fieber* senken. Äusserlich hilft eine Salbe gegen *entzündete Geschwüre* und schützt *empfindliche Brustwarzen*. Eine Scheidenspülung aus der Abkochung hilft bei *Weissfluss*.
Mischungen: Zur Behandlung von Infektionen kann der Wilde Indigo mit Sonnenhutwurzel und Myrrhe gemischt werden. Bei lymphatischen Beschwerden kann er mit Klettenlabkraut und Kermesbeere kombiniert werden.
Zubereitung und Dosierung: Abkochung: ½–1 Teelöffel der Wurzel in eine Tasse Wasser geben, zum Kochen bringen und 10–15 Minuten leicht kochen. Dreimal täglich eine Tasse.
Tinktur: 1–2 Milliliter dreimal täglich.

Ingwer

Rhizoma Zingiberis *Zingiber officinale*
Ingwergewächse
Verwendeter Teil: Der Wurzelstock
Sammeln: Der Wurzelstock wird ausgegraben, sobald die Blätter vertrocknet sind. Überreste von Stengeln und Wurzelfasern sollten entfernt werden. Gründlich waschen und in der Sonne trocknen.
Inhaltsstoffe: Reich an ätherischem Öl, darunter Zingiberen, Zingiberol, Phellandren, Borneol, Cineol und Zitral; Stärke; Pflanzenschleim; Harz.
Heilwirkungen: Anregend, blähungstreibend, hautreizend, schweisstreibend.
Heilanzeigen: Ingwer kann zur Anregung der Durchblutung in den Extremitäten bei *Durchblutungsstörungen, Frostbeulen* und *Krämpfen* benutzt werden. Bei *fiebrigen Erkrankungen* wirkt Ingwer sehr gut schweisstreibend. Als blähungstreibendes Mittel fördert er die Magensaftabsonderung und wird bei *Verdauungsstörungen, Blähungen* und *Koliken* benutzt. Als Gurgelmittel kann er *Halsschmerzen* lindern. Äusserlich dient er als Grundlage bei der Behandlung von *Bindegewebsentzündungen* und *Muskelzerrungen*.
Zubereitung und Dosierung: Aufguss: 1 Teelöffel der frischen Wurzel mit einer Tasse kochendem Wasser übergiessen und 5 Minuten ziehen lassen. Je nach Bedarf trinken.
Abkochung: Wenn man die getrocknete Wurzel als Pulver oder kleingeschnitten verwendet, wird eine Abkochung hergestellt. 1½ Teelöffel in eine Tasse Wasser geben, zum Kochen bringen und 5–10 Minuten leicht kochen. Ebenfalls je nach Bedarf trinken.
Tinktur: Die Tinktur wird in zwei Stärken hergestellt. Die schwache Tinktur (1:5) sollte in einer Dosis von 1,5–3 Milliliter dreimal täglich, die starke Tinktur (1:2) in einer Dosis von 0,25–0,5 Milliliter dreimal täglich eingenommen werden.

Jakobskreuzkraut

Herba Senecionis Jacobaeae
Senecio jacobaea
Korbblütler
Verwendeter Teil: Oberirdische Teile.
Sammeln: Diese Pflanze wird zur Blütezeit zwischen Juni und September gesammelt.
Inhaltsstoffe: Ätherisches Öl, Rutin, ein Alkaloid, Pflanzenschleim.
Heilwirkungen: Hautreizend.
Heilanzeigen: Da das Jakobskreuzkraut potentiell giftig auf die Leber wirkt, darf es auf keinen Fall innerlich angewendet oder eingenommen werden. Als Einreibemittel liefert es eine anregende und wärmende Zubereitungsform für die äusserliche Anwendung bei *rheumatischen Muskelbeschwerden*.
Vorsicht: Diese Pflanze darf niemals innerlich angewendet werden!
Zubereitung und Dosierung: Diese Heilpflanze kann entsprechend den Anweisungen im Kapitel über die Zubereitung der Heilpflanzen für Packungen verarbeitet werden.

Jamboul

Fructus Syzygii Jambolani *Syzygium cumini*
Myrtengewächse
Verwendeter Teil: Getrocknete Früchte.
Sammeln: Die Frucht dieses Baums, der von Indien bis Australien verbreitet ist, wird im Spätsommer gesammelt.
Inhaltsstoffe: Ätherisches Öl, gebundenes Öl, Harz mit Gallussäure, Gerbstoff.
Heilwirkungen: Adstringierend, blähungstreibend, angeblich blutzuckersenkend.
Heilanzeigen: Jamboul kann bei *Durchfall* oder bei solchen Beschwerden, bei denen ein mildes und wirksames Adstringens benötigt wird, verwendet werden. Seine blähungstreibenden Eigenschaften, die auf seinem ätherischen Öl beruhen, machen es besonders für Beschwerden geeignet, bei denen *Durchfall* von starken *Bauchschmerzen* begleitet wird. Medizinisch wurde Jamboul zur Behandlung von *Diabetes* angewendet.
Zubereitung und Dosierung: Aufguss: 1–2 Teelöffel der Früchte mit einer Tasse kochendem Wasser übergiessen und 10–15 Minuten ziehen lassen. Dreimal täglich eine Tasse. Tinktur: 1–4 Milliliter dreimal täglich.

Johanniskraut

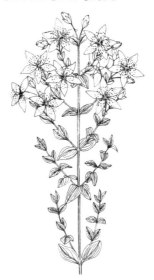

Herba Hyperici *Hypericum perforatum*
Johanniskrautgewächse
Verwendeter Teil: Oberirdische Teile.
Sammeln: Die ganze oberirdische Pflanze sollte gesammelt werden, wenn sie blüht, und so schnell wie möglich getrocknet werden.
Inhaltsstoffe: Glykoside, darunter Rutin; ätherisches Öl; Gerbstoff; Harz; Pektin.
Heilwirkungen: Entzündungshemmend, adstringierend, wundheilend, beruhigend.
Heilanzeigen: Bei innerlicher Anwendung hat Johanniskraut beruhigende und schmerzlindernde Wirkung, was ihm eine Rolle bei der Behandlung von *Nervenschmerzen, Angst-* und *Spannungszuständen* sowie bei ähnlichen Beschwerden gibt. Es wird als besonders geeignetes Heilkraut für die *Wechseljahre* angesehen, wenn es durch die Umstellung zu *Reizbarkeit* oder *Angstzuständen* kommt. Es wird jedoch empfohlen, es nicht bei stark depressiven Zuständen zu verwenden. Neben *Nervenschmerzen* kann es auch die Schmerzen von *Bindegewebsentzündungen, Ischias* und *rheumatischen Erkrankungen* lindern. Äusserlich angewendet ist es ein wertvolles entzündungshemmendes und heilendes Mittel. Als Lotion beschleunigt es die Heilung von *Wunden, Prellungen, Krampfadern* und *leichten Verbrennungen*. Johanniskrautöl eignet sich besonders gut zur Heilung von *Sonnenbrand*.
Zubereitung und Dosierung: Aufguss: 1–2 Teelöffel des getrockneten Krauts mit einer

Tasse kochendem Wasser übergiessen und 10–15 Minuten ziehen lassen. Diesen Tee dreimal täglich trinken.

Äusserliche Anwendung: siehe Kapitel über die Haut.

Tinktur: 1–4 Milliliter dreimal täglich.

Kalmus

Rhizoma Calami   *Acorus calamus*
Aronstabgewächse
Verwendeter Teil: Getrockneter Wurzelstock.

Sammeln: Der Wurzelstock sollte im September oder Oktober geerntet werden. Um ihn aus dem schlammigen Boden zu lösen, wird eventuell ein Haken benötigt. Der Wurzelstock muss von Blättern und Wurzeln befreit und sorgfältig gereinigt werden. Der Länge nach halbieren und im Schatten trocknen.

Inhaltsstoffe: Pflanzenschleim, bis zu 3 Prozent ätherisches Öl, Bitterstoffe, Glykoside, Gerbsäure.

Heilwirkungen: Blähungstreibend, schleimhautschützend, krampflösend.

Heilanzeigen: Kalmus vereinigt die schleimhautschützende Wirkung des Pflanzenschleims mit dem blähungstreibenden Effekt des ätherischen Öls und der anregenden Wirkung der Bitterstoffe. Er stellt ein ausgezeichnetes Stärkungsmittel für den gesamten Magen- und Darmtrakt dar. Kalmus kann bei *Verdauungsstörungen* jeder Art, bei *Magenschleimhautentzündung* und bei *Magengeschwüren* benutzt werden. Er kann *schwachen Appetit* anregen und bei *Schwäche-* und *Erschöpfungszuständen* helfen, sofern das Verdauungssystem an der Entstehung beteiligt ist. Er kann als spezifisches Mittel bei *Koliken* in Betracht gezogen werden, die durch *Blähungen* verursacht werden.

Mischungen: Bei *kolikartigen Blähungen* empfiehlt sich eine Mischung mit Ingwer und Yamswurzel. Bei *Magenbeschwerden* nimmt man Kalmus am besten mit Mädesüss und Eibisch.

Zubereitung und Dosierung: Aufguss: 2 Teelöffel der getrockneten Wurzel mit einer Tasse kochendem Wasser übergiessen und 10–15 Minuten ziehen lassen. Eine Tasse Tee eine halbe Stunde vor den Mahlzeiten trinken. Tinktur: 2–4 Milliliter dreimal täglich.

Kamille Römische

Flores Chamomillae Romanae
Anthemus nobile
Korbblütler
und

Kamille Echte

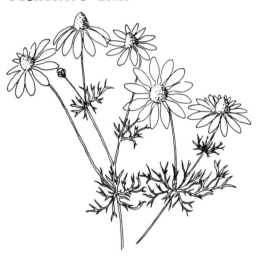

Flores Chamomillae germanae
Matricaria chamomilla
Korbblütler
Verwendeter Teil: Die Blüten.

Sammeln: Die Blüten sollten zwischen Mai und August gesammelt werden, dürfen aber nicht tau- oder regenfeucht sein. Sie müssen behutsam und bei nicht zu hoher Temperatur getrocknet werden.

Inhaltsstoffe: Ätherische Öle, darunter Chamazulen und Isadol; Pflanzenschleim; Cumarin; Flavonglykoside.

Heilwirkungen: Krampflösend, blähungstreibend, entzündungshemmend, schmerzlindernd, keimhemmend, wundheilend.

Heilwirkungen: Die Kamille ist gleichermassen als Hausmittel und in der Medizin bewährt. Die scheinbar endlose Liste von Beschwerden, die sich mit Kamille behandeln lassen, lässt sich in solche unterteilen, die sich mit ihrer entspannenden, ihrer blähungstreibenden oder ihrer entzündungshemmenden Wirkung heilen lassen. Die Kamille ist ein ausgezeichnetes, mildes Beruhigungsmittel, das auch unbedenklich für Kinder ist. Sie unterstützt mit ihrer entspannenden Wirkung andere Kräutermischungen und wird bei *Angstzuständen* und *Schlaflosigkeit* oft beigemischt. *Verdauungsstörungen* und *Entzündungen*, wie z. B. *Magenschleimhautentzündung*, werden oft durch Kamille gelindert. Sie kann zur Mundspülung bei Entzündungen im Mund, wie z. B. *Zahnfleischentzündung*, und zum Baden von *entzündeten Augen* angewendet werden. Als Gurgelmittel hilft sie bei *Halsentzündungen*. Die Ausheilung eines *Schnupfens* kann Kamille durch Inhalieren über einem Dampfbad fördern. Bei äusserlicher Anwendung beschleunigt sie die *Wundheilung* und reduziert *Schwellungen*, die durch Entzündungen verursacht werden. Als blähungstreibendes Mittel mit entspannenden Eigenschaften lindert sie *Blähungen* und *Magenschmerzen*.

Zubereitung und Dosierung: Aufguss: 2 Teelöffel der getrockneten Blüten mit einer Tasse kochendem Wasser übergiessen und 5–10 Minuten ziehen lassen. Bei *Verdauungsproblemen* sollte dieser Tee nach den Mahlzeiten getrunken werden. Zur Mundspülung bei *Zahnfleischentzündung* sollte ein stärkerer Aufguss verwendet werden. Eine halbe Tasse der Blüten, in zwei Litern Wasser gekocht, ergeben ein Dampfbad. Den Kopf mit einem Handtuch bedecken und den Dampf einatmen. Tinktur: 2–4 Milliliter dreimal täglich.

Kapuzinerkresse

Herba Tropaeoli *Tropaeolum majus*
Kapuzinerkressengewächse
Verwendeter Teil: Die oberirdischen Teile.
Sammeln: Blätter und Blüten sollten zwischen Juli und Oktober gesammelt werden.
Inhaltsstoffe: Glukosilinate, unbekannte keimhemmende Stoffe, Vitamin C.
Heilwirkungen: Keimhemmend.
Heilanzeigen: Die Kapuzinerkresse ist ein sehr stark keimhemmend wirkendes Mittel, besonders wenn sie zur lokalen Behandlung bakterieller Infektionen eingesetzt wird. Innerlich kann sie bei allen bakteriellen Infektionen helfen, insbesondere aber ist sie bei Infektionen des Atmungssystems, z. B. bei *Bronchitis*, angezeigt. Sie hat sich bei *Grippe* und *Erkältungen* als hilfreich erwiesen. Einige Heilkräuterkundige verwenden sie zur Behandlung von *Infektionen der weiblichen Sexualorgane*.

Zubereitung und Dosierung: Die Kapuzinerkresse wirkt am besten, solange sie frisch ist. Äusserlich wird sie am besten als Packung oder Kompresse benutzt. Für einen Aufguss: 1–2 Teelöffel der frischen Blätter mit einer Tasse kochendem Wasser übergiessen und 10–15 Minuten ziehen lassen. Dreimal täglich eine Tasse.
Tinktur: 1–4 Milliliter dreimal täglich.

Kardamom

Fructus Cardamomi
Elattaria cardamomum
Ingwergewächse
Verwendeter Teil: Die Samen.
Sammeln: Die Samen werden vor allem von Anbaupflanzen in Sri Lanka oder Südindien zwischen Oktober und Dezember gesammelt.
Inhaltsstoffe: Bis zu 4 Prozent ätherische Öle, darunter Terpineol, Cineol, Limonen, Sabinen und Pinen.
Heilwirkungen: Blähungstreibend, speicheltreibend, appetitanregend, aromatisch.
Heilanzeigen: Dieses wertvolle Würzkraut kann zur Behandlung von *Verdauungsstörungen mit Blähungen* und zur Linderung *krampfartiger Schmerzen* benutzt werden. Kardamom regt den *Appetit* an und fördert den Speichelfluss. Er wird oft zusammen mit starken Abführmitteln als blähungstreibendes und geschmacksverbesserndes Mittel gegeben.
Zubereitung und Dosierung: Aufguss: 1 Teelöffel der frisch zerdrückten Samen mit einer Tasse kochendem Wasser übergiessen und 10–15 Minuten ziehen lassen. Dreimal täglich eine Tasse. Zur Behandlung von *Blähungen* oder *Appetitmangel* eine halbe Stunde vor den Mahlzeiten trinken.

Katechu

Catechu *Acacia catechu*
Schmetterlingsblütler
Verwendeter Teil: Getrockneter Extrakt aus dem Kernholz des Baums.
Inhaltsstoffe: 20–35 Prozent Katechu-Gerbsäure, Acacatechin, Quercetin.
Heilwirkungen: Adstringierend, antiseptisch.
Heilanzeigen: Katechu ist ein sehr stark adstringierendes Mittel, das bei *chronischen*

Durchfällen, Ruhr und *entzündeter Dickdarm-schleimhaut (Reizkolon)* Anwendung findet. Bei *Weissfluss* hilft es als Scheidenspülung. Es dient als Mund- oder Gurgelwasser bei *Zahnfleisch-, Mundschleimhaut-, Rachen-* und *Kehlkopfentzündungen.*

Mischungen: Bei Darmbeschwerden lässt es sich gut mit Kalmus, Mädesüss, Odermennig und Pfefferminz mischen. Als Mundwasser kann es mit Myrrhe gemischt werden.

Zubereitung und Dosierung: Aufguss: 1 Teelöffel trockenes Kraut mit einer Tasse kochendem Wasser übergiessen und 10–15 Minuten ziehen lassen. Dreimal täglich eine Tasse.

Katzenminze Echte

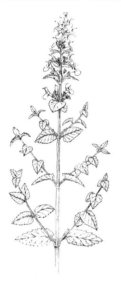

Herba Nepetae catariae   *Nepeta cataria*
Lippenblütler
Verwendeter Teil: Blätter und Blütenstände.
Sammeln: Blätter und Blütenstände werden zwischen Juni und September gesammelt.
Inhaltsstoffe: Ätherische Öle, darunter Zitronellol und Zitral; Bitterstoffe; Gerbstoffe.
Heilwirkungen: Die Echte Katzenminze ist eines unserer altgebräuchlichsten *Schnupfen-* und *Grippe*mittel. Sie ist ein starkes schweisstreibendes Mittel, das bei allen *fieberhaften Erkrankungen* und besonders bei *Bronchitis* benutzt werden kann. Als blähungstreibendes Mittel mit krampflösenden Eigenschaften lindert die Echte Katzenminze alle Arten von

Magenverstimmungen, Verdauungsstörungen, Blähungen und *Koliken.* Sie ist für die Behandlung von *Durchfall bei Kindern* besonders geeignet. Ihre nervenberuhigenden Eigenschaften ergänzen ihre allgemein beruhigende Wirkung.

Mischungen: Kann bei *Erkältung* zusammen mit Amerikanischem Wasserhanf, Holunder, Schafgarbe oder Paprika genommen werden.

Zubereitung und Dosierung: Aufguss: 2 Teelöffel des getrockneten Krauts mit einer Tasse kochendem Wasser übergiessen und 10–15 Minuten ziehen lassen. Dreimal täglich trinken.

Tinktur: 2–4 Milliliter dreimal täglich.

Kermesbeere

Radix Phytolaccae decandrae
Phytolacca americana
Kermesbeerengewächse
Verwendeter Teil: Wurzel.
Sammeln: Die Wurzel sollte im Spätherbst oder im Frühling ausgegraben werden. Sie sollte gereinigt und vor dem Trocknen der Länge nach gespalten werden.
Inhaltsstoffe: Triterpenoid Saponine, Alkaloid, Harze, Phytolaccasäure, Gerbstoff, Ameisensäure.
Heilwirkungen: Antirheumatisch, anregend, gegen Katarrh, stark abführend, brechreizfördernd.
Heilanzeigen: Die Kermesbeere hat ein weites Anwendungsgebiet und kann bei vielen ganzheitlichen Behandlungen eine wertvolle Ergänzung sein. Sie kann vor allem als Mittel zur Behandlung von Infektionen der oberen Atemwege angesehen werden, wo sie Katarrh beseitigt und die Reinigung der Lymphdrüsen unterstützt. Sie kann bei *Katarrh, Mandelentzündung, Kehlkopfentzündung, Drüsenschwellungen (Adenitis), Mumps* usw. benutzt werden. Sie kann auch bei anderen lymphatischen Problemen in anderen Körperbereichen von Wert sein. Besonders bei *Brustdrüsenentzündung* kann sie sowohl innerlich als auch äusserlich als Packung verwendet werden. Die Kermesbeere kann auch besonders bei *Rheuma* von Nutzen sein, das schon lange andauert. Mit diesem Heilkraut sollte vorsichtig umgegangen werden, da es bei hoher Dosierung stark abführend wirkt und einen Brechreiz auslöst. Äusserlich kann es als

Lotion oder Salbe verwendet werden, um die Haut von *Krätze* oder anderen Parasiten zu befreien.

Vorsicht: In hoher Dosierung wirkt die Kermesbeere stark abführend und löst Brechreiz aus!

Mischungen: Bei lymphatischen Beschwerden kann sie mit Klettenlabkraut oder der Buntfarbigen Schwertlilie gemischt werden.

Zubereitung und Dosierung: Abkochung: Von diesem Heilkraut sollte nur eine kleine Menge benutzt werden. ¼–½ Teelöffel der Wurzel mit einer Tasse Wasser zum Kochen bringen und 10–15 Minuten leicht kochen. Dreimal täglich eine Tasse.

Tinktur: ½–1 Milliliter dreimal täglich.

Kiefer

Turiones Pini   *Pinus sylvestris*
Kieferngewächse
Andere Arten wie *Pinus pinaster, Pinus pinea* und *Pinus nigra* können ebenfalls verwendet werden.

Verwendeter Teil: Die Nadeln und jungen Knospen.

Sammeln: Die Nadeln und jungen Knospen werden am besten als junge Triebe mit den Zweigen im Frühling gesammelt.

Inhaltsstoffe: Gerbstoff, Harz, ätherisches Öl, Terpene, Pinipicrin.

Heilwirkungen: Antiseptisch, gegen Katarrh, anregend, stärkend.

Heilanzeigen: Die Kiefer kann bei *Bronchitis, Nebenhöhlenentzündung* oder bei *Katarrhen der oberen Atemwege* sowohl zur Inhalierung als auch innerlich angewendet werden. Sie kann oft auch bei *Asthma* helfen. Durch ihre anregende Wirkung kann diese Pflanze eine Rolle bei der innerlichen Behandlung von *Rheuma* und *Arthritis* spielen. Seit langem wird ein Aufguss der Zweige als Badewasserzusatz verwendet, um *Erschöpfung, Nervenschwäche* und *Schlaflosigkeit* zu lindern, als auch die Heilung von *Schnittwunden* zu unterstützen und *Hautreizungen* zu mildern.

Zubereitung und Dosierung: Aufguss: ½ Teelöffel der Zweige mit kochendem Wasser übergiessen und 10–15 Minuten ziehen lassen. Dreimal täglich eine Tasse.

Inhalation: 2–3 Handvoll Zweige werden mit 2 Litern Wasser zum Kochen gebracht und 5 Minuten auf kleiner Flamme gekocht. Dann wird der Dampf für ungefähr 15 Minuten inhaliert; der Kopf wird dabei mit einem Handtuch abgedeckt. Dies sollte oft wiederholt werden.

Bad: 3 Handvoll Zweige in ¾ Liter Wasser eine halbe Stunde ziehen lassen, dann zum Kochen bringen und 10 Minuten leicht kochen. Absieben und ins heisse Badewasser schütten.

Tinktur: 1–2 Milliliter dreimal täglich.

Klette Grosse

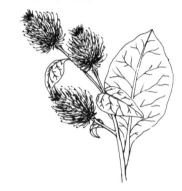

Radix Bardanae   *Arctium lappa*
Korbblütler

Verwendeter Teil: Wurzeln und Wurzelstock.

Sammeln: Wurzeln und Wurzelstock sollten im September oder Oktober ausgegraben werden.

Inhaltsstoffe: Flavonoidglykoside, glykosidische Bitterstoffe, Alkaloid, keimhemmende Substanz, Inulin.

Heilwirkungen: Alterierend, harntreibend, verdauungsfördernd.

Heilanzeigen: Die Grosse Klette ist eines der wertvollsten Heilmittel bei allen Hauterkrankungen mit trockener oder schuppiger Haut. Bei *Schuppenflechte* kann sie sehr wirkungsvoll sein, wenn sie über einen längeren Zeitraum eingenommen wird. Auf ähnliche Weise können alle Arten von *Ekzemen* (hauptsächlich jedoch die trockenen Arten) wirksam behandelt werden, wenn die Grosse Klette über längere Zeit eingenommen wird. Sie kann als Teil einer umfassenden Behandlung *rheumatischer Beschwerden* eingesetzt werden, besonders wenn sie von *Schuppenflechte* begleitet werden. Dieses Heilkraut wirkt zum Teil aufgrund seiner bitteren stimulierenden Wirkung auf die Verdauungssäfte und besonders den Gallenfluss. Auf diese Weise unterstützt es die Verdauung und fördert den Appetit. Die Grosse Klette wird bei *Magersucht* und ähnlichen Problemen verwendet, aber auch zur Unterstützung der Nierenfunktion und bei der Heilung von Blasenentzündungen. Sie dient ganz allgemein vor allem dazu, den Körper in einen gesunden und integrierten Zustand zu bringen und Anzeichen körperlicher Unausgewogenheit, wie Hautprobleme und *Schuppen,* zu beseitigen. Äusserlich kann sie zur beschleunigten Heilung von *Wunden* und *Geschwüren* als Kompresse oder als warmer Umschlag benutzt werden. *Ekzeme* und *Schuppenflechte* können so ebenfalls von aussen behandelt werden, wobei aber nicht vergessen werden sollte, dass derartige Hautprobleme nur von innen heraus mit Hilfe entsprechender, innerlich angewendeter Mittel geheilt werden können.

Mischungen: Bei Hautproblemen kann die Grosse Klette mit Krausem Ampfer, Rotklee oder Klettenlabkraut gemischt werden.

Zubereitung und Dosierung: Abkochung: 1 Teelöffel der Wurzel in eine Tasse Wasser geben, zum Kochen bringen und 10–15 Minuten leicht kochen lassen. Dreimal täglich eine Tasse. Über die äusserliche Anwendung siehe Kapitel über die Haut.

Tinktur: 2–4 Milliliter dreimal täglich.

Klettenlabkraut

Herba Galii aparines   *Galium aparine*
Rötegewächse

Verwendeter Teil: Getrocknete oberirdische Teile und der frisch ausgepresste Saft.

Sammeln: Die Pflanze sollte vor der Blütezeit gesammelt und im Schatten getrocknet werden.

Inhaltsstoffe: Glykosid Asperulosid, Gerbstoffe (Gallotannin), Zitronensäure.

Heilwirkungen: Harntreibend, blutreinigend, entzündungshemmend, stärkend, adstringierend, tumorhemmend.

Heilanzeigen: Das Klettenlabkraut ist eine sehr wertvolle Pflanze und möglicherweise das beste Mittel zur Stärkung des Lymphsystems, das uns zur Verfügung steht. Als lymphatisches Stärkungsmittel mit blutreinigender und harntreibender Wirkung kann es bei vielen Problemen eingesetzt werden, bei denen das Lymphsystem beteiligt ist. Von daher

kann es bei allen *Drüsenschwellungen (Lymphadenitis)* benutzt werden, besonders bei *Mandelentzündung* und bei Problemen mit *Nasen-* und *Rachenmandelwucherungen.* Es wird sehr oft bei Hautproblemen benutzt, besonders bei trockenen Varianten, wie *Schuppenflechte.* Es kann zur Behandlung einer *Blasenentzündung* und anderer Probleme des Harnwegsystems hilfreich sein und mit schleimhautschützenden Mitteln kombiniert werden. Traditionell wird das Klettenlabkraut zur Behandlung von *Geschwüren* und *Tumoren* eingesetzt, was auf seiner reinigenden Wirkung auf das Lymphsystem beruht. Das Klettenlabkraut lässt sich gut als Gemüse essen.

Mischungen: Zur Reinigung des Lymphsystems lässt es sich gut mit Kermesbeere, Sonnenhutwurzel und Ringelblume mischen. Für Hautprobleme kombiniert man es am besten mit Krausem Ampfer und Grosser Klette.

Zubereitung und Dosierung: Aufguss: 2–3 Teelöffel des getrockneten Krauts mit einer Tasse kochendem Wasser übergiessen und 10–15 Minuten ziehen lassen. Dreimal täglich eine Tasse.

Tinktur: 2–4 Milliliter dreimal täglich.

Knoblauch

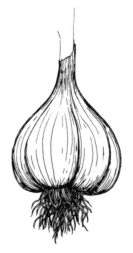

Bulbus Allii sativi   *Allium sativum*
Liliengewächse

Verwendeter Teil: Zwiebel.

Sammeln: Die Zwiebel mit ihren vielen Zehen sollte im September ausgegraben werden, wenn die Blätter zu welken beginnen. Sie sollten an einem kühlen, trockenen Ort gelagert werden.

Inhaltsstoffe: Ätherisches Öl, Pflanzenschleim, Glukokinine, Germanium.

Heilwirkungen: Keimtötend, gegen Viren, schweisstreibend, gallenflussfördernd, blutdrucksenkend, krampflösend.

Heilanzeigen: Knoblauch ist eines der wenigen Heilkräuter, die weltweit benutzt und anerkannt werden. Sein täglicher Gebrauch hilft dem Körper und unterstützt ihn auf eine Weise, wie es kein anderes Heilkraut vermag. Er ist eines der besten keimhemmenden Kräuter und wirkt gegen Bakterien, Viren und Parasiten im Verdauungssystem. Das ätherische Öl ist sehr wirksam, und da es vor allem über die Lunge ausgeschieden wird, kann es bei Infektionen der Lunge benutzt werden, z. B. bei *chronischer Bronchitis, Katarrhen der Atemwege, ständigen Erkältungen* und bei *Grippe*. Knoblauch kann bei der Behandlung von *Keuchhusten* helfen und Teil eines breiten Heilansatzes von *bronchitischem Asthma* bilden. Ganz allgemein kann er zur Vorbeugung gegen die meisten Infektionen des Verdauungs- und Atmungssystems dienen. Im Verdauungssystem unterstützt Knoblauch die Entwicklung der natürlichen Bakterienflora, während er Krankheitserreger tötet. Neben diesen erstaunlichen Fähigkeiten kann er den *Blutdruck* senken, wenn er über längere Zeit genommen wird, und den *Cholesteringehalt des Blutes* verringern. Knoblauch sollte als Grundnahrungsmittel betrachtet werden, das die Gesundheit des Körpers steigert und allgemein schützt. Auch wird er zur Behandlung von *Fadenpilz* und *Fadenwurm* benutzt.

Mischungen: Bei Infektionen durch Mikroorganismen lässt er sich gut mit Sonnenhutwurzel mischen.

Zubereitung und Dosierung: Dreimal täglich sollte eine Zehe gegessen werden. Verursacht der Geruch Probleme, kann Knoblauchöl in Kapseln genommen werden. Davon drei pro Tag zur Vorbeugung oder dreimal täglich bei Infektionen.

Königin der Nacht

Flores Cacti grandiflori
Selewicereus grandiflorus
Kaktusgewächse

Verwendeter Teil: Frischer Stamm und Blüten.

Heilwirkungen: Herzstärkend, harntreibend.

Heilanzeigen: Dieses Heilkraut hat als herzstärkendes Mittel einen ausgezeichneten Ruf, besonders bei Beschwerden, die mit *nervösen Störungen* und *Schwäche-* und *Erschöpfungszuständen* zusammenhängen.

Zubereitung und Dosierung: Die Königin der Nacht sollte nur unter qualifizierter Anleitung benutzt werden.

Königskerze Kleine

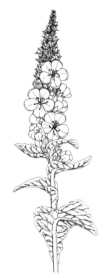

Flores und Herba Verbasci
Verbascum thapsus
Rachenblütler

Verwendeter Teil: Getrocknete Blätter und Blüten.

Sammeln: Die Blätter sollten mitten im Sommer gesammelt werden, bevor sie braun werden. Im Schatten trocknen. Die Blüten sollten bei trockenem Wetter zwischen Juli und September gesammelt und im Schatten oder bei künstlicher Hitze unter 40° C getrocknet werden. Die Blüten werden bei Feuchtigkeit braun und verlieren ihre Wirkung.

Inhaltsstoffe: Pflanzenschleim und Gummi; Saponine; ätherisches Öl; Flavonoide, darunter Hesperidin und Verbascosid; Glykoside, darunter Aucubin.

Heilwirkungen: Schleimlösend, schleimhautschützend, leicht harntreibend, leicht beruhigend, wundheilend.

Heilanzeigen: Die Kleine Königskerze kann bei allen Beschwerden, die das Atmungssystem betreffen, mit grossem Erfolg angewendet werden. Sie ist das beste Mittel, die Schleimhäute zu stärken; sie lindert Entzündungen, während gleichzeitig die Schleimproduktion gesteigert und somit die Schleimlösung begünstigt wird. Bei *Bronchitis* mit hartem und schmerzhaftem Husten gilt die Kleine Königskerze als das angezeigte Mittel. Ihre entzündungshemmende und schleimhautschützende Wirkung machen sie für *Entzündungen der Luftröhre* und ähnliche Zustände geeignet. Zur äusserlichen Linderung und Heilung entzündeter Stellen eignet sich ein Auszug in Olivenöl.

Mischungen: Bei Bronchitis lässt sich die Kleine Königskerze gut in Verbindung mit Weissem Andorn, Huflattich und Lobelie nehmen.

Zubereitung und Dosierung: Aufguss: 1–2 Teelöffel der getrockneten Blätter oder Blüten mit einer Tasse kochendem Wasser übergiessen und 10–15 Minuten ziehen lassen. Dreimal täglich eine Tasse.

Tinktur: 1–4 Milliliter dreimal täglich.

Kolanuss

Nuces Colae   *Cola vera*
Sterculiaceae

Verwendeter Teil: Kern des Samens.

Sammeln: Die Heimat des Kolabaumes ist das tropische Afrika, er wird aber auch in Südamerika kultiviert. Die Samen werden nach dem Ausreifen gesammelt, sind anfangs weiss und nehmen erst beim Trocknen die charakteristische rote Färbung an.

Inhaltsstoffe: Alkaloide, darunter mehr als 1,25 Prozent Koffein und Theobromine; Gerbstoff; ätherisches Öl.

Heilwirkungen: Anregung des Zentralnervensystems, antidepressiv, adstringierend, harntreibend.

Heilanzeigen: Die Kolanuss wirkt auf das menschliche Bewusstsein deutlich anregend.

Sie kann immer dann benutzt werden, wenn eine direkte Anregung nötig ist, was allerdings seltener der Fall ist, als normalerweise angenommen wird. Oft ist es besser, das Nervensystem zu unterstützen, indem der allgemeine Gesundheitszustand verbessert wird. Für eine kurzfristige Symptombehandlung kann sie allerdings bei *nervösen Erschöpfungszuständen,* bei *Schwächezuständen (Atonie)* benutzt werden. Bei *nervlich bedingtem Durchfall* gilt sie als eines der besten Mittel. Sie unterstützt die Behandlung von *Depressionen* und führt bei manchen Menschen zu euphorischen Zuständen. Bei einigen *Migränearten* kann sie sehr gut helfen. Durch ihre anregende Wirkung kann sie bei der Behandlung von *Appetitmangel,* eine wichtige Rolle spielen. Bei *Drepressionen,* die mit Schwäche- und Erschöpfungszuständen zusammenhängen, gilt sie als geeignetes Mittel.

Mischungen: Die Kolanuss lässt sich gut mit Hafer, Damiana und Helmkraut mischen.

Zubereitung und Dosierung: Abkochung: 1–2 Teelöffel der pulverisierten Nuss in eine Tasse Wasser geben, zum Kochen bringen und 10–15 Minuten leicht kochen. Je nach Bedarf trinken.

Tinktur: 1–4 Milliliter dreimal täglich.

Kolombowurzel

Radix Colombo   *Jateorhiza palmata*
Menispermaceae

Verwendeter Teil: Wurzel.

Sammeln: Die Wurzel wird von einer Pflanze gesammelt, die in den Wäldern von Mosambik und Madagaskar beheimatet ist.

Inhaltsstoffe: Alkaloide, darunter Calumbamin, Jateorhizin und Palmitin; glykosidische Bitterstoffe.

Heilwirkungen: Stärkend, bitter, verdauungsanregend, speicheltreibend.

Heilanzeigen: Die Kolombowurzel ist ein ausgezeichnetes Verdauungsmittel, welches das gesamte System stärkt und schonend anregt, ohne adstringierend zu wirken. Sie kann bei allen *Schwächezuständen* benutzt werden, die mit Verdauungsproblemen zusammenhängen.

Zubereitung und Dosierung: Abkochung: 1–2 Teelöffel der Rinde in eine Tasse kaltes Wasser geben und zum Kochen bringen. Vom Feuer nehmen und 10 Minuten ziehen lassen.

Eine halbe Stunde vor den Mahlzeiten eine Tasse trinken.
Tinktur: 1–4 Milliliter dreimal täglich.

Koriander

Fructus Coriandri   *Coriandrum sativum*
Doldenblütler
Verwendeter Teil: Die reifen Samen.
Sammeln: Die Blütendolden werden im Spätsommer gesammelt und bis zum Ausreifen gelagert. Die Samen lassen sich dann ausschütteln und leicht einsammeln.
Inhaltsstoffe: Ätherische Öle, darunter Coriandrol; fettes Öl; Gerbstoff; Zucker.
Heilwirkungen: Blähungstreibend, aromatisch.
Heilanzeigen: Dieses ausgezeichnete Gewürz kann medizinisch als Heilpflanze genutzt werden, um das Verdauungssystem von *Blähungen* zu befreien und die *Krampfschmerzen (Kolik)* zu lindern, die sie manchmal begleiten. Koriander lindert *Durchfall,* besonders bei Kindern. Das Korianderöl regt den Magen an, indem es die Absonderung von Magensäften fördert und den Appetit anregt.
Zubereitung und Dosierung: Aufguss: 1 Teelöffel der zerdrückten Samen mit einer Tasse kochendem Wasser übergiessen und 5 Minuten in einem geschlossenen Topf ziehen lassen. Vor den Mahlzeiten zu trinken.

Kreuzdorn Echter

Fructus Rhamni catharticae
Rhamnus catharticus
Kreuzdorngewächse
Verwendeter Teil: Frische oder getrocknete Früchte.
Sammeln: Die Frucht kann im September und Oktober gesammelt werden.
Inhaltsstoffe: Anthrachinonderivate, darunter Rhamnocathartin; Vitamin C.
Heilwirkungen: Abführend, harntreibend, blutreinigend.
Heilanzeigen: Der Echte Kreuzdorn ist ein wirkungsvolles und unbedenklich anwendbares Abführmittel.
Zubereitung und Dosierung: Aufguss: 2 Teelöffel der Frucht und Blätter mit einer Tasse kochendem Wasser übergiessen und 10–15

Minuten ziehen lassen. Dieser Tee sollte entweder morgens oder abends getrunken werden, da es ungefähr 12 Stunden dauert, bis er wirkt. Die Samen (zirka 10) können auch vor dem Frühstück gekaut werden. Wird zuviel eingenommen, kann der Echte Kreuzdorn starken Durchfall und Erbrechen verursachen.
Tinktur: 1–2 Milliliter morgens und abends einnehmen.

Küchenschelle

Herba Pulsatillae   *Anemone pulsatilla*
Hahnenfussgewächse
Verwendeter Teil: Oberirdische Teile.
Sammeln: Die Stengel sollten während der Blütezeit im März oder April gesammelt werden.
Inhaltsstoffe: Glykoside, Saponine, Gerbstoffe, Harz.
Heilwirkungen: Beruhigend, schmerzlindernd, krampflösend, keimhemmend.
Heilanzeigen: Die Küchenschelle ist ein ausgezeichnetes entspannendes Nervenmittel zur Behandlung von Beschwerden, die mit nervösen Spannungen und mit Krämpfen im Sexualsystem zusammenhängen. Sie kann ohne Bedenken zur Linderung *schmerzhafter Monatsblutungen, Eierstockschmerzen* und *schmerzhafter Erkrankungen der Hoden* verwendet werden. Sie kann zur Linderung von *Spannungszuständen* und von *Kopfschmerzen* benutzt werden. Sie hilft bei *Schlaflosigkeit* und allgemeiner *Überaktivität.* Durch ihre antibakterielle Wirkung spielt dieses Heilkraut eine Rolle bei der Behandlung von Hautinfektionen, im besonderen bei *Furunkeln.* Sie hilft auch bei der Behandlung von *Infektionen der Atemwege* und bei *Asthma.* Ihr Öl oder ihre Tinktur lindern Ohrenschmerzen.
Vorsicht: Die frische Pflanze darf nicht verwendet werden!
Mischungen: Für *schmerzhafte Monatsblutungen* lässt sie sich gut mit Schneeball mischen. Bei Hautproblemen wirkt sie gut in Verbindung mit Sonnenhutwurzel.
Zubereitung und Dosierung: Aufguss: ½–1 Teelöffel des getrockneten Krauts mit einer Tasse kochendem Wasser übergiessen und 10–15 Minuten ziehen lassen. Dreimal täglich oder bei Bedarf trinken.
Tinktur: 1–2 Milliliter dreimal täglich.

Kümmel

Fructus Carvi *Carum carvi*
Doldenblütler
Verwendeter Teil: Die Samen.
Sammeln: Die Blütenköpfe (Dolden) werden im Juli gesammelt. Ausreifen lassen. Die Samen werden anschliessend herausgeschüttelt.
Inhaltsstoffe: Bis zu 6 Prozent ätherisches Öl, darunter Carvon und Limonen; fettes Öl und Gerbstoffe.
Heilwirkungen: Blähungstreibend, krampflösend, schleimlösend, menstruationsfördernd, milchtreibend, adstringierend, aromatisch.
Heilanzeigen: Kümmel wird als linderndes Mittel bei *Verdauungsstörungen,* die mit *Blähungen* verbunden sind, und bei *Darmkoliken* verwendet, besonders bei Kindern. Er regt den *Appetit* an. Durch seine adstringierende Wirkung hilft er bei *Durchfall,* aber auch als Gurgelmittel bei *Kehlkopfentzündung.* Er kann bei *Bronchitis* und *Bronchialasthma* benutzt werden. Seine krampflösende Wirkung hilft lindernd bei Menstruationsschmerzen. Er wird benutzt, den *Milchfluss bei stillenden Müttern* anzuregen.
Mischungen: Bei *Blähungen* und *Koliken* lässt sich Kümmel gut zusammen mit Kamille und Kalmus verwenden, bei *Durchfall* zusammen mit Odermennig und Wachsmyrte, bei *Bronchitis* mit Weissem Andorn.
Zubereitung und Dosierung: Aufguss: 1 Teelöffel der frisch zerdrückten Samen mit einer Tasse kochendem Wasser übergiessen und 10–15 Minuten ziehen lassen. Dreimal täglich eine Tasse.
Tinktur: 1–4 Milliliter dreimal täglich.

Kürbis

Semen Cucurbitae incortica excortica
Cucurbita pepo
Kürbisgewächse
Verwendeter Teil: Die Samen.
Sammeln: Die Samen werden aus dem Fruchtfleisch von Kürbissen gesammelt, die im Spätsommer geerntet werden.
Inhaltsstoffe: Fettes Öl, Cucurbitin, Albumin, Lezithin, Harz, Phytosterin.
Heilwirkungen: Wurmtreibend.
Heilanzeigen: Die Samen dieses wertvollen Gemüses werden seit langer Zeit als Mittel gegen *Würmer* und *Bandwürmer* benutzt. Die Wirkung scheint auf mechanischen Ursachen zu beruhen. Die Samen sollten frisch verwendet werden, wenn sie reif sind.
Zubereitung und Dosierung: Man schlage 60 Gramm Samen mit ebenso viel Zucker und füge Milch oder Wasser hinzu, bis ½ Liter Mischung bereit ist. Diese Mischung wird auf leeren Magen genommen. In drei Portionen (eine alle zwei Stunden), wobei einige Stunden nach der letzten Dosis Rizinusöl zu nehmen ist.

Lavendel

Flores Lavendulae *Lavendula officinalis*
Lippenblütler
Verwendeter Teil: Blüten.
Sammeln: Die Blüten sollten kurz vor dem Aufblühen zwischen Juni und September gesammelt und bei Temperaturen unter 35° C behutsam getrocknet werden.
Inhaltsstoffe: Die frischen Blüten enthalten bis zu 0,5 Prozent ätherisches Öl, das neben anderen Bestandteilen Linalylacetat, Linalol, Geraniol, Cineol, Limonen und Sesquiterpene enthält.
Heilwirkungen: Blähungstreibend, krampflösend, antidepressiv, hautreizend.
Heilanzeigen: Diese schöne Pflanze hat sowohl kulinarischen, kosmetischen als auch medizinischen Wert. Lavendel wirkt sehr gut bei *Kopfschmerzen,* besonders wenn sie mit Stress zusammenhängen. Lavendel kann sehr wirkungsvoll *Depressionen* beseitigen, besonders in Verbindung mit anderen Heilkräutern. Als sanftes Nervenstärkungsmittel kann er bei *nervösen Schwächezuständen* und bei *Ermüdungszuständen* benutzt werden. Er kann den natürlichen Schlaf fördern und erleichtern. Äusserlich kann das Öl als anregendes Einreibemittel zur Linderung *rheumatischer Schmerzen* benutzt werden.
Mischungen: Bei *Depressionen* kann er gut zusammen mit Rosmarin, Kolanuss oder Helmkraut gemischt werden. Bei *Kopfschmerzen* kann er mit Frauenschuh oder Baldrian genommen werden.
Zubereitung und Dosierung: Aufguss: Zur innerlichen Anwendung einen Teelöffel des getrockneten Krauts mit einer Tasse kochendem Wasser übergiessen und 10 Minuten ziehen lassen.

Dreimal täglich eine Tasse.
Äusserliche Anwendung: Das Öl sollte nicht innerlich genommen werden, kann aber zur Inhalation, zum Einreiben der Haut oder im Badewasser verwendet werden.

Lebensbaum

Herba Thuja occidentalis   *Thuja occidentalis*
Zypressengewächse
Verwendeter Teil: Junge Zweige.
Sammeln: Die Zweige dieses immergrünen Nadelbaumes können das ganze Jahr über gesammelt werden, am besten jedoch im Sommer.
Inhaltsstoffe: 1 Prozent ätherisches Öl, darunter Thujon; Flavonoidglykoside; Pflanzenschleim; Gerbstoff.
Heilwirkungen: Schleimlösend, regt die glatte Muskulatur an, harntreibend, adstringierend, blutreinigend.
Heilanzeigen: Die Hauptwirkung des Lebensbaums beruht auf seinem anregenden und blutreinigenden ätherischen Öl. Für *Bronchialkatarrhe* kombiniert der Lebensbaum seine schleimlösende Wirkung mit einer allgemein systemanregenden Eigenschaft, die besonders nützlich ist, wenn gleichzeitig *Herzschwäche* vorliegt. Der Lebensbaum sollte gemieden werden, wenn *Husten* aufgrund zu starker Stimulierung entsteht, wie das bei *trockenem Reizhusten* der Fall ist. Lebensbaum wirkt spezifisch reflexartig auf die Gebärmutter und kann bei *verzögerter* Monatsblutung helfen, sollte aber aufgrund dieser Wirkung während der Schwangerschaft gemieden werden. Bei *unwillkürlichem Harnlassen* aufgrund eines zu schwachen Muskeltonus kann der Lebensbaum verwendet werden. Er kann eine Rolle für die Behandlung von *Schuppenflechte* und *Rheuma* spielen. Äusserlich kann er zur Behandlung von *Warzen* benutzt werden. Angeblich hilft er gegen die Nebenwirkungen von *Pockenimpfungen.* Er wirkt deutlich gegen Pilzinfektionen, z. B. bei einer äusserlichen Anwendung gegen *Fadenpilz-* und *Soorpilzerkrankungen.*
Vorsicht: Der Lebensbaum sollte während der Schwangerschaft gemieden werden!
Mischungen: Bei Lungenerkrankungen kann er mit Senega, Grindeliakraut oder Lobelie gemischt werden.

Zubereitung und Dosierung: Aufguss: 1 Teelöffel der getrockneten Wurzel mit einer Tasse kochendem Wasser übergiessen und 10–15 Minuten ziehen lassen. Dreimal täglich eine Tasse.
Tinktur: 1–2 Milliliter dreimal täglich.

Leinsamen

Semen Lini   *Linum usitatissimum*
Leingewächse
Verwendeter Teil: Reife Samen.
Sammeln: Die Samenhülsen werden im September gesammelt, sobald sie ganz ausgereift sind.
Inhaltsstoffe: 30–40 Prozent festes Öl, darunter Linol-, Linolen- und Ölsäure; Pflanzenschleim; Eiweiss; das Glykosid Linamarin.
Heilwirkungen: Schleimhautschützend, hustenreizlindernd, abführend, erweichend.
Heilanzeigen: Leinsamen kann bei Infektionen der Lunge verwendet werden, vor allem bei *Bronchitis,* die von starkem Katarrh begleitet ist. Er wird oft als Packung bei *Rippenfellentzündungen* und anderen Lungenproblemen benutzt. Als Packung kann er bei *Furunkeln* und *Karbunkeln,* bei *Gürtelrose* und *Schuppenflechte* verwendet werden. Als Abführmittel hilft er bei *Verstopfung.*
Mischungen: Als Brustwickel lässt er sich gut zusammen mit Senf einsetzen. Bei *Furunkeln, Schwellungen* und *Entzündungen* kann er gut mit Eibischwurzel und Amerikanischer Ulmenrinde gemischt werden.
Zubereitung und Dosierung: Aufguss: 2–3 Teelöffel der Samen mit einer Tasse kochendem Wasser übergiessen und 10–15 Minuten ziehen lassen. Morgens und abends trinken.
Packung: Über die Herstellung einer Packung siehe Kapitel über «Zubereitungen».
Tinktur: 2–6 Milliliter dreimal täglich.

Lindenblüten

Flores Tiliae   *Tilia europea*
Lindengewächse
Verwendeter Teil: Getrocknete Blüten.
Sammeln: Die Blüten sollten im Sommer kurz nach dem Aufblühen gesammelt werden. Sie sollten an einem trockenen Tag gepflückt und im Schatten getrocknet werden.

Inhaltsstoffe: Ätherisches Öl, das Farneol enthält; Pflanzenschleim; Flavonoide; Hesperidin; Cumarinfraxinit; Vanillin.

Heilwirkungen: Nervenstärkend, krampflösend, schweisstreibend, harntreibend, leicht adstringierend.

Heilanzeigen: Die Lindenblüten sind als Beruhigungsmittel bei *nervlicher Anspannung* bekannt. Sie haben auch den Ruf, vorbeugend gegen *Arteriosklerose* oder *Bluthochdruck* zu wirken. Sie gelten als spezifisches Mittel zur Behandlung von *erhöhtem Blutdruck,* wenn dieser mit *Arteriosklerose* und *nervlicher Anspannung* zusammenhängt. Durch ihre entspannenden und kreislaufbeeinflussenden Eigenschaften spielen die Lindenblüten eine Rolle bei der Behandlung bestimmter *Migräne*-Arten. Die schweisstreibende und entspannende Wirkung erklärt ihren Wert bei *fiebrigen Erkältungen* und *Grippe.*

Mischungen: Bei *erhöhtem Blutdruck* kann sie mit Weissdorn und Mistel, bei *nervlicher Anspannung* mit Hopfen und bei *Erkältungen* mit Holunder gemischt werden.

Zubereitung und Dosierung: Aufguss: 1 Teelöffel der Blüten mit einer Tasse kochendem Wasser übergiessen und 10 Minuten ziehen lassen. Dreimal täglich eine Tasse. Um bei Fieber eine schweisstreibende Wirkung zu erzielen, sollten 2–3 Teelöffel genommen werden.

Tinktur: 1–2 Milliliter dreimal täglich.

Lobelie

Herba Lobeliae   *Lobelia inflata*
Glockenblumengewächse

Verwendeter Teil: Oberirdische Teile.

Sammeln: Die ganze oberirdische Pflanze sollte am Ende ihrer Blütezeit im August oder September gesammelt werden (auch die Samenhülsen).

Inhaltsstoffe: Alkaloide, darunter Lobelin, Lobelidin, Lobelanin und Isolobelanin; Bitterstoffglykoside; ätherische Öle; Harz; Gummi.

Heilwirkungen: Atmungsanregend, antiasthmatisch, krampflösend, schleimlösend, brechreizfördernd.

Heilanzeigen: Unter den auf das ganze Körpersystem wirkenden Entspannungsmitteln ist die Lobelie eines der besten. Sie wirkt auf das zentrale- und das autonome Nervensystem ebenso dämpfend wie auf die Muskeln. Sie kann mit vielen anderen Heilkräutern kombiniert werden, um deren Wirksamkeit zu steigern, wenn eine entspannende Wirkung erzielt werden soll. Vor allem wird sie aber bei *Bronchialasthma* und *Bronchitis* benutzt. Eine Untersuchung ihrer Alkaloide zeigt scheinbar gegensätzliche Wirkungen auf. Lobelin wirkt stark anregend auf die Atmung, während Isolobin den Brechreiz fördert und entspannend auf die Atmung wirkt, wodurch Absonderung und das Lösen von Schleim gefördert werden; gleichzeitig wird die Atemmuskulatur entspannt. Das Resultat ist eine wirklich ganzheitliche Kombination von Anregung und Entspannung!

Mischungen: Zur Behandlung von *Asthma* lässt sie sich gut mit Paprika, Grindeliakraut, Pillenwolfsmilch, Sonnentau und Meerträubchen mischen.

Zubereitung und Dosierung: Aufguss: $\frac{1}{4}$–$\frac{1}{2}$ Teelöffel der getrockneten Blätter mit einer Tasse kochendem Wasser übergiessen und 10–15 Minuten ziehen lassen. Dreimal täglich eine Tasse.

Tinktur: $\frac{1}{2}$–1 Milliliter dreimal täglich.

Löwenblattwurzel

Radix Caulophylli
Caulophyllum thalictrioides
Berberitzengewächse

Verwendeter Teil: Wurzelstock und Wurzel.

Sammeln: Wurzeln und Wurzelstock werden im Herbst gesammelt, da sie am Ende der Wachstumszeit am reichsten an natürlichen Inhaltsstoffen sind.

Inhaltsstoffe: Steroidsaponine, Alkaloide.

Heilwirkungen: Gebärmutterstärkend, menstruationsfördernd, krampflösend, antirheumatisch.

Heilanzeigen: Die Löwenblattwurzel kam von den Indianern zu uns, was auch ihre anderen Namen, wie Squaw-Wurzel oder Indianerkind-Wurzel, beweisen. Sie ist ein ausgezeichnetes Stärkungsmittel für die Gebärmutter bei Schwäche und Verlust von Muskeltonus. Sie kann während der Schwangerschaft jederzeit verwendet werden, falls eine *Fehlgeburt* droht. Auf ähnliche Weise kann sie aufgrund ihrer krampflösenden Wirkung bei *falschen Wehenschmerzen* benutzt werden.

Trotzdem kann die Löwenblattwurzel, wenn sie bei echten Geburtswehen benutzt wird, den Geburtsvorgang erleichtern. In all diesen Fällen ist die Anwendung dieses Heilkrauts unbedenklich. Als menstruationsförderndes Mittel findet sie Anwendung, um eine *verzögerte* oder *gehemmte Menstruation* einzuleiten, wobei gleichzeitig die eventuell damit verbundenen Schmerzen gelindert werden. Die Löwenblattwurzel kann immer verwendet werden, wenn ein krampflösendes Mittel gebraucht wird, wie z. B. bei *Koliken, Asthma* oder *nervösem Husten*. Ihr wird nachgesagt, dass sie *rheumatische Schmerzen* lindert.

Mischungen: Zur Stärkung der Gebärmutter kann sie mit Heloniaswurzel, Echtem Herzgespann und Schafgarbe gemischt werden.

Zubereitung und Dosierung: Abkochung: 1 Teelöffel der getrockneten Rinde in eine Tasse Wasser geben, zum Kochen bringen und 10 Minuten leicht kochen. Dreimal täglich eine Tasse.

Tinktur: 1–2 Milliliter dreimal täglich.

Löwenzahn

Radix und Herba Taraxaci
Taraxacum officinale
Korbblütler

Verwendeter Teil: Wurzel oder Blatt.

Sammeln: Die Wurzeln werden am besten zwischen Juni und August gesammelt, da sie dann am bittersten sind. Teile sie der Länge nach vor dem Trocknen. Die Blätter können jederzeit gesammelt werden.

Inhaltsstoffe: Glykoside, Triterpenoide, Cholin, bis zu 5 Prozent Kalium.

Heilwirkungen: Harntreibend, gallenflussfördernd, antirheumatisch, abführend, stärkend.

Heilanzeigen: Der Löwenzahn ist ein sehr starkes harntreibendes Mittel und in seiner Wirkung mit gebräuchlichen Medikamenten vergleichbar. Normalerweise führt die medikamentöse Anregung der Nierenfunktion zu Kaliumverlust des Körpers, was zur Verschlechterung bereits vorhandener kardiovasculärer Probleme führen würde. Löwenzahn ist aber eine der besten natürlichen Kaliumquellen. Er ist deshalb als ideales harntreibendes Mittel anzusehen, das immer ohne Bedenken angewendet werden kann, auch bei *Wasseransammlungen aufgrund von Herzproblemen*. Als gallenflussförderndes Mittel kann er bei Entzündungen und Stauungen in Leber und Gallenblase benutzt werden. Er gilt als spezifisches Mittel bei *Stauungsgelbsucht*. Als Teil einer umfassenden Behandlung von *Muskelrheuma* kann er sehr wirksam sein. Dieses Kraut ist ein sehr wertvolles allgemeines Stärkungsmittel und vielleicht das beste allgemein anwendbare harntreibende und leberstärkende Mittel.

Mischungen: Bei Leber- und Gallenblasenproblemen kann er mit Berberitze oder dem Kahlen Schildblumenkraut, bei *Wasseransammlungen* mit Queckenwurzel oder Schafgarbe gemischt werden.

Zubereitung und Dosierung: Abkochung: 2–3 Teelöffel der Wurzel in eine Tasse Wasser geben, zum Kochen bringen und 10–15 Minuten leicht kochen. Dreimal täglich eine Tasse. Die Blätter können roh als Salat verzehrt werden.

Tinktur: 5–10 Milliliter dreimal täglich.

Lungenflechte

Lichen Pulmonarius   *Lobaria pulmonaria*
Stictaceae

Verwendeter Teil: Getrocknete Flechte.

Sammeln: Diese Flechte wächst auf Eichenrinde und ab und zu auf Heidekraut oder moosbewachsenen Felsen.

Inhaltsstoffe: Arabitol, Gyrophorsäure, Stictinsäure, Ergostelin, Fucosterin; Palmitin-, Olein- und Linolensäuren.

Heilwirkungen: Schleimlösend, Lungenschleimhäute schützend.

Heilanzeigen: Die Eigenschaften dieser Flechte werden von europäischen Kräuterheilern seit vielen Generationen anerkannt. Sie kann ohne Bedenken angewendet werden, wenn ein linderndes schleimlösendes Mittel benötigt wird. Sie kann bei allen Arten von Bronchitis benutzt werden, besonders bei *asthmatischen Neigungen*. Bei *Kinderhusten* kann sie sehr heilsam sein.

Mischungen: Die Lungenflechte wird oft in Verbindung mit Huflattich und Weissem Andorn benutzt.

Zubereitung und Dosierung: Aufguss: 1 Teelöffel der getrockneten Flechte mit einer Tasse kochendem Wasser übergiessen und 10 Minuten ziehen lassen. Dreimal täglich eine Tasse.

Tinktur: 1–2 Milliliter dreimal täglich.

Lungenkraut

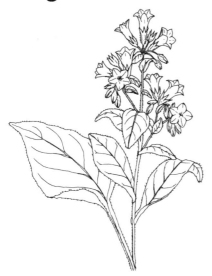

Herba Pulmonariae   *Pulmonaria officinalis*
Rauhblattgewächse
Verwendeter Teil: Blätter.
Sammeln: Die Blätter können während und nach der Blütezeit zwischen März und September gesammelt werden.
Inhaltsstoffe: Schleimstoffe, Kieselsäure, Gerbstoff, Saponin, Allantoin, Quercitin, Kämpferol, Vitamin C.
Heilwirkungen: Schleimhautschützend, schleimlösend, adstringierend, wundheilend.
Heilanzeigen: Lungenkraut wird vor allem für zwei Anwendungsbereiche benutzt. Der Bereich, auf den auch schon der Name hinweist, hängt mit der Verwendung bei *Husten* und *Bronchitis* zusammen, besonders bei gleichzeitigem *Katarrh der oberen Atemwege*. Der andere Bereich hängt mit seiner adstringierenden Wirkung zusammen. Sie erklärt die Anwendung bei *Durchfall*, besonders bei Kindern, und zur Linderung von *Hämorrhoiden*. Wie bei allen Heilpflanzen müssen diese beiden Anwendungsbereiche im Zusammenhang mit der Gesamtwirkung der Pflanze, die als Einheit wirkt, gesehen werden. Äusserlich kann diese Pflanze zur Heilung von *Schnittverletzungen* und *Wunden* benutzt werden.
Mischungen: Bei Lungenerkrankungen kann Lungenkraut mit Huflattich, Lobelie oder Weissem Andorn gemischt werden.
Zubereitung und Dosierung: Aufguss: 1–2 Teelöffel des getrockneten Krauts mit einer Tasse kochendem Wasser übergiessen und 10–15 Minuten ziehen lasen. Dreimal täglich eine Tasse.
Tinktur: 1–4 Milliliter dreimal täglich.

Mädesüss

Herba Spiraeae ulmariae
Filipendula ulmaria
Rosengewächse
Verwendeter Teil: Oberirdische Teile.
Sammeln: Die ganz geöffneten Blüten und die Blätter werden zur Blütezeit zwischen Juni und August gesammelt. Sie sollten vorsichtig bei Temperaturen unter 40° C getrocknet werden.
Inhaltsstoffe: Ätherisches Öl mit Salizylsäurebestandteilen Spiraein und Gaultherin; Salizylsäure; Gerbstoff; Zitronensäure.
Heilwirkungen: Antirheumatisch, entzündungshemmend, verdauungsfördernd, säurebindend, brechreizstillend, adstringierend.
Heilanzeigen: Mädesüss ist eine der besten Heilpflanzen für das Verdauungssystem und ist als solche bei den meisten Beschwerden angezeigt, wenn sie ganzheitlich angegangen werden. Sie wirkt schützend und lindernd auf die Schleimhäute des Verdauungssystems, verringert *Übersäuerung* und lindert *Übelkeit*. Sie wird zur Behandlung von *Sodbrennen, Übersäuerung, Magenschleimhautentzündung* und *Magengeschwüren* benutzt. Ihre leicht adstringierende Wirkung macht sie für die Behandlung von *Durchfall* bei Kindern geeignet. Der Gehalt Aspirin-ähnlicher Substanzen erklärt die Wirkung von Mädesüss bei *Fieber* und bei der Linderung *rheumatischer Schmerzen* in Muskeln und Gelenken.
Zubereitung und Dosierung: Aufguss: 1–2 Teelöffel des getrockneten Krauts mit einer Tasse kochendem Wasser übergiessen und 10–15 Minuten ziehen lassen. Dreimal täglich oder bei Bedarf zu trinken.
Tinktur: 1–4 Milliliter dreimal täglich.

Mahonienrinde

Radix Mahoniae   *Berberis aquifolium*
Berberitzengewächse
Verwendeter Teil: Wurzelstock und Wurzel.
Sammeln: Die unterirdischen Teile werden

im Herbst ausgegraben, sorgfältig gereinigt, in Scheiben geschnitten und getrocknet.

Inhaltsstoffe: Alkaloide, darunter Berberin, Oxyacanthin und Berbamin.

Heilwirkungen: Blutreinigend, gallenflussfördernd, abführend, brechreizstillend, gegen Katarrh, stärkend.

Heilanzeigen: Die Mahonienrinde ist in ihrer Wirkung sowohl der Kanadischen Gelbwurzel als auch der Berberitze ähnlich. Sie findet vor allem bei der Behandlung chronischer und schuppiger Hauterkrankungen, wie *Schuppenflechte* und *Ekzeme,* Verwendung. Da solche Hautprobleme mit systemischen Ursachen im Körper zusammenhängen, erklärt die kräftigende Wirkung der Mahonienrinde auf Leber und Galle teilweise ihre starke Wirksamkeit. Sie kann bei *Magen-* und *Gallenbeschwerden* benutzt werden, vor allem, wenn sie von *Übelkeit* und *Erbrechen* begleitet sind. Bei *chronischer Verstopfung* kann sie unbedenklich als Abführmittel angewendet werden.

Mischungen: Bei Hautproblemen kann die Mahonienrinde gut mit der Grossen Klette, dem Krausen Ampfer und Klettenlabkraut kombiniert werden. Bei Gallenblasenproblemen kann sie mit Virginianischem Ehrenpreis oder Benediktinendistel gemischt werden.

Zubereitung und Dosierung: Abkochung: 1–2 Teelöffel der Wurzel in eine Tasse Wasser geben, zum Kochen bringen und 10–15 Minuten leicht kochen. Dreimal täglich eine Tasse. Tinktur: 1–4 Milliliter dreimal täglich.

Maiglöckchen

Herba Convallariae majalis
Convallaria majalis
Liliengewächse
Verwendeter Teil: Getrocknete Blätter.
Sammeln: Die Blätter werden zur Blütezeit im Mai oder Juni gesammelt.
Inhaltsstoffe: Herzglykoside, darunter Convallatoxin und Convallatoxol; Saponine, darunter Convallarin und Convallarinsäure; Asparagin; Flavonoide; ätherisches Öl mit Farnesol.
Heilwirkungen: Herzwirksam, harntreibend.
Heilanzeigen: Das Maiglöckchen ist wahrscheinlich das beste Herzmittel, das heutzutage von Heilpflanzenspezialisten benutzt wird. Einzelheiten ihrer Wirkung sind im Abschnitt

über die chemische Zusammensetzung der Heilkräuter besprochen; hier soll nur daran erinnert werden, dass es gleiche Wirkungen wie Fingerhut (Digitalis) besitzt, ohne jedoch dessen potentiell giftige Nebenwirkungen zu zeigen. Maiglöckchen kann bei *Herzversagen* und bei *schlechter Flüssigkeitsausscheidung (Wassersucht)* benutzt werden, die mit Herzproblemen zusammenhängt. Es hilft dem Körper bei Atemschwierigkeiten, die aus Stauungszuständen im Herzen resultieren.

Mischungen: Es lässt sich gut mit echtem Herzgespann und Weissdorn mischen.

Zubereitung und Dosierung: Maiglöckchen sollte nur unter qualifizierter Aufsicht benutzt werden.

Maisgriffel

Stigmata Maidis   *Zea mays*
Süssgräser
Verwendeter Teil: Griffel der weiblichen Blüten des Mais. Dünne Fäden von 10 bis 20 Zentimeter Länge.
Sammeln: Die Griffel sollten kurz vor der Befruchtung gesammelt werden, wobei dieser Zeitpunkt vom örtlichen Klima abhängt. Sie werden am besten frisch verwendet, da ihre Wirkung mit der Zeit abnimmt.
Inhaltsstoffe: Saponine, ein leicht flüchtiges Alkaloid, Sterine, Allantoin, Gerbstoff.
Heilwirkungen: Harntreibend, schleimhautschützend, stärkend.
Heilanzeigen: Als reizlinderndes Diuretikum können Maisgriffel bei allen Reizzuständen des Harnsystems helfen. Sie werden bei *Nierenbeschwerden bei Kindern* verwendet und als schleimhautschützendes Mittel für die Harnwege in Kombination mit anderen Kräutern zur Behandlung von *Blasenentzündungen, Harnröhrenentzündungen, Prostataentzündung* und ähnlichem gegeben.
Mischungen: Mit Queckenwurzel, Bärentraube oder Schafgarbe zur Behandlung einer *Blasenentzündung.*
Zubereitung und Dosierung: Aufguss: 2 Teelöffel des getrockneten oder frischen Krauts mit einer Tasse kochendem Wasser übergiessen und 10–15 Minuten ziehen lassen. Dreimal täglich eine Tasse.
Tinktur: 3–6 Milliliter dreimal täglich.

Malve

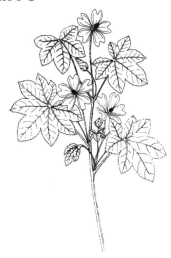

Flores und Herba Malvae silvestris
Malva sylvestris
Malvengewächse
Verwendeter Teil: Blüten und Blätter.
Sammeln: Blüten und Blätter werden zwischen Juli und September gesammelt und vorsichtig getrocknet.
Inhaltsstoffe: Pflanzenschleim, ätherisches Öl, wenig Gerbstoff.
Heilwirkungen: Schleimhautschützend, entzündungshemmend, schleimlösend, adstringierend.
Heilanzeigen: Die Malve kann ähnlich wie Eibisch benutzt werden, wirkt jedoch im allgemeinen weniger stark. Innerlich angewendet unterstützt sie die Gesundung bei *Magenschleimhautentzündungen* und *Magengeschwüren*, bei *Kehlkopf*- und *Rachenentzündung*, bei *Katarrhen der oberen Atemwege* und bei *Bronchitis*. Äusserlich kann sie als Badewasserzusatz oder als Umschlag gegen *Abszesse, Furunkel* und leichte *Verbrennungen* benutzt werden.
Zubereitung und Dosierung: Aufguss: Zur innerlichen Anwendung 2 Teelöffel des getrockneten Krauts mit einer Tasse kochendem Wasser übergiessen und 10–15 Minuten ziehen lassen. Dreimal täglich eine Tasse.
Umschlag: Zur äusserlichen Anwendung 1 Teelöffel des Krauts in eine Tasse Wasser geben, zum Kochen bringen und 10–15 Minuten leicht kochen. Diese Abkochung kann für einen Umschlag verwendet werden.
Tinktur: 2–4 Milliliter dreimal täglich.

Mariendistel

Semen Cardui Mariae   *Silybum marianum*
Korbblütler
Verwendeter Teil: Die Samen.
Sammeln: Die ausgereiften Samenkapseln werden abgeschnitten und an einem warmen Ort gelagert. Nach einigen Tagen können sie geöffnet und die Samen entnommen werden.
Inhaltsstoffe: Die Flavone Silybin, Silydianin und Silychristin; ätherisches Öl; Bitterstoff; Pflanzenschleim.
Heilwirkungen: Gallenflussfördernd, milchtreibend, schleimhautschützend.
Heilanzeigen: Die Mariendistel fördert den *Muttermilchfluss* und kann unbedenklich von allen stillenden Müttern benutzt werden. Sie kann auch die Absonderung und den Fluss der Gallenflüssigkeit aus Leber und Gallenblase verstärken und zu diesem Zweck immer verwendet werden, wenn Probleme im Zusammenhang mit der Gallenblase auftreten.
Zubereitung und Dosierung: Aufguss: 1 Teelöffel der getrockneten Samen mit einer Tasse kochendem Wasser übergiessen, 10–15 Minuten ziehen lassen. Dreimal täglich eine Tasse.
Tinktur: 1–2 Milliliter dreimal täglich.

Mauerkraut

Parietaria diffusa
Nesselgewächse
Verwendeter Teil: Oberirdische Teile.
Sammeln: Die oberirdischen Teile werden zwischen Juni und September gesammelt.
Inhaltsstoffe: Bitterstoffe, Gerbstoffe.
Heilwirkungen: Harntreibend, schleimhautschützend.
Heilanzeigen: Mauerkraut kann zur Behandlung aller Entzündungen im Harnsystem dienen, besonders zur Linderung von Reizungen. Es kann bei *Blasen*- und *Nierenbeckenentzündungen* helfen. Es ist ein gutes, allgemein wirkendes harntreibendes Mittel, das zur Beseitigung von Wasseransammlungen verwendet werden kann, wenn diese von Nierenstörungen verursacht werden. Es kann eine wertvolle Rolle bei der Behandlung von *Nierensteinen* und *-griess* spielen.
Mischungen: Es lässt sich gut mit Ackerfrauenmantel, Bucco, Bärentraube oder Wacholder mischen.

Zubereitung und Dosierung: Aufguss: 1–2 Teelöffel des getrockneten Krauts mit einer Tasse kochendem Wasser übergiessen und 10–15 Minuten ziehen lassen. Dreimal täglich eine Tasse.

Tinktur: 2–4 Milliliter dreimal täglich.

Meerrettich

Radix Armoraciae   *Armoracia rusticana*
Kreuzblütler
Verwendeter Teil: Die Pfahlwurzel.
Sammeln: Die Wurzeln werden im Winter ausgegraben und in Sand gelagert.
Inhaltsstoffe: Senföl-Glykoside enthaltendes ätherisches Öl; Sinigrin.
Heilwirkungen: Anregend, blähungstreibend, hautreizend, leicht abführend, harntreibend.
Heilanzeigen: Der Meerrettich ist ein altes Hausmittel, das immer genommen werden kann, wenn ein anregendes Heilkraut benötigt wird. Bei *Grippe* und *Fieber* kann er ähnlich wie Paprika verwendet werden. Er regt die Verdauung an und lindert gleichzeitig *Blähungen* und *Bauchschmerzen*. Er wird gelegentlich bei *Infektionen der Harnwege* benutzt. Äusserlich wirkt er, ähnlich wie Senfsamen, anregend. Er kann bei *Rheuma* und als Packung bei *Bronchitis* benutzt werden.
Zubereitung und Dosierung: Die frische Wurzel wird oft als Gemüse gegessen.
Aufguss: 1 Teelöffel der zu Pulver zerstossenen oder zerkleinerten Wurzel mit einer Tasse kochendem Wasser übergiessen und 5 Minuten ziehen lassen. Dreimal täglich oder häufiger trinken, falls er zur Behandlung von *Grippe* oder *Fieber* verwendet wird.

Meerträubchen

Herba Ephedrae   *Ephedra sinica*
Ephedraceae
Verwendeter Teil: Oberirdische Zweige.
Sammeln: Sammle die jungen Zweige im Herbst vor dem ersten Frost, da ihr Gehalt an Alkaloiden dann am grössten ist.
Inhaltsstoffe: Mehr als 1,25 % Alkaloide, darunter Ephedrin und Pseudoephedrin; Gerbstoffe; Saponin; Flavone; ätherisches Öl.
Heilwirkungen: Gefässerweiternd, blutdrucksteigernd, kreislaufanregend, antiallergisch.

Heilanzeigen: Die Alkaloide, die das Meerträubchen enthält, haben anscheinend entgegengesetzte Auswirkungen auf den Körper. Insgesamt wirkt es jedoch ausgleichend und heilend. Es wird sehr erfolgreich bei der Behandlung von *Asthma* und ähnlichen Zuständen eingesetzt, da es Krämpfe in den Bronchien lösen kann. Von daher wird es bei *Bronchialasthma*, bei *Bronchitis* und bei *Keuchhusten* benutzt. Es verringert ausserdem allergische Reaktionen und spielt deshalb eine Rolle bei der Behandlung von *Heuschnupfen* und anderen *Allergien*. Es kann bei der Behandlung von *niedrigem Blutdruck* und bei *Kreislaufschwäche* benutzt werden.
Zubereitung und Dosierung: Abkochung: 1–2 Teelöffel des getrockneten Krauts in eine Tasse Wasser geben, zum Kochen bringen und 10–15 Minuten leicht kochen. Dreimal täglich eine Tasse.

Tinktur: 1–4 Milliliter dreimal täglich.

Meerzwiebel

Bulbus Scillae   *Urginea maritima*
Liliengewächse
Verwendeter Teil: Die Zwiebel.
Sammeln: Die Zwiebel sollte kurz nach der Blütezeit gesammelt werden.
Inhaltsstoffe: Herzwirksame Glykoside, Pflanzenschleim, Gerbstoff.
Heilwirkungen: Schleimlösend, stark abführend, brechreizfördernd, herzwirksam.
Heilanzeigen: Die Meerzwiebel ist ein stark schleimlösendes Mittel, das bei *chronischer Bronchitis* verwendet werden kann. Sie ist zu empfehlen, wenn dabei wenig Schleim produziert wird und der Husten trocken und gereizt ist. Durch die Meerzwiebel wird dünnflüssiger Speichel produziert, wodurch der Schleimauswurf erleichtert wird. Der Schleimgehalt der Pflanze entspannt und lockert die Bronchien, wodurch die stimulierende Wirkung der ebenfalls enthaltenen Glykoside ausgeglichen wird. Sie kann bei *Bronchialasthma* und bei *Keuchhusten* verwendet werden. Auf das Herz übt sie eine anregende Wirkung aus und wird zur Unterstützung bei *Herzversagen* und bei *Wasseransammlungen*, durch Herzprobleme verursacht, gegeben.
Mischungen: Bei *Bronchitis* kann sie mit Weissem Andorn und Huflattich, bei *Keuchhusten* mit Sonnentau gemischt werden.

Zubereitung und Dosierung: Aufguss: Die Dosis ist ziemlich klein, nur 0,06–0,2 Gramm der Zwiebel. Da diese kleine Dosis sehr schlecht abzuwägen ist, sollten jeweils ein halber Liter des Aufgusses auf einmal hergestellt werden: ½–1 Teelöffel der Zwiebel mit einem halben Liter kochendem Wasser übergiessen und 10–15 Minuten ziehen lassen. Die Flüssigkeit im Kühlschrank aufbewahren und dreimal täglich eine Tasse trinken. Tinktur: ½–1 Milliliter dreimal täglich.

Melisse

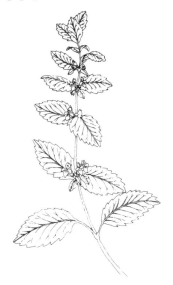

Folia Melissae   *Melissa officinalis*
Lippenblütler
Verwendeter Teil: Getrocknete oberirdische Teile.
Sammeln: Die Blätter können zwei- oder dreimal jährlich zwischen Juni und September geerntet werden. Die jungen Schösslinge werden gesammelt, wenn sie ungefähr 30 Zentimeter hoch sind. Sie sollten im Schatten bei Temperaturen unter 35° C getrocknet werden.
Inhaltsstoffe: Reich an ätherischen Ölen, einschliesslich Zitral, Zitronellal, Geraniol und Linalol; Bitterstoffe; Flavone; Harze.
Heilwirkungen: Blähungstreibend, krampflösend, antidepressiv, schweisstreibend, blutdrucksenkend.
Heilanzeigen: Die Melisse ist ein ausgezeichnetes Mittel bei allen *Krämpfen im Verdau-*

ungssystem und wird vor allem bei Verdauungsstörungen mit Blähungen verwendet. Aufgrund ihrer antidepressiven Eigenschaften ist sie besonders bei solchen *Verdauungsstörungen* angezeigt, die mit *Angst* oder *Depressionen* auftreten, da die Öle bei *Anspannung* und *Stressreaktionen* leicht entspannend wirken und so *depressive Zustände* lösen. Melisse stärkt das Herz und den Kreislauf und bewirkt eine leichte Gefässerweiterung der äusseren Blutgefässe, wodurch der *Blutdruck* sinkt. Sie kann bei Fieberzuständen, z. B. bei *Grippe,* benutzt werden.
Mischungen: Bei *Verdauungsstörungen* kann sie mit Hopfen, Kamille oder Mädesüss gemischt werden. Für *Stress* und *Anspannung* eignet sich eine Mischung mit Lavendel und Lindenblüten.
Zubereitung und Dosierung: Aufguss: 2–3 Teelöffel der getrockneten Pflanze mit einer Tasse kochendem Wasser übergiessen und 10–15 Minuten ziehen lassen. Morgens und abends oder bei Bedarf eine Tasse. Tinktur: 2–6 Milliliter dreimal täglich.

Mistel

Herba Visci albi   *Viscum alba*
Mistelgewächse
Verwendeter Teil: Getrocknete Zweige und Blätter.
Sammeln: Die jungen Zweige und Blätter sollten im Frühling gesammelt werden.
Vorsicht: Nicht die Beeren verwenden!
Inhaltsstoffe: Viscotoxin (ein herzwirksames Polypeptid), triterpenoide Saponine, Cholin, Histamin, tumorhemmende Proteine.
Heilwirkungen: Nervenstärkend, blutdrucksenkend, beruhigt die Herztätigkeit, möglicherweise tumorhemmend.
Heilanzeigen: Die Mistel ist als ausgezeichnetes entspannendes Nervenmittel in vielen Fällen angezeigt. Sie beruhigt und stärkt das Nervensystem. Sie wirkt direkt auf den Vagusnerv und verringert so den Herzschlag, während sie gleichzeitig die Wände der äusseren Kapillargefässe stärkt. Von daher verringert sie den Blutdruck und lindert *Arteriosklerose*. Bei *nervlich bedingter beschleunigter Herztätigkeit (nervöser Tachycardi)* kann sie sehr gut helfen. Die Mistel lindert *Kopfschmerzen,* die durch Bluthochdruck verursacht werden. Von Krebsforschern wurde

nachgewiesen, dass sie gewisse Wirkungen gegen Tumore hat.

Mischungen: Zur Behandlung von *erhöhtem Blutdruck* lässt sie sich gut mit Weissdornbeeren und Lindenblüten mischen.

Zubereitung und Dosierung: 1–2 Teelöffel des getrockneten Krauts mit einer Tasse kochendem Wasser übergiessen und 10–15 Minuten ziehen lassen. Dreimal täglich eine Tasse.

Tinktur: 1–4 Milliliter dreimal täglich.

Möhre

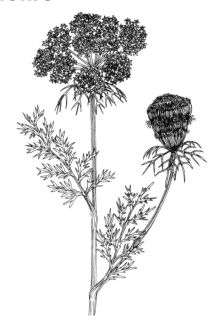

Herba und Fructus Dauci   *Daucus carota*
Doldenblütler

Verwendeter Teil: Getrocknete oberirdische Teile und Samen.

Sammeln: Die oberirischen Teile dieser Heilpflanze sollen in der Blütezeit zwischen Juni und August, oder wenn die Samen im August und September reif sind, gesammelt werden.

Inhaltsstoffe: Ätherisches Öl, ein Alkaloid.

Heilwirkungen: Harntreibend, steinbildungsverhindernd, blähungstreibend.

Heilanzeigen: Das in der Möhre enthaltene ätherische Öl wirkt antiseptisch auf das Harnsystem, was ihre Verwendung in der Behandlung von Beschwerden, wie z. B. *Blasen-* und *Prostataentzündung,* erklärt. Sie wird schon

seit langem als spezifisches Mittel zur Behandlung von *Nierensteinen* angesehen. Zur Behandlung von *Gicht* und *Rheuma* wird sie in Verbindung mit anderen Heilmitteln eingesetzt, da sie reinigend und harntreibend wirkt. Die Samen können als blähungstreibendes Mittel gegen *Koliken* und *Blähungen* verwendet werden.

Mischungen: Bei Infektionen der Harnwege kann sie mit Schafgarbe und Bärentraube verwendet werden. Bei *Nierensteinen* sollte sie mit Baumartiger Hortensie, Rotem Wasserhanf oder Mauerkraut gemischt werden.

Zubereitung und Dosierung: Aufguss: 1 Teelöffel des getrockneten Krauts mit einer Tasse kochendem Wasser übergiessen und 10–15 Minuten ziehen lassen. Dreimal täglich eine Tasse. Um aus den Samen einen Aufguss zu machen, werden ⅓–1 Teelöffel auf eine Tasse Wasser verwendet.

Tinktur: 1–2 Milliliter dreimal täglich.

Mönchspfeffer

Semen Agni casti   *Vitex agnus-castus*
Eisenkrautgewächse

Verwendeter Teil: Die Frucht.

Sammeln: Die sehr dunklen Beeren sollten gepflückt werden, wenn sie im Oktober oder November ausgereift sind. Sie können in der Sonne oder im Schatten getrocknet werden.

Inhaltsstoffe: Iridoid-Glykoside, darunter Aucubin und Agnusid; Flavonoide, darunter Kasticin, Isovitexin und Orientin; ätherisches Öl.

Heilwirkungen: Stärkungsmittel für die Geschlechtsorgane.

Heilanzeigen: Mönchspfeffer stimuliert und normalisiert die Funktion der Hypophyse, besonders die Progesteron-Funktion. Er könnte den amphoteren Mitteln zugeordnet werden, da er scheinbar widersprüchliche Wirkungen zeigt, die aber in Wirklichkeit auf seiner normalisierenden Wirkung beruhen. So hat er beispielsweise den Ruf, ein Aphrodisiakum als auch ein Anti-Aprhodisiakum zu sein. Er wird jeweils bewirken, was gerade nötig ist. Mönchspfeffer hat sich vor allem zur Normalisierung der Aktivität weiblicher Sexualhormone bewährt, und er ist deshalb bei *schmerzhafter Regelblutung, prämenstruellen Spannungen* und anderen Unregelmässigkeiten angezeigt, die mit Hormonaktivitäten zusammenhängen. Besonders während der *Umstellung in den Wechseljahren* kann er sehr hilfreich sein. Ähnlich kann er nach dem *Absetzen der Pille* den Körper unterstützen, sein natürliches Gleichgewicht wiederzufinden.

Zubereitung und Dosierung: Aufguss: 1 Teelöffel der reifen Früchte mit einer Tasse kochendem Wasser übergiessen und 10–15 Minuten ziehen lassen. Dreimal täglich eine Tasse.

Tinktur: 1–2 Milliliter dreimal täglich.

Mohn

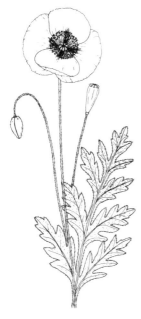

Flores Rhoeados *Papaver rhoeas*
Mohngewächse

Verwendeter Teil: Blütenblätter.

Sammeln: Die Blütenblätter sollten an einem trockenen Morgen, nachdem der Tau verflogen ist, in den Monaten Juli oder August gesammelt und behutsam getrocknet werden.

Inhaltsstoffe: Gerbstoff, Pflanzenschleim, wenig Alkaloid.

Heilwirkungen: Leicht beruhigend, schleimlösend.

Heilanzeigen: Dieses schöne, an den Wegrändern wachsende Heilkraut hat nicht die starke Wirkung seines nahen Verwandten, des Schlafmohns. Er kann angewendet werden, um *Reizhusten* zu lindern, und bei

Katarrhen der Atemwege. Die Blütenblätter werden oft Kräutertees und Duftmischungen beigegeben, um ihnen Farbe zu verleihen.

Zubereitung und Dosierung: Aufguss: 1–2 Teelöffel der getrockneten Blütenblätter mit einer Tasse kochendem Wasser übergiessen und 10–15 Minuten ziehen lassen. Dreimal täglich eine Tasse.

Tinktur: 2–4 Milliliter dreimal täglich.

Mohn Kalifornischer

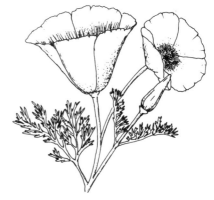

Herba Eschscholtziae
Eschscholtzia california
Mohngewächse

Verwendeter Teil: Getrocknete oberirdische Teile.

Sammeln: Die oberirdischen Teile werden in der Blütezeit zwischen Juni und September gesammelt. Sie sollten im Schatten getrocknet werden.

Inhaltsstoffe: Alkaloide ähnlich wie der Schlafmohn, Flavonglykoside.

Heilwirkungen: Beruhigend, schlaffördernd, krampflösend, schmerzstillend.

Heilanzeigen: Dem Kalifornischen Mohn wird nachgesagt, er sei eine nicht süchtig machende Alternative zum Schlafmohn, obwohl er weniger stark wirkt. Er findet als Beruhigungs- und Schlafmittel für Kinder in Fällen von *Übererregbarkeit* und *Schlaflosigkeit* Anwendung. Er kann immer dann genommen werden, wenn ein krampflösendes Mittel benötigt wird. Die Indianer nahmen ihn bei *kolikartigen Schmerzen.* Auch bei der Behandlung von *Gallenkoliken* kann er hilfreich sein.

Zubereitung und Dosierung: Aufguss: 1–2 Teelöffel des getrockneten Krauts mit einer

Tasse kochendem Wasser übergiessen und 10 Minuten ziehen lassen. Eine Tasse sollte vor dem Schlafengehen getrunken werden, um einen erholsamen Schlaf zu fördern.
Tinktur: 1–4 Milliliter vor dem Schlafengehen einnehmen.

Moos Irländisches

Carrageen   *Chondrus crispus*
Rhodophyta
Verwendeter Teil: Der getrocknete Pflanzenkörper. Es ist eine Seealge.
Sammeln: Es wird an den felsigen Küsten Nordwesteuropas, vor allem in Irland, das ganze Jahr über bei Ebbe gesammelt.
Inhaltsstoffe: Bis zu 80 Prozent Pflanzenschleim; Carrageene; Jod; Brom; Eisen; andere Mineralsalze; Vitamine A und B$_1$.
Heilwirkungen: Schleimlösend, schleimhautschützend.
Heilanzeigen: Die in der Pflanze enthaltenen Schleimstoffe werden von der Nahrungsmittelindustrie in grossen Mengen zur Herstellung von Gelees oder Sülze und als glattes Bindemittel benutzt. Die gleichen Eigenschaften sind auch die Grundlage für seine Verwendung bei Verdauungserkrankungen, bei denen ein schleimschützendes Mittel benötigt wird, wie z. B. *Magenschleimhautentzündung* oder *Magengeschwür.* Vor allem wird es aber bei Atmungserkrankungen, wie z. B. *Bronchitis,* benutzt. Für Kosmetika wird es zum Erweichen der Haut benutzt.
Zubereitung und Dosierung: Aufguss: 1–17 Teelöffel des getrockneten Krauts mit einer Tasse kochendem Wasser übergiessen, 10 Minuten ziehen lassen. Dreimal täglich 1 Tasse.
Tinktur: 1–2 Milliliter dreimal täglich.

Moos Isländisches

Lichen islandicus   *Cetraria islandica*
Flechten
Verwendeter Teil: Die ganze Pflanze; es ist eine Flechte.
Sammeln: Diese Flechte kann das ganze Jahr über gesammelt werden, am besten aber zwischen Mai und September. Sie sollte von Verunreinigungen befreit und in der Sonne oder im Schatten getrocknet werden.

Inhaltsstoffe: Reich an Pflanzenschleim; Bitterstoff Fumarinsäure; Usnonsäure; etwas Jod; Spuren von Vitamin A.
Heilwirkungen: Schleimhautschützend, brechreizstillend, schleimlösend.
Heilanzeigen: Als linderndes schleimhautschützendes Mittel mit hohem Schleimstoffgehalt findet Isländisches Moos bei der Behandlung von *Magenschleimhautentzündungen, Erbrechen* und *Verdauungsstörungen* Verwendung. Es wird oft bei *Katarrhen der Atemwege* und bei *Bronchitis* benutzt. Es wirkt allgemein lindernd auf die Schleimhäute. Ausserdem unterstützt seine Nahrhaftigkeit die Behandlung von *Kachexie,* einem *Mangelernährungs-* und *Schwächezustand.*
Mischungen: Zur Behandlung von *Erbrechen* und *Übelkeit* kann es mit Schwarznessel gemischt werden.
Zubereitung und Dosierung: Abkochung: 1 Teelöffel der zerkleinerten Flechte in eine Tasse kaltes Wasser geben, 3 Minuten kochen, vom Feuer nehmen und 10 Minuten ziehen lassen. Morgens und abends eine Tasse.
Tinktur: 1–2 Milliliter dreimal täglich.

Myrrhe

Myrrha   *Commiphora molmol*
Burseraceae
Verwendeter Teil: Gummiharz.
Sammeln: Das Gummiharz wird von den Myrrhebüschen in Trockengebieten Ostafrikas und Arabiens gesammelt.
Inhaltsstoffe: Bis zu 17 Prozent ätherisches Öl, bis zu 40 Prozent Harz, Gummi.
Heilwirkungen: Keimhemmend, adstringierend, blähungstreibend, gegen Katarrh, schleimlösend, wundheilend.
Heilanzeigen: Myrrhe ist ein sehr wirkungsvolles keimhemmendes Mittel, das nachweislich auf zwei Arten arbeitet. Es regt vor allem die Bildung weisser Blutkörperchen an (die gegen Krankheitserreger wirken) und wirkt ausserdem direkt keimhemmend. Somit unterstützt Myrrhe die natürlichen Abwehrprozesse des Körpers; eine besonders wichtige Eigenschaft, denn dieser Vorgang wird heute oft durch die Verwendung von Antibiotika ersetzt, und der natürliche Prozess des Körpers wird unterdrückt. Myrrhe kann bei vielen Krankheiten verwendet werden, die

nach keimhemmenden Mitteln verlangen. Sie kann besonders bei Entzündungen im Mundbereich, wie *Mundgeschwüren, Zahnfleischentzündungen* und *Zahnfleischeiterungen,* ebenso wie bei katarrhalischen Beschwerden, wie *Rachen-* und *Nebenhöhlenentzündungen,* benutzt werden. Sie kann bei *Kehlkopfentzündung* und *Beschwerden der Atmungsorgane* helfen. Ganzheitlich kann sie bei *Furunkeln* und ähnlichem sowie bei *Drüsenfieber* und *Brucellenfieber* Verwendung finden. Sie wird oft als Teil der Behandlung einer *Erkältung* verwendet. Äusserlich wirkt Myrrhe heilend und antiseptisch bei *Wunden* und *Abschürfungen.*

Mischungen: Myrrhe kann bei *Infektionen* und zur Mundspülung bei *Geschwüren* und ähnlichen Beschwerden gut mit Sonnenhutwurzel gemischt werden. Für eine äusserliche Anwendung kann sie mit Hamamelis gemischt werden.

Zubereitung und Dosierung: Aufguss: Da sich das Harz nur sehr schlecht in Wasser löst, sollte es sorgfältig pulverisiert werden. 1–2 Teelöffel des Pulvers mit einer Tasse kochendem Wasser übergiessen und 10–15 Minuten ziehen lassen. Dreimal täglich eine Tasse. Tinktur: Da sich das Harz sehr gut in Alkohol löst, wird am besten die Tinktur verwendet, die überall erhältlich ist. 1–4 Milliliter dreimal täglich.

Nabelkraut

Umbilicus rupestris
Dickblattgewächse
Verwendeter Teil: Frische Blätter.
Heilwirkungen: Schleimhautschützend, schmerzlindernd.
Heilanzeigen: Ich habe herausgefunden, dass Nabelkraut bei *Ohrenschmerzen* besonders gut wirkt, wobei diese Tatsache allerdings an keiner Stelle in der Heilpflanzenliteratur erwähnt wird. Um den Saft zu gewinnen, werden die frischen Blätter gepresst. Dies geschieht am besten mit Hilfe eines Metallsiebs. Die Flüssigkeit aus den sehr saftigen Blättern wird ins Ohr eingetropft und durch einen Wattepropfen am Ausfliessen gehindert. Ich habe festgestellt, dass selbst starke *Ohrenschmerzen* in sehr kurzer Zeit gänzlich beseitigt wurden. Dieses Mittel kann unbedenklich sogar bei sehr kleinen Kindern angewendet

werden. Wenn allerdings der Verdacht besteht, dass das Trommelfell beschädigt ist, sollte es nicht verwendet werden.

Nelkenpfeffer

Fructus Amoni   *Pimento officinalis*
Myrtengewächse
Verwendeter Teil: Früchte.
Heilwirkungen: Blähungstreibend, verdauungsanregend, aromatisch.
Heilanzeigen: Der Nelkenpfeffer ist ein wohltuendes blähungstreibendes Mittel und kann ohne Einschränkungen verwendet werden. Er lindert *Blähungen* und *Magenschmerzen.*

Nelkenwurz

Radix und Herba Gei urbani
Geum urbanum
Rosengewächse
Verwendeter Teil: Wurzeln und oberirdische Teile.
Sammeln: Die Wurzeln werden im Frühling gesammelt, der Gehalt an ätherischen Ölen ist dann am höchsten. Die oberirdischen Teile werden im Juli gesammelt, wenn die Blüte ihren Höhepunkt erreicht hat.
Inhaltsstoffe: Ätherische Öle mit Gein und Eugenol; Gerbsäure; Bitterstoffe; Flavone; Harz; organische Säuren.
Heilwirkungen: Adstringierend, blutstillend, schweisstreibend, aromatisch.
Heilanzeigen: Durch ihre stark adstringierende Wirkung in Verbindung mit verdauungsfördernden Eigenschaften spielt die Nelkenwurz eine Rolle bei Darmproblemen, wie z. B. *Durchfall, Ruhr, entzündeter Dickdarmschleimhaut* und ähnlichen Krankheitserscheinungen. Sie findet Verwendung, wenn *Brechreiz* zu beruhigen und *Erbrechen* zu lindern sind. Durch ihre adstringierende Wirkung eignet sie sich zur Mundspülung und als Gurgelwasser bei *Zahnfleisch-* und *Halsentzündungen.* Sie kann innerlich bei *fiebrigen Erkältungen* und *Katarrhen* angewendet werden. Bei *Weissfluss* ist die Nelkenwurz ein wertvolles Mittel für Scheidenspülungen.
Mischungen: Bei der Behandlung von Ver-

dauungsproblemen, wie *Darmentzündungen,* wird Nelkenwurz oft mit Odermennig gemischt.

Zubereitung und Dosierung: Abkochung: 1 Teelöffel der Wurzel in eine Tasse kaltes Wasser geben, zum Kochen bringen und fünf Minuten leicht kochen lassen. Dreimal täglich eine Tasse.
Tinktur: Dreimal täglich 1–3 Milliliter einnehmen.

Odermennig

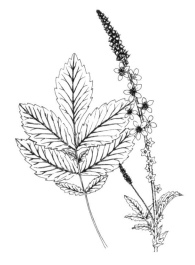

Herba Agrimoniae   *Agrimonia eupatoria*
Rosengewächse
Verwendeter Teil: Getrocknete oberirdische Teile.
Sammeln: Der ganze oberirdische Teil der Pflanze wird gesammelt, sobald die Blüten sich öffnen. Im Schatten unter 40° C trocknen.
Inhaltsstoffe: Gerbstoffe, glykosidische Bitterstoffe, Nikotinsäure, Kieselsäure, Eisen, Vitamine B und K, ätherische Öle.
Heilwirkungen: Adstringierend, stärkend, harntreibend, wundheilend, gallenflussfördernd.
Heilanzeige: Die Verbindung von adstringierenden und stärkenden Wirkungen macht Odermennig zu einem wertvollen Heilmittel, besonders wenn eine adstringierende Wirkung auf das Verdauungssystem notwendig ist. Bei *Durchfallerkrankungen von Kindern* gilt dieses Kraut als spezifisches Heilmittel.

Durch seine Eigenschaften findet es bei *Entzündungen der Darmschleimhaut* Verwendung. Odermennig ist das beste Kraut bei einer bestehenden *Blinddarmentzündung.* Er kann bei *Verdauungsstörungen* verwendet werden, ausserdem bei *Reizblase* und *Blasenentzündung.* Er wird seit langem als *Frühjahrstonikum* verwendet. Bei *Halsschmerzen* und *Kehlkopfentzündung* ist er als Gurgelmittel wirksam. Als Salbe fördert er die Heilung von *Wunden* und *Prellungen.*
Mischungen: Zusammen mit blähungstreibenden Mitteln wird er oft bei Verdauungsproblemen verwendet.
Zubereitung und Dosierung: 1–2 Teelöffel getrocknetes Kraut mit einer Tasse kochendem Wasser übergiessen und 10–15 Minuten ziehen lassen. Dreimal täglich eine Tasse.
Tinktur: 1–3 Milliliter dreimal täglich.

Paprika

Fructus Capsici   *Capsicum minimum*
Nachtschattengewächse
Verwendeter Teil: Die Frucht.
Sammeln: Die Frucht sollte gepflückt werden, sobald sie ausgereift ist. Anschliessend wird sie im Schatten getrocknet.
Inhaltsstoffe: Capsaicin, Carotinoide, Flavonoide, ätherisches Öl, Vitamin C.
Heilwirkungen: Anregend, blähungstreibend, stärkend, speicheltreibend, hautreizend, antiseptisch.
Heilanzeigen: Paprika ist das beste Anregungsmittel für alle Körpersysteme. Es regelt den Blutfluss, stärkt und reguliert Herz, Arterien, Kapillargefässe und Nerven. Es ist ein allgemeines Stärkungsmittel und wirkt besonders auf das Kreislauf- und Verdauungssystem. Es kann bei *Verdauungsstörungen mit Blähungen* und bei *Koliken* benutzt werden. Bei schlechter Durchblutung der peripheren Blutgefässe mit *kalten Händen* und *Füssen* oder sogar *Frostbeulen* kann Paprika verwendet werden. Es wird zur Behandlung von *Schwächezuständen* und zur Abwehr von *Erkältungen* benutzt. Äusserlich wird es als Hautreizmittel bei Problemen wie *Hexenschuss* und *rheumatischen Schmerzen* verwendet. Als Salbe hilft es bei geschlossenen *Frostbeulen,* solange nicht zu viel davon genommen wird! Bei *Kehlkopfentzündungen* kann es zusammen mit Myrrhe als Gurgelmittel ver-

wendet werden. Diese Mischung eignet sich auch für antiseptische Waschungen.

Zubereitung und Dosierung: Aufguss: ½–1 Teelöffel Paprika mit einer Tasse kochendem Wasser übergiessen und 10 Minuten ziehen lassen. Ein Teelöffel von diesem Aufguss sollte mit heissem Wasser gemischt und bei Bedarf getrunken werden.
Tinktur: 0,25–1 Milliliter dreimal täglich oder bei Bedarf einnehmen.

Passionsblume

Herba Passiflorae incarnatae
Passiflora incarnata
Passionsblumengewächse
Verwendeter Teil: Getrocknete Blätter.
Sammeln: Das Laub kann zwischen Mai und Juli gesammelt werden, kurz bevor sich die Blüten öffnen. Es kann aber auch zusammen mit den Früchten nach der Blüte geerntet werden. Es sollte im Schatten getrocknet werden.
Inhaltsstoffe: Alkaloide, darunter Harmin, Harman, Harmol und Passiflorin; Flavonglykoside; Sterine.
Heilwirkungen: Beruhigend, schlaffördernd, krampflösend, schmerzstillend.
Heilanzeigen: Die Passionsblume ist das beste Heilkraut zur Behandlung *hartnäckiger Schlaflosigkeit*. Sie hilft zum Übergang in einen erholsamen Schlaf, ohne «narkotische» Nachwirkungen zu hinterlassen. Sie kann immer verwendet werden, wenn ein krampflösendes Mittel benötigt wird, z. B. bei der *Parkinsonschen Krankheit*, bei *Krampfanfällen* und bei *Hysterie*. Sie kann bei Nervenschmerzen, wie z. B. *Neuralgie* und der *Gürtelrose* genannten Virusinfektion von Nerven sehr wirkungsvoll sein. Sie kann bei *Asthma* benutzt werden, das von häufigen Krämpfen begleitet ist, besonders dann, wenn es mit Spannungszuständen einhergeht.
Mischungen: Bei *Schlaflosigkeit* lässt sie sich gut mit Baldrian, Hopfen oder Piscidiarinde mischen.
Zubereitung und Dosierung: Aufguss: 1 Teelöffel des getrockneten Krauts mit einer Tasse kochendem Wasser übergiessen und 15 Minuten ziehen lassen. Bei Schlaflosigkeit diesen Tee abends trinken, zur Linderung anderer Beschwerden zweimal täglich.
Tinktur: 1–4 Milliliter entsprechend der Anweisung für den Aufguss verwenden.

Pestwurz

Radix und Folia Petasitides
Petasites hybridus
Korbblütler
Verwendeter Teil: Wurzelstock oder Blätter.
Sammeln: Der Wurzelstock wird im Sommer gesammelt, die Blätter während der gesamten Wachstumsperiode.
Inhaltsstoffe: Ätherisches Öl, Pflanzenschleim, glykosidische Bitterstoffe, Gerbsäure.
Heilwirkungen: Krampflösend, harntreibend, schweisstreibend.
Heilanzeigen: Die Pestwurz ist ein wirksames Muskelentspannungsmittel, das bei Problemen wie *Darmkolik, Asthma* oder *schmerzhafter Regelblutung* benutzt werden kann. Sie mildert nicht nur Muskelkrämpfe, sondern wirkt auch schmerzlindernd. Sie kann auch bei Fieber benutzt werden. Die frischen Blätter können äusserlich als *Wund*auflagen verwendet werden.
Zubereitung und Dosierung: Abkochung: 1 Teelöffel der Rinde in eine Tasse Wasser geben, zum Kochen bringen und 10–15 Minuten leicht kochen. Dreimal täglich eine Tasse.
Tinktur: 1–2 Milliliter dreimal täglich.

Petersilie

Radix, Herba und Fructus Petroseline
Petroselinum crispum
Doldenblütler
Verwendeter Teil: Die Pfahlwurzel, Blätter und Samen.
Sammeln: Die Wurzel wird im Herbst von zweijährigen Pflanzen gesammelt. Die Blätter können jederzeit während der Wachstumsperiode verwendet werden.
Inhaltsstoffe: Ätherisches Öl, darunter Apiol und Myristicin; Vitamin C; Glykosid Apiin; Stärke.
Heilwirkungen: Harntreibend, schleimlösend, menstruationsfördernd, blähungstreibend, angeblich aphrodisierend.
Heilanzeigen: Das frische Kraut, das so vielfältige Verwendung in der Küche findet, ist eine unserer ergiebigsten Quellen für Vitamin C. Medizinisch wird Petersilie vor allem in drei Bereichen eingesetzt. Zum einen ist sie ein sehr wirkungsvolles harntreibendes, zum

anderen ein wichtiges menstruationsförderndes Mittel. Der dritte Anwendungsbereich ist ihr Gebrauch als blähungstreibendes Mittel zur Linderung von *Blähungen* und etwaigen *Krampfschmerzen*.

Vorsicht: Petersilie sollte während der Schwangerschaft nicht in medizinisch wirksamer Dosierung benutzt werden!

Zubereitung und Dosierung: Aufguss: 1–2 Teelöffel der getrockneten Blätter oder Wurzel mit einer Tasse kochendem Wasser übergiessen und 5–10 Minuten in einem geschlossenen Gefäss ziehen lassen. Dreimal täglich eine Tasse.

Tinktur: 2–4 Milliliter dreimal täglich.

Pfaffenhütchen

Cortex Euonymi Radicis
Euonymus atropurpureus
Spindelbaumgewächse

Verwendeter Teil: Wurzelrinde.

Sammeln: Die Rinde wird von Wurzeln abgeschält, die im Herbst ausgegraben werden. Ersatzweise kann auch die Rinde des Stammes verwendet werden.

Inhaltsstoffe: Euonymol, Euonysterol, Atropurpurol, Dulcitol, Citrullol, Fettsäuren.

Heilwirkungen: Gallenflussfördernd, abführrend, harntreibend, kreislaufanregend.

Heilanzeigen: Das Paffenhütchen zählt zu den besten Kräutern für die Leber. Es wirkt durch die Beseitigung von Stauzuständen in der Leber; es ermöglicht den freien Fluss des Gallensafts und hilft damit dem Verdauungsprozess. Es kann zur Behandlung von *Gelbsucht* und *Gallenbeschwerden*, wie z. B. *Entzündungen* und *Schmerzen* oder *Stauungszuständen aufgrund von Steinen*, benutzt werden. Es wirkt gegen *Verstopfung*, wenn sie durch Leber- oder Gallenbeschwerden verursacht wird. Durch seine normalisierende Wirkung auf die Leber kann es bei einer Reihe von *Hautproblemen* helfen, die möglicherweise mit der Leber zusammenhängen.

Zubereitung und Dosierung: Abkochung: ½–1 Teelöffel der Rinde mit einer Tasse Wasser übergiessen, zum Kochen bringen und 10–15 Minuten ziehen lassen. Dreimal täglich eine Tasse.

Tinktur: 1–2 Milliliter dreimal täglich.

Pfefferminze

Folia Menthae piperitae   *Mentha piperita*
Lippenblütler

Verwendeter Teil: Oberirdische Teile.

Sammeln: Die oberirdischen Teile werden kurz vor dem Öffnen der Blüten gesammelt.

Inhaltsstoffe: Bis zu 2 Prozent ätherisches Öl, das Menthol, Menthon und Jasmon enthält; Gerbstoffe; Bitterstoff.

Heilwirkungen: Blähungstreibend, krampflösend, aromatisch, schweisstreibend, brechreizstillend, nervenstärkend, antispetisch, schmerzstillend.

Heilanzeigen: Die Pfefferminze ist eines der besten blähungstreibenden Mittel, die uns zur Verfügung stehen. Sie wirkt entspannend auf die Muskeln der inneren Organe, hilft gegen Blähungen und regt den Fluss von Gallensaft und anderer Verdauungssäfte an. Alle diese Eigenschaften erklären, warum sie bei der Linderung von *Darmkrämpfen*, bei *Verdauungsstörungen*, die mit *Blähungen* verbunden sind, und bei ähnlichen Beschwerden eine wichtige Rolle spielen kann. Ihr ätherisches Öl wirkt leicht betäubend auf die Magenwand, wodurch Gefühle von *Übelkeit* und *Brechreiz* gemildert werden können. Sie hilft bei der Linderung von *Brechreiz während der Schwangerschaft* und bei *Reisekrankheit*. Pfefferminze spielt eine Rolle bei der Behandlung von *Dickdarmgeschwüren* und *Morbus Crohn*. Besonders wertvoll ist die Pfefferminze bei der Behandlung von *Fieber* bei *Erkältungen* und *Grippe*. Zur kurzfristigen Behandlung von *Schnupfen* kann sie inhaliert werden. Dieses Heilkraut kann auch bei *migräneartigen Kopfschmerzen*, die mit Verdauungsproblemen zusammenhängen, verwendet werden. Als Nervenmittel wirkt die Pfefferminze stärkend, lindert *Angstzustände*, *Anspannung*, *Hysterie* usw. Bei *schmerzhaften Monatsblutungen* lindert sie die Schmerzen und mildert damit verbundene Spannungszustände. Äusserlich kann sie zur Linderung von *Juckreiz* und *Entzündungen* verwendet werden.

Mischungen: Bei *Erkältungen* und *Grippe* kann Pfefferminze mit Amerikanischem Wasserhanf, Holunderblüten oder Schafgarbe gemischt werden.

Zubereitung und Dosierung: Aufguss: 1 gehäufter Teelöffel des getrockneten Krauts mit einer Tasse kochendem Wasser übergiessen

und 10 Minuten ziehen lassen. Je nach Bedarf zu trinken.
Tinktur: 1–2 Milliliter dreimal täglich.

Pfirsich

Prunus persica
Rosengewächse
Verwendeter Teil: Blätter oder Rinde.
Sammeln: Die Rinde wird im Frühjahr gesammelt, indem man kleinste Mengen von jungen Bäumen schält. Die Blätter werden im Juni und Juli gesammelt.
Heilwirkungen: Schleimhautschützend, beruhigend, harntreibend, schleimlösend.
Heilanzeigen: Die Blätter dieses Baums, der uns die so wohlschmeckenden Pfirsiche schenkt, liefern ein nützliches, linderndes und schleimhautschützendes Mittel, das dem Verdauungssystem bei Beschwerden, z. B. *Magenschleimhautentzündung,* hilft. Traditionell hat es ausserdem den Ruf, bei *Keuchhusten* und *Bronchitis* wirksam zu sein.
Zubereitung und Dosierung: Aufguss: 1 Teelöffel der Rinde, oder 2 Teelöffel der Blätter, mit einer Tasse kochendem Wasser übergiessen und 10 Minuten ziehen lassen. Dreimal täglich eine Tasse.

Pillenwolfsmilch

Herba Euphorbiae Piluliferae
Euphorbia pilulifera
Wolfsmilchgewächse
Verwendeter Teil: Oberirdische Teile.
Sammeln: Die oberirdischen Teile sollten während der Blütezeit gesammelt werden.
Inhaltsstoffe: Glykoside, Alkaloide, Sterine, Gerbstoffe, Euphorbinsäure.
Heilwirkungen: Antiasthmatisch, schleimlösend, krampflösend.
Heilanzeigen: Pillenwolfsmilch wirkt entspannend auf die glatte Muskulatur der Lunge und ist äusserst hilfreich bei Beschwerden wie *Asthma* und *Bronchitis.* Sie lindert ausserdem Krämpfe im Kehlkopf und hilft so bei *nervösem Husten.* Sie hilft zur Linderung von *Katarrhen der oberen Atemwege.* Dieses Heilkraut hat die besondere Eigenschaft, Organismen zu zerstören, die Amöbeninfektionen im Darm verursachen.

Mischungen: Zur Behandlung von asthmatischen Beschwerden lässt sie sich gut mit Grindeliakraut und Lobelie mischen.
Zubereitung und Dosierung: Aufguss: ½–1 Teelöffel des getrockneten Krauts mit einer Tasse kochendem Wasser übergiessen und 10–15 Minuten ziehen lassen. Dreimal täglich eine Tasse.
Tinktur: 1–2 Milliliter dreimal täglich.

Piscidiarinde

Cortex Piscidiae   *Piscidia erythrina*
Schmetterlingsblütler
Verwendeter Teil: Stammrinde.
Sammeln: Die Rinde wird in langen Streifen von Bäumen geschält, die in der Karibik, Mexiko und Texas wachsen.
Inhaltsstoffe: Glykoside, darunter Piscidin, Jamaicin, Icthyon; Flavonoide, darunter Sumatrol, Lisetin, Piscerythron, Piscidin und Rotenone; Harz-Alkaloid.
Heilwirkungen: Beruhigend, schmerzlindernd.
Heilanzeigen: Die Piscidiarinde ist ein starkes Beruhigungsmittel und wird in ihrer Heimat, den Westindischen Inseln, als Fischgift benutzt. Obwohl sie für den Menschen nicht giftig ist, sollte die angegebene Dosierung nicht überschritten werden. Sie wirkt sehr gut bei der Behandlung von Schmerzen, z. B. bei *Migräne* oder *Nervenschmerzen.* Sie kann zur Linderung von *Eileiter-* und *Gebärmutterschmerzen* benutzt werden. Vor allem wird sie aber bei *Schlaflosigkeit* benutzt, wenn sie mit Schmerzen oder nervlicher Anspannung zusammenhängt.
Mischungen: Zur Behandlung von *Schlaflosigkeit* wird sie am besten mit Hopfen oder Baldrian gemischt. Bei *schmerzhafter Regelblutung* kann sie zusammen mit dem Amerikanischen Schneeballbaum benutzt werden.
Zubereitung und Dosierung: Abkochung: 1–2 Teelöffel der Wurzel in eine Tasse Wasser geben, zum Kochen bringen und 10–15 Minuten leicht kochen. Diesen Tee bei Bedarf trinken.
Tinktur: 1–4 Milliliter dreimal täglich.

Queckenwurzel

Rhizoma Graminis   *Agropyron repens*
Süssgräser
Verwendeter Teil: Wurzelstock.
Sammeln: Der Wurzelstock sollte im Frühjahr oder im Frühherbst ausgegraben werden. Vorsichtig waschen und in der Sonne oder im Schatten trocknen.
Inhaltsstoffe: Triticin, Pflanzenschleim, Kieselsäure, Kalium, Inosit, Mannit, Glykosid.
Heilwirkungen: Harntreibend, schleimhautschützend, keimhemmend.
Heilanzeigen: Die Queckenwurzel kann bei Infektionen des Harnsystems, wie *Blasenentzündung, Harnröhrenentzündung* und *Entzündung der Prostata* benutzt werden. Ihre schleimhautschützenden Eigenschaften lindern Reizungen und Entzündungen. Sie kann eine Rolle bei der Behandlung einer *vergrösserten Prostata* spielen. Ausserdem kann sie bei *Nierensteinen* und *-griess* verwendet werden. Als stärkendes und harntreibendes Mittel wird die Queckenwurzel auch zusammen mit anderen Mitteln zur Behandlung von *Rheuma* eingesetzt.
Mischungen: Bei *Blasen-, Harnröhren-* und *Prostataentzündung* kann sie mit Bucco, Bärentraube oder Schafgarbe genommen werden. Sie kann bei *Prostatabeschwerden* mit der Baumartigen Hortensie gemischt werden.
Zubereitung und Dosierung: Abkochung: 2 Teelöffel des geschnittenen Wurzelstocks in eine Tasse Wasser geben, zum Kochen bringen und 10 Minuten leicht kochen lassen. Dreimal täglich eine Tasse.
Tinktur: 3–6 Milliliter dreimal täglich.

Quitte

Semen Cydoniae   *Cydonia oblonga*
Rosengewächse
Verwendeter Teil: Die Samen.
Sammeln: Die Samen werden aus der Quittenfrucht entfernt, die im Herbst gesammelt wird.
Inhaltsstoffe: Pflanzenschleim, Gerbstoff, fettes Öl, Pektin, Amygdalin, Vitamin C.
Heilwirkungen: Adstringierend, entzündungshemmend, schleimhautschützend, abführend.
Heilanzeigen: Die Quittensamen können als wirkungsvolles und mildes Abführmittel bei *Verstopfung* und auch als linderndes adstringierendes Mittel bei Beschwerden wie *Magenschleimhautentzündung* und *Dünndarmerkrankungen* wirken. Als Mundspülung lindern sie *Wunden* und *Entzündungen* im Mund. Sie können auch bei *trockenem Reizhusten* verwendet werden, der ein schleimlösendes Mittel erfordert. Äusserlich können sie bei leichten *Verbrennungen* angewendet werden.
Zubereitung und Dosierung: Aufguss: Die Samen sollten 3–5 Stunden in Wasser eingeweicht werden, um eine Lösung des Schleims zu erhalten, der die Samen umhüllt. Diesen bei Bedarf bis zu dreimal täglich trinken.
Tinktur: 1–2 Milliliter bei Bedarf oder dreimal täglich einnehmen.

Rainfarn

Herba und Flores Tanaceti
Tanacetum vulgare
Korbblütler
Verwendeter Teil: Oberirdische Teile.
Sammeln: Blätter und Blüten werden während der Blütezeit zwischen Juni und September gesammelt.
Inhaltsstoffe: Ätherisches Öl, darunter Thujon; Bitterstoffglykoside; Sesquiterpenlactone; Terpenoide; Flavonoide; Gerbstoff.
Heilwirkungen: Wurmtreibend, blähungstreibend, verdauungs- und menstruationsfördernd.
Heilanzeigen: Der Rainfarn ist ein wirksames Mittel, um das Verdauungssystem von Wurmbefall zu befreien. Während er hierzu ohne grosse Bedenken verwendet werden kann, sollte er nicht für längere Zeit eingenommen werden, da einige der Bestandteile des darin enthaltenen Öls in hoher Dosierung gefährlich sein können. Dieses Heilkraut wirkt gegen *Spul-* und *Fadenwürmer* und kann bei Kindern als Einlauf verwendet werden. Auch lindert der Rainfarn *Verdauungsstörungen,* da er alle Eigenschaften eines Bitterstofftonikums besitzt. Äusserlich kann er als Lotion bei *Krätze* angewandt werden.
Vorsicht: Rainfarn sollte während einer Schwangerschaft gemieden werden.
Mischungen: Bei *Würmern* kann er mit Wermut und einem blähungstreibenden Mittel wie Kamille in Verbindung mit einem stark

abführenden Heilkraut (z. B. Senna) gemischt werden.

Zubereitung und Dosierung: Aufguss: 1 Teelöffel des getrockneten Krauts mit einer Tasse kochendem Wasser übergiessen und 10–15 Minuten ziehen lassen. Zweimal täglich eine Tasse.

Tinktur: 1–2 Milliliter dreimal täglich.

Raute

Herba Rutae hortensis   *Ruta graveolens*
Rautengewächse

Verwendeter Teil: Getrocknete oberirdische Teile.

Sammeln: Dieses Heilkraut sollte gesammelt werden, bevor sich die Blüten im Sommer öffnen, und ist im Schatten zu trocknen.

Inhaltsstoffe: Ätherisches Öl, Rutin, Furocumarine, Alkaloide.

Heilwirkungen: Krampflösend, menstruationsfördernd, hustenstillend, abtreibend.

Heilanzeigen: Die Raute ist ein Heilkraut mit bis in die Antike zurückreichender Geschichte. Der Gattungsname «Ruta» hat seinen Ursprung im griechischen «reuo» («freisetzen») und deutet auf ihren Ruf als Befreier von Krankheiten hin. Sie wird vor allem zur Regulierung der Monatsblutung eingesetzt, wobei sie zur Einleitung einer *unterdrückten Menstruation* verwendet werden kann. Ein anderer Anwendungsbereich begründet sich auf ihrer krampflösenden Wirkung. Sie kann zur Entspannung der glatten Muskulatur dienen und wirkt besonders auf das Verdauungssystem, wo sie *Bauchschmerzen* und *Anspannung in den Därmen* lindert. Ihre krampflösende Wirkung weist ihr eine Rolle bei der Heilung von *krampfartigem Husten* zu. Ausserdem steigert sie die Durchblutung der äusseren Blutgefässe und verringert erhöhten Blutdruck. Wenn das frische Blatt gekaut wird, beseitigt es *spannungsbedingte Kopfschmerzen,* lindert *Herzklopfen* und andere Spannungszustände.

Vorsicht: Die Raute sollte während der Schwangerschaft gemieden werden!

Mischungen: Um das Auftreten der Monatsblutung zu regulieren, kann die Raute mit Heloniaswurzel oder Goldkreuzkraut gemischt werden.

Zubereitung und Dosierung: Aufguss: 1–2 Teelöffel des getrockneten Krauts mit einer Tasse kochendem Wasser übergiessen und 10–15 Minuten ziehen lassen. Dreimal täglich eine Tasse.

Tinktur: 1–4 Milliliter dreimal täglich.

Rebhuhnbeere

Herba Mitchellae   *Mitchella repens*
Rötegewächse

Verwendeter Teil: Oberirdische Teile.

Sammeln: Da sie ein immergrünes Kraut ist, kann die Rebhuhnbeere das ganze Jahr in Wäldern gefunden werden. Sie wird am besten blühend, zwischen April und Juni, gesammelt.

Inhaltsstoffe: Saponine, Pflanzenschleim.

Heilwirkungen: Wehenerleichternd, menstruationsfördernd, harntreibend, adstringierend, stärkend.

Heilanzeigen: Die Rebhuhnbeere ist eines der Heilkräuter, das von den Indianern Nordamerikas stammt. Sie zählt zu den besten Heilmitteln, um die Gebärmutter und den ganzen Körper auf die Geburt vorzubereiten. Zu diesem Zweck sollte sie bereits einige Wochen vor der Geburt genommen werden, um eine sichere und schöne Geburt für Mutter und Kind zu gewährleisten. Sie kann auch zur Linderung *schmerzhafter Monatsblutungen* verwendet werden. Als adstringierendes Mittel wird sie zur Behandlung von *Dickdarmentzündungen* benutzt, vor allem, wenn viel Schleim produziert wird.

Mischungen: Als wehenerleichterndes Mittel kann sie zur Vorbereitung auf die Geburt zusammen mit Himbeerblättern genommen werden. Bei *schmerzhafter Monatsblutung* kann sie mit Schneeball oder Küchenschelle gemischt werden.

Zubereitung und Dosierung: Aufguss: 1 Teelöffel des getrockneten Krauts mit einer Tasse kochendem Wasser übergiessen und 10–15 Minuten ziehen lassen. Dreimal täglich eine Tasse.

Tinktur: 1–2 Milliliter dreimal täglich.

Rhabarber Echter

Radix Rhei   *Rheum palmatum*
Knöterichgewächse

Verwendeter Teil: Wurzelstock von *Rheum*

palmatum und anderen Arten, aber *nicht* vom Speiserhabarber.

Sammeln: Die Wurzel wird in China und der Türkei geerntet.

Inhaltsstoffe: Anthrachinone, Gerbstoffe, aromatische Bitterstoffe.

Heilwirkungen: Magenbitter, abführend, adstringierend.

Heilanzeigen: Der Echte Rhabarber wirkt bei *Verstopfung* stark abführend, danach aber adstringierend und antiseptisch.

Anmerkung: Der Echte Rhabarber kann Urin gelb oder rot färben.

Mischungen: Er sollte mit einem blähungstreibenden Mittel gemischt werden, um eventuell auftretende Bauchschmerzen zu lindern.

Zubereitung und Dosierung: Abkochung: ½–1 Teelöffel der Wurzel in eine Tasse Wasser geben, zum Kochen bringen und 10 Minuten leicht kochen. Morgens und abends zu trinken.

Tinktur: 1–2 Milliliter dreimal täglich.

Rhatanhiar

Radix Ratanhiae   *Krameria triandra*
Krameriaceae

Verwendeter Teil: Wurzel.

Sammeln: Die Wurzel dieses Busches wird in Peru geerntet.

Inhaltsstoffe: Bis zu 9 Prozent Rhatanhiargerbsäure.

Heilwirkung: Adstringierend.

Heilanzeigen: Rhatanhiar ist ein sehr starkes adstringierendes Mittel, das bis vor kurzem in offiziellen Arzneibüchern geführt wurde. Es kann immer eingesetzt werden, wenn ein adstringierendes Mittel angezeigt ist, z. B. bei *Durchfall*, bei *Hämorrhoiden* und *Blutungen* oder als äusserliches blutstillendes Mittel. Rhatanhiar ist oft Bestandteil von Zahnpasten auf Kräuterbasis und Kräuterpulvern, da es besonders gut bei *blutendem Zahnfleisch* wirkt. Es kann als Schnupftabak zusammen mit Kanadischer Blutwurzel zur Behandlung von *Nasenpolypen* verwendet werden.

Zubereitung und Dosierung: Abkochung: 1–2 Teelöffel der Wurzel in eine Tasse Wasser geben, zum Kochen bringen und 10–15 Minuten leicht kochen. Dreimal täglich eine Tasse.

Tinktur: 1–4 Milliliter dreimal täglich.

Ringelblume

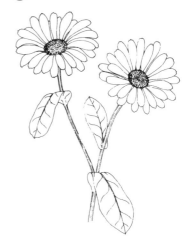

Flores Calendulae   *Calendula officinalis*
Korbblütler

Verwendeter Teil: Gelbe Blütenblätter.

Sammeln: Es werden entweder die ganzen Blütenstände oder nur die Blütenblätter zwischen Juni und September gesammelt. Sie sollten sehr vorsichtig getrocknet werden, damit sie sich nicht verfärben.

Inhaltsstoffe: Saponine, Carotinoide, Farbstoffe, Bitterstoffe, ätherisches Öl, Sterine, Flavonoide, Pflanzenschleim.

Heilwirkungen: Entzündungshemmend, adstringierend, wundheilend, pilzhemmend, gallenflussfördernd, menstruationsfördernd.

Heilanzeigen: Die Ringelblume ist eines der besten Heilkräuter, um lokale Hautprobleme zu behandeln. Sie kann unbedenklich bei allen *Hautentzündungen* benutzt werden, egal ob sie von Infektionen oder Verletzungen herrühren. Sie kann bei allen *äusserlichen Blutungen* und *Wunden*, bei *Prellungen* oder *Zerrungen* benutzt werden. Sie hilft auch bei *langsam heilenden Wunden* und *Hautgeschüren*. Die Ringelblume eignet sich besonders zur ersten Hilfe bei *leichten Verbrennungen* und *Verbrühungen*. Die äusserliche Behandlung kann mit einer Lotion, einer Packung oder einem Umschlag vorgenommen werden. Innerlich hilft die Ringelblume bei *Entzündungen* oder *Geschüren im Verdauungssystem*. Daher kann sie bei der Behandlung von *Magen-* und *Zwölffingerdarmgeschüren* benutzt werden. Als gallenflussförderndes Mittel hilft sie bei *Gallenerkrankungen* und bei allgemeinen *Verdauungsstörungen*. Die Ringelblume wirkt gegen *Pilzinfektionen* und kann sowohl innerlich als auch äusserlich eingesetzt werden. Als menstruationsförderndes Mittel hilft sie bei *verspäteter* und bei *schmerzhafter Monatsblutung*. Sie wirkt allgemein normalisierend auf die Menstruation.

Mischungen: Bei Verdauungsproblemen kann sie mit Eibischwurzel und Geflecktem Storchschnabel benutzt werden. Zur äusserlich lindernden Anwendung kann sie mit Amerikanischer Ulme oder anderen entsprechenden Mitteln benutzt werden. Eine wirkungsvolle antiseptische Lotion kann durch Mischen mit Kanadischer Gelbwurzel oder Myrrhe hergestellt werden.

Zubereitung und Dosierung: Aufguss: 1–2 Teelöffel Blütenblätter mit kochendem Wasser übergiessen und 10–15 Minuten ziehen lassen. Dreimal täglich eine Tasse.
Äusserliche Anwendung: Siehe Kapitel über Haut.
Tinktur: 1–4 Milliliter dreimal täglich.

Rosmarin

Folia Rosmarini   *Rosemarinus officinalis*
Lippenblütler
Verwendeter Teil: Blätter und Zweige.
Sammeln: Die Blätter können den ganzen Sommer über gesammelt werden, sind aber während der Blütezeit am besten.
Inhaltsstoffe: 1 Prozent ätherisches Öl, darunter Borneol, Linalool, Camphen, Cineol und Kampfer; Gerbstoffe; Bitterstoff; Harz.
Heilwirkungen: Blähungstreibend, aromatisch, krampflösend, antidepressiv, antiseptisch, hautreizend, gegen Parasiten.
Heilanzeigen: Rosmarin wirkt auf die Durchblutung und das Nervensystem anregend, was es neben seiner stärkenden und beruhigenden Wirkung auf die Verdauung zu einem Mittel macht, das bei psychischer Anspannung verwendet werden kann. Dies kann sich z. B. in von *Blähungen* begleiteten *Verdauungsstörungen,* in *Kopfschmerzen* oder *Depressionen* äussern, die von Schwächezuständen begleitet werden. Äusserlich kann es zur Linderung von *Muskelschmerzen,* bei *Ischias* oder *Nervenschmerzen* benutzt werden. Es regt die Haarwurzeln an und kann bei *vorzeitigem Haarausfall* verwendet werden. Hier wirkt das Öl am besten.
Mischungen: Bei Depressionen kann es mit

Helmkraut, Kolanuss oder Hafer gemischt werden.
Zubereitung und Dosierung: Aufguss: 1–2 Teelöffel des getrockneten Krauts mit einer Tasse kochendem Wasser übergiessen und in einem geschlossenen Gefäss 10–15 Minuten ziehen lassen. Dreimal täglich eine Tasse.
Tinktur: 1–2 Milliliter dreimal täglich.

Rosskastanie

Fructus Hippocastani
Aesculus hippocastanum
Rosskastaniengewächse
Verwendeter Teil: Die Frucht, d. h. die Rosskastanie selbst.
Sammeln: Die Kastanien sollten im September oder Oktober gesammelt werden, wenn sie reif vom Baum fallen.
Inhaltsstoffe: Saponine, Gerbstoff, Flavone, Stärke, festes Öl, die Glykoside Aesculin und Fraxin.
Heilwirkungen: Adstingierend, kreislaufstärkend.
Heilanzeigen: Die Rosskastanie wirkt sich in einzigartiger Art und Weise auf die Gefässe des Kreislaufsystems aus. Dies scheint besonders die Stärke und Festigkeit der Venen zu steigern. Innerlich kann sie zur Unterstützung der körpereigenen Heilkräfte bei Problemen wie *Venenentzündungen, Krampfadern* und *Hämorrhoiden* benutzt werden. Äusserlich kann sie als Lotion bei den gleichen Problemen und zusätzlich bei *Beingeschwüren* benutzt werden.
Zubereitung und Dosierung: Aufguss: 1–2 Teelöffel der getrockneten Frucht mit einer Tasse kochendem Wasser übergiessen und 10–15 Minuten ziehen lassen. Dreimal täglich eine Tasse oder als Lotion verwenden.
Tinktur: 1–4 Milliliter dreimal täglich.

Rotklee

Flores Trifolii rubri   *Trifolium pratense*
Schmetterlingsblütler
Verwendeter Teil: Blütenköpfe.
Sammeln: Die Blütenköpfe werden zwischen Mai und September gesammelt.
Inhaltsstoffe: Phenolglykoside, Flavonoide, Cumarine, Cyanglykoside.

Heilwirkungen: Alterierend, schleimlösend, krampflösend.

Heilanzeigen: Rotklee ist eines der besten Heilmittel für Kinder mit Hautproblemen. Er kann ohne Bedenken in allen Fällen von *Hautausschlag* benutzt werden. Er kann auch bei anderen chronischen Hautbeschwerden, wie z. B. *Schuppenflechte,* helfen. Während er besonders gut für Kinder ist, kann er auch für Erwachsene von Wert sein. Seine schleim- und krampflösende Wirkung weist diesem Mittel eine Rolle bei der Behandlung von *Husten* und *Bronchitis* zu, vor allem aber bei *Keuchhusten.* Als alterierendes Mittel ist er bei vielen Erkrankungen angezeigt, wenn sie ganzheitlich angegangen werden. Es gibt Hinweise darauf, dass er bei Tieren hemmend auf Tumorbildung wirkt.

Mischungen: Bei Hautproblemen lässt er sich gut mit Krausem Ampfer und Brennessel mischen.

Zubereitung und Dosierung: Aufguss: 1–3 Teelöffel des getrockneten Krauts mit einer Tasse kochendem Wasser übergiessen und 10–15 Minuten ziehen lassen. Dreimal täglich eine Tasse.
Tinktur: 2–6 Milliliter dreimal täglich.

Sägepalme

Fructus Sabalae serrulatae
Serenoa serrulata
Palmengewächse
Verwendeter Teil: Beeren.
Sammeln: Die Beeren werden zwischen September und Januar gesammelt.
Inhaltsstoffe: Ätherisches Öl, Steroide, Dextrose, Harze.
Heilwirkungen: Harntreibend, antiseptisch im Harnsystem, Drüsenmittel.
Heilanzeigen: Die Sägepalme ist eine Heilpflanze, die das männliche Sexualsystem stärkt und tonisiert. Sie kann ohne Bedenken eingesetzt werden, wenn die männlichen Sexualhormone gesteigert werden müssen. Bei einer *Vergrösserung der Prostata* gilt sie als spezifisches Mittel. Sie hilft bei allen *Infektionen des Verdauungssystems* und der *Harnwege.*
Mischungen: Bei Schwäche- und Erschöpfungszuständen, die mit dem Sexualsystem in Verbindung stehen, lässt sich die Sägepalme gut mit Damiana oder der Kolanuss mischen.

Zur Behandlung einer *vergrösserten Prostata* kann sie mit Ackerschachtelhalm und der Baumartigen Hortensie verwendet werden.
Zubereitung und Dosierung: Abkochung: ½–1 Teelöffel der Beeren in eine Tasse Wasser geben, zum Kochen bringen und 5 Minuten leicht kochen. Dreimal täglich eine Tasse. Tinktur: 1–2 Milliliter dreimal täglich.

Salbei

Folia Salviae   *Salvia officinalis*
Lippenblütler
Verwendeter Teil: Blätter.
Sammeln: Die Blätter sollten kurz vor oder zu Beginn der Blütezeit bei trockenem, sonnigem Wetter im Mai oder Juni gesammelt werden.
Inhaltsstoffe: Ätherisches Öl, darunter 30 Prozent Thujone, 5 Prozent Cineol, Linalol, Borneol, Kampfer, Salven und Pinen; ein Bitterstoff; Gerbstoffe; Triterpenoide; Flavenoide; östrogenartige Substanzen; Harz.
Heilwirkungen: Blähungstreibend, krampflösend, antiseptisch, adstringierend, schweisshemmend.
Heilanzeigen: Salbei ist das klassische Mittel für Entzündungen im Mundbereich, im Hals und an den Mandeln, da sein ätherisches Öl die Schleimhäute beruhigt. Er kann eingenommen und zur Mundspülung bei *entzündetem und blutendem Zahnfleisch,* bei *entzündeter Zunge* oder bei *Entzündungen im gesamten Mund* benutzt werden. Bei Mundgeschwüren (Aphten) ist er besonders geeignet. Als Gurgelmittel unterstützt er die Behandlung von *Kehlkopf- und Rachenentzündungen* sowie *Entzündungen im Mandelbereich.* Bei *Verdauungsstörungen* ist er ein wertvolles blähungstreibendes Mittel. Er verringert die Schweissproduktion und den Muttermilchfluss. Als Auflage fördert er die Heilung von Wunden.
Vorsicht: Salbei regt die Muskeln der Gebärmutter an und sollte daher während der Schwangerschaft gemieden werden!
Mischungen: Als Gurgelmittel lässt er sich gut mit Blutwurz oder Graupappel mischen. Bei *Verdauungsschwäche* kann er mit Mädesüss oder Kamille gemischt werden.
Zubereitung und Dosierung: Aufguss: 1–2 Teelöffel der Blätter mit einer Tasse kochendem Wasser übergiessen und 10 Minuten ziehen lassen. Dreimal täglich eine Tasse.

Mundspülung: 2 Teelöffel der Blätter in einen halben Liter Wasser geben, zum Kochen bringen, vom Feuer nehmen und 15 Minuten in einem geschlossenen Gefäss ziehen lassen. Mehrmals täglich 5–10 Minuten gurgeln.
Tinktur: 2–4 Milliliter dreimal täglich.

Salbei-Gamander

Herba Teucrii Scorodoniae
Teucrium scorodonia
Lippenblütler
Verwendeter Teil: Oberirdische Teile.
Sammeln: Dieses Heilkraut kann den ganzen Sommer über während seiner Blütezeit gesammelt werden.
Inhaltsstoffe: Ätherisches Öl, Bitterstoff, Gerbstoff, Polyphenole, Flavonoide, Saponine.
Heilwirkungen: Adstringierend, schweisstreibend, blähungstreibend, wundheilend, antirheumatisch, keimhemmend.
Heilanzeigen: Salbei-Gamander kann für alle Infektionen der oberen Atemwege verwendet werden, besonders bei *Erkältungen* und *Grippe*. Er kann bei allen Arten von *Fieber* als schweisstreibendes Mittel angewendet werden. Auch bei manchen Formen von *Rheuma* hilft seine Anwendung. Indem er die Verdauungssäfte deutlich anregt, unterstützt er die Verdauung und lindert *Verdauungsstörungen mit Blähungen*. Die äusserliche Anwendung von Salbei-Gamander beschleunigt die Heilung von *Wunden, Furunkeln* und *Abszessen*.
Mischungen: Zur Behandlung von *Erkältungen* und *Grippe* lässt er sich gut mit Schafgarbe, Pfefferminz und Holunder mischen. Als Packung oder Salbe kann er mit Vogelmiere gemischt werden.
Zubereitung und Dosierung: Aufguss: 1–2 Teelöffel des getrockneten Krauts mit einer Tasse kochendem Wasser übergiessen und 10 Minuten ziehen lassen. Dreimal täglich eine Tasse.
Tinktur: 2–4 Milliliter dreimal täglich.

Sarsaparilla

Radix Sarsaparillae   *Smilax officinalis*
Liliengewächse
Verwendeter Teil: Wurzeln und Wurzelstock.
Sammeln: Wurzeln und Wurzelstock können das ganze Jahr hindurch ausgegraben werden.
Inhaltsstoffe: Sapogenine, Glykoside, ätherisches Öl, Harz.
Heilwirkungen: Blutreinigend, antirheumatisch, harntreibend, schweisstreibend.
Heilanzeigen: Sarsaparilla ist ein blutreinigendes Mittel mit breitem Anwendungsspektrum. Es kann verwendet werden, um das richtige Arbeiten des gesamten Körpers zu unterstützen, aber auch, um Probleme wie Haut- und rheumatische Erkrankungen zu korrigieren. Es wirkt besonders gut bei schuppigen Hautproblemen, z. B. der *Schuppenflechte,* ganz besonders, wenn sie von starken Hautreizungen und Juckreiz begleitet wird. Sie sollte als Teil einer umfassenden Behandlung von *chronischem Rheuma* in Erwägung gezogen werden und wirkt besonders gut bei *rheumatischen Gelenkentzündungen*. Es wurde nachgewiesen, dass Sarsaparilla chemische Substanzen enthält, welche die Wirkung von Testosteron im Körper unterstützen.
Mischungen: Für die Behandlung der *Schuppenflechte* lässt es sich gut mit der Grossen Klette, Krausem Ampfer oder Klettenlabkraut mischen.
Zubereitung und Dosierung: Abkochung: 1–2 Teelöffel der Wurzel in eine Tasse Wasser geben; 10–15 Minuten leicht kochen. Dreimal täglich eine Tasse.
Tinktur: 1–2 Milliliter dreimal täglich.

Sassafras

Cortex Sassafras Radicis   *Sassafras albidum*
Lorbeergewächse
Verwendeter Teil: Wurzelrinde.
Sammeln: Die Wurzel wird zur Gewinnung der Rinde dieses Heilkrauts ausgegraben, das in weiten Gebieten Nordamerikas wächst.
Inhaltsstoffe: Ätherisches Öl, darunter Safrol und Sesamin; Gerbstoffe; Harz.
Heilwirkungen: Blutreinigend, blähungstreibend, schweisstreibend, harntreibend.
Heilanzeigen: Sassafras wird vor allem bei Hautproblemen wie *Ausschlag* und *Schuppenflechte* verwendet. Aufgrund seiner Wirkung auf den ganzen Körper kann es mit Erfolg bei der Behandlung von *Rheuma* und *Gicht* verwendet werden. Als schweisstreibendes Mittel kann es bei *Fieber* und Infektionen des

ganzen Körpers benutzt werden. Da die Pflanze desinfizierend wirkt, kann sie gut zur Mundspülung und als Zahnputzmittel verwendet werden. Sassafras wirkt spezifisch gegen *Kopfläuse* und andere Parasiten.

Mischungen: Bei Hautproblemen kann es mit der Grossen Klette, Brennessel oder Krausem Ampfer gemischt werden.

Zubereitung und Dosierung: Aufguss: 1–2 Teelöffel des getrockneten Krauts mit einer Tasse kochendem Wasser übergiessen und 10–15 Minuten ziehenlassen. Dreimal täglich eine Tasse. Öl: Sassafrasöl sollte ausschliesslich zur äusserlichen Behandlung bei Läusebefall und niemals innerlich eingenommen werden.

Tinktur: 1–2 Milliliter dreimal täglich.

Schafgarbe

Herba Flores Millefolii   *Achillea millefolium*
Korbblütler

Verwendeter Teil: Oberirdische Teile.

Sammeln: Der ganze oberirdische Teil sollte während der Blütezeit zwischen Juni und September gesammelt werden.

Inhaltsstoffe: Bis zu 0,5 Prozent ätherisches Öl, Flavonoide, Gerbstoffe, ein Bitterstoffalkaloid.

Heilwirkungen: Schweisstreibend, blutdrucksenkend, adstringierend, harntreibend, antiseptisch.

Heilanzeigen: Die Schafgarbe ist eines der besten schweisstreibenden Heilkräuter; sie ist ein Standardmittel zur Unterstützung des Körpers bei *Fieber*. Sie senkt den Blutdruck, da sie die äusseren Blutgefässe erweitert. Sie regt die Verdauung an und unterstützt die Blutgefässe. Als Mittel, das im Harnsystem antiseptisch wirkt, ist die Schafgarbe bei Infektionen wie *Blasenentzündung* angezeigt. Bei äusserlicher Anwendung unterstützt sie die *Wund*heilung. Bei Thrombose-Erkrankungen in Verbindung mit Bluthochdruck gilt sie als spezifisches Mittel.

Mischungen: Bei *Fieber* lässt sie sich gut mit Holunderblüten, Pfefferminz, Amerikanischem Wasserhanf, Paprika und Ingwer mischen. Bei *Bluthochdruck* kann sie mit Weissdorn, Lindenblüten und Mistel gemischt werden.

Zubereitung und Dosierung: Aufguss: 1–2 Teelöffel des getrockneten Krauts mit einer Tasse kochendem Wasser übergiessen und 10–15 Minuten ziehen lassen. Dreimal täglich so heiss wie möglich trinken. Bei *Fieber* stündlich trinken.

Tinktur: 2–4 Milliliter dreimal täglich.

Scharbockskraut

Radix Chelidonii minoris
Ranunculus ficaria
Hahnenfussgewächse

Verwendeter Teil: Die Wurzel.

Sammeln: Die Wurzel sollte im Mai oder Juni ausgegraben werden.

Inhaltsstoffe: Anemonin, Protoanemonin, Gerbstoff.

Heilwirkung: Adstringierend.

Heilanzeigen: Scharbockskraut gilt als besonders geeignet für die Behandlung von *Hämorrhoiden*. Zu diesem Zweck kann es eingenommen oder zur Herstellung einer sehr wirkungsvollen Salbe verwendet werden. Es kann auch immer benutzt werden, wenn ein adstringierendes Mittel benötigt wird.

Mischungen: Scharbockskraut lässt sich gut mit Breitwegerich, Odermennig oder Ringelblume für die innerliche Behandlung von *Hämorrhoiden* mischen.

Zubereitung und Dosierung: Aufguss: 1–2 Teelöffel der getrockneten Wurzel mit einer Tasse kochendem Wasser übergiessen und 10 Minuten ziehen lassen. Dreimal täglich eine Tasse. Salbe: Die Salbe wird am besten auf Vaselinebasis hergestellt, wie es im Kapitel über die Zubereitung der Heilpflanzen beschrieben ist.

Tinktur: 2–4 Milliliter dreimal täglich.

Schildblumenkraut
Kahles

Herba Chelone glabra   *Chelone glabra*
Rachenblütler

Verwendeter Teil: Getrocknete oberirdische Teile.

Sammeln: Die oberirdischen Teile werden während der Blütezeit zwischen Juli und September gesammelt und getrocknet.

Heilwirkungen: Gallenflussfördernd, brechreizstillend, anregend, abführend.

Heilanzeigen: Das Kahle Schildblumenkraut

ist ein sehr gutes Mittel bei *Leberproblemen.* Es wirkt kräftigend auf das gesamte Verdauungs- und Absorptionssystem. Es stimuliert die Absonderung von Verdauungssäften und wirkt so auf natürlichem Weg abführend. Das Kahle Schildblumenkraut wird bei *Gallensteinen, Gallenblasenentzündungen* und bei *Gelbsucht* verwendet. Es fördert den *Appetit,* lindert *Koliken, Verdauungsstörungen* und *Gallenbeschwerden* und wirkt bei allgemeinen *Erschöpfungszuständen* stärkend. Äusserlich wurde es bei *entzündeten Brüsten,* bei *schmerzhaften Geschwüren* und bei *Hämorrhoiden* eingesetzt. Bei *Gallensteinen,* die zu einer *gestauten Gelbsucht* führen, wird es als spezifisches Mittel angesehen.

Mischungen: Bei *Gelbsucht* kann das Kahle Schildblumenkraut am besten mit der Kanadischen Gelbwurzel kombiniert werden.

Zubereitung und Dosierung: Aufguss: 2 Teelöffel getrocknetes Kraut mit einer Tasse kochendem Wasser übergiessen, 10–15 Minuten ziehen lassen. Dreimal täglich eine Tasse. Tinktur: 1–2 Milliliter dreimal täglich.

Schlangenwurzel
Schwarze

Rhizoma Cimicifugae
Cimicifuga raceomosa
Hahnenfussgewächs

Verwendeter Teil: Wurzel und Wurzelstock.

Sammeln: Die Wurzeln werden mit dem Wurzelstock im Herbst ausgegraben, nachdem die Früchte ausgereift sind. Sie sollten der Länge nach geteilt und vorsichtig getrocknet werden.

Inhaltsstoffe: Harz, glykosidische Bitterstoffe, Ranunculin (das sich beim Trocknen in Anemonin verwandelt), Salizylsäure, Gerbstoffe, Östrogengrundstoffe.

Heilwirkungen: Menstruationsfördernd, krampflösend, blutreinigend, beruhigend.

Heilanzeigen: Die Schwarze Schlangenwurzel ist eines der wertvollsten Heilkräuter, die wir durch die Indianer kennengelernt haben. Sie wirkt stark entspannend und normalisierend auf die weiblichen Sexualorgane. Sie hilft bei *schmerzhafter* oder *verzögerter Menstruation; Krämpfe im Unterleib* oder der Gebärmutter werden durch die Schwarze Schlangenwurzel gelindert. Sie normalisiert das Gleichgewicht der weiblichen Sexualhormone und lässt sich ohne Bedenken einsetzen, um einen normalen Hormonhaushalt zu erzielen. Bei rheumatischen Problemen aller Art ist sie sehr wirksam. Sie kann bei *rheumatischen Schmerzen,* aber auch bei *rheumatischer Arthritis, Knochen-* und *Gelenkentzündungen,* bei *Muskel-* und *neuralgischen Schmerzen* sowie bei *Ischias* benutzt werden. Als entspannendes Nervenmittel kann sie in vielen Fällen eingesetzt werden, in denen ein solches Mittel angezeigt erscheint. Während der *Wehen* hilft sie, die Gebärmutter zu unterstützen und begleitende *Nervosität* zu lindern. Die Schwarze Schlangenwurzel verringert *Muskelkrämpfe* und kann daher bei Lungenbeschwerden, wie z. B. *Keuchhusten,* helfen. In Fällen von *Ohrenklingen* kann ihre Verwendung helfen.

Mischungen: Bei *Gebärmutterproblemen* kann sie mit Löwenblattwurzel gemischt und bei *rheumatischen Zuständen* mit Bitterklee genommen werden.

Zubereitung und Dosierung: Abkochung: ½–1 Teelöffel getrocknete Wurzel mit einer Tasse Wasser übergiessen und zum Kochen bringen. 10–15 Minuten leicht kochen lassen. Dreimal täglich eine Tasse. Tinktur: 2–4 Milliliter dreimal täglich.

Schlangenwurzel
Virginische

Radix Serpentariae virginianae
Aristolachia serpentaria
Osterluzeigewächse

Verwendeter Teil: Wurzelstock und Wurzel.

Sammeln: Die unterirdischen Teile der Pflanze werden im Herbst in Waldgebieten im östlichen Nordamerika ausgegraben.

Inhaltsstoffe: Aristolochiasäure, ätherisches Öl, Gerbstoff, Bitterstoff.

Heilwirkungen: Anregend, verdauungsfördernd, stärkend, schweisstreibend.

Heilanzeigen: Es gab eine Zeit, da wurde die Virginische Schlangenwurzel als eine der wichtigsten Pflanzen angesehen, die von Amerika nach Europa gelangte, obwohl sie heute kaum noch verwendet wird. Ihr Name stammt aus ihrer Anwendung zur Unterstützung des Körpers bei *Nesselfieber (Efeuvergiftung)* und bestimmten *Schlangenbissen.* Diese offensichtlich entzündungshemmende Wirkung erklärt zum Teil ihre Verwendung bei der Behandlung von *Rheuma* und *Gicht*. Ihre hauptsächliche Verwendung findet sie bei der Behandlung von *Verdauungsstörungen, Übelkeit, Kolikschmerzen* und ähnlichen Beschwerden.

Zubereitung und Dosierung: Aufguss: 1 Teelöffel der pulverisierten Wurzel mit einer Tasse kochendem Wasser übergiessen und 10–15 Minuten ziehen lassen. Dreimal täglich eine Tasse.

Tinktur: 1–2 Milliliter dreimal täglich.

Schlüsselblume

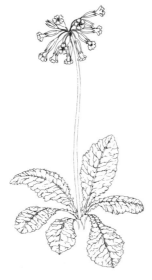

Flores Radix Primulae   *Primula veris*
Primelgewächse

Verwendeter Teil: Die gelben Blütenblätter und die Wurzel.

Sammeln: Die Blütenblätter sollten (ohne die grünen Kelche) zwischen März und Mai gesammelt werden. Schnell im Schatten trocknen. Die Wurzeln sollten entweder vor dem Blühen der Schlüsselblume oder im Herbst ausgegraben werden. In manchen Gegenden ist diese Pflanze selten geworden, deshalb sollte sie nur in begrenzten Mengen gesammelt werden.

Inhaltsstoffe: Bis zu 10 Prozent Saponine, Glykoside, ätherisches Öl, Flavonoide.

Heilwirkungen: Beruhigend, krampflösend, schleimlösend.

Heilanzeigen: Die Schlüsselblume ist ein ausgezeichnetes, allgemein anwendbares, ent-

spannendes und beruhigendes Heilmittel. Sie mildert körperliche Reaktionen auf *Stress,* und *Anspannung,* entspannt bei nervlicher Aufregung und verhilft zu erholsamem Schlaf. Sie kann ohne Bedenken bei *Bronchitis, Erkältungen, Schüttelfrost* und bei *Husten* benutzt werden. Auch bei nervlich bedingten *Kopfschmerzen* und bei *Schlaflosigkeit* kann sie helfen.

Mischungen: Bei Problemen, die mit *Stress* zusammenhängen, kann sie mit anderen entspannenden Nervenmitteln, wie Lindenblüte oder Helmkraut, gemischt werden. Bei *Husten* kann sie mit Huflattich oder Anis genommen werden.

Zubereitung und Dosierung: Aufguss der Blütenblätter: 2 Teelöffel der Blütenblätter mit einer Tasse kochendem Wasser übergiessen und 10–15 Minuten ziehen lassen. Dreimal täglich eine Tasse.

Abkochung der Wurzel: 1 Teelöffel der Wurzel in eine Tasse Wasser geben, zum Kochen bringen und 5 Minuten leicht kochen lassen. Dreimal täglich eine Tasse.

Tinktur: 2–4 Milliliter dreimal täglich.

Schneeball

Cortex Viburni opuli   *Viburnum opulus*
Geissblattgewächse

Verwendeter Teil: Getrocknete Rinde.

Sammeln: Die Rinde wird im April und Mai gesammelt, in Stücke geschnitten und getrocknet.

Inhaltsstoffe: Der Bitterstoff Viburnin, Baldriansäure, Salikoside, Harz, Gerbstoff.

Heilwirkungen: Krampflösend, beruhigend, adstringierend.

Heilanzeigen: Der Schneeball verdient Beachtung als Entspannungsmittel bei *Muskelspannungen* und *Krämpfen*. Er wird vor allem in zwei Bereichen eingesetzt. Zum einen bei *Muskelbeschwerden* von *Eierstock* und *Gebärmutter*. Der Schneeball kann die Gebärmutter entspannen und somit *schmerzhafte Krämpfe* während der *Menstruation* lindern. Auf ähnliche Weise kann er eine *drohende Fehlgeburt* verhindern. Seine adstringierende Wirkung gibt ihm eine Rolle bei der Behandlung von *zu grossem Blutverlust während der Periode* und besonders bei *Blutungen, die mit den Wechseljahren zusammenhängen.*

Mischungen: Zur Linderung von *Krämpfen*

kann er mit Gelbholzrinde und Yamswurzel gemischt werden. Bei *Gebärmutter-* oder *Eierstockschmerzen* oder bei *drohender Fehlgeburt* kann er mit dem Amerikanischen Schneeballbaum oder mit Baldrian gemischt werden.

Zubereitung und Dosierung: Abkochung: 2 Teelöffel der getrockneten Rinde in eine Tasse Wasser geben, zum Kochen bringen und 10–15 Minuten leicht kochen. Dreimal täglich heiss trinken.

Tinktur: 4–8 Milliliter dreimal täglich.

Schneeballbaum

Amerikanischer

Cortex Viburni prunifolii
Viburnum prunifolium
Geissblattgewächse

Verwendeter Teil: Getrocknete Rinde der Wurzel oder des Stammes.

Sammeln: Die Rinde von Wurzeln und Stamm wird im Herbst gesammelt. Die Büsche sollten ausgegraben und die Rinde von Wurzeln und Stamm entfernt werden. Die Rinde der Zweige sollte im Frühjahr oder Sommer gesammelt werden. In beiden Fällen wird die Rinde im Schatten getrocknet.

Inhaltsstoffe: Triterpenoide, Cumarine, Bitterstoffe, Baldriansäure, Salikoside, Gerbstoffe.

Heilwirkungen: Krampflösend, beruhigend, blutdrucksenkend, adstringierend.

Heilanzeigen: Der Amerikanische Schneeballbaum wird ähnlich wie Schneeball verwendet, mit dem er nahe verwandt ist. Er wirkt stark entspannend auf die Gebärmutter und wird bei *Gebärmutterkrämpfen* und *falschen Wehenschmerzen* benutzt. Wenn eine *Fehlgeburt* droht, kann er ebenfalls eingesetzt werden. Seine entspannende Wirkung erklärt seine Wirksamkeit bei der Senkung des *Blutdrucks*, was durch eine Erweiterung der peripheren Blutgefässe erreicht wird. Er kann als krampflösendes Mittel bei der Behandlung von *Asthma* verwendet werden.

Mischungen: Falls eine *Fehlgeburt* droht, kann er gut mit Heloniaswurzel und Schneeball genommen werden.

Zubereitung und Dosierung: 2 Teelöffel getrocknete Rinde in eine Tasse Wasser geben, zum Kochen bringen und 10 Minuten leicht kochen lassen. Dreimal täglich eine Tasse.

Tinktur: 5–10 Milliliter dreimal täglich.

Schneeflockenbaum

Cortex Chionanthi virginicae fadicis
Chionanthus virginicus
Ölbaumgewächse

Verwendeter Teil: Die Rinde der Wurzeln.

Sammeln: Die Wurzeln werden im Frühling oder Herbst ausgegraben. Vorsichtig waschen, die Rinde abschälen und behutsam trocknen.

Inhaltsstoffe: Phyllirin, ein Ligninglykosid; Saponine.

Heilwirkungen: Leberstärkend, gallenflussfördernd, blutreinigend, harntreibend, stärkend, brechreizlindernd, abführend.

Heilanzeigen: Dieses wertvolle Heilkraut kann ohne Bedenken bei allen Leberproblemen benutzt werden, besonders wenn sie sich zu einer Gelbsucht entwickeln. Der Schneeflockenbaum ist ein spezifisches Mittel zur Behandlung von *Gallenblasenentzündungen* und kann eine wichtige Rolle bei der Behandlung von Gallensteinen spielen. Er wirkt allgemein heilend auf die Leber und wird in dieser Funktion oft als Teil einer umfassenden Behandlung des ganzen Körpers verwendet. Da er den Gallenfluss anregt, wirkt er als mildes und wirksames Abführmittel.

Mischungen: Zur Behandlung von Leber- und Gallenproblemen kann er mit Berberitze, Pfaffenhütchen oder Yamswurzel gemischt werden.

Zubereitung und Dosierung: Aufguss: 1–2 Teelöffel der Rinde mit einer Tasse kochendem Wasser übergiessen und 10–15 Minuten ziehen lassen. Dreimal täglich eine Tasse.

Tinktur: 1–2 Milliliter dreimal täglich.

Schöllkraut

Radix Herba Chelidonii   *Chelidonium majus*
Mohngewächse

Verwendeter Teil: Wurzel und oberirdische Teile.

Sammeln: Die Wurzel sollte im Spätsommer oder im Herbst ausgegraben werden. Sie kann im Schatten oder in der Sonne getrocknet werden. Die Blätter sollten zur Blütezeit (Mai und Juni) gesammelt und so schnell wie möglich im Schatten getrocknet werden.

Inhaltsstoffe: Wurzeln: Alkaloide, darunter Chelidonin, Chelerythrin, Coptisin und Protopin; Chelidonsäure; ätherisches Öl; Milchsaftröhren mit orangegelbem Milchsaft.

Heilwirkungen: Krampflösend, gallenflussfördernd, schmerzlindernd, stark abführend, harntreibend.

Heilanzeigen: In therapeutischer Dosierung ist Schöllkraut ein sehr gutes Mittel zur Behandlung von *Infektionen der Gallenblase* und bei *Gallensteinen.* Bei hoher Dosierung wirkt diese Pflanze giftig und hat eine sehr stark abführende Wirkung. Schöllkraut kann als krampflösendes Mittel bei *Magenschmerzen* benutzt werden. Äusserlich kann der orangegelbe gummiartige Milchsaft des Stiels zur Behandlung von *Warzen, Hautgeschwulsten* und bei einer *Fadenpilzinfektion der Haut* verwendet werden. Es hat sich herausgestellt, dass das Alkaloid Chelidonin die Zellteilung unterdrückt.

Vorsicht: Die unten angegebene Dosierung darf nicht überschritten werden!

Mischungen: Bei *Gallenblasenerkrankungen* kann Schöllkraut gut mit Berberitze oder Löwenzahn gemischt werden.

Zubereitung und Dosierung: Abkochung: 2 Teelöffel des Krauts oder 1 Teelöffel der Wurzel in eine Tasse kaltes Wasser geben, zum Kochen bringen und dann vom Feuer nehmen. 10 Minuten ziehen lassen. Zweimal täglich eine Tasse.

Anmerkung: Es ist gefährlich, die angegebene Menge zu überschreiten!

Tinktur: 1–2 Milliliter dreimal täglich.

Schwalbenwurzel

Knollige

Radix Asclepiadis tuberosae
Asclepias tuberosa
Asclepiadaceae
Verwendeter Teil: Wurzelstock.
Sammeln: Der Wurzelstock sollte im März oder April ausgegraben werden. Gut reinigen und zerschneiden. Im Schatten oder in der Sonne trocknen.
Inhaltsstoffe: Glykoside, darunter Asclepiadin und wahrscheinlich herzwirksame Glykoside; ätherisches Öl.
Heilwirkungen: Schweisstreibend, schleimlösend, krampflösend, blähungstreibend.
Heilanzeigen: Die Knollige Schwalbenwurzel verringert Entzündungen, unterstützt die Schleimlösung und wirkt so gegen Infektio-

nen der Atemwege. Sie kann zur Behandlung von *Bronchitis* und anderen Brustbeschwerden benutzt werden. Durch ihre schweisstreibenden und krampflösenden Eigenschaften ist sie bei der Behandlung von *Rippenfell-* und *Lungenentzündung* geeignet. Sie kann auch bei *Grippe* angewendet werden.

Mischungen: Sie lässt sich gut mit Paprika, Lobelie und Grindeliakraut zur Behandlung von blockierten Atemwegen mischen.

Zubereitung und Dosierung: Aufguss: ½–1 Teelöffel des Wurzelstocks mit einer Tasse kochendem Wasser übergiessen und 10–15 Minuten ziehen lassen. Dreimal täglich eine Tasse.

Tinktur: 1–2 Milliliter dreimal täglich.

Schwarznessel

Herba Ballotae nigrae *Ballota nigra*
Lippenblütler
Verwendeter Teil: Getrocknete oberirdische Teile.
Sammeln: Dieses Heilkraut sollte gesammelt werden, wenn es gerade zu blühen beginnt (meist im Juli).
Inhaltsstoffe: Flavonoide.
Heilwirkungen: Brechreizstillend, leicht adstringierend, menstruationsfördernd, schleimlösend.
Heilanzeigen: Die Schwarznessel eignet sich besonders gut als Mittel gegen *Übelkeit* und *Erbrechen,* wenn die Ursachen nicht im Magen, sondern im Nervensystem liegen. So kann sie ohne Bedenken bei *Reisekrankheit* verwendet werden, da hier die *Übelkeit* durch den Gleichgewichtssinn im Innenohr und über das Zentralnervensystem ausgelöst wird. Dieses Heilkraut kann auch sehr gut bei *Schwangerschaftsübelkeit* oder bei *Übelkeit* und *Erbrechen* aufgrund von *Nervosität* verwendet werden. Ausserdem wirkt es ausgleichend auf die *Menstruation* und ist ein mildes schleimlösendes Mittel.

Mischungen: Um *Übelkeit* und *Erbrechen* zu lindern, kann die Schwarznessel mit Mädesüss und Kamille genommen werden.

Zubereitung und Dosierung: Aufguss: 1–2 Teelöffel getrocknetes Kraut mit einer Tasse kochendem Wasser übergiessen und 10–15 Minuten ziehen lassen. Dreimal täglich eine Tasse.

Tinktur: 1–2 Milliliter dreimal täglich.

Schwarzweide

Cortex Salicis *Salix nigra*
Weidengewächse
Verwendeter Teil: Die Rinde.
Sammeln: Die Rinde wird im Frühjahr gesammelt, sobald das neue Wachstum beginnt.
Inhaltsstoffe: Salizin, Gerbsäure.
Heilwirkungen: Entzündungshemmend, fiebersenkend, schmerzlindernd, antiseptisch, adstringierend.
Heilanzeigen: Die Schwarzweide ist eine natürliche und sichere Quelle Aspirin-ähnlicher Substanzen, was auch ihren Ruf bei der Behandlung von *Rheuma* und *Arthritis* erklärt, die von starken Schmerzen und Entzündungen begleitet werden. Als Teil einer umfassenden Behandlung kann sie bei jeder *Bindegewebsentzündung* im Körper angewendet werden, ist aber besonders nützlich bei *rheumatischer Arthritis*. Sie kann ausserdem bei *fiebriger Grippe* verwendet werden.
Mischungen: Bei der Behandlung *rheumatischer Arthritis* kann sie zusammen mit der Schwarzen Schlangenwurzel, Selleriesamen, dem Guajakbaum und Bitterklee verwendet werden.
Zubereitung und Dosierung: Abkochung: 1–2 Teelöffel der Rinde in eine Tasse Wasser geben, zum Kochen bringen und 10 Minuten leicht kochen. Dreimal täglich eine Tasse.
Tinktur: 2–4 Milliliter dreimal täglich.

Schwertlilie Buntfarbige

Rhizoma Iridis versicoloris *Iris versicolor*
Schwertliliengewächse
Verwendeter Teil: Wurzelstock.
Sammeln: Der Wurzelstock wird am besten im Herbst gesammelt.
Inhaltsstoffe: Oleoresin, Salizylsäure, Alkaloide, Gerbsäure.
Heilwirkungen: Gallenflussfördernd, blutreinigend, abführend, harntreibend, entzündungshemmend.
Heilanzeigen: Dieses sehr nützliche Heilmittel hat besonders bei Hauterkrankungen einen grossen Anwendungsbereich und untersützt offenbar die Haut durch seine Wirkung auf die Leber, das wichtigste Reinigungsorgan des Körpers. Die Buntfarbige Schwertlilie kann bei Hautverunreinigungen

wie *Ekzemen, Pickeln* und Flecken benutzt werden. Für die eher chronischen Hautprobleme wie *Schuppenflechte* oder bei *langdauernden Ekzemen* kann sie wertvoller Bestandteil einer umfassenden Behandlung sein. Sie kann bei *Verstopfung* wertvolle Hilfe leisten, wenn diese mit *Leberproblemen* oder *Gallenerkrankungen* zusammenhängt.
Mischungen: Die Buntfarbige Schwertlilie lässt sich gut mit der Sonnenhutwurzel, der Grossen Klette und Krausem Ampfer kombinieren.
Zubereitung und Dosierung: Abkochung: ½–1 Teelöffel des getrockneten Krauts in eine Tasse Wasser geben und zum Kochen bringen. 10–15 Minuten leicht kochen lassen. Dreimal täglich eine Tasse.
Tinktur: 2–4 Milliliter dreimal täglich.

Seifenwurzel Rote

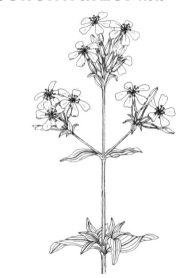

Radix Saponariae rubrae
Saponaria officinalis
Caryophyllaceae
Verwendeter Teil: Wurzel und Wurzelstock werden am besten im September oder Oktober ausgegraben und getrocknet. Die Blätter werden im Juli oder August gesammelt.
Inhaltsstoffe: Saponine.
Heilwirkungen: Schleimlösend, abführend, leicht harntreibend.
Heilanzeigen: Die Rote Seifenwurzel kann medizinisch als wirkungsvolles schleimlösen-

des Mittel bei *bronchitischem* und *trockenem Husten* verwendet werden. Ihr wird ausserdem nachgesagt, dass sie auf *Gallensteine* einwirkt. In hoher Dosierung wirkt die Rote Seifenwurzel stark abführend, kann aber dabei zu Magenverstimmungen führen. Äusserlich kann sie zur Waschung bei Hauterkrankungen, wie z. B. *Ausschlag,* verwendet werden.

Zubereitung und Dosierung: Abkochung: Am besten lässt sich eine Abkochung dieser Wurzel herstellen, indem 4 Esslöffel der getrockneten Wurzel (oder 2 der kleingeschnittenen frischen Wurzel) in einem Liter kaltem Wasser 5 Stunden eingeweicht werden. Anschliessend 10 Minuten leicht kochen. Drei- bis viermal täglich eine Tasse.
Tinktur: 1–2 Milliliter dreimal täglich.

Sellerie

Semen Apii graveolentis   *Apium graveolens*
Doldenblütler
Verwendeter Teil: Getrocknete reife Früchte.
Sammeln: Die Samen sollten im Herbst gesammelt werden, wenn sie ausgereift sind.
Inhaltsstoffe: 2–3 Prozent ätherisches Öl.
Heilwirkungen: Antirheumatisch, harn- und blähungstreibend, beruhigend.
Heilanzeigen: Selleriesamen werden vor allem bei der Behandlung von *Rheuma, Arthritis* und *Gicht* eingesetzt. Besonders hilfreich sind sie bei *rheumatischer Arthritis,* die von Depressionen begleitet wird. Ihre harntreibende Wirkung spielt vor allem bei rheumatischen Problemen eine Rolle, aber sie werden auch als Antiseptikum bei Infektionen im Harnwegssystem verwendet, da sie das ätherische Öl Apiol enthalten.
Mischungen: Bei *rheumatischen Problemen* lassen sie sich gut mit Bitterklee mischen. Ihre Wirkung wird anscheinend durch Hinzufügen von Löwenzahn verstärkt.
Zubereitung und Dosierung: Aufguss: 1–2 Teelöffel der frisch zerdrückten Samen mit einer Tasse kochendem Wasser übergiessen und 10–15 Minuten ziehen lassen. Dreimal täglich eine Tasse.
Tinktur: 2–4 Milliliter dreimal täglich.

Senega

Radix Senega   *Polygala senega*
Polygalaceae
Verwendeter Teil: Wurzel und Wurzelstock.
Sammeln: Wurzeln und Wurzelstock werden im September und Oktober gesammelt.
Inhaltsstoffe: 5–6 Prozent Saponine, festes Öl, Pflanzenschleim, Salizylsäure, Harz.
Heilwirkungen: Schleimlösend, schweisstreibend, speicheltreibend, brechreizfördernd.
Heilanzeigen: Über Senega haben wir von den Indianern Nordamerikas erfahren. Es wurde vom Stamm der Seneka bei Schlangenbissen verwendet. Es besitzt eine ausgezeichnete schleimlösende Wirkung, die bei der Behandlung von *Bronchialasthma* nützlich sein kann, ganz besonders bei Schwierigkeiten mit Schleimauswurf. Es hat ganz allgemein die Fähigkeit, Drüsenabsonderungen einschliesslich Speichel anzuregen. Es kann als Mundspülung und als Gurgelmittel zur Behandlung von *Rachen-* und *Kehlkopfentzündungen* verwendet werden. Wenn zuviel Senega eingenommen wird, reizt es die Magen- und Darmschleimhäute und führt zu Erbrechen.
Mischungen: Bei bronchialen Erkrankungen kann es mit Kanadischer Blutwurzel, Weissem Andorn, Grindeliakraut oder Pillenwolfsmilch gemischt werden.
Zubereitung und Dosierung: Aufguss: ½–1 Teelöffel der getrockneten Wurzel mit einer Tasse kochendem Wasser übergiessen und 10–15 Minuten ziehen lassen. Dreimal täglich eine Tasse.
Tinktur: 1–2 Milliliter dreimal täglich.

Senf

Semen Erucae und Semen Sinapis
Brassica alba und *Brassica nigra*
Kreuzblütler
Verwendeter Teil: Die Samen.
Sammeln: Die reifen Samenhülsen werden im Spätsommer gesammelt. Die Samen ausschütteln und zum Trocknen ausbreiten.
Inhaltsstoffe: Pflanzenschleim, festes Öl, ätherisches Öl, Sinigrin.
Heilwirkungen: Harntreibend, anregend, brechreizfördernd.
Heilanzeigen: Dieses bekannte Gewürz wird

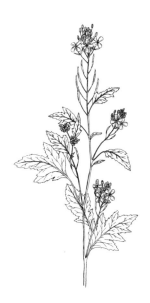

medizinisch vor allem äusserlich als anregendes Mittel verwendet. Die leicht hautreizende Wirkung regt die Durchblutung der Haut an und lindert *Muskel-* und *Knochenschmerzen*. Seine anregende und schweisstreibende Wirkung kann aber auch ähnlich der von Paprika oder Ingwer genutzt werden. Bei *Fieberzuständen, Erkältungen* oder *Grippe* kann Senf als Tee getrunken oder pulverisiert dem Badewasser hinzugegeben werden. Durch die Anregung des Kreislaufs werden neben den oben genannten Beschwerden auch *Frostbeulen* gelindert. Ein Aufguss oder eine Packung mit Senf hilft bei *Bronchitis*.

Zubereitung und Dosierung: Packung: Senf wird vor allem für Packungen benutzt. 100 Gramm frisch gemahlener Senf wird mit warmem Wasser (ca. 45° C) zu einer dicken Paste verrührt. Diese wird auf ein Tuch gestrichen, das die Grösse des zu bedeckenden Körperteils hat. Damit die Paste nicht an der Haut klebt, wird eine feuchte Gaze auf die Haut gelegt. Der Umschlag sollte für zirka eine Minute aufgelegt werden. Falls sich die Haut durch diese Behandlung stark rötet, kann sie anschliessend mit Olivenöl eingerieben werden.
Aufguss: 1 Teelöffel Senf-Pulver mit einer Tasse kochendem Wasser übergiessen und 5 Minuten ziehen lassen. Dreimal täglich eine Tasse.
Fussbad: 1 Teelöffel zerquetschte Samen in einem Liter Wasser aufkochen, abkühlen lassen.

Senna

Folliculi Sennae
Cassia angustifolia und *Cassia senna*
Schmetterlingsblütler
Verwendeter Teil: Getrocknete Fruchtschoten.
Sammeln: Die Schoten werden im Winter in Ägypten, Indien, Jordanien und im Sudan gesammelt.
Inhaltsstoffe: Anthrachinone.
Heilwirkung: Stark abführend.
Heilanzeigen: Die Sennaschoten werden als stark abführendes Mittel bei der Behandlung von *Verstopfung* verwendet. Es muss jedoch unbedingt bedacht werden, dass die Verstopfung eine Ursache hat und nicht selbst der auslösende Faktor ist, dass somit die eigentliche Ursache zu suchen und zu behandeln ist. Das Kapitel über die Verdauung gibt hierzu nähere Erläuterungen.
Mischungen: Am besten werden die Sennaschoten mit aromatischen und blähungstreibenden Heilkräutern gemischt, die den Geschmack verbessern und Krämpfe vermindern; es können z. B. Kardamom, Ingwer oder Fenchel verwendet werden.
Zubereitung und Dosierung: Aufguss: Die getrockneten Schoten 6–12 Stunden in warmem Wasser einweichen. Wenn Alexandriner Sennaschoten verwendet werden, nehme man 3–6 pro Tasse Wasser, sind es Tinnevelly Sennaschoten, werden 4–12 benutzt. Senna ist unter diesen Namen in zwei Arten im Handel erhältlich.
Tinktur: 2–7 Milliliter dreimal täglich.

Sonnenhutwurzel

Radix Echinaceae angustifoliae
Echinacea angustifolia
Korbblütler
Verwendeter Teil: Die Wurzel.
Sammeln: Die Wurzeln sollten im Herbst ausgegraben werden. Es wird angenommen, dass der frische Auszug besser wirkt als die getrocknete Wurzel.
Inhaltsstoffe: Ätherisches Öl, Glykoside, Echinacin, Phenolsubstanzen.
Heilwirkungen: Keimhemmend, blutreinigend.
Heilanzeigen: Die Sonnenhutwurzel ist das

beste Heilkraut, um den Körper zu unterstützen, sich von Infektionen durch Mikroben zu befreien. Sie wirkt sowohl gegen Bakterien- als auch gegen Virusangriffe. Sie kann in Fällen wie *Furunkeln, Blutvergiftungen* und ähnlichen Infektionen benutzt werden. Zusammen mit anderen Kräutern kann sie bei allen Infektionen des Körpers eingesetzt werden; so kann sie z. B. zusammen mit der Bärentraube oder Schafgarbe eine *Blasenentzündung* erfolgreich stoppen. Besonders gut hilft sie bei Infektionen der oberen Atemwege, bei *Kehlkopfentzündung, Mandelentzündung* und bei *Katarrhen* der Nase oder der Nebenhöhlen. Die Tinktur oder eine Abkochung können zur Mundspülung bei *Zahnfleischvereiterung* und bei *Zahnfleischentzündung* genommen werden. Bei äusserlicher Anwendung kann sie *eitrigen Wunden* und *Schnitten* helfen.

Mischungen: Diese nützliche Pflanze kann zusammen mit vielen anderen Heilkräutern verwendet werden.

Zubereitung und Dosierung: Abkochung: 1–2 Teelöffel der Wurzel in eine Tasse Wasser geben und langsam zum Kochen bringen. 10–15 Minuten leicht kochen lassen. Dreimal täglich eine Tasse.

Tinktur: 1–4 Milliliter dreimal täglich.

Sonnentau

Herba Droserae rotundifoliae
Drosera rotundifolia
Sonnentaugewächs
Verwendeter Teil: Die ganze Pflanze.
Sammeln: Die ganze Pflanze wird während der Blütezeit im Juli oder August gesammelt.
Inhaltsstoffe: Nahpthochinone, darunter Plumbagin; Flavonoide; Gerbstoffe; Zitronen- und Apfelsäure.
Heilwirkungen: Krampflösend, schleimhautschützend, schleimlösend.
Heilanzeigen: Der Sonnentau kann bei *Bronchitis* und *Keuchhusten* sehr nützlich sein. Seine Nützlichkeit erklärt sich vor allem durch seinen Gehalt an Plumbagin, da nachgewiesen wurde, dass es gegen die Bakterienstämme Streptokokken, Staphylokokken und Pneumokokken wirkt. Der Sonnentau hilft auch bei Infektionen in anderen Bereichen des Atmungssystems. Eine entspannende Wirkung auf die glatte Muskulatur hilft bei der Linderung von *Asthma*. Neben seiner Wirkung auf Lungenerkrankungen hat er eine lange Tradition bei der Behandlung von *Magengeschwüren*.

Mischungen: Der Sonnentau kann zur Behandlung von *Asthma* mit Grindeliakraut und Pillenwolfsmilch gemischt werden.

Zubereitung und Dosierung: Aufguss: 1 Teelöffel des getrockneten Krauts mit einer Tasse kochendem Wasser übergiessen und 10–15 Minuten ziehen lassen. Dreimal täglich eine Tasse.

Tinktur: 1–2 Milliliter dreimal täglich.

Sternwurzel

Rhizoma und Radix Aletris farinosae
Aletris farinosa
Liliengewächse
Verwendeter Teil: Wurzelstock und Wurzel.
Sammeln: Die unterirdischen Teile werden gegen Ende der Blütezeit im August ausgegraben, gewaschen, in Stücke geschnitten und getrocknet.
Inhaltsstoffe: Bitterstoff.
Heilwirkungen: Bitter, krampflösend, beruhigend.
Heilanzeigen: Die Sternwurzel ist ein ausgezeichnetes Mittel bei *träger Verdauung*, die zu *Verdauungsstörungen, Blähungen* und *Schwächezuständen* führen kann. Aufgrund ihres bitteren Geschmacks regt sie die Verdauung an und beseitigt daher oft *Appetitmangel*. Die Sternwurzel kann auch zur Behandlung von *Krämpfen im Verdauungssystem* benutzt werden. Da all diese Probleme mit nervösen Störungen zusammenhängen, wurde die Sternwurzel auch den Nervenmitteln zugeordnet. Ihre Wirkung bei Angstzuständen beruht aber auf einer Linderung der körperlichen Symptome und weniger auf einer direkten Entspannung der Nerven. Ihr wird nachgesagt, dass sie bei *drohender Fehlgeburt* hilft, aber in diesem Fall ist die Heloniaswurzel vorzuziehen.

Zubereitung und Dosierung: Aufguss: 1–2 Teelöffel des getrockneten Krauts mit einer Tasse kochendem Wasser übergiessen und 10–15 Minuten ziehen lassen. Dreimal täglich eine Tasse.

Tinktur: 1–2 Milliliter dreimal täglich.

Stillingia

Radix Stillingiae silvaticae
Stillingia sylvatica
Wolfsmilchgewächse
Verwendeter Teil: Wurzel.
Sammeln: Die Wurzel wird nach der Blütezeit im Juli ausgegraben.
Inhaltsstoffe: Ätherisches Öl, saures Harz, festes Öl, Gerbstoff.
Heilwirkungen: Blutreinigend, schleimlösend, schweisstreibend, speicheltreibend, adstringierend, krampflösend.
Heilanzeigen: Dieses nordamerikanische Heilkraut findet bei der Behandlung von chronischen Hautkrankheiten, wie z. B. *Ekzemen* und *Schuppenflechte,* Anwendung. Allerdings muss sich die Behandlung über einen längeren Zeitraum erstrecken. Diese Hautkrankheiten können von einer Vielzahl Faktoren verursacht werden. Stillingia wirkt am besten, wenn das Lymphsystem an der Entstehung beteiligt ist. Ein anderes Anwendungsgebiet sind *Bronchitis* und *Kehlkopfentzündung,* besonders wenn letztere von Stimmverlust begleitet ist. Als adstringierendes Mittel kann es bei vielen Beschwerden verwendet werden, vor allem aber bei *Hämorrhoiden.*
Mischungen: Für die Behandlung von Hautproblemen lässt es sich gut mit der Grossen Klette, Krausem Ampfer, Klettenlabkraut und mit der Buntfarbigen Schwertlilie mischen.
Zubereitung und Dosierung: Abkochung: ½–1 Teelöffel der getrockneten Wurzel in eine Tasse Wasser geben und 10–15 Minuten leicht kochen. Dreimal täglich eine Tasse.
Tinktur: 1–2 Milliliter dreimal täglich.

Storchschnabel
Gefleckter

Rhizoma Geranii maculati
Geranium maculatum
Storchschnabelgewächse
Verwendeter Teil: Der Wurzelstock.
Sammeln: Der Wurzelstock wird im September und Oktober ausgegraben, kleingeschnitten und getrocknet.
Inhaltsstoffe: 12–25 Prozent Gerbstoffe, wobei der Gehalt kurz vor der Blüte am grössten ist.

Heilwirkungen: Adstringierend, blutstillend, entzündungshemmend, wundheilend.
Heilanzeigen: Der Gefleckte Storchschnabel wird als wirksames Adstringens bei *Durchfall, Ruhr* und *Hämorrhoiden* benutzt. Wenn ein *Magen-* oder *Zwölffingerdarmgeschwür* von Blutungen begleitet ist, wird dieses Mittel mit anderen angezeigten Heilkräutern gegeben. Wenn es zu *Blutungen im Stuhl* kommt, kann dieses Kraut helfen, obwohl hierbei eine genaue Diagnose nötig ist. Er kann bei *zu starken Blutverlusten während der Menstruation* oder bei *Zwischenblutungen* benutzt werden. Als Scheidenspülung kann er bei *Weissfluss* benutzt werden.
Mischungen: Bei *Magengeschwüren* kann er mit Mädesüss, Beinwell, Eibisch oder Odermennig gemischt werden. Bei *Weissfluss* kann er mit der Amerikanischen Waldlilie kombiniert werden.
Zubereitung und Dosierung: Abkochung: 1–2 Teelöffel des Wurzelstocks in eine Tasse kaltes Wasser geben und 10–15 Minuten leicht kochen lassen. Dreimal täglich eine Tasse.
Tinktur: 2–4 Milliliter dreimal täglich.

Strandmannstreu

Radix Eryngii   *Eryngium maritimum*
Doldenblütler
Verwendeter Teil: Getrocknete Wurzeln.
Sammeln: Die Wurzeln werden in küstennahen Gebieten am Ende der Blütezeit ausgegraben.
Heilwirkungen: Harntreibend, Steinbildung verhindernd.
Heilanzeigen: Diese äusserst eindrucksvolle Pflanze, die an sandigen Küsten wächst, wird bei sehr vielen Harnwegserkrankungen verwendet. Im Sinne der Kräuterkunde ist der Strandmannstreu ein harntreibendes Mittel, das eher direkt auf das Harnsystem einwirkt und nicht so sehr durch die Entfernung von Wasser aus dem Körper wirksam ist. Er wird vor allem bei *Nierensteinen* und *-griess* verwendet, besonders bei zusätzlicher Behinderung des Urinflusses. Er lindert krampfartige Schmerzen, die mit Harnwegserkrankungen zusammenhängen, und verringert auch *Blutungen.* Er kann bei *Blasenentzündung,* bei *Harnleiterinfektion* und bei *vergrösserter* oder *entzündeter Prostata* helfen.

Zubereitung und Dosierung: Abkochung: 1–2 Teelöffel der Wurzel in eine Tasse Wasser geben, zum Kochen bringen und 10 Minuten leicht kochen. Dreimal täglich eine Tasse. Tinktur: 1–2 Milliliter dreimal täglich.

Süssholz

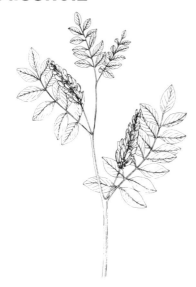

Radix Liquiritae   *Glycyrrhiza glabra*
Schmetterlingsblütler
Verwendeter Teil: Getrocknete Wurzel.
Sammeln: Die Wurzeln werden im Spätherbst ausgegraben, gründlich gereinigt und getrocknet.
Inhaltsstoffe: Die Glykoside Glyzyrrhin und Glyzyrrhinsäure; Saponine; Flavonoide; Bitterstoffe; ätherisches Öl; Cumarine; Asparagin; östrogenartige Stoffe.
Heilwirkungen: Schleimlösend, schleimhautschützend, entzündungshemmend, wirkt auf die Nebennieren, krampflösend, leicht abführend.
Heilanzeigen: Süssholz gehört zu einer Reihe von Pflanzen, die auf die endokrinen Drüsen einwirken. Die Glykoside, die Süssholz enthält, ähneln in ihrer Struktur den natürlichen Steroiden des Körpers. Im Kapitel über das Drüsensystem werden ihre Auswirkungen näher besprochen. Sie erklären die gute Wirkung, die Süssholz bei der Behandlung von Nebennierenproblemen, wie z. B. der *Addison-Krankheit* (eine Nebennierenschwäche), erzielt. Süssholz hat ein weites Wirkungsspek-

trum bei der Behandlung von Bronchialerkrankungen, z. B. bei *Katarrh, Bronchitis* und allen Arten von *Husten.* In der Allopathie wird es zur Behandlung von *Magengeschwüren* benutzt; auch die Heilpflanzenkunde verwendet Süssholz bei *Magenschleimhautentzündung* und *Geschwüren.* Es kann zur Linderung von *Unterleibskrämpfen* benutzt werden.
Mischung: Bei Bronchialerkrankungen wird es mit Huflattich oder Weissem Andorn verwendet. Bei Magenproblemen kann es mit Eibisch, Beinwell und Mädesüss gemischt werden.
Zubereitung und Dosierung: Abkochung: ½–1 Teelöffel der Wurzel in eine Tasse Wasser geben, zum Kochen bringen und 10–15 Minuten ziehen lassen. Dreimal täglich eine Tasse.
Tinktur: 1–3 Milliliter dreimal täglich.

Sumpfruhrkraut

Herba Gnaphalii uliginosi
Gnaphalium uliginosum
Korbblütler
Verwendeter Teil: Getrocknete oberirdische Teile.
Sammeln: Die Pflanze wird zur Blütezeit im August gesammelt und sollte im Schatten getrocknet werden.
Inhaltsstoffe: Ätherisches Öl.
Heilwirkungen: Gegen Katarrh, adstringierend, antiseptisch, hustenlindernd.
Heilanzeigen: Sumpfruhrkraut kann bei allen *Katarrhen der oberen Atemwege* sowie bei *Kehlkopfentzündung, Mandelentzündung* oder *Mandelabszess* (auch als Gurgelwasser) benutzt werden.
Mischungen: Bei Katarrh kann es mit Goldraute gemischt werden.
Zubereitung und Dosierung: Aufguss: 1–2 Teelöffel des getrockneten Krauts mit einer Tasse kochendem Wasser übergiessen und 10 Minuten ziehen lassen. Dreimal täglich eine Tasse.
Tinktur: 1–4 Milliliter dreimal täglich.

Sumpfziest

Stachys palustris
Lippenblütler
Verwendeter Teil: Oberirdische Teile.
Sammeln: Dieses Heilkraut wird im Juli gesammelt, sobald es zu blühen beginnt.
Heilwirkungen: Wundheilend, antiseptisch, krampflösend, adstringierend.
Heilanzeigen: Der Sumpfziest ist allgemein vor allem zur Heilung von *Wunden* bekannt. Er kann direkt auf die Wunde aufgelegt oder als Salbe oder Kompresse verwendet werden. Innerlich lindert er *Krämpfe* und verschiedene Formen von *Gelenkschmerzen*, ausserdem *Durchfall* und *Ruhr*.
Zubereitung und Dosierung: Aufguss: 1 Teelöffel des getrockneten Krauts mit einer Tasse kochendem Wasser übergiessen und 10–15 Minuten ziehen lassen. Dreimal täglich eine Tasse.
Äusserliche Anwendung: Bitte die Hinweise im Kapitel über die Zubereitung der Kräuter beachten.
Tinktur: 1–2 Milliliter dreimal täglich.

Sumpfzweizahn

Herba Bidentis tripartitae   *Bidens tripartita*
Korbblütler
Verwendeter Teil: Oberirdische Teile.
Sammeln: Die ganze oberirdische Pflanze sollte während ihrer Blütezeit zwischen Juli und September gesammelt werden.
Heilwirkungen: Adstringierend, schweisstreibend, harntreibend.
Heilanzeigen: Obwohl er heute wenig eingesetzt wird, hat der Sumpfzweizahn einen guten Ruf als adstringierendes Mittel bei allen Arten von *Blutungen*. Er kann bei *Fieber* und bei *Wasseransammlungen* benutzt werden, wenn diese durch Nierenprobleme verursacht werden. Verbrennt man das getrocknete Kraut, geben die Blütenköpfe einen zederartigen Geruch ab, der Insekten vertreibt.
Zubereitung und Dosierung: Aufguss: 1–2 Teelöffel des getrockneten Krauts mit einer Tasse kochendem Wasser übergiessen und 5–10 Minuten ziehen lassen. Dreimal täglich eine Tasse.
Tinktur: 1–2 Milliliter dreimal täglich.

Tausendgüldenkraut

Herba Centaurii   *Centaurium erythraea*
Enziangewächse
Verwendeter Teil: Getrocknete oberirdische Teile.
Sammeln: Die oberirdischen Teile sollten zwischen Juli und September gesammelt und in der Sonne getrocknet werden.
Inhaltsstoffe: Die glykosidischen Bitterstoffe Gentiopikrin und Erythrocentaurin; Nikotinsäure; Spuren von ätherischem Öl; Oleanolsäure und andere Säuren; Harz.
Heilwirkungen: Bitter, aromatisch, leicht nervenstärkend, magenanregend.
Heilanzeigen: Tausendgüldenkraut ist ein wirksames Anregungsmittel für Magen und Darm. Es ist besonders bei *Appetitlosigkeit* angezeigt, die mit einer *Leberschwäche* zusammenhängt. Tausendgüldenkraut hilft bei *Verdauungsstörungen* und allen Problemen, die mit *träger Verdauung* zusammenhängen.
Mischungen: Bei *Verdauungsstörungen* lässt es sich gut mit Mädesüss, Eibischwurzel und Kamille mischen. Bei *Magersucht* ist es in Verbindung mit Kamille und Grosser Klette zu nehmen.
Zubereitung und Dosierung: Aufguss: 1 Teelöffel des getrockneten Krauts mit einer Tasse kochendem Wasser übergiessen und 5–10 Minuten ziehen lassen. Eine Tasse eine halbe Stunde vor den Mahlzeiten.
Tinktur: 1–2 Milliliter dreimal täglich.

Teufelskralle

Radix Harpagophyti procumbens
Harpagophytum procumbens
Pedaliaceae
Verwendeter Teil: Wurzelstock.
Sammeln: Diese Pflanze stammt aus Namibia. Die Wurzeln werden am Ende der Regenzeit gesammelt.
Inhaltsstoffe: Harpagosid, Harpagid, Procumbid.
Heilwirkungen: Entzündungshemmend, schmerzlindernd.
Heilanzeigen: Diese wertvolle Pflanze hat sich bei der Behandlung von *Arthritis* in vielen Fällen als wirkungsvoll erwiesen. Ihre Wirkung beruht wahrscheinlich darauf, dass sie das Glykosid Harpagosid enthält, welches

Gelenkentzündungen lindert. Man sollte ihre Anwendung bei *Arthritis* stets in Betracht ziehen, wenn sie von Entzündungen und Schmerzen begleitet wird. Diese Pflanze hilft auch bei *Leber-* und *Gallenbeschwerden*.

Mischungen: Zur Behandlung von Arthritis kann sie mit Selleriesamen, Bitterklee oder Mädesüss gemischt werden.

Zubereitung und Dosierung: Abkochung: ½–1 Teelöffel des Wurzelstocks in eine Tasse Wasser geben und 10–15 Minuten leicht kochen. Dreimal täglich eine Tasse. Die Behandlung sollte sich mindestens über einen Monat erstrecken.

Tinktur: 1–2 Milliliter dreimal täglich.

Thymian

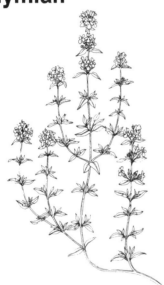

Herba Thymi vulgaris   *Thymus vulgaris*
Lippenblütler

Verwendeter Teil: Blätter und Blütenköpfe.

Sammeln: Die blühenden Stengel sollten an einem trockenen und sonnigen Tag zwischen Juni und August gesammelt werden. Die Blätter werden von den getrockneten Zweigen abgestreift.

Inhaltsstoffe: Mehr als 1 Prozent ätherisches Öl, darunter Thymol, Karvakrol, Cymol, Linalol und Borneol; Bitterstoffe; Gerbstoff; Flavonoide; Triterpenoide.

Heilwirkungen: Blähungstreibend, keimhemmend, krampflösend, schleimlösend, adstringierend, wurmtreibend.

Heilanzeigen: Durch seinen hohen Gehalt an ätherischem Öl ist Thymian ein gutes blähungstreibendes Mittel bei *Verdauungsstörungen* und *träger Verdauung*. Das Öl wirkt ausserdem stark antiseptisch, was einige der Heilwirkungen des Thymian erklärt. Er kann äusserlich als Lotion bei *infizierten* Wunden, aber auch innerlich bei *Infektionen der Atemwege* und des *Verdauungssystems* verwendet werden. Als Gurgelmittel kann er bei *Kehlkopf-* und *Mandelentzündung* verwendet werden, er lindert *Halzschmerzen* und mildert *Reizhusten*. Er ist ein ausgezeichnetes Hustenmittel, wirkt schleimlösend und verringert unnötige Krämpfe. Er kann bei *Bronchitis, Keuchhusten* und *Asthma* verwendet werden. Als mildes adstringierendes Mittel wird er bei *Durchfall bei Kindern* und bei *Bettnässen* angewendet.

Mischungen: Bei asthmatischen Problemen lässt er sich gut mit Lobelie und Meerträubchen mischen, da er zusätzlich keimhemmend wirkt. Bei Keuchhusten sollte er mit Wildkirschenrinde und Sonnentau gemischt werden.

Zubereitung und Dosierung: Aufguss: 2 Teelöffel des getrockneten Krauts mit einer Tasse kochendem Wasser übergiessen, 10 Minuten ziehen lassen. Dreimal täglich 1 Tasse.

Tinktur: 2–4 Milliliter dreimal täglich.

Tolubalsam

Balsamum tolutanum   *Myroxylon toluifera*
Schmetterlingsblütler

Verwendeter Teil: Tolubalsam wird von einem grossen Baum gewonnen, der nach Behandlung mit Feuer eingeritzt wird. Er stammt aus Kolumbien und Venezuela.

Inhaltsstoffe: 80 Prozent Harz, das reich an Zimt- und Benzoesäure ist, ausserdem etwas Vanillin.

Heilwirkungen: Antiseptisch, schleimlösend.

Heilanzeigen: Tolubalsam wirkt vor allem auf die Schleimhäute der Atmungsorgane. Er wird oft als schleimlösendes Mittel in Hustensirups oder -tinkturen verwendet.

Zubereitung und Dosierung: Dieses Mittel findet sich heute selten als Einzelpräparat. Es kann zur Inhalation benutzt werden, indem ein Teelöffel des Balsams in einem Dampfbad verwendet wird.

Innerlich können ½–1 Gramm täglich eingenommen werden.

Ulmenrinde Amerikanische

Cortex Ulmi pubescens *Ulmus fulva*
Ulmengewächse
Verwendeter Teil: Innere Rinde.
Sammeln: Die Rinde wird im Frühling vom Stamm und dicken Ästen geschält. Bei gewerblichem Abbau führt dies normalerweise zum Tod des Baumes, da ein grosser Teil der Rinde geschält wird. Die Verwendung von zehn Jahre alter Rinde wird empfohlen.
Inhaltsstoffe: Pflanzenschleim, Gerbstoff.
Heilwirkungen: Schleimhautschützend, erweichend, nährreich, adstringierend.
Heilanzeigen: Die Amerikanische Ulmenrinde ist ein linderndes, nährstoffreiches und schleimhautschützendes Mittel, das ausgezeichnet für empfindliche oder entzündete Schleimhäute im Verdauungssystem geeignet ist. Sie kann bei *Magenschleimhautentzündung, Magen-* und *Zwölffingerdarmgeschwür, Dünndarm-* und *Dickdarmentzündung* verwendet werden. Sie wird oft während der Rekonvaleszenz als Nahrungsmittel verwendet, da sie lindernd wirkt und leicht aufgenommen werden kann. Bei *Durchfall* lindert und adstringiert sie gleichzeitig. Äusserlich findet sie Anwendung als Packung bei *Furunkeln, Abszessen* und *Geschwüren.*
Mischungen: Bei Verdauungsbeschwerden kann sie mit Eibisch gemischt werden.
Zubereitung und Dosierung: Abkochung: 1 Teil der pulverisierten Rinde mit acht Teilen Wasser mischen. Um Klumpenbildung zu vermeiden, das Pulver zuerst mit wenig Wasser anrühren. 10–15 Minuten leicht kochen. Eine halbe Tasse dreimal täglich.
Packung: Die pulverisierte Rinde mit genügend kochendem Wasser mischen, damit eine dicke Paste entsteht.

Veilchen

Herba und flores Violae odoratae
Viola odorata
Veilchengewächse
Verwendeter Teil: Blüten und Blätter.
Sammeln: Blüten und Blätter werden im März oder April gesammelt und behutsam getrocknet.
Inhaltsstoffe: Saponine, Salizylsäuremethylester, Alkaloide, Flavonoide, ätherisches Öl.

Heilwirkungen: Schleimlösend, blutreinigend, entzündungshemmend, harntreibend, tumorhemmend.
Heilanzeigen: Das Veilchen wird seit langem als Hustenmittel verwendet und besonders bei der Behandlung von *Bronchitis* eingesetzt. Es kann auch bei der Behandlung von *Katarrhen der oberen Atemwege* sowie bei *Ausschlag* und langfristiger Behandlung von *Rheuma* und bei *Harnwegsinfektionen* verwendet werden. Dem Veilchen wird nachgesagt, dass es gegen *Krebs* wirkt; es kann auf jeden Fall eine Rolle bei der ganzheitlichen Behandlung von *Krebs* spielen.
Zubereitung und Dosierung: Aufguss: 1 Teelöffel des Krauts mit einer Tasse kochendem Wasser übergiessen und 10–15 Minuten ziehen lassen. Dreimal täglich eine Tasse.
Tinktur: 1–2 Milliliter dreimal täglich.

Vogelmiere

Herba Stellariae mediae *Stellaria media*
Nelkengewächse
Verwendeter Teil: Getrocknete oberirdische Teile.
Sammeln: Dieses Unkraut, das auf Wiesen und im Garten häufig zu finden ist, kann das ganze Jahr über (sogar im Winter) gesammelt werden.
Inhaltsstoffe: Saponine.
Heilwirkungen: Antirheumatisch, wundheilend, erweichend.
Heilanzeigen: Die Vogelmiere wird vor allem äusserlich bei *Schnitten* und *Wunden,* besonders aber bei *Juckreiz* und *Reizungen* benutzt. Sehr gut wirkt sie, wenn *Ekzeme* oder *Schuppenflechte* das Jucken verursachen. Innerlich wird Vogelmiere bei *Rheuma* angewandt.
Mischungen: Vogelmiere und Eibisch lassen sich zu einer ausgezeichneten Salbe mischen.
Zubereitung und Dosierung: Aufguss: 2 Teelöffel des getrockneten Krauts mit einer Tasse kochendem Wasser übergiessen und 5 Minuten ziehen lassen. Dreimal täglich eine Tasse. Zur äusserlichen Anwendung kann die Vogelmiere zu einer Salbe verarbeitet oder als Packung verwendet werden. Um *Juckreiz* zu lindern, kann ein starker Aufguss der frischen Pflanze dem Badewasser beigegeben werden.

Wacholderbeeren

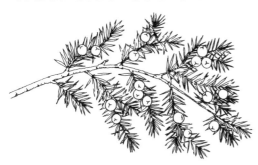

Fructus Juniperi *Juniperus communis*
Zypressengewächse
Verwendeter Teil: Die getrockneten reifen Beeren.
Sammeln: Die reifen, noch nicht geschrumpften Beeren sollten im Herbst gesammelt und langsam im Schatten getrocknet werden, damit sie kein ätherisches Öl verlieren.
Inhaltsstoffe: Reich an ätherischen Ölen, die Monoterpene und Sesquiterpene enthalten; Invertzucker; Flavonglykoside; Harz; Gerbstoff; organische Säuren.
Heilwirkungen: Harntreibend, antiseptisch, blähungstreibend, antirheumatisch.
Heilanzeigen: Die Wacholderbeeren sind etwa bei *Blasenentzündungen* ein ausgezeichnetes antiseptisches Mittel. Ihr bitterer Geschmack fördert die Verdauung und lindert *Blähungskrämpfe*. Sie werden bei *Rheuma* und *Arthritis* benutzt. Äusserlich angewendet lindern sie *Gelenk-* und *Muskelschmerzen*.
Vorsicht: Aufgrund ihrer Wirkung auf die Nieren sollten Wacholderbeeren bei allen Nierenerkrankungen und bei Schwangerschaft gemieden werden!
Zubereitung und Dosierung: Aufguss: 1 Teelöffel der leicht zerdrückten Beeren mit einer Tasse kochendem Wasser übergiessen und 20 Minuten ziehen lassen. Morgens und abends je eine Tasse. Zur Behandlung von *chronischem Rheuma* sollte diese Behandlung über 4–6 Wochen, jeweils im Frühling und Herbst, durchgeführt werden.

Wachsmyrte

Myrica cerifera
Myrtengewächse
Verwendeter Teil: Rinde der Wurzel.
Sammeln: Die Wurzeln sollten im Frühling oder Herbst ausgegraben werden. Die Rinde wird abgeschält und getrocknet.
Inhaltsstoffe: Gerbsäure, Harz, ätherisches Öl.
Heilwirkungen: Adstringierend, kreislaufanregend, schweisstreibend.
Heilanzeigen: Als kreislaufanregendes Mittel kann die Wachsmyrte bei vielen Krankheiten eine Rolle spielen, wenn sie ganzheitlich angegangen werden sollen. Aufgrund ihrer besonderen Heilwirkung ist sie ein wertvolles Adstringens bei *Durchfall* und *Ruhr*. Sie ist bei *entzündeter Dickdarmschleimhaut* angezeigt. Als Gurgelmittel hilft sie bei *Halsentzündungen* und als Scheidenspülung bei *Weissfluss*. Sie kann bei der Behandlung von *Erkältungen* verwendet werden.
Mischungen: Als Adstringens für das Verdauungssystem kann sie zusammen mit Beinwellwurzel und Odermennig verwendet werden.
Zubereitung und Dosierung: Abkochung: 1 Teelöffel der Rinde in eine Tasse kaltes Wasser geben und zum Kochen bringen. Vom Feuer nehmen und 10–15 Minuten ziehen lassen. Dreimal täglich eine Tasse.
Tinktur: 1–3 Milliliter dreimal täglich.

Waldlilie Amerikanische

Rhizoma Trillii erecti *Trillium erectum*
Liliengewächse
Verwendeter Teil: Getrockneter Wurzelstock oder Wurzel.
Sammeln: Wurzel und Wurzelstock sollten im Spätsommer bzw. zum Herbstanfang ausgegraben werden.
Inhaltsstoffe: Steroid-Saponine, Steroid-Glykoside, Gerbstoffe, Öle.
Heilwirkungen: Gebärmutterstärkend, adstringierend, schleimlösend.
Heilanzeigen: Die Amerikanische Waldlilie enthält eine natürliche Vorstufe weiblicher Sexualhormone, die vom Körper bei Bedarf verwendet werden – ein gutes Beispiel für die normalisierende Wirkung mancher Heilkräuter. Während dieses Mittel sich ausgezeichnet

zur Stärkung der Gebärmutter eignet, kann es aufgrund seiner adstringierenden Wirkung bei *Blutungen* und *Blutsturz* verwendet werden. Es kann immer dann eingesetzt werden, wenn es während der Periode zu einem *erhöhten Blutverlust* kommt oder wenn *zwischen den Perioden Blut verloren wird*. Es wird als spezifisches Mittel bei starkem Blutverlust angesehen, wenn er mit dem Übergang in die Wechseljahre zusammenhängt. Bei *Weissfluss* kann es als Scheidenspülung eingesetzt und bei der Behandlung von *Hautgeschwüren* als Packung oder Salbe verwendet werden. Als Adstringens kann es überall im Körper bei *Blutungen* eingesetzt werden, solange auch die Ursache des Blutverlusts behandelt wird.

Mischungen: Bei *übermässiger Regelblutung* kann die Amerikanische Waldlilie mit dem Gefleckten Storchschnabel oder Immergrün gemischt werden.

Zubereitung und Dosierung: Abkochung: auf 1–2 Teelöffel der getrockneten Pflanze eine Tasse Wasser giessen und 10 Minuten leicht kochen lassen. Dreimal täglich eine Tasse.

Tinktur: 1–4 Milliliter dreimal täglich.

Wasserhanf Amerikanischer

Herba Eupatorii perfoliati
Eupatorium perfoliatum
Korbblütler

Verwendeter Teil: Getrocknete oberirdische Teile.

Sammeln: Der Amerikanische Wasserhanf sollte gesammelt werden, sobald sich im August oder September die Blüten öffnen.

Inhaltsstoffe: Euparin, ein glykosidischer Bitterstoff; ätherische Öle; Gallensäure; eine glykosidische Gerbsäure.

Heilwirkungen: Schweisstreibend, abführend, stärkend, krampflösend, entspannt Schleimhäute.

Heilanzeigen: Der Amerikanische Wasserhanf ist wahrscheinlich die beste Heilpflanze, um jene Symptome zu bekämpfen, die zusammen mit *Grippe* auftreten. Er lindert sehr schnell die Schmerzen und unterstützt ausserdem den Körper bei *Fieber*. Der Amerikanische Wasserhanf kann ausserdem verwendet werden, um die oberen Atemwege von gestauten Verschleimungen zu befreien. Seine leicht abführende Wirkung hilft dem Körper bei der Beseitigung von Abfallstoffen und lindert *Verstopfungen*. Dieses Heilmittel kann ohne Bedenken bei jeder Art von *Fieber* und auch als allgemeines Mittel zur inneren Reinigung verwendet werden. Bei *Muskelrheuma* kann er oft die Symptome lindern.

Mischungen: Bei der Behandlung von Grippe kann er mit Holunderblüten, Schafgarbe, Paprika oder Ingwer gemischt werden.

Zubereitung und Dosierung: Aufguss: 1–2 Teelöffel des getrockneten Krauts mit einer Tasse kochendem Wasser übergiessen und 10–15 Minuten ziehen lassen. Dieser Tee sollte so heiss wie möglich getrunken werden. Bei Fieber oder Grippe sollte er alle halbe Stunde getrunken werden.

Tinktur: 2–4 Milliliter dreimal täglich.

Wasserhanf Roter

Radix und Rhizoma Eupatorii purpurei
Eupatorium purpureum
Korbblütler

Verwendeter Teil: Wurzelstock und Wurzel.

Sammeln: Wurzel und Wurzelstock sollten im Herbst ausgegraben werden, nachdem die Pflanze verblüht ist. Gründlich waschen, in Scheiben schneiden und trocknen.

Inhaltsstoffe: Enthält bis zu 0,07 Prozent ätherisches Öl; das gelbe Flavonoid Euparin; Harz.

Heilwirkungen: Harntreibend, Steinbildung verhindernd, antirheumatisch.

Heilanzeigen: Der Rote Wasserhanf wird vor allem bei *Nierensteinen* oder *-griess* benutzt. Er kann bei Infektionen der Harnwege, wie z. B. *Blasenentzündung* und *Harnröhrenentzündung,* helfen. Auch bei einer ganzheitlichen Behandlung von *Rheuma* und Gicht kann er eine wichtige Rolle spielen.

Mischungen: Bei *Nierensteinen* oder *-griess* lässt er sich gut mit Ackerfrauenmantel oder der Baumartigen Hortensie mischen.

Zubereitung und Dosierung: Abkochung: 1 Teelöffel der Wurzel in eine Tasse Wasser geben und 10 Minuten leicht kochen. Dreimal täglich eine Tasse.

Tinktur: 1–2 Milliliter dreimal täglich.

Weissdornbeeren

Fructus Crataegi   *Crataegus oxyanthoides*
Rosengewächse
Verwendeter Teil: Die reifen Früchte.
Sammeln: Die Beeren werden im September
und Oktober gesammelt.
Inhaltsstoffe: Saponine; Glykoside; Flavonoide; Säuren, einschliesslich Ascorbinsäu-
re; Gerbstoff.
Heilwirkung: Herzstärkend, blutdrucksenkend.
Heilanzeigen: Die Weissdornbeeren sind
eines der besten Stärkungsmittel für Herz und
Kreislauf. Sie normalisieren die Herztätigkeit, indem sie je nach Bedarf entweder
anregend oder beruhigend wirken. Für eine
Langzeitbehandlung können sie gefahrlos bei
unzureichender Herztätigkeit und *Herzschwäche* benutzt werden. Entsprechend können sie
bei *Herzklopfen* benutzt werden. Als kreis-
laufstärkendes Mittel werden sie vor allem
bei der Behandlung von *Bluthochdruck, Arteriosklerose* und *Angina pectoris* verwendet. Allerdings sollte auf qualifizierte Anleitung
nicht verzichtet werden!
Mischungen: Zur Behandlung von *Bluthochdruck* und für das Kreislaufsystem können sie
mit Lindenblüten, Mistel und Schafgarbe
gemischt werden.
Zubereitung und Dosierung: Aufguss: 2 Teelöffel Beeren mit einer Tasse kochendem
Wasser übergiessen und 20 Minuten ziehen
lassen. Dreimal täglich über einen längeren
Zeitraum trinken.
Tinktur: 2–4 Milliliter dreimal täglich.

Wermut

Herba Absinthii   *Artemisia absinthum*
Korbblütler
Verwendeter Teil: Die Blätter oder Blüten-
stände.
Sammeln: Die Blätter und Blütenstände wer-
den am Ende der Blütezeit zwischen Juli und
September gesammelt.
Inhaltsstoffe: Viel ätherisches Öl, darunter
Absinthin, Thujol und Isovaleriansäure; Bit-
terstoffsesquiterpene; Flavonoidglykoside.
Heilwirkungen: Bitteres Stärkungsmittel, blä-
hungstreibend, wurmtreibend, entzündungs-
hemmend.

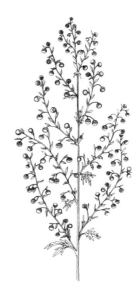

Heilanzeigen: Traditionell wird Wermut bei
vielen Krankheitserscheinungen verwendet,
vor allem als verdauungsförderndes Bittermittel. Er kann bei *Verdauungsstörungen* verwendet werden, vor allem, wenn die Qualität
oder die Quantität der Verdauungssäfte unzulänglich ist. Wermut ist ein wirksames
Mittel zur Behandlung von Wurmbefall, besonders bei *Spul- und Madenwürmern*. Er
kann auch zur Unterstützung des Körpers bei
Fieber und *Infektionen* eingesetzt werden. Er
hilft bei den unterschiedlichsten Erkrankungen, da er den Körper umfassend stärkt.
Zubereitung und Dosierung: Aufguss: 1–2
Teelöffel des getrockneten Krauts mit einer
Tasse kochendem Wasser übergiessen und
10–15 Minuten ziehen lassen. Dreimal täglich
eine Tasse.
Tinktur: 1–4 Milliliter dreimal täglich.

Wiesenknöterich

Rhizoma Bistortae   *Polygonum bistorta*
Knöterichgewächse
Verwendeter Teil: Wurzel und Wurzelstock.
Sammeln: Wurzeln und Wurzelstöcke wer-
den im Herbst auf feuchten Weiden ausge-
graben. Die grossen Wurzeln sollten der
Länge nach zerschnitten und in der Sonne ge-
trocknet werden.
Inhaltsstoffe: Zwischen 15–20 Prozent Gerb-
stoffe.

Heilwirkungen: Adstringierend, gegen Katarrh wirkend, schleimhautschützend, entzündungshemmend.

Heilanzeigen: Der Wiesenknöterich ist ein starkes und gleichzeitig lindernd wirkendes Adstringens und findet besonders bei *Durchfall* und *ruhrähnlichen Erkrankungen* Verwendung. Er gilt als spezifisches Mittel gegen *Durchfall bei Kindern.* Mit seiner adstringierenden Wirkung kann er jedes Verdauungsmittel unterstützen und bei *Entzündungen der Dickdarmschleimhaut* verwendet werden. Bei *Schnupfen* kann er zusätzlich zu anderen Mitteln benutzt werden. Äusserlich kann er gut zur Mundspülung bei *Entzündungen von Mundhöhle* oder *Zunge,* zum Gurgeln bei *Kehlkopf-* oder *Rachenentzündungen* und als Scheidenspülung bei *Weissfluss* eingesetzt werden. Als Salbe findet er bei *Hämorrhoiden* und *rissiger Anushaut* Verwendung.

Zubereitung und Dosierung: Abkochung: einen Teelöffel der getrockneten Pflanze mit einer Tasse Wasser 10–15 Minuten leicht kochen lassen. Dreimal täglich eine Tasse. Zur äusserlichen Anwendung kann dieser Tee auch als Gurgelwasser und Mundspülung genommen werden.
Tinktur: 2–4 Milliliter dreimal täglich.

Wildkirschenrinde

Cortex Pruni virginianae   *Prunus serotina*
Rosengewächse
Verwendeter Teil: Getrocknete Rinde.
Sammeln: Die Rinde wird im Herbst von jungen Pflanzen gesammelt, da sie dann am wirkstoffreichsten ist. Die äussere Rinde wird abgeschält und die innere Rinde sorgsam im Schatten getrocknet. Sie muss in einem luftdichten Gefäss gelagert und vor Lichteinfluss geschützt werden.
Inhaltsstoffe: Cyanogene Glykoside, darunter Prunasin; ätherisches Öl; Cumarine; Gallotannine; Harz.
Heilwirkungen: Hustenstillend, schleimlösend, adstringierend, beruhigend, verdauungsfördernd.
Heilanzeigen: Aufgrund ihrer beruhigenden Wirkung auf den Hustenreflex wird die Wildkirschenrinde vor allem zur Behandlung von *Reizhusten* verwendet und spielt eine Rolle bei der Behandlung von *Bronchitis* und *Keuchhusten.* Zusammen mit anderen Heil-

kräutern kann sie bei *Asthma* angewendet werden. Man sollte jedoch darauf achten, dass die Hemmung eines Hustenreflexes nicht mit der Heilung einer Infektion im Brustbereich gleichzusetzen ist, die ebenfalls behandelt werden muss. Die Wildkirschenrinde kann auch als Bittermittel bei *träger Verdauung* verwendet werden. Ein kalter Auszug aus der Rinde kann als Spülung bei *Augenentzündungen* helfen.

Zubereitung und Dosierung: Aufguss: 1 Teelöffel der getrockneten Rinde mit einer Tasse kochendem Wasser übergiessen und 10–15 Minuten ziehen lassen. Dreimal täglich eine Tasse.
Tinktur: 1–2 Milliliter dreimal täglich.

Wintergrün Amerikanisches

Folia Gaultheriae procumbensis
Gaultheria procumbens
Heidekrautgewächse
Verwendeter Teil: Blätter.
Sammeln: Die Blätter können das ganze Jahr über gesammelt werden, vorzugsweise aber im Sommer. Im Schatten trocknen.
Inhaltsstoffe: Ätherisches Öl.
Heilwirkungen: Schmerzlindernd, adstringierend, anregend, harntreibend, menstruationsfördernd, milchtreibend.
Heilanzeigen: Amerikanisches Wintergrün wird vor allem wegen seines Öls verwendet, das von Natur aus reich an Salizylsäuremethylester ist. Dies ist die Grundsubstanz der Aspiringruppe und erklärt zum grossen Teil die Wirkung des Amerikanischen Wintergrüns bei der Linderung bei *akuten Rheumaschmerzen.* Meist wird es äusserlich als Einreibemittel zur Behandlung chronischer Muskel- oder Skelettbeschwerden, wie z. B. *Hexenschuss* und *Ischias* verwendet. Innerlich wird diese Pflanze aufgrund ihrer harntreibenden und menstruationsfördernden Wirkung verwendet.

Zubereitung und Dosierung: Aufguss: 1 Teelöffel der Blätter mit einer Tasse kochendem Wasser übergiessen und 10–15 Minuten ziehen lassen. Dreimal täglich eine Tasse.
Einreibemittel und Auflage: siehe Kapitel über die Zubereitung der Kräuter.

Wolfstrapp

Herba Lycopi *Lycopus europaeus*
Lippenblütler
Verwendeter Teil: Oberirdische Teile.
Sammeln: Wolfstrapp sollte kurz vor dem Öffnen der Knospen gesammelt werden.
Inhaltsstoffe: Flavonglykoside, ätherisches Öl, Gerbstoffe.
Heilwirkungen: Herzstärkendes harntreibendes Mittel, verengt die peripheren Blutgefässe, adstringierend, beruhigend, wirkt antagonistisch gegenüber Thyroxin, hustenstillend.
Heilanzeigen: Wolfstrapp ist ein spezifisches Mittel bei *Überfunktion der Schilddrüsen,* besonders wenn sie von Atemschwierigkeiten, Herzklopfen und Zittern begleitet wird. Er kann ohne Bedenken bei *Herzklopfen* eingesetzt werden, das seine Ursache in nervösen Störungen hat. Wolfstrapp unterstützt das *schwache Herz,* besonders bei *Wasseransammlungen* im Körper. Als beruhigendes Hustenmittel lindert er *Reizhusten.*
Mischungen: Wolfstrapp kann zusammen mit den Nervenmitteln Helmkraut oder Baldrian benutzt werden.
Zubereitung und Dosierung: Aufguss: 1 Teelöffel des getrockneten Krauts mit einer Tasse kochendem Wasser übergiessen und 10–15 Minuten ziehen lassen. Dreimal täglich eine Tasse.
Tinktur: 1–2 Milliliter dreimal täglich.

Wurmfarn

Herba Filicis maris *Dryopteris filix-mas*
Schildfarngewächse
Verwendeter Teil: Der von den Wurzeln befreite Wurzelstock.
Sammeln: Der Wurzelstock wird im Herbst ausgegraben.
Inhaltsstoffe: Filicin, Filixsäure, Gerbstoff, Phloroglucinderivate, wenig ätherisches Öl.
Heilwirkungen: Wurmmittel.
Heilanzeigen: Der Wurmfarn ist eines der wirksamsten Mittel zur Abtötung von *Bandwürmern.* Da er aber bei zu hoher Dosierung potentiell giftig ist, sollte er nur unter ärztlicher Aufsicht verwendet werden!

Wurmkraut

Flores Cinae *Artemisia cina*
Korbblütler
Verwendeter Teil: Samen.
Sammeln: Die Samen werden im Herbst in Asien gesammelt.
Inhaltsstoffe: Santonin, ätherisches Öl, Artemisin.
Heilwirkungen: Wurmtreibend.
Heilanzeigen: Das Wurmkraut ist eines der ältesten uns bekannten Wurmmittel. Es erweist sich am wirksamsten gegen *Spulwürmer* und wirkt etwas schwächer gegen *Fadenwürmer,* jedoch nicht gegen Bandwürmer. Dieses Heilkraut sollte aufgrund seiner starken und schon in geringsten Mengen giftigen Wirkung nur unter medizinischer Anleitung verwendet werden!

Yamswurzel

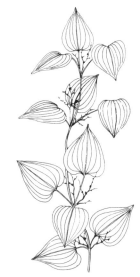

Rhizoma Dioscoreae villosae
Dioscorea villosa
Dioscoreaceae
Verwendeter Teil: Getrocknete unterirdische Teile.
Sammeln: Diese tropische Pflanze wird im Herbst ausgegraben; sie stammt hauptsächlich aus Westafrika.
Inhaltsstoffe: Steroidsaponine, darunter Dioscin, Phytosterine, Alkaloide, Gerbstoff, viel Stärke.

Heilwirkungen: Krampflösend, entzündungshemmend, antirheumatisch, gallenflussfördernd.

Heilanzeigen: Dieses wertvolle Heilkraut war eine Zeitlang die einzige Quelle der chemischen Substanzen, die als Rohstoff für die Herstellung empfängnisverhütender Hormone dienten. In der Heilpflanzenkunde ist die Yamswurzel ein wichtiges Heilkraut, das zur Linderung von *Darmkoliken,* zur Beruhigung von *Divertikelentzündung,* bei *schmerzhafter Menstruation* und bei *Eierstock-* und *Gebärmutterschmerzen* verwendet werden kann. Sie ist sehr gut zur Behandlung von *rheumatischer Arthritis* geeignet, besonders in akuten Phasen, die mit starken Entzündungen einhergehen.

Mischungen: Zur Linderung von *Darmkoliken* kann sie mit Kalmus, Kamille und Ingwer gemischt werden. Bei *rheumatischer Arthritis* kann sie mit Schwarzer Schlangenwurzel genommen werden.

Zubereitung und Dosierung: Abkochung: 1–2 Teelöffel des Krauts in eine Tasse Wasser geben und 10–15 Minuten leicht kochen. Dreimal täglich eine Tasse.
Tinktur: 2–4 Milliliter dreimal täglich.

Ysop

Herba Hyssopi   *Hyssopus officinalis*
Lippenblütler

Verwendeter Teil: Getrocknete oberirdische Teile.

Sammeln: Die blühenden Spitzen sollten im August gesammelt und in der Sonne getrocknet werden.

Inhaltsstoffe: Bis zu 1 Prozent ätherisches Öl, Flavonoidglykoside, Diasmin, Gerbstoff.

Heilwirkungen: Krampflösend, schleimlösend, schweisstreibend, beruhigend, blähungstreibend.

Heilanzeigen: Ysop hat ein breites und interessantes Wirkungsspektrum, das vor allem auf der krampflösenden Wirkung seines ätherischen Öls beruht. Er wird bei *Husten, Bronchitis* und *chronischem Katarrh* benutzt. Seine schweisstreibenden Eigenschaften erklären seine Anwendung bei *Schnupfen.* Als Nervenmittel kann er bei Angstzuständen, *Hysterie* und *Petit mal* (einer Form von *Epilepsie)* genommen werden.

Mischungen: Bei der Behandlung von *Husten*

und *Bronchitis* kann er mit Weissem Andorn oder Huflattich gemischt werden. Bei *Erkältungen* und *Schnupfen* kann er mit Amerikanischem Wasserdost, Holunderblüten oder Pfefferminz genommen werden.

Zubereitung und Dosierung: Aufguss: 1–2 Teelöffel des getrockneten Krauts mit einer Tasse kochendem Wasser übergiessen und 10–15 Minuten ziehen lassen. Dreimal täglich eine Tasse.
Tinktur: 1–4 Milliliter dreimal täglich.

Zimt

Cortex Cinnamoni ceylanici
Cinnamonum zeylanicum
Lorbeergewächse

Verwendeter Teil: Getrocknete innere Rinde des Sprosses.

Sammeln: Die Rinden werden überall in den Tropen gewerblich gesammelt.

Inhaltsstoffe: Ätherische Öle.

Heilwirkungen: Blähungstreibend, adstringierend, aromatisch, anregend.

Heilanzeigen: Zimt wird normalerweise als blähungstreibendes Mittel mit anderen Kräutern gemischt. Er beseitigt *Übelkeit* und Brechreiz. Aufgrund seiner milden adstringierenden Wirkung wird er gegen *Durchfall* benutzt.

Zubereitung und Dosierung: Die Rinde, die normalerweise als Pulver erhältlich ist, kann ohne Bedenken in Mischungen oder allein zur Geschmacksverbesserung von Tees genommen werden.

Zitterpappel

Cortex Populi   *Populus tremuloides*
Weidengewächse

Verwendeter Teil: Die Rinde.

Sammeln: Die Rinde sollte im Frühling gesammelt werden, wobei darauf zu achten ist, dass sie nicht rund um den Stamm abgeschält wird, da hierdurch der Baum getötet würde.

Inhaltsstoffe: Glykoside, Flavonoide, ätherisches Öl, Gerbstoff.

Heilwirkungen: Entzündungshemmend, adstringierend, antiseptisch, schmerzlindernd, gallenflussfördernd.

Heilanzeigen: Die Zitterpappel ist ausgezeichnet zur Behandlung von *Arthritis* und *Rheuma* geeignet, wenn sie von starken Schmerzen und Schwellungen begleitet werden. Sie wird ähnlich wie die Schwarzweide eingesetzt und wirkt am besten in Verbindung mit anderen Kräutern und Behandlungsmethoden. Sie kann besonders gut bei akuten Attacken *rheumatischer Arthritis* helfen. Als gallenflussförderndes Mittel kann sie verwendet werden, um die Verdauung, besonders die Funktion von Magen und Leber, anzuregen, vor allem bei Appetitmangel. Bei *fieberhaften Erkältungen* und bei *Blasenentzündungen* kann sie in Betracht gezogen werden. Als adstringierendes Mittel kann sie bei *Durchfall* verwendet werden.

Mischungen: Zur Behandlung von *rheumatischer Arthritis* kann sie mit Schwarzer Schlangenwurzel, Bitterklee und Sellerie gemischt werden. Als verdauungsförderndes Mittel kann sie mit Kahlem Schildblumenkraut oder Kanadischer Gelbwurzel verwendet werden.

Zubereitung und Dosierung: Abkochung: 1–2 Teelöffel der getrockneten Rinde in eine Tasse Wasser geben und 10–15 Minuten leicht kochen. Dreimal täglich eine Tasse. Wenn der Appetit angeregt werden soll, 30 Minuten vor den Mahlzeiten trinken.

Tinktur: 2–4 Milliliter dreimal täglich.

Krankheitenregister

Das Krankheitenregister führt Heilpflanzen auf, die als spezifische Mittel bei spezifischen Krankheitserscheinungen in Erwägung gezogen werden können. Pflanzen, die als spezifische Mittel gelten, sind *kursiv* hervorgehoben.

Abszess
> *Eibisch,* Bockshornsamen, Huflattich, *Wilder Indigo,* Kermesbeere, Klettenlabkraut, *Knoblauch,* Malve, *Myrrhe,* Buntfarbige Schwertlilie, *Sonnenhutwurzel.*

Akne
> *Wilder Indigo, Kermesbeere, Klettenlabkraut, Knoblauch, Buntfarbige Schwertlilie, Sonnenhutwurzel.*

Amenorrhoe
> Siehe **Menstruation (verzögerte)**

Angina pectoris
> Herzgespann, *Weissdorn.*

Angstzustände
> *Baldrian,* Betonienkraut, Damiana, Eisenkraut, *Giftlattich,* Hafer, *Helmkraut, Herzgespann,* Hopfen, *Johanniskraut,* Kamille, Küchenschelle, Linde, Melisse, *Mistel, Kalifornischer Mohn,* Pfefferminze, *Passionsblume,* Schlüsselblume, Ysop.

Appetitmangel
> *Beifuss,* Benediktinendistel, Bitterholz, Colombowurzel, *Condurango,* Eberraute, *Enzian,* Galgantwurzel, Kanadische Gelbwurzel, *Kalmus,* Kamille, Kardamom, Kümmel, Rainfarn, Kahles Schildblumenkraut, *Tausendgüldenkraut, Wermut,* Zitterpappel.

Arterienverkalkung (Arteriosklerose)
> *Linde,* Mistel, Weissdorn.

Arthritis
Siehe **Gelenkentzündung**

Asthma
Alant, Kanadische Blutwurzel, *Grindeliakraut,* Huflattich, Kleine Königskerze, Küchenschelle, *Lobelie,* Löwenblattwurzel, *Meerträubchen,* Pestwurz, *Pillenwolfsmilch,* Schwarze Schlangenwurzel, Amerikanischer Schneeballbaum, Senega, *Sonnentau,* Tolubalsam, *Wildkirsche.*

Ausschlag (Ekzem)
Ackerstiefmütterchen, *Krauser Ampfer,* Beinwell, Bittersüssstengel, *Braunwurz, Brennessel, Kanadische Gelbwurzel,* Graupappel, *Grosse Klette, Klettenlabkraut,* Mahonienrinde, *Rotklee,* Sarsaparilla, *Buntfarbige Schwertlilie,* Veilchenwurzel, *Vogelmiere.*

Bindegewebsentzündung (Fibrositis)
Ingwer, Johanniskraut, *Jakobskreuzkraut, Kiefer,* Meerrettich, *Paprika,* Rosmarin, *Amerikanisches Wintergrün.*

Bindehautentzündung (Konjunktivitis)
Augentrost, Fenchel, *Kanadische Gelbwurzel, Kamille, Ringelblume.*

Blähungen
Anis, Baldrian, Beifuss, Benediktinendistel, Colombowurzel, *Condurango,* Eberraute, *Engelwurz, Enzian,* Frauenminze, *Fenchel,* Galgantwurzel, *Ingwer, Kalmus,* Kamille, *Kardamom,* Echte Katzenminze, *Koriander, Kümmel,* Marjoran, Melisse, Meerrettich, Nelken, Nelkenpfeffer, *Paprika,* Petersilie, Pfefferminze, Tausendgüldenkraut, Thymian, Wacholder, Wermut, *Zimt.*

Blasenentzündung (Cystitits)
Ackerschachtelhalm, Ackerstiefmütterchen, *Bärentraube,* Benzoeharz, Birke, Boldo, *Bucco,* Gewöhnliche Eberwurz, Engelwurz, Goldrute, Gundelrebe, Baumartige Hortensie, Huflattich, Klettenlabkraut, Maisgriffel, Mauerkraut, *Queckenwurzel, Schafgarbe,* Selleriesamen, Strandmanns-

treu, *Sonnenhutwurzel, Wacholder,* Roter Wasserhanf.

Blinddarmentzündung (Appendicitis)
Kanadische Gelbwurzel, *Odermennig,* Gefleckter Storchschnabel, Yamswurzel.

Blutdruck (hoher)
Knoblauch, *Linde,* Melisse, *Mistel, Scharfgarbe,* Schneeball, Amerikanischer Schneeballbaum, *Weissdorn.*

Blutdruck (niedriger)
Besenginster, Weissdorn.

Bronchitis
Ackerstiefmütterchen, *Alant,* Anis, Beinwell, *Kanadische Blutwurzel,* Bockshornsamen, Brechwurzel, Breitwegerich, Gewöhnliche Eberwurz, Eibisch, Engelwurz, Fenchel, Graupappel, *Grindeliakraut,* Gundelrebe, *Kleines Habichtskraut, Huflattich,* Kapuzinerkresse, Kiefer, *Knoblauch, Kleine Königskerze,* Kümmel, Leinsamen, *Lobelie,* Malve, Meerrettich, Meerträubchen, Meerzwiebel, Irländisches Moos, Isländisches Moos, *Pillenwolfsmilch,* Schlüsselblume, *Knollige Schwalbenwurzel,* Rote Seifenwurzel, Senega, *Sonnenhutwurzel, Sonnentau,* Süssholz, Thymian, Tolubalsam, Veilchenwurzel, *Weisser Andorn,* Wildkirsche, Ysop.

Depression
Baldrian, Beifuss, *Damiana,* Eberraute, Eisenkraut, *Hafer, Helmkraut,* Mistel, Kamille, *Kolanuss,* Melisse, Rosmarin, Sellerie, *Wermut.*

Dickdarmentzündung (Kolitis)
Beinwell, Blutwurz, *Eibisch,* Eichenrinde, Katechu, Mädesüss, *Odermennig, Gefleckter Storchschnabel, Wachsmyrte,* Wiesenknöterich.

Dysmenorrhoe
Siehe **Menstruation (schmerzhafte)**

Divertikelentzündung
Beinwell, Eibisch, Kamille, *Yamswurzel.*

Drüsen (geschwollene)
Wilder Indigo, *Kermesbeere, Klettenlabkraut,* Ringelblume, *Sonnenhutwurzel.*

Drüsenfieber
Eukalyptus, Wilder Indigo, *Kermesbeere,* Knoblauch, *Myrrhe, Sonnenhutwurzel, Wermut.*

Durchfall
Augentrost, *Beinwell,* Benediktinendistel, *Blutwurz,* Kleine Braunelle, *Breitwegerich, Eichenrinde, Frauenmantel,* Gänseblümchen, *Gänsefingerkraut,* Gundelrebe, Jambulrinde, *Katechu,* Echte Katzenminze, Kolanuss, Koriander, Kümmel, Mädesüss, Nelkenwurz, *Odermennig, Rhatanhiar, Gefleckter Storchschnabel,* Sumpfzweizahn, *Wachsmyrte, Wiesenknöterich.* Zimt.

Durchfall (bei Kindern)
Frauenmantel, *Mädesüss,* Gefleckter Storchschnabel.

Eierstockschmerzen
Baldrian, Helmkraut, Johanniskraut, *Küchenschelle,* Passionsblume, *Piscidiarinde,* Yamswurzel.

Ekzem
Siehe **Ausschlag**

Epilepsie
Baldrian, *Helmkraut,* Passionsblume, *Ysop.*

Erbrechen
Beinwell, Gewürznelken, Heloniaswurzel, Isländisches Moos, *Mädesüss,* Pfefferminze, Rosmarin, *Schwarznessel,* Zimt.

Erkältung
Augentrost, Bockshornsamen, Echter Dost, *Engelwurz, Kanadische Gelbwurzel Goldrute,* Holunder, *Ingwer,* Echte Katzenminze, *Knoblauch,* Lindenblüten, Nelkenwurz, *Paprika, Pfefferminze, Schafgarbe,* Schlüsselblume, Sonnenhutwurzel, Wachsmyrte, *Ysop.*

Fehlgeburt (drohende)
Heloniaswurzel, Löwenblattwurzel, Amerikanischer Schneeballbaum, Schneeball.

Fieber
Borretsch, *Chinarinde,* Gewöhnliche Eberwurz, Eisenkraut, Engelwurz, *Ingwer,* Kamille, *Echte Katzenminze,* Meerrettich, *Paprika,* Pfefferminze, *Knollige Schwalbenwurzel,* Senf, *Amerikanischer Wasserhanf.*

Frostbeulen
Ackerschachtelhalm, Gelbholzrinde, Ingwer, *Paprika,* Senf.

Furunkel
Beinwell, Bockshornsamen, Braunwurz, Breitwegerich, Eibisch, Huflattich, *Wilder Indigo, Kermesbeere,* Klettenlabkraut, *Knoblauch, Küchenschelle,* Leinsamen, Malve, *Myrrhe, Buntfarbige Schwertlilie, Sonnenhutwurzel,* Vogelmiere.

Gallenerkrankungen
Berberitze, Bitterklee, Boldo, *Virginischer Ehrenpreis,* Eisenkraut, Kanadische Gelbwurzel, *Löwenzahn, Mariendistel, Pfaffenhütchen, Kahles Schildblumenkraut,* Ringelblume, *Schneeflockenbaum,* Schöllkraut, *Yamswurzel.*

Gastritis
Siehe **Magenschleimhautentzündung**

Gelbsucht
Krauser Ampfer, Berberitze, Bittersüssstengel, *Virginischer Ehrenpreis, Eisenkraut,* Kanadische Gelbwurzel, *Löwenzahn,* Mahonienrinde, *Pfaffenhütchen, Kahles Schildblumenkraut,* Tausendgüldenkraut, Yamswurzel.

Gelenkentzündung
Birke, *Bitterklee,* Bittersüssstengel, Gänseblümchen, *Gelbholzrinde, Guajakbaum,* Kiefer, *Mädesüss,* Schafgarbe, *Schwarze Schlangenwurzel, Selleriesamen,* Wacholder, Amerikanisches Wintergrün, *Yamswurzel,* Zitterpappel.

297

Geschwür (Haut)
Siehe **Hautgeschwüre**

Geschwür (Magen)
Siehe **Magengeschwür**

Geschwür (Mund)
Siehe **Mundgeschwür**

Grippe
Echter Dost, Gewöhnliche Eberwurz, Engelwurz, *Kanadische Gelbwurzel,* Holunder, Ingwer, Kapuzinerkresse, *Knoblauch,* Lindenblüten, Meerrettich, Melisse, Myrrhe, *Paprika,* Pfefferminze, Schafgarbe, *Knollige Schwalbenwurzel,* Senf, *Sonnenhutwurzel, Amerikanischer Wasserhanf,* Zitterpappel.

Gürtelrose
Baldrian, Giftlattich, Helmkraut, Hopfen, *Johanniskraut,* Leinsamen, *Mistel, Passionsblume, Piscidiarinde,* Yamswurzel.

Hämorrhoiden
Beinwell, *Blutwurz,* Breitwegerich, Eichenrinde, *Frauenmantel, Gänsefingerkraut,* Kahles Schildblumenkraut, Gundelrebe, Rhatanhiar, *Rosskastanie, Scharbockskraut,* Gefleckter Storchschnabel, *Wiesenknöterich.*

Halsentzündung
Eichenrinde, Gänsefingerkraut, *Kanadische Gelbwurzel,* Goldrute, *Graupappel,* Ingwer, Kamille, Kermesbeere, *Knoblauch,* Myrrhe, Odermennig, Paprika, *Sonnenhutwurzel,* Thymian, Wachsmyrte.

Harnlassen (unwillkürliches)
Ackerschachtelhalm, Meerträubchen, Odermennig.

Hautgeschwür
Beinwell, Eibisch, *Kanadische Gelbwurzel, Ringelblume,* Sonnenhutwurzel, *Vogelmiere.*

Hepatitis
Siehe **Gelbsucht**

Herzklopfen
Baldrian, Helmkraut, *Echtes Herzgespann.*

Heuschnupfen
Augentrost, *Kanadische Gelbwurzel,* Holunder, Knoblauch, *Meerträubchen,* Pfefferminze.

Hexenschuss
Jakobskreuzkraut, Paprika, Senf, Amerikanisches Wintergrün.

Husten
Alant, Weisser Andorn, Anis, Beinwell, Bockshornsamen, *Breitwegerich,* Echter Dost, Gewöhnliche Eberwurz, Eibisch, *Engelwurz,* Fenchel, Gänseblümchen, *Kanadische Gelbwurzel,* Giftlattich, *Graupappel, Grindeliakraut, Gundelrebe, Kleines Habichtskraut, Huflattich, Kiefer, Knoblauch, Kleine Königskerze,* Kümmel, Lebensbaum, Malve, Mohn, Myrrhe, *Schlüsselblume, Knollige Schwalbenwurzel,* Rote Seifenwurzel, *Senega, Sonnentau,* Süssholz, Thymian, Tolubalsam, Veilchenwurzel, *Ysop.*

Infektionen
Bockshornsamen, *Kanadische Gelbwurzel, Wilder Indigo,* Ingwer, Kapuzinerkresse, *Klettenlabkraut, Knoblauch, Myrrhe,* Paprika, *Sonnenhutwurzel,* Thymian, Wermut.

Inkontinenz
Siehe **Harnlassen (unwillkürliches)**

Ischias
Johanniskraut, Piscidiarinde, Schafgarbe, *Schwarze Schlangenwurzel.*

Juckreiz
Kanadische Gelbwurzel, Gurke, *Johanniskraut,* Kamille, Klettenlabkraut, Pfefferminze, *Ringelblume, Vogelmiere.*

Katarrh
Augentrost, Bockshornsamen, Gänseblümchen, *Kanadische Gelbwurzel, Goldrute,* Grindeliakraut, Gundelrebe, *Kleines*

Habichtskraut, Holunder, Huflattich, Wilder Indigo, Isländisches Moos, Kamille, *Kermesbeere, Kiefer, Knoblauch, Kleine Königskerze*, Malve, Myrrhe, Nelkenwurz, *Pfefferminze*, Pillenwolfsmilch, *Sonnenhutwurzel*, Tolubalsam, Veilchenwurzel, Wiesenknöterich, Ysop.

Kehlkopfentzündung (Laryngitis)

Blutwurz, *Kanadische Blutwurzel*, Bockshornsamen, *Eichenrinde*, Frauenmantel, *Kanadische Gelbwurzel*, Goldrute, *Graupappel*, Wilder Indigo, Kamille, Katechu, Kermesbeere, Kümmel, Malve, *Myrrhe*, Odermennig, *Paprika, Salbei, Sonnenhutwurzel, Thymian*, Wachsmyrte, Wiesenknöterich.

Keuchhusten

Ackerstiefmütterchen, *Grindeliakraut, Kleines Habichtskraut, Huflattich, Knoblauch*, Kleine Königskerze, *Lobelie*, Meerträubchen, Rotklee, Schwarze Schlangenwurzel, Sonnentau, Wildkirschenrinde.

Kolik

Anis, Baldrian, Beifuss, Benediktinerdistel, Blutwurz, *Boldo, Condurango*, Dill, *Engelwurz, Enzian*, Fenchel, Frauenminze, Giftlattich, *Ingwer*, Jambulrinde, *Kalmus*, Kamille, Echte Katzenminze, Kardamom, Koriander, Kümmel, Löwenblattwurzel, Meerrettich, Nelkenpfeffer, Nelkenwurz, Paprika, Pestwurz, *Pfefferminze*, Raute, Kahles Schildblumenkraut, *Schneeball*, Süssholz, Wacholder, Wermut, *Yamswurzel*, Zimt.

Kolitis
Siehe **Dickdarmentzündung**

Kopfschmerzen

Baldrian, Betonienkraut, *Helmkraut*, Hopfen, Johanniskraut, Kamille, Mistel, *Mutterkraut, Echter Dost*, Pfefferminze, Schlüsselblume, Raute, *Rosmarin*.

Krämpfe

Baldrian, Giftlattich, Helmkraut, Ingwer, *Küchenschelle*, Paprika, *Schwarze Schlan-*

genwurzel, Schneeball, Sumpfziest, *Yamswurzel*.

Krampfadergeschwür

Beinwell, Eibisch, *Kanadische Gelbwurzel, Ringelblume, Rosskastanie*.

Krampfadern

Hamamelis, Johanniskraut, Lindenblüten, *Rosskastanie*, Weissdornbeeren.

Kreislauf

Gelbholzrinde, Ingwer, Meerrettich, *Paprika*, Rosmarin, Senf.

Leberstärkung

Krauser Ampfer, Bitterklee, *Virginischer Ehrenpreis*, Kanadische Gelbwurzel, Grosse Klette, Knoblauch, *Löwenzahn*, Mahonienrinde, *Pfaffenhütchen, Kahles Schildblumenkraut, Buntfarbige Schwertlilie, Tausendgüldenkraut*, Yamswurzel.

Magengeschwür

Beinwell, Eibisch, Kanadische Gelbwurzel, Irländisches Moos, Kalmus, *Mädesüss*, Malve, *Gefleckter Storchschnabel*, Süssholz, *Amerikanische Ulmenrinde*.

Magenschleimhautentzündung (Gastritis)

Beinwell, Eibisch, Kanadische Gelbwurzel, Irländisches Moos, Isländisches Moos, *Kalmus*, Kamille, *Mädesüss*, Malve, Pfirsichblätter, Quitte, *Gefleckter Storchschnabel*, Süssholz, *Amerikanische Ulmenrinde*.

Mandelentzündung

Kanadische Gelbwurzel, Wilder Indigo, *Kermesbeere, Klettenlabkraut, Knoblauch, Myrrhe, Salbei, Sonnenhutwurzel*, Thymian.

Menstruation (schmerzhafte)

Heloniaswurzel, *Küchenschelle*, Kümmel, Löwenblattwurzel, Mönchspfeffer, Pestwurz, *Piscidiarinde*, Ringelblume, *Schwarze Schlangenwurzel, Schneeball, Amerikanischer Schneeballbaum*.

Menstruation (starke)

Frauenmantel, Kanadische Gelbwurzel, *Immergrün, Gefleckter Storchschnabel, Amerikanische Waldlilie.*

Menstruation (verzögerte)

Beifuss, *Eberraute, Frauenminze, Goldkreuzkraut, Heloniaswurzel,* Echtes Herzgespann, Lebensbaum, *Löwenblattwurzel, Mönchspfeffer, Petersilie, Rainfarn, Raute,* Ringelblume, Schafgarbe, *Wermut.*

Metrorrhagie

Siehe **Zwischenblutung**

Migräne

Helmkraut, Kolanuss, Mistel, *Mutterkraut,* Pfefferminze, Piscidiarinde, Wermut.

Milchbildung

Bockshornsamen, Borretsch, Dill, Fenchel, *Geissraute,* Kümmel, *Mariendistel.*

Mundgeruch

Dill, Fenchel.

Mundgeschwür

Eichenrinde, Frauenmantel, Kamille, *Myrrhe, Salbei,* Wiesenknöterich.

Nasenbluten

Blutwurz, *Frauenmantel, Hamamelis,* Ringelblume.

Nasenpolypen

Kanadische Gelbwurzel, Wilder Indigo, Kermesbeere, Klettenlabkraut, Knoblauch, Ringelblume, Sonnenhutwurzel.

Nebenhöhlenentzündung

Augentrost, Eukalyptus, Kanadische Gelbwurzel, Goldrute, Holunder, Wilder Indigo, Kamille, *Kermesbeere, Kiefer, Knoblauch,* Pfefferminze, Myrrhe, Schafgarbe, Thymian.

Nervenschmerzen (Neuralgie)

Baldrian, Betonienkraut, Helmkraut, Hopfen, *Johanniskraut,* Küchenschelle,

Mistel, Passionsblume, Piscidiarinde, Rosmarin, *Schwarze Schlangenwurzel.*

Nierensteine

Bärentraube, Griesswurzel, Baumartige Hortensie, Löwenzahn, *Maisgriffel,* Mannstreu, *Mauerkraut,* Möhre, *Queckenwurzel,* Schafgarbe, *Roter Wasserhanf.*

Ohrenklingen

Kanadische Gelbwurzel, Goldrute, Gundelrebe, *Schwarze Schlangenwurzel.*

Ohrenschmerzen

(Siehe auch **Infektionen**)
Kleine Königskerze, *Küchenschelle, Nabelkraut.*

Pickel

Braunwurz, Kermesbeere, Klettenlabkraut, Knoblauch, Buntfarbige Schwertlilie, Sonnenhutwurzel.

Pilzinfektion

Kanadische Gelbwurzel, Myrrhe, *Ringelblume,* Schöllkraut.

Polypen

Siehe **Nasenpolypen**

Prämenstruelle Spannungen

Baldrian, *Helmkraut,* Küchenschelle, Lindenblüten, *Mönchspfeffer.*

Prellungen

Arnika, Frauenmantel, Gurke, *Holunder,* Johanniskraut, Ringelblume, Vogelmiere.

Prostata

Siehe **Vorsteherdrüse**

Psoriasis

Siehe **Schuppenflechte**

Quetschungen

Siehe **Prellungen**

Reisekrankheit

Galgantwurzel, Pfefferminze, *Schwarznessel.*

Rheumatismus

Ackerschachtelhalm, Arnika, Birke, *Bitterklee*, Bittersüssstengel, *Engelwurz*, Fenchel, Gänseblümchen, *Gelbholzrinde*, *Giftlattich*, *Guajakbaum*, Holunder, Jakobskreuzkraut, Johanniskraut, Kermesbeere, Kiefer, Grosse Klette, Lebensbaum, Löwenblattwurzel, Löwenzahn, *Mädesüss*, Meerrettich, Möhre, Paprika, Queckenwurzel, Sarsaparilla, Sassafras, *Schafgarbe*, *Schwarze Schlangenwurzel*, *Selleriesamen*, Senf, Wacholder, Roter Wasserhanf, *Amerikanisches Wintergrün*, *Yamswurzel*, *Zitterpappel*.

Schlaflosigkeit

Baldrian, *Giftlattich*, Helmkraut, *Hopfen*, Kamille, Küchenschelle, Lindenblüten, *Kalifornischer Mohn*, *Passionsblume*, *Piscidiarinde*, Schlüsselblume.

Schmerzen

Baldrian, *Giftlattich*, Guajakbaum, Helmkraut, Hopfen, *Piscidiarinde*, Rosmarin, *Schwarze Schlangenwurzel*, Schneeball, *Schwarzweide*.

Schuppenflechte

Krauser Ampfer, *Braunwurz*, Graupappel, *Grosse Klette*, *Klettenlabkraut*, Lebensbaum, Leinsamen, *Mahonienrinde*, *Rotklee*, *Sarsaparilla*, Sassafras, *Buntfarbige Schwertlilie*, Vogelmiere.

Schwächezustand

Beifuss, *Benediktinendistel*, Berberitze, Betonienkraut, *Damiana*, *Kanadische Gelbwurzel*, Goldkreuzkraut, Hafer, Ingwer, Kalmus, *Kolanuss*, Löwenzahn, Odermennig, *Paprika*, *Rosmarin*, *Kahles Schildblumenkraut*, Sternwurzel, *Wermut*, Zitterpappel.

Schwangerschaftserbrechen

Heloniaswurzel, Löwenblattwurzel, *Mädesüss*, Pfefferminze, *Schwarznessel*.

Schwangerschaftstonikum

Himbeerblätter, Rebhuhnbeere.

Sodbrennen

Beinwell, *Eibisch*, Irländisches Moos, Isländisches Moos, *Mädesüss*, Malve, Amerikanische Ulmenrinde.

Sonnenbrand

Aloe, Augentrost, Johanniskraut, *Ringelblume*.

Spannungszustände

Baldrian, *Betonienkraut*, Damiana, *Eisenkraut*, *Giftlattich*, *Helmkraut*, *Echtes Herzgespann*, Hopfen, *Johanniskraut*, *Küchenschelle*, *Lindenblüten*, Melisse, *Mistel*, Kalifornischer Mohn, *Passionsblume*, Pfefferminze, *Piscidiarinde*, *Schlüsselblume*.

Stress

Baldrian, Betonienkraut, Borretsch, *Damiana*, Giftlattich, *Hafer*, *Helmkraut*, Hopfen, *Johanniskraut*, Kamille, Küchenschelle, *Lindenblüte*, Melisse, *Mistel*, Passionsblume, Schlüsselblume, Wermut.

Tinnitus
Siehe **Ohrenklingen**

Tumor

Beinwell, Bockshornsamen, Holunder, Klettenlabkraut, Lebensbaum, Rotklee, Schöllkraut, Veilchen.

Überempfindlichkeit

Meerträubchen.

Übelkeit

Eibisch, Fenchel, Galgantwurzel, Gewürznelken, *Kamille*, *Mädesüss*, Nelkenwurz, Paprika, *Pfefferminze*, *Schwarznessel*, Zimt.

Venenentzündung

Lindenblüten, Mistel, *Rosskastanie*, *Weissdorn*.

Verbrennungen

Aloe, Beinwell, *Breitwegerich*, Gurke, *Holunder*, *Johanniskraut*, Kamille, Quittensamen, *Ringelblume*, Vogelmiere.

Verdauungsstörungen

Baldrian, Beifuss, Benediktinendistel, Bitterholz, Boldo, *Condurango,* Dill, Enzian, Echter Dost, *Fenchel,* Gewürznelken, Giftlattich, *Ingwer,* Isländisches Moos, *Kalmus, Kamille,* Echte Katzenminze, Kardamom, Kümmel, *Melisse,* Nelkenpfeffer, Odermennig, *Paprika, Pfefferminze,* Rosmarin, Salbei, Kahles Schildblumenkraut, Sternwurzel, *Tausendgüldenkraut,* Thymian, *Wermut, Yamswurzel,* Zimt.

Verstopfung

Aloe, Krauser Ampfer, Berberitze, Bitterklee, Boldo, Braunwurz, Virginischer Ehrenpreis, *Amerikanischer Faulbaum, Echter Kreuzdorn,* Leinsamen, Pfaffenhütchen, *Echter Rhabarber, Kahles Schildblumenkraut, Senna.*

Vorsteherdrüse

Ackerschachtelhalm, Damiana, Baumartige Hortensie, Maisgriffel, Mannstreu, Queckenwurzel, *Sägepalme.*

Warzen

Lebensbaum, *Schöllkraut.*

Wasseransammlung

Ackerschachtelhalm, *Bärentraube, Besenginsterblüten,* Birke, *Bucco,* Gewöhnliche Eberwurz, Griesswurzel, *Löwenzahn,* Maisgriffel, Mannstreu, *Mauerkraut, Möhre,* Petersilie, *Schafgarbe,* Sellerie, Sumpfzweizahn, *Wacholderbeeren, Roter Wasserhanf.*

Wechseljahre

Kanadische Gelbwurzel, Goldkreuzkraut, *Heloniaswurzel, Johanniskraut, Mönchspfeffer, Schwarze Schlangenwurzel,* Amerikanische Waldlilie.

Wehenschmerzen (falsche)

Baldrian, Giftlattich, *Echtes Herzgespann,* Löwenblattwurzel, *Schwarze Schlangenwurzel,* Schneeball, *Yamswurzel.*

Weissfluss

Bärentraube, Eichenrinde, *Frauenmantel, Kanadische Gelbwurzel, Goldkreuzkraut,* Gundelrebe, *Wilder Indigo, Kapuzinerkresse,* Katechu, *Myrrhe,* Nelkenwurz, *Gefleckter Storchschnabel, Wachsmyrte, Amerikanische Waldlilie,* Wiesenknöterich.

Würmer

Bitterholz, Granatbaum, Gurke, Knoblauch, Kürbissamen, Rainfarn, Wermut, Wurmfarn, Wurmkraut.

Zahnfleischentzündung

Blutwurz, Kleine Braunelle, *Eichenrinde,* Eisenkraut, Frauenmantel, Gänsefingerkraut, *Kanadische Gelbwurzel, Wilder Indigo,* Katechu, *Kermesbeere,* Knoblauch, *Myrrhe,* Nelkenwurz, *Rhatanhiar,* Salbei, *Sonnenhutwurzel,* Wachsmyrte, *Wiesenknöterich.*

Zahnschmerzen

Gewürznelken.

Zwischenblutungen

Frauenmantel, *Kanadische Gelbwurzel,* Immergrün, *Gefleckter Storchschnabel, Amerikanische Waldlilie.*

Sachverzeichnis

Alle deutschen Pflanzennamen sind zum einfacheren Auffinden *kursiv* gesetzt.

Halbfette Ziffern verweisen auf eine ausführlichere Behandlung des betreffenden Stichwortes.

Abführend **68, 70, 168**
Abführmittel **68, 70,** 206, 250, 256, 275
Abkochung 186, **188** ff.
Ablagerungen in den Blutgefässen 35, **39**
Abszess **72,** 223, 227, 240, 257, 273, 287
Abtreibung **127, 128, 131**
Abtreibungsmittel **127, 128, 131**
Abwehrsystem **47,** 155
Acacia catechu, siehe *Katechu*
Acerolabeeren 59
Achillea millefolium, siehe *Schafgarbe*
Ackerfrauenmantel (Aphanes arvensis) 139, 141, 170, 173, **204,** 233, 240, 257, 289
Ackerschachtelhalm (Equisetum arvense) 98, 139 ff., 173, **204,** 231, 240, 272

Ackerstiefmütterchen (Viola tricolor) 100, 101, **205**
Acorus calamus, siehe *Kalmus*
Adenoitis 245
Addison-Krankheit 284
Adrenalin 117, **122**
Adstringierend 56, 58, **69, 70,** 127, 162, **168**
Aesculus hippocastanum, siehe *Rosskastanie*
Ätherisches Öl 163
After 79
Agathosma betulina, siehe *Bucco*
Agrimonia eupatoria, siehe *Odermennig*
Agropyron repens, siehe *Queckenwurzel*
Akne **101,** 225
Akupunktur 21, 25
Alant (Iluna helenium) 48, 50, 51, 168–173, **205,** 210, 234
Alchemilla vulgaris, siehe *Frauenmantel*
Aletris farinosa, siehe *Sternwurzel*
Alfalfa 72
Alkaloid 19, 21, **165**
Alkohol **33,** 39, 58, 67, 73, **161**
Alkoholischer Auszug (Tinktur) **189–192**
Allantoin **104,** 210

Allergie 37, 38, 51, 52, 55, **60**, 74, 77, 78, 92, 187, 258

Allium sativum, siehe *Knoblauch*

Aloe (Aloe vera) 68, 98, 104, 162, 173, **206**

Alpinia officinarum, siehe *Galgantwurzel*

Alterantia, siehe Blutreinigungsmittel

Althea officinalis, siehe *Eibisch*

Amenorrhoe, siehe Ausbleiben der Menstruation

Amoebenruhr 218, 267

Ampfer, Krauser (Rumex crispus) 68, 80, 99–101, 103, 108, 110, 119, 155, 162, 169, 171, 173, 199, **206**, 217, 247, 256, 273, 274, 279, 283

Amphetamine 21

Amphoterisch 35, **48**

Andorn, Weisser (Marrubium vulgare) 48, 51, 67, 165, 168–172, **207**

Anemone pulsatilla, siehe *Küchenschelle*

Anethum graveolens, siehe *Dill*

Anfälle 224, 236

Angelika archangelica, siehe *Engelwurz*

Angina pectoris 29, 35, **37**, 290

Angst 36, 37, 52, 67, 89

Angstzustände 36–38, 52, 67, 74, 78, 88, **89**, 122, 129, 209, 212, 220, 227, 239, 242, 244, 256, 266, 269

Anis (Pimpinella anisum) 48, 50–52, 69, 74, 131, 148, 150, 171–173, 187, 188, 190, **207**, 276

Anregend **168**

Anspannung **33**, 36, 37, 38, 48, 52, 69, 74, 75, 87, 91, 92, 122, 129, 209, 210, 212, 220, 224, 227, 236, 237, 239, 242, 250, 253, 259, 265, 266, 269, 271, 276

Anstrengung 37

Anthelmintika, siehe Wurmtreibend

Anthrachinone **162**

Antibiotikum **46, 47**, 73, 97, **146**

Antikatarrhalisch 56 ff, **169**

Antineoplastisch, siehe Tumorbildungshemmend

Antiseptisch 127

Aorta 39

Apathie 121

Aphanes arvensis, siehe *Ackerfrauenmantel*

Aphrodisiaka **133, 134,** 220, 260

Aphte, siehe Mundgeschwüre

Apium graveolens, siehe *Sellerie*

Appetit 68, 121

Appetitlosigkeit **71**, 206, 211, 213, 220, 225, 230, 243, 244, 249, 250, 251, 282, 285

Appetitlosigkeit, nervöse 213, 220, 225, 247

Arctostaphylos uva-ursi, siehe *Bärentraube*

Aristolochia serpentaria, siehe *Schlangenwurzel, Virginische*

Armoracia rusticana, siehe *Meerrettich*

Arnika (Arnica montana) 40, 104, 114, 207

Arnikatinktur 104, 114

Aromatische Kräuter **169**

Artemisia abrotanum, siehe *Eberraute*

Artemisia absinthum, siehe *Wermut*

Artemisia vulgaris, siehe *Beifuss*

Arterienverkalkung, siehe Arteriosklerose

Arteriosklerose 39, 40, 253, 259, 290

Arthritis 107 ff., 213, 214, 228, 233, 234, 246, 275, 279, 280, 285, 288, 293, 294

Artium lappa, siehe *Grosse Klette*

Asclepias tuberosa, siehe *Schwalbenwurzel, knollige*

Aspirin 21

Asthma 51, 52, 88, 206, 215, 221, 233, 235, 240, 246, 248, 250, 251, 253, 254, 258, 265, 267, 277, 280, 282, 286, 291

Asthma bei Kindern 52

Atem 45 ff.

Atemsystem **45–52**, 56, 88

Atherom 38, 39

Atmen 46 ff., 58

Atmung 46 ff., 55

Atmung, schleimhautschützende Mittel für die 47 ff.

Atmungsentspannende Mittel 47 ff.

Atmungsstimulierende Mittel 47 ff.

Aufguss **186–188**

Aufnahme 55, 77

Augapfel **62**

Augen **55, 62**, 208, 244, 291

Augenbad 62

Augenlider **62**

Augentrost (Euphrasia officinalis) 56, 58, 60, 62, **208**

Ausbleiben der Menstruation **128**

Ausscheidung 45, 50, **66, 70**, 97, 107, 138 ff.

Ausschlag, siehe Hautausschlag

Auswurf 48, 51

Autonomes Nervensystem 67, 118

Avena sativa, siehe *Hafer*

Bachblüten-Essenzen 24

Bad 50, 91, 114, **195–196**

Bärentraube (Arctostaphylos uva-ursi) 108, 114, 127, 139–141, **209**, 213, 240, 256, 257, 260, 268

Bailey, Alice 13, 14

Bakterien 47, 49, 58, 97, 145

Bakterien, resistente 47

Baldrian (Valeriana officinalis) 36–39, 52, 69, 71, 73, 74, 75, 76, 78, 81, 87, 89–94, 100, 110,

112, 121, 127, 129, 131, 133, 134, 142, **209**, 228, 231, 236, 239, 251, 265, 267, 277, 292
Ballaststoffe 67, 70, 74, 79
Ballota nigra, siehe *Schwarznessel*
Bandwurm 149 f., 232, 234, 251, 292
Baptisia tinctoria, siehe *Indigo, Wilder*
Baucherkrankung 77
Bauchfellentzündung 78
Bauchschmerzen 78, 207, 258
Bauchspeicheldrüse 66, **119, 120**
Bauchspeicheldrüsenentzündung **120**
Beinwell (Symphytum officinale) 40, 41, 48–52, 69, 75, 76, 77, 78, 98, 100, 101, 104, 210, 223, 283, 284, 288
Beifuss (Artemisia vulgaris) 119, **210**
Bellis perennis, siehe *Gänseblümchen*
Benediktinendistel (Cuicus benedictus) 131, **211**, 256
Benzoeharz 168
Benzoesäure **160**
Berberis aquifolium, siehe *Mahonienrinde*
Berberitze (Berberis vulgaris) 67, 68, 69, 70, 80, 130, **211**, 223, 254, 277, 278
Beruhigungsmittel 87, **169**
Besenginster (Sarothamnus scoparius) 34–39, **212**
Betonienkraut (Betonica officinalis) 87, 91, 92, **212**
Bettnässen 205, 209, 286
Betula pendula, siehe *Birke*
Bewegung 32
Bewusstsein 14 ff.
Bindegewebsentzündung **113**, 229, 241, 242, 279
Bindehautentzündung **62**, 208, 226, 227, 230
Bidens tripartita, siehe *Sumpfzweizahn*
Bioflavonoide 162
Birke (Betula pendula) 139, **213**
Bitterholz (Picrosma excelsior) 148, 150, **213**
Bitterklee (Menyanthes trifoliata) 108, 109, 112, **213** f., 234, 275, 279, 280, 286, 294
Bittermittel **67**, 81, 119, **169**
Bitterstoffe 164
Bittersüssstengel (Solanum dulcamara) 48, 214
Blähungen 69, 71, 73, 75, 79, 88, 111, 207, 210, 211, 221, 225–227, 229, 230, 232, 241, 243–245, 250, 251, 258, 259, 260, 263, 264, 266, 271, 273, 282, 288
Blähungstreibende Mittel **69**, 71, **169**
Blase 138 ff., siehe auch unter Harnwege
Blasenentzündung **140**, 205, 209, 213, 216, 218, 219, 222, 225, 232, 234, 235, 240, 247, 256, 257, 260, 264, 268, 274, 282, 283, 288, 289, 294

Blasenflechte, siehe Virusherpes
Blaseninfektion, siehe Blasenentzündung
Blasensteine 209, 240
Blasentang (Fucus vesiculosus) 108, 119, 121, **214**
Blinddarm **78**
Blinddarmentzündung **78**, 264
Blut 31 ff.
Blutarmut 77
Blutdruck, hoher 37 ff., 61, 88, 99, 248, 253, 259, 274, 277, 290
Blutdruck, niedriger, 39 ff., 212, 231, 258
Blutgefässe 31, 32, 33, 38, 40
Blutreinigungsmittel 41, 56, 57, 72, 98, 99, 108, 109, 127, 155, **169**
Blutstillend **169**
Blutungen 204, 210, 211, 217, 219, 231, 236, 237, 270, 285, 289
Blutvergiftung 282
Blutwurz (Potentilla tormentilla) 69, 71, 76, 211, **215**, 272
Blutwurzel, Kanadische (Sanguinaria canadensis) 48, 50, 52, 60, **215**, 280
Blutzucker 80, 120
Blutzuckersenkend 120, 121
Bockshornsamen (Trigonella foenum-graecum) 131, 132, **215**
Bohm, David 16
Boldo (Peumus boldo) 68, 70, 80, 82, 110, 139, **216**
Borretsch (Borago officinalis) 119, 123, **216**
Brassica alba, Brassica nigra, siehe *Senf*
Braunelle, kleine (Prunella vulgaris) 98, **217**
Braunwurz (Scrophularia nodosa) 34, 35, 99–101, **217**, 219, 226
Brechreiz, siehe Erbrechen
Brechreizfördernd **68, 170**
Brechreizstillend **170**
Brechwurzel (Cephalis ipecacuanha) 68, **217** f.
Breitwegerich (Plantago major) 48, 104, 139, 161, **218**, 274
Brennessel (Urtica divica) 69, 99–101, 108, 120, 121, 130, 147, 160, 205, **218**, 274
Bronchien 50 ff.
Bronchienerweiterung 51
Bronchitis 47, 50, 205 ff., 210, 215, 218, 222, 223, 225, 226, 233, 234, 240, 244, 245, 246, 248, 249, 251–255, 257, 258, 262, 267, 272, 276, 278, 281–284, 286, 287, 291, 293
Brucellenfieber 263
Bruch 235
Brüste 226
Brust 51
Brustdrüsenentzündung 245, 277
Brustentzündung 274

305

Bucco (Agathosma betulina) 140, 141, 204, 205, **219**, 257, 268
Buchmann, Dian D. 190
Buchweizen (Fagopyrum esculentum) 38, 40, 162

Calendula officinalis, siehe *Ringelblume*
Capsella bursa-pastoris, siehe *Hirtentasche*
Capsicum minimum, siehe *Paprika*
Carlina vulgaris, siehe *Eberwurz, Gewöhnliche*
Carum carvi, siehe *Kümmel*
Cassia angustifolia, siehe *Senna*
Caulophyllum thalictroides, siehe *Löwenblattwurzel*
Centaurium erythraea, siehe *Tausendgüldenkraut*
Cephaelis ipecacuanha, siehe *Brechwurzel*
Cetraria islandica, siehe *Isländisches Moos*
Chamaelirium luteum, siehe *Heloniaswurzel*
Chardin, Teilhard de 15
Chelidonium majus, siehe Schöllkraut
Chelone glabra, siehe *Schildblumenkraut, kahles*
Chemische Mittel 23, 24, 156
Chinarinde Cinchona Succiruba) **219**
Chionanthus virginicus, siehe *Schneeflockenbaum*
Chiropraktik 25, 93, 107
Cholesterin 33, 39, 80, 248
Chondrus crispus, siehe *Irländisches Moos*
Cimifuga racemosa, siehe *Schlangenwurzel, schwarze*
Cinchona Succiruba, siehe *Chinarinde*
Cinnamonum zeylandica, siehe *Zimt*
Citronensäure, siehe *Zitronensäure*
Cnicus benedictus, siehe *Benediktinendistel*
Cola vera, siehe *Kolanuss*
Collisonia canadensis, siehe *Griesswurzel*
Commiphora molmol, siehe *Myrrhe*
Condurango (Marsdenia condurango) 71, **220**
Convallaria majalis, siehe *Maiglöckchen*
Coriandrum sativum, siehe *Koriander*
Crataegus oxyacanthoides, siehe *Weissdorn*
Crohn-Krankheit 266
Cucurbita pepo, siehe *Kürbis*
Cumarin 162
Cydonia oblonga, siehe *Quitte*
Cypripedium pubescens, siehe *Frauenschuh*
Cystitis, siehe Blasenentzündung

Damiana (Turnera aphrodisiaka) 87, 90, 93, 121, 127, 133, 134, **220**, 272
Dampfbad, siehe Inhalation
Darm 66 ff.

Darmbewegung 70
Darmgeschwür 88
Darmkolik 207, 209, 225, 251
Darmwand 68, 69, 70, 76, 77, 79
Darmwürmer 149 f.
Daucus carrota, siehe *Möhre*
Degeneration 94
Demulcentia, siehe Schleimhautschützende Mittel
Depression 59, 78, 87, **90**, 121, 132, 210, 220, 224, 228, 231, 235, 236, 249, 251, 259, 271
Diabetes mellitus, siehe Zuckerkrankheit
Diaphoretisch, siehe Schweisstreibend
Dickdarm **77–79**, 266
Dickdarmentzündung **78–79**, 210, 215, 223, 230, 239, 240, 245, 263, 264, 269, 287, 288, 291
Dill (Anethum graveolens) **220** f.
Dioscorea villosa, siehe *Yamswurzel*
Diuretisch, siehe Harntreibend
Divertikelentzündung **79**, 293
Dost, Echter (Origanum vulgare) 91, 112, **221**
Drachenkraut (Symplocarpus foetidus) **221** f.
Drosera rotundifolia, siehe *Sonnentau*
Drüsen 88, 117 ff.
Drüsenfieber 149, 263
Drüsenschwellungen 41, 50, **62**, 149, 245, 247
Drüsensystem 80, 88, **117–123**
Dryopteris filix-mas, siehe *Wurmfarn*
Dünndarm **75–77**
Dünndarmerkrankung (Enteritis) 77, 223, 264, 268, 287
Duodenum, siehe Zwölffingerdarm
Durchblutungsstörungen 41, 215, 229, 241, 264, 269, 271
Durchfall 70, 71, 78, 211, 214, 215, 217, 218, 224, 227, 228, 231, 234, 236, 238, 240, 242, 245, 249, 250, 251, 255, 263, 264, 270, 283, 285, 286, 287, 288, 291, 293, 294
Durchfall bei Kindern 70, 71
Dysmenorrhoe, siehe Menstruation, schmerzhafte

Eberraute (Arthemisia abrontanum) 127, 128, 130, 148, **222**
Eberwurz, gewöhnliche (Carlina vulgaris) **222**
Echinacea angustifolia, siehe *Sonnenhutwurzel*
Ehrenpreis, Virginischer (Leptandra Virginica) 68, 80, 81, 212, **222** f., 256
Eibisch (Althea officinalis) 41, 48, 50, 51, 60, 69, 72, 75, 76, 77, 78, 79, 81, 82, 98, 100, 102, 127, 139, 141, 161, 210, 213, 219, **223**, 243, 252, 271, 283, 284, 285, 287

Eichenrinde (Quercus robur) 69, 71, 78, 133, **223**

Eierstöcke 237, 250, 276, 293

Einlauf 150

Einreibemittel 200–201

Eisenkraut (Verbena officinalis) 68, 80, 87, 90, 93, 131, 148, **224**

Eiter 102

Eiterflechte **102**

Ekzem, siehe Hautausschlag

Ellattaria cardamonum, siehe *Kardamon*

Empfängnisverhütende Pille, siehe Pille

Endokrines System **117–223**

Engelwurz (Angelica archangelica) 48, 50, 69, 108, 139, 148, **224**

Entspannende Mittel 35, 48, 68, 69

Entspannung 33, 92

Entzündung 109, 207, 266

Entzündungshemmend 109, **170**

Enzian (gentiana lutea) 39, 67, 71, 74, 80, 110, 147, **225**

Ephedra sinica *Meerträubchen*, 21

Ephedrin 21

Epidemie 146

Epilepsie 236, 293

Equisetum arvense, siehe *Ackerschachtelhalm*

Erbrechen 68, 92, 230, 237, 256, 262, 263, 266, 278, 293

Erdrauchkraut (Fumaria officinalis) 99, 100, **225** f.

Erkältung 59, 221, 225, 235, 239, 244, 248, 263, 264, 266, 273, 276, 281, 294

Ernährung 32, 37, 38, 39, 41, 42, 49, 67, **73, 74, 92**, 155

Erschöpfung 39, 52, 211, 231, 235, 236, 243, 246, 248, 249, 251, 275

Erweichend **170**

Eryngium maritimum, siehe *Strandmannstreu*

Eschscholzia californica, siehe *Kalifornischer Mohn*

Essigtinktur **192** f.

Eugenia caryphyllus, siehe *Gewürznelken*

Eugenol 72, 162

Eukalyptus (Eucalyptus globulus) 50, 56, 58, 59, 72, 99, 103, 147, 148

Euonymus atropurpureus, siehe *Pfaffenhütchen*

Eupatorium perfoliatum, siehe *Wasserhanf, Amerikanischer*

Eupatorium purpureum, siehe *Wasserhanf, Roter*

Euphorbia pilulifera, siehe *Pillenwolfsmilch*

Euphrasia officinalis, siehe *Augentrost*

Eustachsche Röhre 57

Evolution 17, 19

Fadenpilzerkrankung, siehe Ringelflechte

Fadenwurm 149 f., 213, 222, 248, 268, 292

Farn, siehe *Wurmfarn*

Fasten 76, 92, 93, 149, 156

Faulbaum, Amerikanischer (Rhamnus purshianus) 68, 70, **226**

Fehlgeburt 131

Fehlgeburt, drohende 131, 237, 253, 276, 277

Fenchel (Foeniculum vulgare) 69, 70, 74, 131, 132, 148, 207, **226**, 281

Ferguson, Marylin 17

Fett 33, 38, 80, 94, 119

Fettablagerungen 38, 39, 40

Fette, gesättigte 33

Fettleibigkeit 73, 214

Fieber 148, 216, 219, 222, 224, 225, 239, 241, 245, 253, 255, 258, 263, 266, 273, 274, 279, 281, 285, 289, 290, 294

Fieberbläschen, siehe Virusherpes

Fiebersenkend **170**

Filipendula ulmaria, siehe *Mädesüss*

Fingerhut (Digitalis purpurea) 22, 34

Fistel 215

Flavone 162

Flimmerhaare 56

Flöhe **150**

Foeniculum vulgare, siehe *Fenchel*

Frauenmantel (Alchemilla vulgaris) 71, 127, **227**

Frauenminze (Mentha pulegium) 127, 128, 130, 148, **227**

Frauenschuh (Cypripedium pubescens) 87, 89, 90, 91, 224, **227**, 235, 251

Frostbeulen 41, 205, 229, 239, 241, 264, 281

Fruktose 161

Fucus vesiculosus, siehe *Blasentang*

Fumaria officinalis, siehe *Erdrauchkraut*

Furunkel 57, **102**, 215, 223, 240, 250, 252, 257, 263, 273, 282, 287

Fussflechte 103

Gänseblümchen (Bellis perennis) 48, 104, **228**

Gänsefingerkraut (Potentilla anserina) 56, **228**

Gaia 15 ff.

Galega officinalis, siehe *Geissraute*

Galgantwurzel (Alpina officinarum) 168, 169, **229**

Galium aparine, siehe *Klettenlabkraut*

Gallenblase **80–82**, 120, 256, 261, 266, 270, 275, 278, 279

Gallenblasenentzündung **81**, 211, 216, 222, 224, 266, 277, 278

Gallenflüssigkeit 68, **80**, 81, 211, 214, 225, 246, 254, 257, 266, 294
Gallensteine **82**, 120, 211, 216, 233, 266, 275, 277, 278, 280
Galletreibende Mittel (Cholagoga) 68, 170
Ganzheitliche Heilpflanzenkunde 13, 19, 45
Gastritis, siehe Magenschleimhautentzündung
Gaultheria procumbens, siehe *Wintergrün, Amerikanisches*
Gebärmutter 219, 227, 230, 232, 237, 253, 267, 275, 276, 277, 289, 293
Gebärmutterstärkende Mittel **120**
Geburt **130**, 230
Gehirn 56, 117
Gehirn des Unterbauchs 65
Geissraute (Galega officinalis) 119, 120, 131, **229**
Gelbholzrinde (Zanthoxylum americanum) 40, 41, 103, 108, 109, 113, **229**, 277
Gelbsucht 70, **81**, 206, 211, 214, 222, 224, 254, 266, 275, 277
Gelbwurzel, Kanadische (Hydrastis canadensis) 41, 42, 56, 57, 58, 60, 61, 62, 67, 68, 74, 75, 76, 78, 80, 81, 82, 92, 93, 98, 99, 101, 104, 110, 119, 127, 130, 131, 132, 147, 149, 208, **230**, 271, 275, 294
Gelenkentzündung, siehe Arthritis
Gentiana lutea, siehe *Enzian*
Geraniol 161
Geranium maculatum, siehe *Storchschnabel, Gefleckter*
Gerbstoffe 162
Geschwür 210, 214, 227, 239, 240, 241, 247, 247, 275, 278, 287, 289
Geum urbanum, siehe *Nelkenwurz*
Gewichtsverlust 77, 120, 121
Gewichtszunahme 121
Gewürznelken (Eugenia caryphyllus) 72, 148, **230**
Gewürzsumachrinde (Rhus aromatica) 120, 142, **231**
Gicht **113**, 234, 260, 273, 276, 280, 289
Giftlattich (lactuca virosa) 48, 50, 73, 134, **231**
Giftstoffe 58, 76, 80, 107, 109, 156
Gingivitis, siehe Zahnfleischentzündung
Ginseng (Panax Ginseng) 39, 89, 90, 93, 119–121, 123, 134, **231**
Ginster, siehe *Besenginster*
Gleichgewicht 56
Glukagon 120
Glukose 120, 161
Gluten 49, 72, 77, 94, 111
Glycyrrhiza glabra, siehe *Süssholz*
Glykosid 19, 34

Glyzerintinktur **193**
Gnaphalium uliginosum, siehe *Sumpfruhrkraut*
Goldkreuzkraut (Senecia aureus) 93, 126, 132, 133, **232**, 269
Goldrute (Solidago Virgauria) 56, 57, 58, 60, 208, 228, **232**, 234, 239, 284
Granatapfel (Punicum granatum) 148, 150, **232**
Graupappel (Populus gileadensis) 56, 61, **233**, 272
Griess 139, 141 f., 209, 240, 257, 283, 289
Griesswurzel (Collinsonia canadensis) 139, 141, 142, **233**
Grindeliakraut (Grindelia camporum) 48, 52, 218, 222, **233**, 252, 267, 278, 280
Grippe 59, 60, 73, 221, 224, 225, 232, 239, 244, 245, 248, 253, 258, 259, 266, 273, 278, 279, 281, 289
Guajakbaum (Guaiacum officinale) 108–110, 112, 155, **233**, 234, 279
Gürtelrose 94, 252, 265
Gundelrebe (Nepeta hederacea) 91, **234**
Gurke (cucumis sativa) **234**

Haarausfall 271
Habichtskraut, Kleines (Pilosella officinarum) **234**
Hämorrhoiden **79**, 80, 215, 217, 218, 224, 228, 234, 236, 255, 270, 271, 274, 275, 283, 291
Hafer (Avena sativa) 39, 69, 87, 89, 90, 93, 94, 103, 121, 127, 132, 134, 147, 220, 224, 228, 232, **235**, 271
Hagebutten (Rosa canina) 59, **235**
Hals **56, 61**
Halsentzündung 215, 217, 221, 228, 233, 238, 241, 244, 263, 264, 286, 288
Hamamelis (Hamamelis virginiana) 61, 72, 98, 101, 104, 149, 208, 230, **236**, 263
Harnblase 138 ff.
Harngriess 139, 223
Harnlassen, schmerzhaftes 140, 204, 205, 219
Harnlassen, unwillkürliches **142**, 205, 231, 252
Harnröhre 139 ff.
Harnröhrenentzündung **140**, 223, 232, 256, 268, 272, 289
Harnsäure 113
Harnsystem **137–142**
Harntreibend (diuretisch) 35, 36, 39, 41, 109, **138, 170**
Harnwegsadstringentia **139**
Harnwegsantiseptika **139**
Harnwegsinfektion **140** f., 213, 219, 222, 258, 272, 283, 287

Harnwegsschleimhautschützende Mittel **139**

Harpagophytum procumbens, siehe *Teufels-kralle*

Haut 88, **97–104**

Hautausschlag (Ekzem) 52, 99, **100**, 101, 103, 149, 205, 217, 219, 225, 230, 233, 246, 256, 272, 273, 279, 280, 283, 287

Hautausschlag bei Kindern 101

Hautbeschwerden 35, 80, 88, **98** ff., 206, 214, 217, 219, 223, 229, 233, 246, 266, 270, 272, 273, 279, 280, 283

Hautreizmittel 109, **171**

Heilen 13 ff., 86, 111

Heilender 13 ff., 86

Helmkraut (Scutellaria laterifolia) 36, 39, 52, 59, 69, 71, 76, 78, 87, 89–93, 100, 127, 129, 131, 133, 134, 149, 209, 212, 220, 224, 228, 235, **236**, 251, 271, 276, 292

Heloniaswurzel (Chamaelirium luteum) 24, 93, 126–129, 131, 133, 222, **236**, 254, 269, 277

Herbstzeitlose 130

Herpes Simplex, siehe Virusherpes

Herz **31–42**, 50

Herzgespann (Leonurus Cardiaca) 34–37, 50, 52, 87, 100, 126, 127, 130, **237**, 254

Herzglykoside 34, 164

Herzklopfen 36, 99, 219, 237, 259, 269, 290, 292

Herzkranzgefässe 37, 88

Herzrasen 36

Herzschlag 32, 38

Herzstärkend **171**

Herzstörungen 32 ff., 109, 212, 248, 252, 254, 256, 258, 290

Herztätigkeit, stark beschleunigte 259

Herztonikum 34 ff.

Heuschnupfen 60, 88, 239, 258

Hexenschuss (Lumbago) **114**, 264, 291

Himbeere (Rubus idaeus) 126, 130, 131, **237**

Hirnanhangsdrüse 118

Hirnhautentzündung 146

Hirtentäschel (capsella bursa-pastoris) 78, 127, 238

Hitzewallungen 132

Hodenschmerzen 250

Hören 57

Homöostase 15, 20, 22, 23, 88, 117

Hologramm 16

Holunder (Sambucus nigra) 56, 57, 58, 59, 60, 91, 98, 104, 148, 208, **238**, 245, 253, 266, 273, 274, 289, 293

*Holunder*saft 238

*Holunder*salbe 238

Hopfen (Humulus lupulus) 36, 52, 69, 73, 74, 75, 77, 87, 91, 93, 131, 213, 239, 253, 259, 265, 267

Hormone 23, 80, 93, 101, 117 ff.

Hormonell normalisierende Mittel 127

Hortensie, Baumartige (Hydrangea arborescens) 139, 141, 142, 205, 233, **240**, 260, 268, 272, 289

Huflattich (Tussilago farfara) 48–52, 161, 205, 206, 207, 210, 218, 225, 228, 233, 234, 235, **240**, 249, 254, 255, 258, 276, 284, 293

Humulus lupulus, siehe *Hopfen*

Husten 49 ff., 88, 205, 207, 210, 218, 221, 223, 225, 226, 228, 231, 233, 234, 240, 254, 255, 258, 261, 267, 268, 269, 272, 276, 280, 284, 286, 287, 291, 292, 293

Hydrangea arborescens, siehe *Hortensie, Baumartige*

Hydrastis canadensis, siehe *Gelbwurzel, Kanadische*

Hyperaktivität 48, 52, 68, 89, 121, 250

Hypericum perforatum, siehe *Johanniskraut*

Hypertonie, siehe Blutdruck, hoher

Hypoglykämisch, siehe Blutzuckersenkend

Hypophyse, siehe Hirnanhangsdrüse

Hypothalamus 118

Hyssopus officinalis, siehe *Ysop*

Hysterie 209, 224, 236, 265, 266, 293

Ileitis **77**

Immergrün (Vinca major) 78, 127, 128, 133, **240**, 289

Immunsystem 56, 60, 157 f.

Impetigo, siehe Eiterflechte

Impfung 47

Indianer 126

Indigo, Wilder (Baptisia tinctoria) 56, 57, 58, 99, 102, 103, 127, 133, 139, 147, 149, 232, **241**

Infektion 56 ff., 69, 103, 133, **145–149**, 241, 244, 245, 282, 286, 290

Ingwer (Zingiber officinale) 35, 40, 41, 68, 69, 70, 71, 79, 108, 109, 113, 148, 224, **241**, 243, 274, 281, 289, 293

Inhalation 50, 58, 59

Inkontinenz, siehe Harnlassen, unwillkürliches

Innenwelt, siehe Umwelt

Insektenstiche 206, 221

Insulin 66, **120**, 122

Inula helenium, siehe *Alant*

Iris versicolor, siehe *Schwertlilie, Buntfarbige*

Irländisches Moos (Chondrus crispus) 74, 127, 131, 161, **262**

Ischias 112, **114**, 242, 271, 275, 291
Isländisches Moos (Cetraria islandica) 69, 98, **262**

Jakobskreuzkraut (Senecio jacobaea) 108, 109, **242**
Jambulrinde (Syzygium cumini) 120, **242**
Jateorrhiza palmata, siehe *Kolombowurzel*
Jejuvinitis **77**
Jod 121
Jogging 25, 32
Joghurt, siehe Yoghurt
Johanniskraut (Hypericum perforatum) 87, 93, 94, 104, 110, 112, 132, 232, **242**
Johanniskraut-Einreibemittel 93, 112
Juckreiz 217, 230, 266, 273, 287
Juniperus communis, siehe *Wacholder*

Kachexie 262
Kalium 35, 36, 138, 139
Kalk 139
Kalmus (Acorus calamus) 69, 75, 79, 122, **243**, 245, 251, 293
Kaltauszug 187
Kamille (Matricaria chamomilla) 57, 58, 69, 71, 74, 76, 77, 79, 87, 91, 92, 131, 149, 225, 230, **243**, 251, 259, 272, 278, 285, 293
Kapuzinerkresse (Tropaeolum majus) 147, **244**
Karbunkel 252
Kardamom (Elettaria cardamonum) 69, 74, 77, 225, **244**, 281
Kardiovaskulär 33, 36
Karminativa, siehe Blähungstreibende Mittel
Karotte, siehe Möhre
Karzinogen 153, **156**
Katarrh 49, 56 ff., 208, 223, 228, 230, 232, 233, 234, 239, 241, 245, 246, 248, 252, 255, 257, 261, 262, 263, 267, 282, 284, 287, 293
Katechu (Acacia catechu) **244**
Katzenminze, Echte (Nepeta cataria) 148, **245**
Kehlkopfentzündung **61, 62**, 215, 224, 227, 232, 233, 241, 245, 251, 257, 263, 264, 272, 280, 282, 283, 284, 286, 291
Keimhemmend 50, 56–62, 69, 72, 99, 147, **171**
Kermesbeere (Phytolacca americana) 41, 42, 50, 56, 57, 58, 61, 62, 72, 101–103, 108, 109, 127, 130, 133, 149, 155, 232, 241, **245**
Keuchhusten 51, 205, 207, 218, 221, 222, 231, 233, 234, 235, 240, 248, 258, 267, 272, 275, 282, 286, 291
Kiefer (Pinus sylvestris) 58, **246**
Kieselsäure 204, 235

Klette, grosse (Arctium lappa) 99–101, 108, 113, 119, 121, 127, 155, 206, 217, 219, 226, **246**, 256, 273, 274, 279, 283, 285
Klettenlabkraut (Galium aparine) 41, 42, 50, 57, 61, 62, 72, 99–101, 103, 119, 127, 133, 139, 147, 149, 155, 205, 206, 226, 241, 245, **247**, 256, 273, 283
Knoblauch (Allium sativum) 38, 39, 50, 57, 58, 60, 78, 99, 102, 103, 120, 127, 133, 147–150, **247** f.
Knochenbruch 235
Knochensystem **107–114**
Königin der Nacht (Selenicereus grandiflorus) 34, 35, **248**
Königskerze, Kleine (Verbascum thapsus) 48, 50, 51, 57, 207, 230, 235, 240, **248**
Körperarbeit 24 ff.
Koestler, Arthur 17
Kohl 102, 121
Kohlblätterumschlag **102**
Kohlendioxyd 45
Kohlenhydrate 38, 49, 80, 119, **161**
Kolanuss (Colavera) 39, 87, 90, 93, 121, 220, **249**, 251, 271, 272
Kolik 70, 71, 226, 231, 241, 243, 245, 250, 254, 260, 261, 264, 265, 276, 293
Kolitis, siehe Dickdarmentzündung
Kolombowurzel (Jateorrhiza palmata) 79, **249**
Koma 120
Kompresse 40, 41, 62, 101, 104, 112, 114, **200**
Kopfschmerzen 39, 70, **91, 92**, 212, 221, 239, 250, 251, 259, 266, 269, 271, 276
Koriander (Coriandrum sativum) 69, **250**
Kortison 164, 216
Krämpfe 49, 51, 69, **113**, 209, 211, 221, 227, 229, 241, 259, 265, 266, 275, 276, 282, 284, 285
Krätze **150**, 207, 245, 268
Krameria triandra, siehe *Rhatanhiar*
Krampfadergeschwür 40, 41, 210, 229, 271
Krampfadern 40, 41, 223, 229, 236, 242, 271
Krampflösend 52, 69, 71, **171**
Krampfschmerz, siehe Kolik
Kranzarterien, siehe Herzkranzgefässe
Krebs 47, 49, **153–158**, 210, 287
Kreislauf **31–42**, 109
Kreislaufsystem 31–42, 88
Kreuzdorn, Echter (Rhamnus cathartica) 68, **250**
Kropf **121**, 214
Krupp 215
Küchenschelle (Anemone pulsatilla) 36, 69, 87, 93, 129, 231, 232, **250**
Kümmel (Carum carvi) 69, 71, 131, 132, 207, **251**

Kürbis (cucurbita pepo) 148, **251**

Lactuca virosa, siehe *Giftlattich*
Läuse 150, 207, 213, 274
Langerhanssche Inselzellen 120
Lavendel (Lavendula officinalis) 74, 77, 87, 90–93, 112, 148, **251**, 259
Laxative, siehe Abführmittel
Lebensbaum (Thuja occidentalis) 48, 60, 99, 100, 103, 113, 130, **252**
Lebenskräfte 13, 46
Lebensweise 32, 46, 66
Leber 66, 68, 69, 79, **80–82**, 100, 211, 214, 216, 222, 228, 254, 256, 266, 274, 275, 277, 285, 286
Lebermittel **68**, 80–82, **171**
Leinsamen (Linum usitatissimum) 48, 50, 51, **252**
Leonurus cardiaca, siehe *Herzgespann*
Leptandra virginica, siehe *Ehrenpreis, Virginischer*
Lethargie 121
Leukämie 154
Leukozyten 147
Lichtempfindlichkeit 92, 208
Lidentzündung (Blepharitis) 208
Lindenblüten (Tilia europaea) 35–39, 52, 77, 78, 87, 89–91, 100, 134, **252** f., 259, 260, 274, 276, 290
Linum usitatissimum, siehe *Leinsamen*
Lobaria pulmonaria, siehe *Lungenflechte*
Lobelie (Lobelia inflata) 50, 52, 57, 68, 69, 207, 215, 222, 233, 249, 252, **253**, 255, 267, 278, 286
Löwenblattwurzel (Caulophyllum thalictroides) 108, 109, 126–128, 131, 214, **253**, 275
Löwenzahn (Taraxacum officinalis) 35, 36, 68, 70, 80, 81, 100, 101, 108, 114, 119, 129, 138, 139, 141, 155, 206, 223, **254**, 278, 280
Lotion 40
Luft 45 ff.
Luftröhrenentzündung 207
Lungen 46 ff., 68, 221, 278
Lungenentzündung 278
Lungenerweiterung 51, 206, 240
Lungenflechte 48, **254**
Lungenkraut (Pulmonaria officinalis) 50, **255**
Lycopus europaeus, siehe *Wolfstrapp*
Lymphadenitis, siehe Drüsenschwellungen
Lymphdrüsen, 41, 42, 61, 241
Lymphozyten, siehe weisse Blutkörperchen
Lymphreinigende Mittel 41, 42, 61, 72, 127
Lymphsystem **41, 42**, 50, 56, 58, 61, 62, 247, 283

Mädesüss (Filipendula ulmaria) 21, 69, 70, 71, 74, 75, 77, 81, 92, 93, 109, 112, 131, 210, 211, 213, 230, 234, 243, 245, 255, 259, 272, 278, 283, 284, 285, 286
Magen 66, **73** ff., 211, 220, 226, 244, 256, 263, 278
Magenbruch 210
Magengeschwür 67, **75**, 88, 210, 223, 243, 255, 257, 262, 270, 282, 283, 284, 287
Magenpförtner, **76**
Magenschleimhautentzündung 74, 223, 230, 243, 244, 255, 257, 262, 267, 268, 284, 287
Magenschmerzen 277
Magersucht, siehe Appetitlosigkeit, nervöse
Mahonienrinde (Berberis aquifolium) 81, 99, 100, 101, 108, 216, **255**
Ma Huang, siehe *Meerträubchen*
Maiglöckchen (Convallaria majalis) 22, 34–37, 121, 212, **256**
Maisgriffel (Zea mays) 127, 139–142, 219, **256**
Majoran, Wilder, siehe *Dost, Echter*
Malaria 211, 219
Malve (Malva sylvestris) 50, 257
Mandelentzündung **61**, 224, 241, 245, 247, 272, 282, 284, 286
Mandelvereiterung 272, 284
Mandelwucherungen 247
Mangelernährung **77**
Mangelerscheinungen 75
Mangelzustand, siehe Kachexie
Mariendistel (Silybum marianum) 257
Marribum vulgare, *Andorn, Weisser*
Marsdenia condurango, siehe *Condurango*
Masern 149
Massage, 25, 38
Mastdarm 79
Masturbation 134
Matricaria chamomilla, siehe *Kamille*
Mauerkraut (Parietaria diffusa) 139, 141, 233, **257**, 260
Meditation 26, 28, 70, 92
Medulla oblongata 46
Meerrettich (Armoracia rusticana) 258
Meerträubchen (Ephedra sinica) 48, 52, 60, 253, **258**, 286
Meerzwiebel (Urginea maritima) 34, 48, 258
Melisse (Melissa officinalis) 36, 68, 74, 77, 91, 92, **259**
Menopause, siehe Wechseljahre
Menorrhagie, siehe Menstruation, überstarke
Menstruation 88, 93, **125** ff., 206, 209, 210, 236, 278
Menstruation, schmerzhafte **129**
Menstruation, überstarke **128**, 212, 227, 230, 238, 240, 276, 283, 289

Menstruation, verzögerte **128**, 202, 222, 227, 237, 252, 254, 269, 271, 275
Menstruationsbeschwerden 88, 92, 227, 231, 250, 254, 260, 265, 266, 269, 271, 275, 276, 293
Menstruationsfördernd 35, **126, 127, 171**
Mentha piperita, siehe *Pfefferminze*
Mentha pulegium, siehe *Frauenminze*
Menthol 161
Menyanthes trifoliata, siehe *Bitterklee*
Metrorrhagie, siehe Zwischenblutung
Migräne **92**, 93, 209, 249, 253, 266, 267
Milchprodukte 38, 49, 52, 77, 78, 92, 94, 100, 111
Milchtreibend **172**
Milz 211
Mistel (Viscum album) 35, 37, 69, 87, 89, 93, 100, 253, **259**, 274, 290
Mitchella repens, siehe *Rebhuhnbeere*
Mittelohr 57
Möhre (Daucus carrota) 113, 121, 141, **260**
Mönchspfeffer (Vitex agnus-castus) 93, 126–130, 132, **260**
Mohn (Papaver rhoeas) 50, **261**
Mohn, Kalifornischer (Eschscholzia californica) 87, **261**
Multiple Sklerose 91, **94**
Mumps 245
Mund 71, 223, 245, 268, 272, 291
Mundgeruch 221
Mundgeschwür **73**, 215, 228, 238, 241, 263, 272
Muskelschmerzen 110, 213, 221, 226, 231, 241, 242, 265, 271, 275, 281, 288, 289
Muskelsystem **107–114**
Muskelverspannungen 110
Muttermilch 206, 216, 221, 226, 229, 251, 257, 272
Myrica cerifera, siehe *Wachsmyrte*
Myrrhe (Commiphora molmol) 61, 69, 72, 73, 99, 102, 103, 147, 149, 241, 245, **262**, 271
Myroxylon toluifera, siehe *Tolubalsam*
Mystik 15

Nabelkraut (Umbilicus rupestris) 57, **263**
Nachtkerze, gewöhnliche (Oenothera biennis) 94
Nahrungsaufnahme, siehe Aufnahme
Nase **55, 58–61**
Nasenbluten 61, 219, 238, 240
Nasenpolypen 60, 215, 270
Natrium 122
Nebenhöhlenentzündung 49, 60, 208, 239, 241, 246, 263, 282

Nebennieren 120, **122, 123**, 216, 284
Nelkenpfeffer (Pimenta officinalis) 121, **263**
Nelkenwurz (geum urbanum) **263**
Neoplasma 154
Nepeta cataria, siehe *Katzenminze*
Nepeta hederacea, siehe *Gundelrebe*
Nervenanregende Mittel 87
Nervenentspannende Mittel 50, 73, 87
Nervenschmerzen **93**, 112, 114, 212, 235, 242, 265, 267, 271, 275
Nervenschwäche 87
Nervenstärkende Mittel 35, 36, 39, 52, **87**, 127, **172**
Nervenstörungen 73, **88** ff.
Nervensystem 37, 67, **85–94**, 98, 212, 220, 224, 227, 235, 236, 239, 246, 249, 250, 253, 259, 271
Nervöse Tachykardie 37
Nesselfieber 275
Neuralgie, siehe Nervenschmerzen
New Age 14
Nieren 100, 109, **137** ff., 209, 228, 235, 256
Nierenbeckenentzündung **141**, 209, 257
Nierengriess, siehe Griess
Nierenkanälchen 139
Nierenkolik **141**
Nierensteine **141** f., 204, 209, 240, 257, 260, 268, 283, 289
Nymphomanie 134

Odermennig (Agrimonia eupatoria) 69, 77, 78, 142, 231, 241, 245, 251, **264**, 274, 283, 288
Ökologie 13 ff., 45, 47
Ökosystem 14 ff.
Öl 112, **201**
Öle, aromatische, siehe Aromatische Öle
Öle, ätherische und leicht flüchtige 50, 56, 58, 69, 91, 112, 147, **163**
Östrogen 80, 122, 127, 237
Ohren **55–58**
Ohrenklingen **57**, 234, 275
Ohrenschmerzen **57**, 230, 263
Opium 261
Organische Säuren 160
Origanum vulgare, siehe *Dost, Echter*
Osteopathie 25, 93, 107
Oxalsäure 111, 141

Packung 51, **200**
Panax ginseng, siehe *Ginseng*
Pankreas, siehe Bauchspeicheldrüse
Papaver rhoeas, siehe *Mohn*
Papaya 121

Paprika (Capsicum minimum) 35, 40, 41, 51, 68, 69, 91, 108, 109, 112, 148, 149, 215, 245, 253, **264**, 274, 278, 289
Paprika-Einreibemittel 112
Paradigma, Verschiebung des 18
Parasiten 68, **147–150**
Parietaria diffusa, siehe *Mauerkraut*
Parkinsonsche Krankheit 265
Passionsblume (Passiflora incarnata) 37, 87, 91–94, 99, 102, 112, 134, 209, 228, 239, **265**
Penicillin 147
Periode, siehe Menstruation
Periodenschmerzen 209, 227, 250, 251, 266, 269, 270
Periphere Blutgefässe 38, 109, 241, 259
Peristaltik, siehe Darmbewegung
Pestwurz (Petasites hybridicus) **265**
Petersilie (Petroselinum crispum) 127, **265**
Petit mal 293
Peumus boldo, siehe *Boldo*
Pfaffenhütchen (Euonymus atropurpureus) 68, 80, 81, **266**, 277
Pefferminze (Mentha piperata) 56, 58, 59, 69, 72, 74, 87, 91, 109, 112, 131, 148, 239, 245, **266**, 273, 274, 293
Pfirsich (Prunus persica) **267**
Pflanzensäuren **160**
Phenol 147 f., **161**
Phytolacca americana, siehe *Kermesbeere*
Picrosma excelsior, siehe *Bitterholz*
Pille, empfängnisverhütende 128, **129**, 261
Pillenwolfsmilch (Euphorbia pibulifera) 48, 52, 222, 233, 253, **267**, 280
Pilosella officinarum, siehe *Habichtskraut, Kleines*
Pilzinfektion 99, 103, 252, 271
Pimento officinalis, siehe *Nelkenpfeffer*
Pimpinella anisum, siehe *Anis*
Piscidiarinda (Piscidia erythrina) 87, 91–94, 110, 112, 228, 265, **267**
Planetarisches Bewusstsein 17
Plantago major, siehe *Breitwegerich*
Plazenta 130
Pneumokokken 282
Populus gileadensis, siehe *Graupappel*
Populus tremuloides, siehe *Zitterpappel*
Polygale Senega, siehe *Senega*
Polygonum bistorta, siehe *Wiesenknöterich*
Polypen, siehe Nasenpolypen
Potentilla anserina, siehe *Gänsefingerkraut*
Potentilla tormentilla, siehe *Blutwurz*
Prämenstruelle Spannungen 89, **129**, 260
Prellung **104**, 207, 236, 239, 242, 264, 270
Primula veris, siehe *Schlüsselblume*
Progesteron 260

Prostata **140**, 240, 268, 272, 283
Prostataentzündung 140, 205, 219, 240, 256, 260, 268, 283
Protozoeninfektion 211
Prunella vulgaris, siehe *Sumpfziest*
Prunus persica, siehe *Pfirsich*
Prunus serotina, siehe *Wildkirsche*
Pseudokrupp, siehe Krupp
Psychosomatisch 88
Psoriasis, siehe Schuppenflechte
Psychotherapie 25, 89, 93, 107, 119, 132, 157 f.
Pulmonaria officinalis, siehe *Lungenkraut*
Punica granatum, siehe *Granatapfel*
Purine 113
Putzfrauenknie 113
Pylorusring, siehe Magenpförtner

Queckenwurzel (Agropyron repens) 108, 127, 139–141, 205, 209, 219, 254, 256, **268**
Quetschung, siehe Prellung
Quercus robur, siehe *Eichenrinde*
Quitte (Cydonia oblonga) 69, 268

Rachenentzündung 215, 224, 232, 241, 245, 257, 263, 272, 280, 291
Rainfarn (Tanacetum vulgare) 91, 128, 130, 148, 150, **268**
Ranunculus ficaria, siehe *Scharbockskraut*
Rauchen siehe Tabak
Raute (Ruta graveolens) 91, 119, 127, 128, 130, **269**
Rebhuhnbeere (Mitchella repens) 126, 127, 130, 131, **269**
Reinigung 56, 111
Reisekrankheit 266, 278
Rekonvaleszenz 216
Rettich 72
Rhabarber, Echter (Rheum palmatum) 68, 70, 79, 110, **269** f.
Rhamnus cathartica, siehe *Kreuzdorn, Echter*
Rhamnus purshiana, siehe *Faulbaum, Amerikanischer*
Rhatanhiar (Krameria triandra) 60, **270**
Rheum palmatum, siehe *Rharbarber, Echter*
Rheumatismus 107 ff., 205, 207, 209, 213, 214, 221, 225, 226, 228, 229, 231, 233, 234, 239, 242, 245, 246, 251, 252, 254, 255, 258, 260, 264, 273, 275, 276, 279, 280, 287, 288, 289, 291, 294
Rhus aromatica, siehe *Gewürzsumach*
Ringelblume (Calendula officinalis) 40, 41, 61, 62, 98, 99, 101–103, 104, 149, **270** f.
*Ringelblume*nsalbe 196 f.
*Ringelblume*nkompresse 40
Ringelflechte **103**, 230, 248, 252, 278

Rippenfellentzündung 51, 216, 225, 252, 278
Rolfing 25, 107
Rosa canina, siehe *Hagebutten*
Rosmarin (Rosemarinus officinalis) 74, 87, 90, 91, 92, 93, 112, 148, 251, **271**
*Rosmarin*wein 192
Rosskastanie (Aesculus hippocastanum) 35, 40, **271**
Rotklee (Trifolium pratense) 90, 91, 99–101, 119, 205, 247, **271** f.
Rubus Idaeus, siehe *Himbeere*
Rückenschmerzen 114
Ruhr 214, 224, 236, 244, 263, 283, 285, 288, 291
Rumex Crispus, siehe *Ampfer, Krauser*
Rutea graveolens, siehe *Raute*

Sägepalme (Serenoa serrulata) 134, 140, **272**
Säuren 160
Säureüberschuss, siehe Übersäuerung
Salat 121
Salbe 58, 101, **196–199**
Salbei (Salvia officinalis) 56, 61, 73, 130, 132, 215, 233, **272**
Salbei-Gamander (Teucrium scorodonia) **273**
Salicylsäure 161
Salix nigra, siehe *Schwarzweide*
Salvia officinalis, siehe *Salbei*
Sambucus nigra, siehe *Holunder*
Sanguinaria canadensis, siehe *Blutwurzel, Kanadische*
Sanoharia officinalis, siehe *Seifenwurzel, Rote*
Saponine 164
Sarsaparilla (Smilax utilis) 90, 100, 108, 109, 119, 127, **273**
Sassafras (Sassafras albidum) 99, 148, 150, **273**
Sauerhonig **193**
Sauerstoff 34, 37, 40, 45 ff., 113
Schafgarbe (Achillea millefolium) 35, 59, 104, 108–110, 112, 113, 119, 121, 127, 139–141, 148, 206, 209, 219, 239, 245, 254, 256, 260, 266, 268, 273, **274**, 289, 290
Scharbockskraut (Ranunculus ficaria) 69, 236, **274**
Scharlach 149
Scheideninfektion, siehe Vaginalinfektion
Scheidenspülung 133, **196**
Schildblumenkraut, kahles (Chelone glabra) 68, 80–82, 93, 211, 254, **274** f., 294
Schilddrüse 88, **121**
Schilddrüsenüberfunktion **121**, 292
Schilddrüsenunterfunktion **121**, 214
Schlaf **90** f.
Schlaffördernd **172**

Schlaflosigkeit **90** f., 209, 228, 231, 239, 244, 246, 250, 261, 265, 267, 276
Schlafstörungen 112
Schlangenbiss 275
Schlangenwurzel, Schwarze (Cimifuga racemosa) 58, 87, 93, 112, 126, 129, 130, 132, **275**, 279, 293, 294
Schlangenwurzel, Virginische (Aristolochia serpentaria) **275**
Schleim 49, 56 ff., 206, 234
Schleimbeutel **113**
Schleimbeutelentzündung **113**
Schleimfahrstuhl 56
Schleimhäute 47 ff., 55, 56, 58, 208, 218, 223, 230, 233, 234
Schleimhautentzündung, siehe Katarrh
Schleimhautschützend 48, 69, 127, **172**
Schleimlösend 48, 51, 52, **172**
Schlüsselblume (Primula veris) 48, **276**
Schmerzen **71**, 110, 112, 113, 114, 207, 209, 216, 227, 228
Schmerzlindernd 110, **172**
Schneeball (Viburnum opulus) 38, 39, 87, 113, 127, 129, 131, 142, 209, 250, **276**, 277
Schneeballbaum, Amerikanischer (Viburnum prunifolium) 87, 129, 131, 267, **277**
Schneeflockenbaum (Chionanthus virginicus) 68, 80–82, 120, 211, 216, **277**
Schnupfen 57 ff., 208, 244, 245, 266, 291, 293
Schnupfmittel 60
Schöllkraut (Chelidonium majus) 103, **277** f.
Schock 87
Schüttelfrost 276
Schuppen 247
Schuppenflechte **99, 100**, 206, 214, 217, 233, 246, 247, 252, 256, 272, 273, 279, 283, 287
Schwäche 39, 76, 90, 93, 149, 211, 212, 214, 231, 232, 235, 243, 248, 249, 251, 262, 264, 282
Schwalbenwurzel, knollige (Asclepias tuberosa) 48, 148, 206, **278**
Schwangerschaft 128, **130**, 237, 266, 269, 278
Schwangerschaftserbrechen 131
Schwarznessel (Ballota nigra) 92, 131, 262, 278
Schwarzweide (Salix nigra) 21, 92, 108, 109, 112, 213, **279**
Schweisstreibend 35, 51, 148, **172**
Schwerhörigkeit 57, 239
Schwertlilie, Buntfarbige (Iris versicolor) 57, 62, 68, 72, 99, 101, 108, 127, 155, 246, **279**, 283
Scrophularia nodosa, siehe *Braunwurz*
Scutellaria laterifolia, siehe *Helmkraut*
Seele 154
Sehnen 114

Seifenwurzel, Rote (Saponaria officinalis) 48, **279** f.
Selbstheilung 23, 25, 28, 56, 111
Selenicereus grandiflorus, siehe *Königin der Nacht*
Sellerie (Apium graveolens) 108, 109, 112, 113, 139, 214, 234, 279, **280**, 286, 294
Senecio aureus, siehe *Goldkreuzkraut*
Senecio jacobaea, siehe *Jakobskreuzkraut*
Senega (Polygale Senega) 48, 50, 52, 68, 252, **280**
Senf (Brassica alba, – nigra) 51, 108, 109, 252, **280** f.
Senna (Cassia angustifolia) 68, 79, 150, **281**
Serenoa serrulata, siehe *Sägepalme*
Sexualität **133, 134**, 220, 250, 275
Sexualorgane 89, 126 ff.
Sexualhormone 122, 164
Sexualsystem 88, **125–134**, 236, 272
Shook, Dr. 149
Silybum marianum, siehe *Mariendistel*
Simonton 157
Sirup **193**
Sodbrennen 73, 93, 111, 255
Solanum dulcamara, siehe *Bittersüssstengel*
Solidago virgauria, siehe *Goldrute*
Somatopsychisch 88
Sonnenbrand 104, 206, 242
Sonnenhutwurzel (Echinacea angustifolia) 41, 42, 50, 56–58, 60–62, 69, 72, 76–78, 94, 99, 101–104, 119, 127, 133, 139–141, 147–149, 155, 218, 232, 241, 248, 250, 263, 279, **281** f.
Sonnentau (Drosera rotundifolia) 48, 51, 52, 235, 253, 258, **282**, 286
Soorpilzerkrankung 252
Sorothamnus scoparius, siehe *Besenginster*
Spannungen, siehe Anspannung
Speichel 68
Speicheltreibend **68, 172**
Speiseröhre 66, 73
Spulwurm 149 f., 268, 290, 292
Stachys palustris, siehe *Sumpfziest*
Stärkend **173**
Staphylokkus pyogeus Bakterien **102**
Stauzustand 49, 58
Steinbildungsverhindernd **139, 141, 173**
Steine 139, 141, 204, 233
Stellaria media, siehe *Vogelmiere*
Sternwurzel (Aletris farinosa) **131, 282**
Steroide 21, 80, **122, 123**
Stillen 52, **131**
Stillingia (Stillingia Sylvatica) **283**
Stoffwechsel 31, 80, 98, 101, 107, 117 ff.

Storchschnabel, Gefleckter (Geranium maculatum) 75, 76, 78, 98, 127, 128, 133, 218, 241, 271, **283**, 289
Strandmannstreu (Eryngium maritimum) 142, **283** f.
Streptokokken 282
Stress 33, 36, 37–39, 52, 66, 67, 70, 74, 76, 78, 87, **88, 89**, 90–92, **93**, 120, 122, 146, 157, 216, 224, 235, 251, 259, 276
Süssholz (Glycyrrhiza glabra) 48–52, 59, 61, 68, 70, 72, 119, 123, 149, 150, 223, **284**
Sumpfruhrkraut (Gnaphalium uliginosum) 232, **284**
Sumpfziest (Stachys palustris) 98, **285**
Sumpfzweizahn (Bidens tripartita) 127, 139, **285**
Symphytum officinale, siehe *Beinwell*
Symplocarpus foetidus, siehe *Drachenkraut*
Synergistisch 9, 22, 48, 56
Syzygium cumini, siehe *Jambul*

Tabak 33, 39, 47, 58, 67, 73, 74, 75, 156
Tabletten **194**
Tachykardie, siehe Herztätigkeit, stark beschleunigte
Tanacetum vulgare, siehe *Rainfarn*
Taraxacum officinale, siehe *Löwenzahn*
Tausendgüldenkraut (Erythraea centaurium) 67, **285**
Teebeutel 187
Tennisarm 113
Teucrium scorodonia, siehe *Salbei-Gamander*
Teufelskralle (Harpagophytum procumbens) 108, 109, **285** f.
Thrombose 40, 274
Thuja occidentalis, siehe *Lebensbaum*
Thymian (Thymus vulgaris) 48, 50, 51, 69, 91, 99, 114, 147, 148, **286**
Tilia europaea, siehe *Lindenblüten*
Tinea, siehe Ringelflechte
Tinktur **189–193**
Tod 157 f.
Tolubalsam (Myroxylon toluifera) 160, **286**
Tränendrüsen 62
Traganth-Harz 195
Trifolium pratense, siehe *Rotklee*
Trigonella foenum-graecum, siehe *Bockshornklee*
Trilium erectum, siehe *Waldlilie, Amerikanische*
Tropaeolum majus, siehe *Kapuzinerkresse*
Tuberkulose 206, 232
Tumor **155** f., 215, 239, 247, 259, 272
Tumorbildungshemmend 154, **155**

Turnera aphrodisiaca, siehe *Damiana*
Tussilago farfara, siehe *Huflattich*

Übersäuerung 75
Übelkeit 92, 229, 230, 255, 256, 266, 276, 278, 293
Überaktivität, siehe Hyperaktivität
Ulme, Amerikanische (Ulmus fulva) 69, 76, 77, 79, 98, 223, 252, 271, **287**
Umbilicus rupestris, siehe *Nabelkraut*
Umschlag, siehe Kompresse
Umwelt 14, 19, 22, 46, 98
Umweltverschmutzung 90, 91
Unterleibsschmerzen (siehe auch Bauchschmerzen) **71**, 77, 78
Urginea maritima, siehe *Meerzwiebel*
Urin 138 ff.
Urtica dioica, siehe *Brennessel*

Vagina 133
Vaginalgeschwür 209
Vaginalinfektion 133, 209
Vagusnerv 259
Valeriana officinalis, siehe *Baldrian*
Veilchen (Viola tricolor) 50, 119, 148, 155, **287**
Venen 40
Venenentzündung 40, 207, 271
Venensystem 35, 271
Verbascum thapsus, siehe *Königskerze, Kleine*
Verbena officinalis, siehe *Eisenkraut*
Verbrennung **104**, 112, 206, 242, 257, 268
Verdauung 66 ff., 100, 110, 206, 207, 210, 211, 213, 214, 216, 219, 220, 223, 225, 229, 230, 232, 239, 241, 243, 244, 245, 247, 249, 251, 255, 259, 262, 264, 270, 271, 272, 273, 276, 282, 285, 286, 290, 291
Verdauungsfördernde Bitterkräuter 66, **67**, 110, siehe auch Bittermittel
Verdauungssäfte 68
Verdauungsstörungen **68** ff., 88, 92, 111
Verdauungssystem 37, 47, **65–82**, 88
Vergiftung 218
Verhütungsmittel 129
Verstauchung 104, **114**, 207, 239
Verstopfung 37, 40, **69, 70**, 78, 79, 92, 206, 217, 222, 226, 235, 252, 256, 266, 268, 270, 279, 281, 289
Viburnum opulus, siehe *Schneeball*
Viburnum prunifolium, siehe *Schneeballbaum, Amerikanischer*
Vinblastin 154
Vinca major, siehe *Immergrün*
Vincristin 154
Viola odorata, siehe *Veilchen*

Viola tricolor, siehe *Ackerstiefmütterchen*
Virusherpes **103**
Viscum alba, siehe *Mistel*
Visualisierung 158
Vitamin A 80
Vitamin B-Komplex 40, 73, 89, 90, 92, 93, 94, 146, 149
Vitamin C 40, 59, 60, 72, 73, 89, 90, 102, 103, 111, 133, 140, 146, 149, 163, 235, 265
Vitamin D 80
Vitamin E 40, 103
Vitamin K 80
Vitamin P 162
Vitamine 80, 133
Vitaminmangel 77
Vitex agnus-castus, siehe *Mönchspfeffer*
Vogelmiere (Stellaria media) 98, 99, 100, 101, 233, 273, **287**
Vorsteherdrüse, siehe Prostata

Wacholder (Juniperus communis) 108, 109, 127, 130, 139, 140, 257, **288**
Wachsmyrte (Myrica cerifera) 71, 77, 78, 251, **288**
Waldlilie, Amerikanische (Trilium erectum) 127, 128, 133, 139, 230, 241, 283, **288** f.
Warzen **103**, 252, 278
Warzenfortsatzentzündung 57
Wasseransammlungen 35, 36, 40, 127, **141**, 204, 212, 213, 238, 254, 256, 257, 258, 285, 292
Wasserhanf, Amerikanischer (Eupatorium perfoliatum) 51, 56, 59, 108, 109, 113, 148, 239, 245, 266, 274, **289**
Wasserhanf, Roter (Eupatorium purpureum) 139, 141, 142, 233, 240, 260, **289**
Wechseljahre 37, 93, 127, 132, 227, 232, 237, 242, 261, 276, 289
Wehen 131
Wehenanregend **173**
Wehenschmerzen 237, 253, 275, 277
Wein 192
Weissdorn (Crataegus oxyacanthoides) 34–41, 52, 212, 253, 260, 274, **290**
Weisse Blutkörperchen, siehe Leukozyten
Weissfluss 224, 232, 238, 241, 245, 263, 283, 288, 289, 291
Wermut (Artemisia absinthum) 39, 67, 69, 74, 81, 91, 93, 103, 108, 110, 119, 121, 130, 147–150, **290**
Wiesenknöterich (Polygonum bistorta) **290** f.
Wildkirsche (Prunus serotina) 48, 52, 231, 286, **291**
Windpocken 149

Wintergrün, Amerikanisches (Gaultheria pro-
cumbens) 108, 109, **291**
Wolfstrapp (Lycopus europaeus) 34–37, 119,
121, **292**
Würmer 68, 251
Wunden **104**
Wundheilend 98, **173**, 204, 207, 210, 215, 217,
221, 222, 232, 235, 238, 239, 242, 244, 246,
247, 255, 263, 264, 265, 268, 270, 273, 274,
282, 285, 286, 287
Wurmfarn (Dryopteris filix-mas) 130, 148,
150, **292**
Wurmmittel 68, **148**
Wurmtreibend 148 ff., **173**
Wurmkraut (Artemisia cina) **292**

Yamswurzel (Dioscorea villosa) 21, 68, 71, 77–
80, 93, 108, 109, 112, 119, 123, 129, 132, 243,
277, **292** f.
Yoga 25
Yoghurt 133, 140, 146
Ysop (Hyssopus officinalis) 50, 51, 56, 87, 108,
148, 239, **293**

Zähne 72
Zäpfchen **199** f.
Zahnbürste 72
Zahnfleisch 72
Zahnfleischbluten 215, 238, 240, 270, 272
Zahnfleischentzündung 72, 228, 238, 241, 244,
245, 263, 272, 282
Zahnfleischvereiterung 72, 263, 282
Zahnpasta 72
Zahnschmerzen 72, 230
Zanthoxylum americanum, siehe *Gelbholz-
rinde*
Zimt (Cinnamonum zeylandica) 72, **293**
Zingiber officinale, siehe *Ingwer*
Zink 240
Zitronensäure 111, **160**
Zitterpappel (Populus tremuloides 109, **293** f.
Zuckerkrankheit **120**, 229, 241, 242
Zungenentzündung 272
Zusammenziehend, siehe Adstringierend
Zwischenblutung 128, 240, 283, 289
Zwölffingerdarm 66, **76**, 80, 119
Zwölffingerdarmgeschwür 67, 75, **76**, 210,
270, 283, 287

Persönliche Notizen

Persönliche Notizen

Persönliche Notizen

Persönliche Notizen

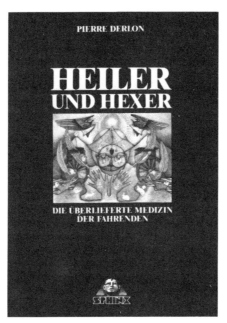

220 Seiten, illustriert
gebunden, 29.80

Die geheimen Heilpraktiken der
Zigeuner werden in dem vorliegenden
Buch von Pierre Derlon beschrieben.
In poetischer Sprache schildert er mit
viel Wärme, wie er verzweifelte
Menschen, die kein Arzt mehr heilen
wollte oder konnte, mit Magnetismus
oder dem «Blick» heilte.

SPHINX VERLAG BASEL

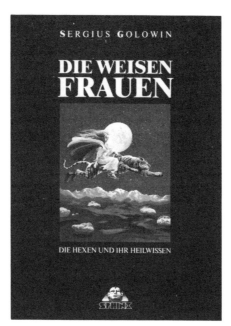

410 Seiten, 48 Abbildungen
broschiert, 28.–

In seinem Buch *Die Weisen Frauen*
beschäftigt sich Golowin mit den
Mythen und dem Urwissen der europäischen Völkerwanderungen, der
angewandten Lebensweisheit und dem
Heilwissen der einheimischen Hexen
und vermittelt ein eindrückliches Bild
einer erlebten, überlieferten und heute
wieder schöpferischen Volkskultur.

SPHINX VERLAG BASEL